黄帝内经

线装国学经典

第一册

李楠 编译

图书在版编目（CIP）数据

黄帝内经/李楠编译. —北京：北京工艺美术出版社，2019.1（2023.8重印）
（线装国学经典）
ISBN 978-7-5140-1614-7

Ⅰ. ①黄… Ⅱ. ①李… Ⅲ. ①《内经》 Ⅳ. ①R221

中国版本图书馆CIP数据核字（2018）第212398号

出 版 人：陈高潮
责任编辑：赵震环
装帧设计：书心瞬意
责任印制：王 卓
法律顾问：北京恒理律师事务所
丁 玲 张馨瑜

黄帝内经
HUANGDI NEIJING

李楠 编译

出 版：北京工艺美术出版社
发 行：北京美联京工图书有限公司
地 址：北京市西城区北三环中路6号
京版大厦B座702室
邮 编：100120
电 话：(010) 58572763（总编室）
(010) 58572878（编辑室）
(010) 64280045（发 行）
传 真：(010) 64280045/58572763
网 址：www.gmcbs.cn
经 销：全国新华书店
印 刷：唐山楠萍印务有限公司
开 本：889毫米×1194毫米 1/16
印 张：40
版 次：2019年1月第1版
印 次：2023年8月第2次印刷
印 数：3001～6000
书 号：ISBN 978-7-5140-1614-7
定 价：380.00元（全四卷）

前言

《黄帝内经》简称《内经》，是一部记载汉代以前人们运用传统的阴阳五行、天人合一的哲学思想、思维方法，以及当时已经掌握的天文、历法、生物、气象、地理及至社会学、人类学、心理学甚至数学知识来探索生命奥秘、揭示生命本质，以生命科学为主体的『百科全书』；同时，《黄帝内经》又是中医理论体系形成的标志性著作，被历代医家视为『圭臬』，奉为『经典』。《黄帝内经》还是我国现存最早，也是迄今为止地位最高的中医理论经典文献之一；是我们祖先对世界医学所做出的伟大贡献，也是中华民族传统文化的优秀成果和十分重要的组成部分，所以被后世称为『至道之宗、奉生之始』。《黄帝内经》之所以被历代医家奉为经典，是因为其运用了古代多学科知识分析和建立起了中医学的理论体系，使中医学成为一门有特殊科学内涵和思维方法的分支科学，从而屹立于世界医学之林。

《黄帝内经》包括《素问》和《灵枢》两部分，各81篇。最早著录于刘歆所著的《七略》，后载于东汉班固的《汉书·艺文志·方技略》。该书以黄帝和岐伯等人对话的形式写成，作者虽然托名为黄帝，实际并非一时一人所为，而更可能为多人长期努力的结果。这里面的原因，就像《淮南子·修务训》所说的：『世俗之人，多尊古而贱今，故为道者必托之于神农、黄帝而后能入说。』而从《黄帝内经》的文本中，我们也可看出，其中明显包含不同学派的思想主张，篇章之间长短差别很大，有的文章很长，有的文章很短，并且有重复的地方，这或许也可以作为《黄帝内经》非一人所为的佐证。《黄帝内经》的成书时间有黄帝时代说、春秋战国说、秦汉之际说、两汉说等说法。现代研究认为，从《黄帝内经》的内容来看，大部分是春秋战国时代医学经验的认识和总结，也有一部分内容补充了成书以后东汉后期的医学研究的成就，因此，其汇编成书的时间应为春秋战国至两汉之间。

《黄帝内经》之《素问》所论内容十分丰富，包括阴阳五行、脏象气血、腧穴针道、病因病机、诊法病证、治则治法、医德养生、运气学说等，较为详尽地论述了人体生理、病理，疾病诊断、治疗的有关内容，融汇了古代的哲学思想，阐释了人体内外统一的整体观念。而《黄帝内经》之《灵枢》则全面阐述了五脏六腑、精神气血、津液、人体气质类型等内容，特别是对经络腧穴理论和针刺方法的记载更为翔实，例如对针法的论述不仅强调守神、候气的重要性，而且提出了数十种针刺方法，还详细介绍了针具使用、针刺部位、针刺深浅、针刺禁忌、针刺与四时的关系等内容，为后世针灸学的发展奠定了坚实的基础。《黄帝内经》和《易经》《道德经》并称为中国古代『三大奇书』，且又与《难经》《伤寒杂病论》《神农本草经》并称为中国传统医学『四大经典著作』。

虽然说《黄帝内经》构建了中医理论体系的基本框架，是中医学发展的基石，对后世医学发展有深远的影响，但由于其成书年代较早，文字古奥，语句艰深，医理博大，十分不利于现代医学爱好者的理解与接受，因此，此次出版的《黄帝内经》采用简体竖排、精注今译、文白对照的形式，务求使读者对原著有更直观、更透彻的理解。编者在编纂工作中更是以权威的古本、善本为参考底本，加以校勘，其中译文部分采用的是意译与直译相结合的方式，意译容易使读者理解，直译能讲清原意。另外，为了更体现实用性，更符合现代医学的发展，本节精选了《黄帝内经》中的经典内容编撰成书。总之，此次整理编纂工作的目的就是将《黄帝内经》更通俗易懂地呈现在广大读者面前。

目录

第一册

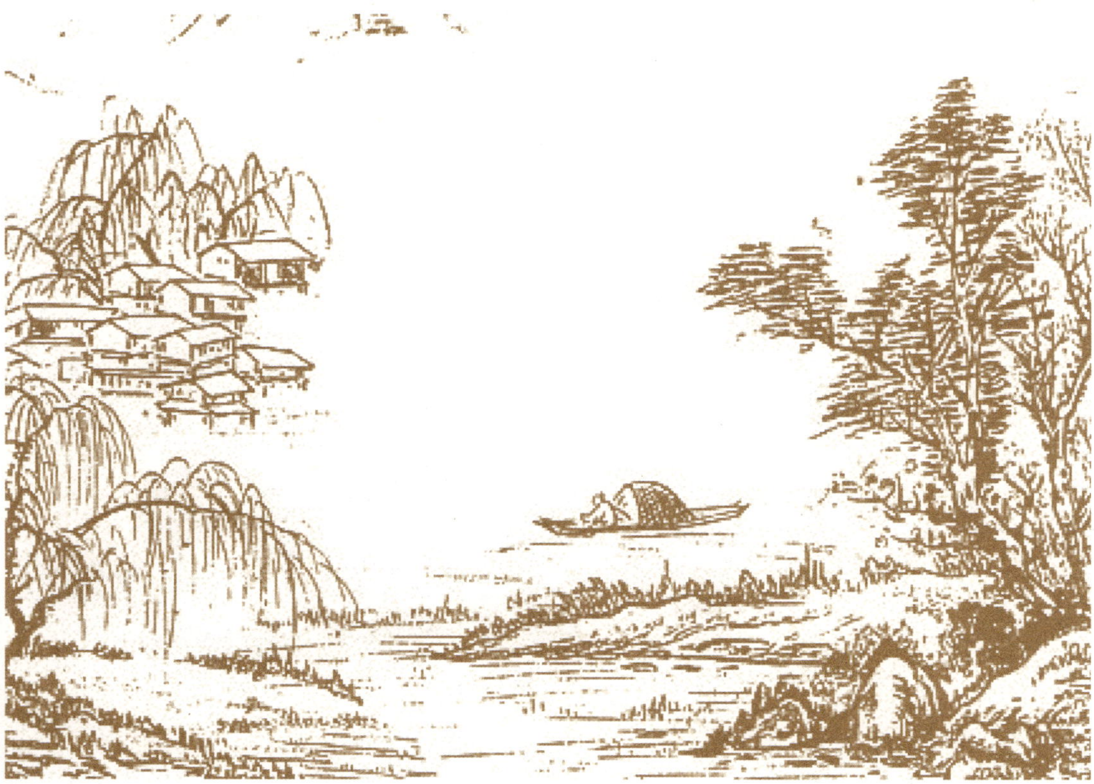

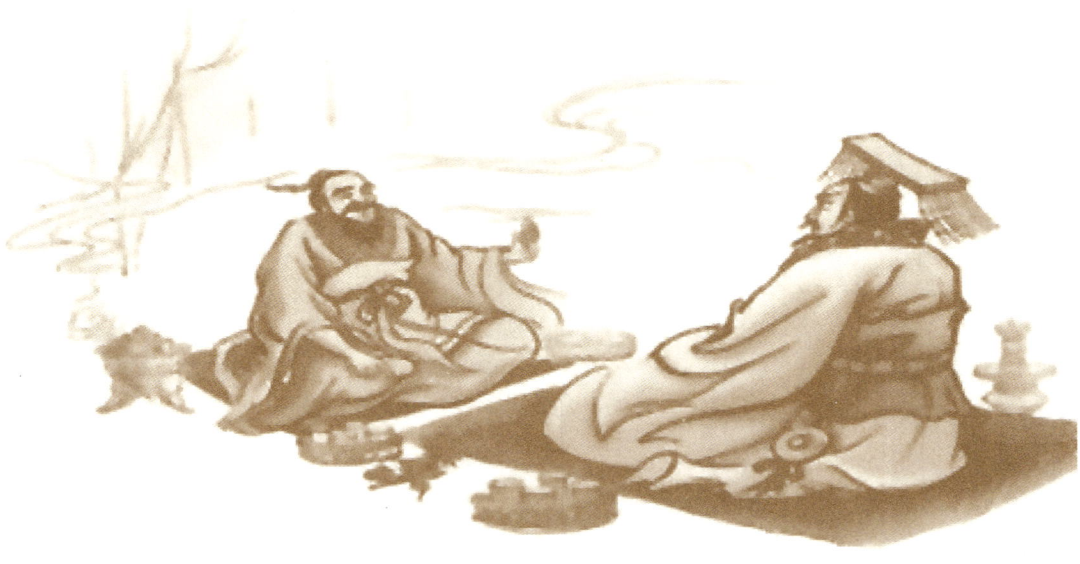

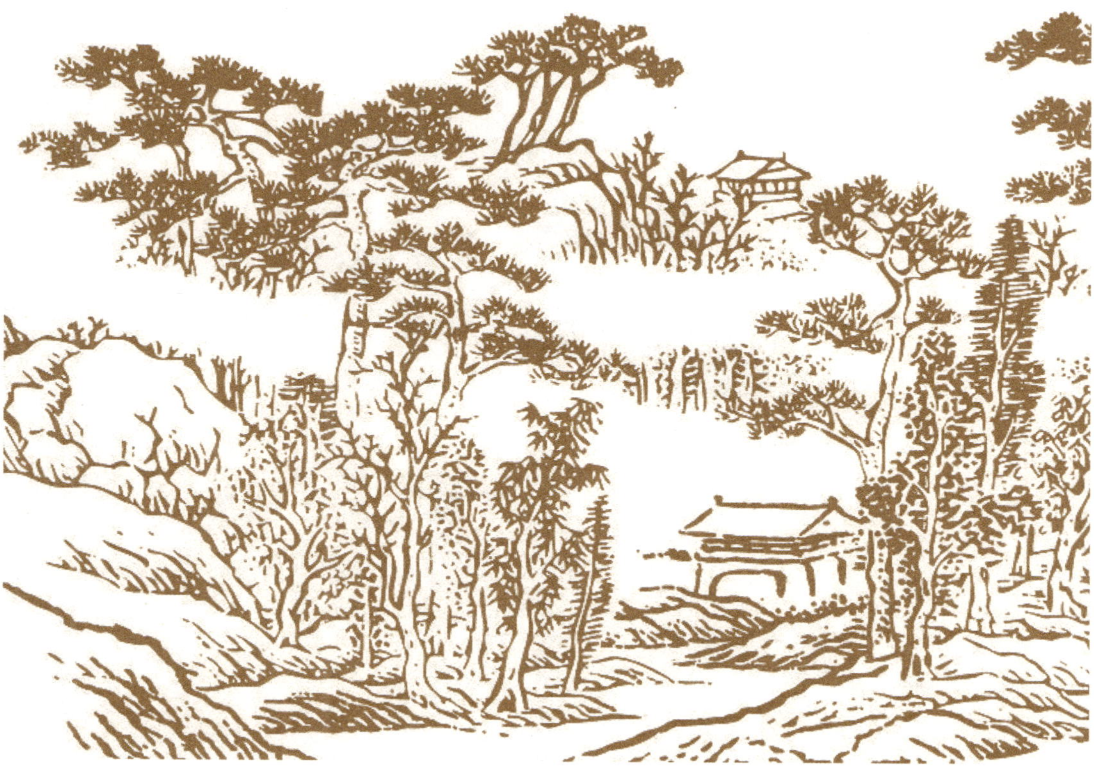

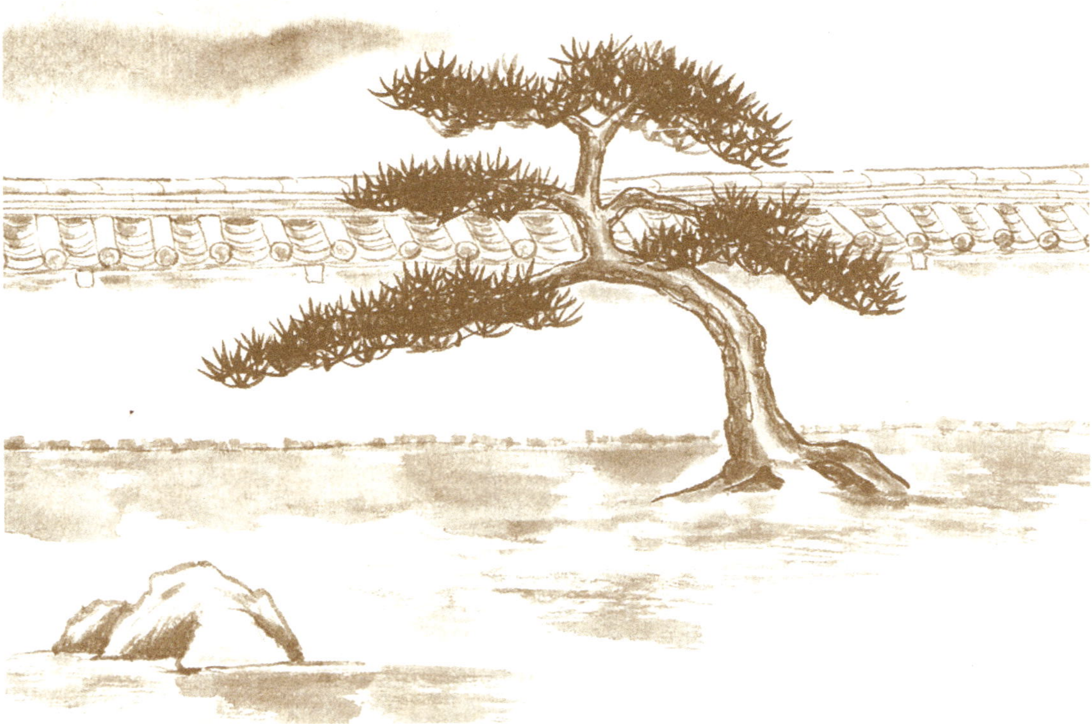

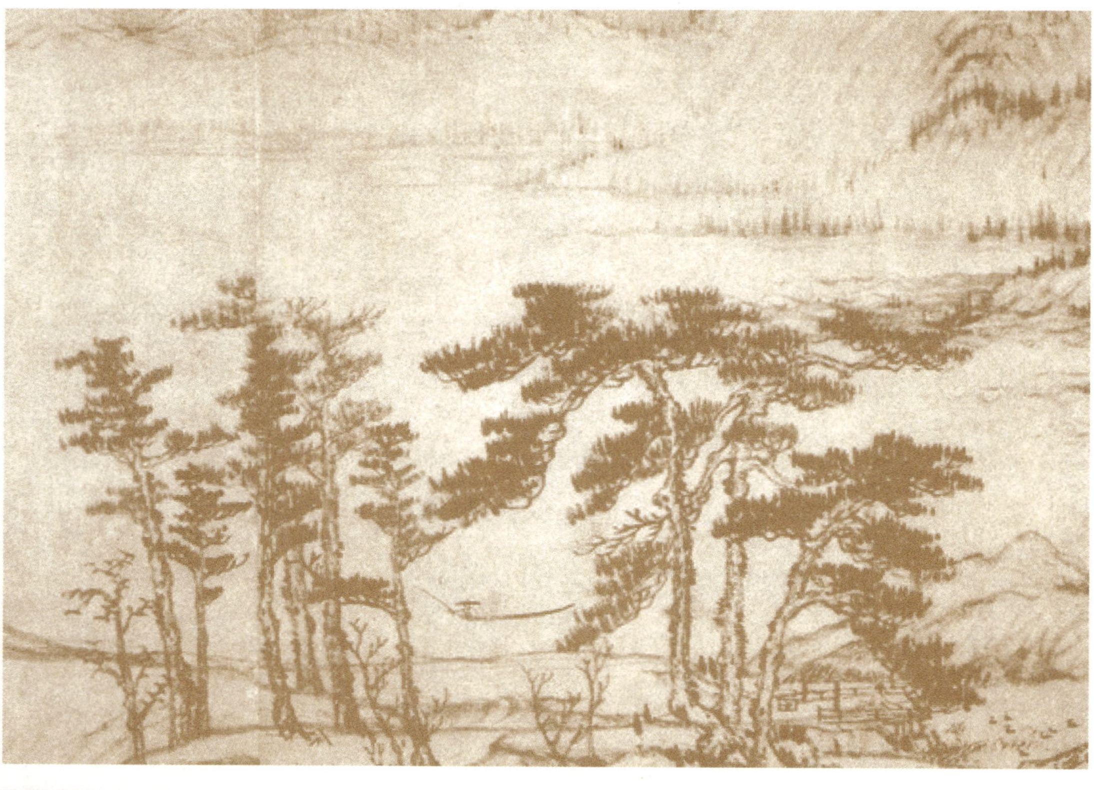

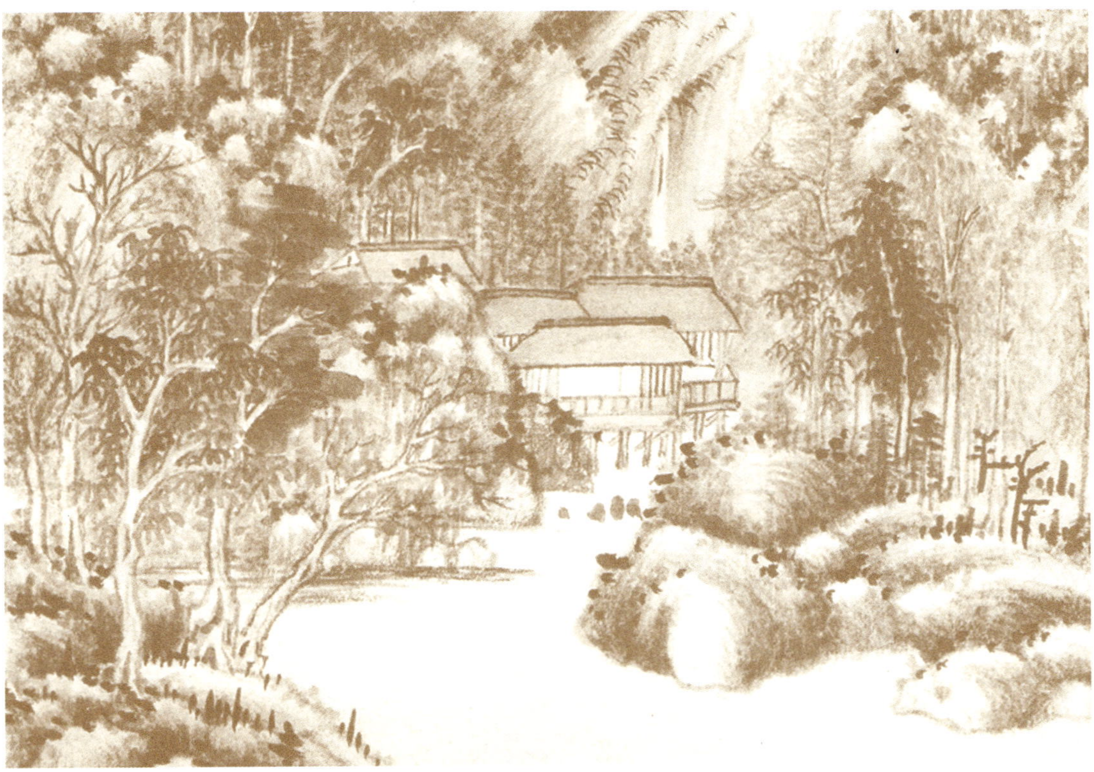

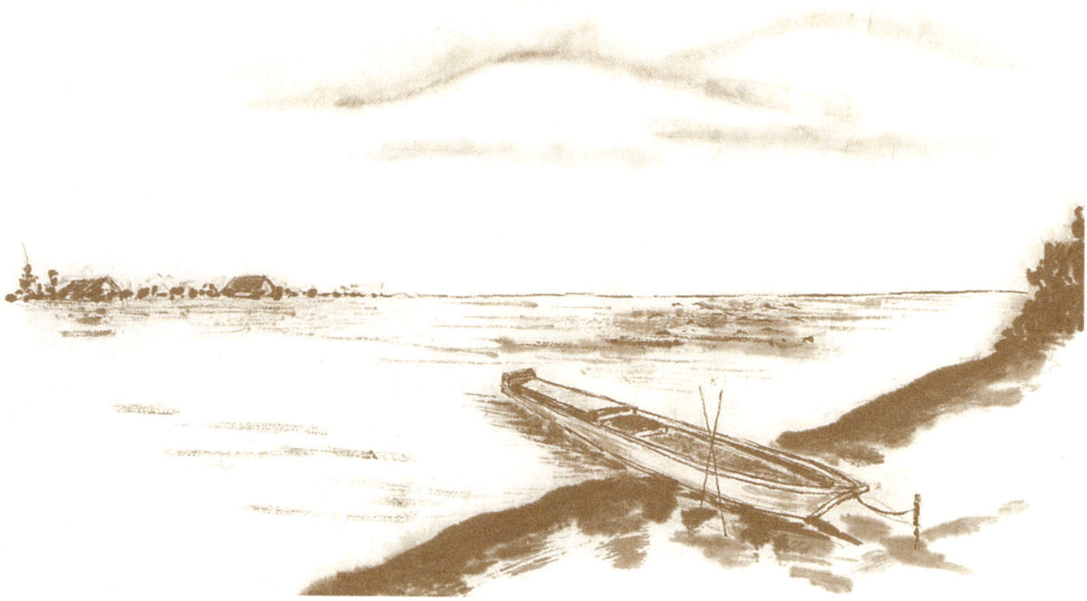

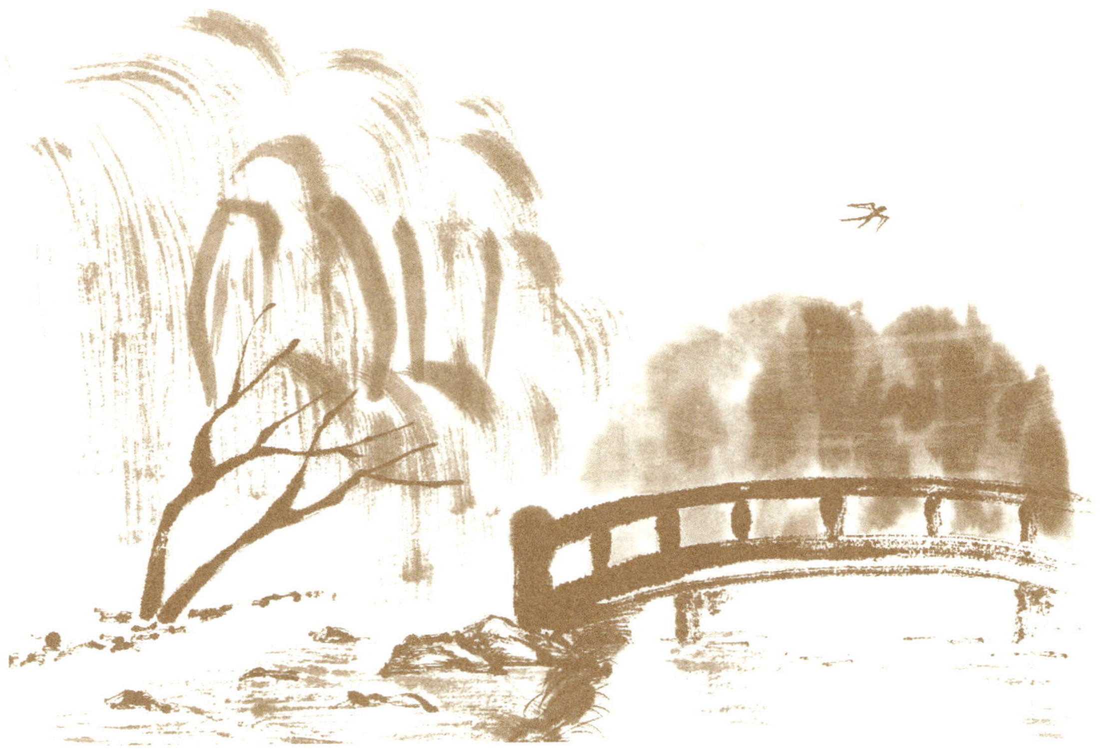

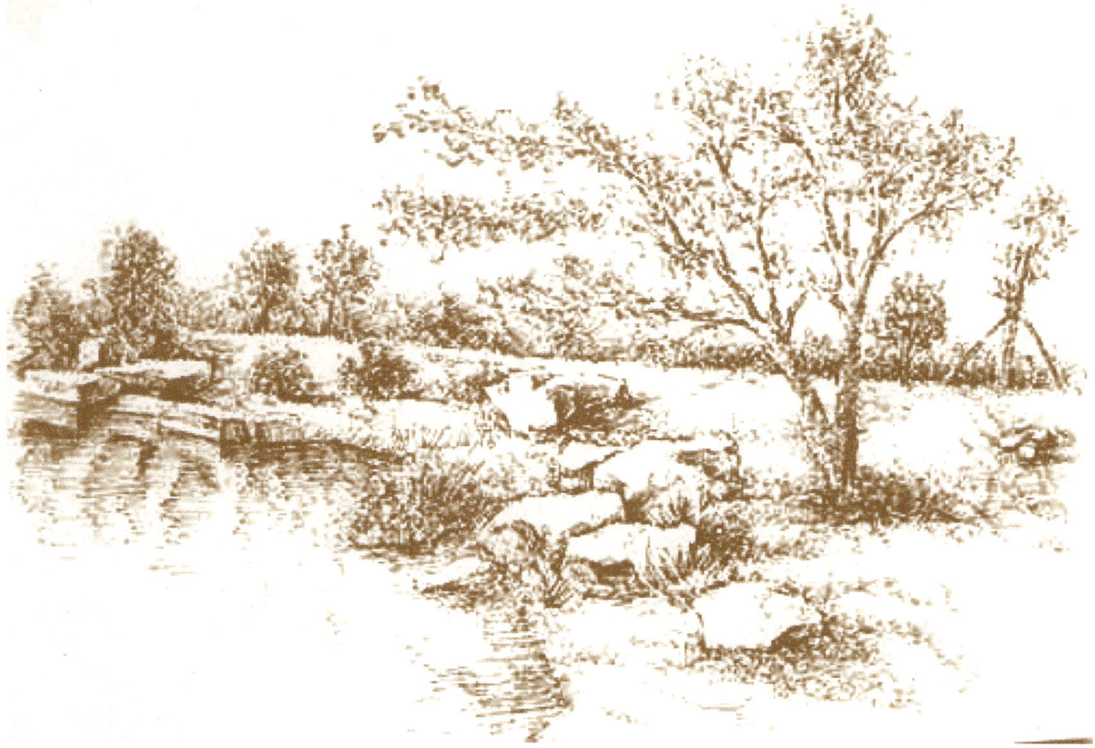

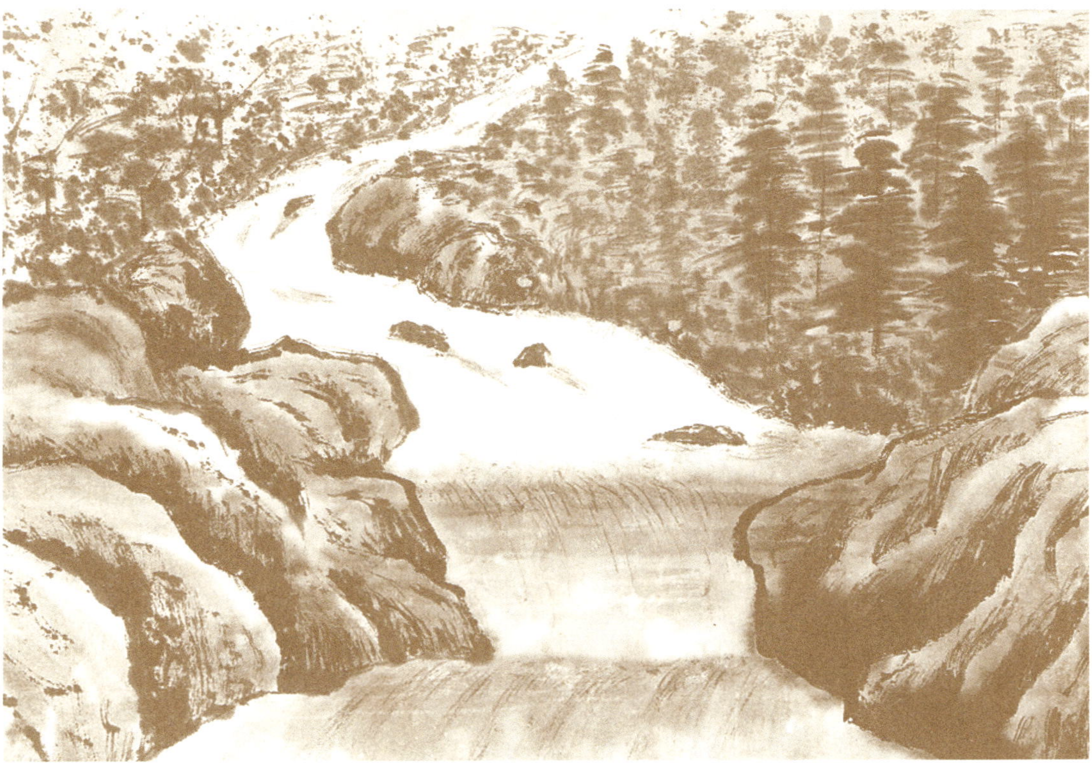

上部 《黄帝内经·素问》

《重广补注黄帝内经素问》序

启玄子王冰撰

【原文】

夫释缚脱艰，全真导气，拯黎元[1]于仁寿，济羸劣以获安者，非三圣道则不能致之矣。孔安国序《尚书》曰：『伏羲、神农、黄帝之书，谓之三坟[2]，言大道也。』班固《汉书·艺文志》曰：『《黄帝内经》十八卷。』《素问》即其经之九卷也，兼《灵枢》九卷，乃[3]其数焉。虽复年移代革，而授学犹存，惧非其人，而时有所隐，故第七一卷，师氏藏之，今之奉行，惟八卷尔。然而其文简，其意博，其理奥，其趣深。天地之象分，阴阳之候列，变化之由表，死生之兆彰。不谋而遐迩自同，勿约而幽明斯契。稽其言有征，验之事不忒[4]，诚可谓至道之宗，奉生之始矣。假若天机迅发，妙识玄通，蒇谋[5]虽属乎生知，标格[6]亦资于诂训，未尝有行不由径，出不由户者也。然刻意研精，探微索隐，或识契真要，则目牛无全。故动则有成，犹鬼神幽赞，而命世奇杰，时时间出焉。则周有秦公，汉有淳于公，魏有张公、华公，皆得斯妙道者也。咸日新其用，大济蒸人，华叶递荣，声实相副，盖教之著矣，亦天之假也。

冰弱龄慕道，夙好养生，幸遇真经，式为龟镜。而世本纰缪[7]，篇目重迭，前后不伦，文义悬隔，施行不易，披会[8]亦难。岁月既淹，袭以成弊。或一篇重出，而别立二名；或两论并吞，而都为一目；或问答未已，别树篇题；或脱简不书，而云世阙；重《经合》而冠《针服》，并《方宜》而为《咳篇》，隔《虚实》而为《逆从》，合《经络》而为《论要》，节《皮部》为《经络》，退《至教》以先《针》，诸如此流，不可胜数。且将升岱岳，非径奚为？欲诣扶桑，无舟莫适。乃精勤博访，而并有其人，历十二年，方臻理要，询谋得失，深遂夙心。时于先生郭子斋堂，受得先师张公秘本，文字昭晰，义理环周。一以参详，群疑冰释。恐散于末学，绝彼师资，因而撰注，用传不朽。

兼旧藏之卷，合八十一篇二十四卷，勒成一部。冀乎究尾明首，寻注会经，开发童蒙，宣扬至理而已。

其中简脱文断，义不相接者，搜其经论所有，迁移以补其处。篇目坠缺，指事不明者，量其意趣，加字以昭其义。篇论吞并，义不相涉，阙漏名目者，区分事类，别目以冠篇首。君臣请问，礼仪乖失者，考校尊卑，增益以光其意。错简碎文，前后重迭者，详其指趣，削去繁杂，以存其要。辞理秘密，难粗论述者，别撰《玄珠》，以陈其道。凡所加字，皆朱书其文，使今古必分，字不杂糅。庶厥昭彰圣旨，敷畅玄言⑨，有如列宿高悬，奎张不乱，深泉净滢，鳞介咸分。君臣无夭枉之期，夷夏有延龄之望。俾⑩工徒⑪勿误，学者惟明，至道流行，徽音累属⑫，千载之后，方知大圣之慈惠无穷。时大唐宝应元年岁次壬寅序。

【注释】

①黎元：即『黎民』，百姓。古代泛指民众。②三坟：古书名，相传是指伏羲、神农、黄帝三世之书。③乃：就是。④忒：忒，差错。⑤蒇谋：蒇，完成，解决。蒇谋，完备而周密的见解。⑥标格：风度、风范。此指高深的学识。⑦纰缪：纰缪，错误。⑧披会：翻阅领会。⑨玄言：深奥的理论。⑩俾：使。⑪工徒：医生们。⑫徽音累属：徽音：福音，美好的消息。累：不断，接连。属：连续。意为《素问》的理论有益于人类健康，永远流传。

【译文】

要使人们解除疾病的困扰，摆脱痛苦，保全真精，通导气机，救助百姓达到长寿的境地，使瘦弱多病的人来获得平安，没有伏羲、神农和黄帝这三位大圣人的学说，就不能达到这些目的。孔安国给《尚书》作的序文中说：『伏羲、神农、黄帝的书，叫做「三坟」，讲的都是大学问。』班固的《汉书·艺文志》中记载说：『《黄帝内经》十八卷。』《素问》就是该经的九卷，加上《灵枢》九卷，便是该十八卷的卷数了。虽然一再岁月变迁、朝代更替，但是对它的传授和学习却依然俱存。只因前代的医家担心弟子不是适当的人选，故而将书中的内容时常有所隐匿，秘而不传，所以《素问》

中第七这一卷，就被前代的师傅藏了起来。如今人们遵行的《素问》，只有八卷罢了。尽管这样，可是它的文字却是那样的简要，它的内涵是那样的广博，它的道理是那样的奥妙，它的旨义是那样的深远。天地间的众多事物被区分清楚了，阴阳的节气被序列起来了，变化的根由被揭示出来了，生死的征兆被阐发明白了。并没有与天地人身商讨，可是所讲的远到天地、近到人身的道理却自然同一；也没有与万物约议，可是所论无形的与有形的事理却完全一致。考核其中的言论都有征验，把它们放到实践中检验也没有差错，确实可以说是最高明的医道的渊源，是养生之学的根本啊！

如果一个人天资聪敏，自然能通晓事物的玄妙道理。不过，完备周密的见识虽然属于生来就懂得事理的人，但对经文的规范理解也还要凭借注释，因为从未有行走却不遵从路径、出入房间却不经由门户的道理。这样说来，一个人能专心致志地精心研究，探索其中隐微奥妙的道理，如果认识并领会了其中的精华要旨，那么医术就会达到像目无全牛那样极其熟练、运用自如的境地。否则就不能取得明显的成就，犹如鬼神在暗中帮助一样，因而闻名于世的杰出人物，便经常不断地出现在世上。比如周代有秦越人先生、汉代有淳于意先生、魏代有张仲景先生、华佗先生，他们都是掌握了医学这种奇妙技术的人，都能日益使医学的作用得到创新发展，广泛地救助众多的百姓，就像花儿和叶子一般相继展现各自的光彩，名声和实际相互完全符合。这是教育研习的显著成效，也是上天的成全啊！

我年轻的时候喜欢医学，爱好养生之道。幸运地遇到了《素问》这部真正的经典，便恭敬地把它作为研习的根本准则。但世上流传的本子错误很多，比如篇目内容重复，前后没有条理，文字义理中断不通，等等。不要说运用起来并不容易，就是披阅领会也很困难，年代久远以后，相互沿袭下来就形成了严重的问题。有的是一篇内容重复出现，却分别设立了两个名称；有的是将两篇内容合并不分，却归在一起，设立了一个名称；有的是君臣问答还没有结束，下文就被另立了一个篇名；有的是文句脱落不曾补上，却被说成自古以来就有空缺。在重复出现的《经合》篇前标上了《针服》的名称，却把《方宜》篇合并到了《咳篇》之中，分割出论述『虚实』之理的一部分而作为《逆从》篇，又把《经络》

篇合并到了《论要》篇；再节取了《皮部》篇的一部分而作为《经络》篇，还有把《至教》篇放到了后边，却把《针》篇放到了前边。诸如此类的问题，不能全部列举出来。打算登上泰山，没有路怎能上去？！想要到扶桑国去，没有船也不能到达。于是专心殷勤地广泛访求名家，找到了一些志同道合的人士。经过了12年，才达到了廓清条理、掌握要领的目的。又经与大家商讨取得的成绩，令我深感实现了宿愿。当时在郭先生的书房，还得到了郭先生传给的先师张公秘藏的《素问》珍本，文字明白，条理清晰，意义完整，道理周密。用它逐字逐句地详细参校整理的本子，所有的疑问就像冰雪融化一样全部都解决了。又担心这部书在后学的手中散失，使后人无书以师法学习，于是就撰写了注释，用来使它永远流传、不致淹没。加上我早先收藏的曾经佚失的卷数，共81篇24卷，然后刻印成一部书。希望人们能据以探究并弄清《素问》的全部内容，依循注解，领会经义；同时用以启发初学之人，宣传并光大最为高明的医学道理。

其中文句脱落、文字中断、意义不相连接的地方，便搜求经典论著中具备的内容，摘取过来用以补到该处；篇中的内容佚失、残缺，以致论述的事理不够明白的地方，便根据其中的旨趣，加上适当的文字来使其意义清楚起来；一篇与另一篇合并不分，意义互不相关，缺漏篇名的，便分辨所论事理的类别，另拟一个篇名标在篇前；君臣问答、礼仪错乱的地方，便考核订正尊卑的关系，增补称谓来使其中的尊卑关系明确起来；文句颠倒错乱、文字残缺与内容前后重复的情况，便详细审辨其中的旨义，删去繁乱的部分，来保留其中的精要；言辞与义理深奥难懂，难以简略阐述明白的地方，便另写了《玄珠秘语》一书，来论述其中的道理。凡是增加的文字，都用朱色写上，使新增的与原有的内容一定分开，各自的文字互不混杂。希望这部书能使圣人的旨意明白光大起来，阐发出《素问》中的玄妙道理，就如众多的星宿高高地悬挂在天上，奎宿张宿等等都确定不乱；又如深深的泉水清澈透明，鱼鳖等等全能分辨。君民没有夭折和横遭不测的危险，四夷和华夏的人们都有长寿的希望。使医生们不出差错，学医者全都明白，最高明的医理流传不断，美好的消息连连相传。千年之后，才会知道大圣人的仁慈恩惠实在是无穷无尽的。大唐宝应元年岁次壬寅序。

上古天真论篇第一

【原文】

昔在黄帝，生而神灵，弱而能言，幼而徇齐[1]，长而敦敏[2]，成而登天。乃问于天师曰：余闻上古之人，春秋皆度百岁，而动作不衰；今时之人，年半百而动作皆衰者，时世异耶？人将失之耶？岐伯对曰：上古之人，其知道者，法于阴阳，和于术数[3]，食饮有节，起居有常，不妄作劳[4]，故能形与神俱，而尽终其天年，度百岁乃去。今时之人不然也，以酒为浆，以妄为常[5]，醉以入房，以欲竭其精，以耗散其真，不知持满，不时御神[6]，务快其心，逆于生乐，起居无节，故半百而衰也。

夫上古圣人之教下也，皆谓之虚邪贼风[7]，避之有时，恬惔虚无[8]，真气从之，精神内守，病安从来。是以志闲而少欲，心安而不惧，形劳而不倦，气从以顺，各从其欲，皆得所愿。故美其食，任其服，乐其俗，高下不相慕，其民故曰朴。是以嗜欲不能劳其目，淫邪不能惑其心，愚智贤不肖，不惧于物，故合于道。所以能年皆度百岁而动作不衰者，以其德全不危也。

帝曰：人年老而无子者，材力尽邪？将天数然也？岐伯曰：女子七岁肾气盛，齿更发长。二七而天癸至，任脉通，太冲脉盛，月事以时下，故有子。三七肾气平均，故真牙生而长极。四七筋骨坚，发长极，身体盛壮。五七阳明脉衰，面始焦，发始堕。六七三阳脉衰于上，面皆焦，发始白。七七任脉虚，太冲脉衰少，天癸竭，地道不通[9]，故形坏而无子也。丈夫八岁，肾气实，发长齿更。二八肾气盛，天癸至，精气溢泻，阴阳和，故能有子。三八肾气平均，筋骨劲强，故真牙生而长极。四八筋骨隆盛，肌肉满壮。五八肾气衰，发堕齿槁。六八阳气衰竭于上，面焦，发鬓颁白。七八肝气衰，筋不能动，天癸竭，精少，肾藏衰，形体皆极。八八则齿发去。肾者主水，受五藏六府之精而藏之，故五藏盛，乃能泻。今五脏皆衰，筋骨解⑩堕，天癸尽矣。故发鬓白，身体重，行步不正，而无子耳。

帝曰：有其年已老而有子者何也？岐伯曰：此其天寿过度，气脉常⑪通，而肾气有余也。此虽有子，男不过尽八八，女不过尽七七，而天地之精气皆竭矣。帝曰：夫道者年皆百数，能有子乎？岐伯曰：夫道者能却老而全形，身年虽寿，能生子也。

黄帝曰：余闻上古有真人者，提挈天地，把握阴阳，呼吸精气，独立守神，肌肉若一，故能寿敝天地，无有终时，此其道生。中古之时，有至人者，淳德全道，和于阴阳，调于四时，去世离俗，积精全神，游行天地之间，视听八达之外，此盖益其寿命而强者也，亦归于真人。其次有圣人者，处天地之和，从八风之理，适嗜欲于世俗之间，无恚嗔之心，行不欲离于世，被服章，举不欲观于俗，外不劳形于事，内无思想之患，以恬愉为务，以自得为功，形体不敝，精神不散，亦可以百数。其次有贤人者，法则天地，象似日月，辨列星辰，逆从阴阳，分别四时，将从上古合同于道，亦可使益寿而有极时。

【注释】

①幼而徇齐：《曲礼》曰：『十年曰幼。』徇，疾也。齐，速也。本句指黄帝智能发育早，思维敏捷。②敦敏：敦，敦厚也，即忠厚诚实。敏，敏迭之意，亦作勤勉解。③法于阴阳，和于术数：法，取法也，引申为遵循、顺应之义。阴阳，自然界的变化规律。和，调和也。术数，时令的变化规律。④劳：指劳神、劳力和房劳。⑤以妄为常：妄，妄动或妄为。⑥不时御神：时，善也。不时御神，即不善于调理精神。⑦虚邪贼风：泛指四时不正之气。⑧恬惔虚无：思想清闲安静，少求寡欲。⑨地道不通：指女子绝经。⑩解：同『懈』。⑪常：通『尚』，还也。

【译文】

从前的黄帝，生下来很聪明，很小的时候就长于言谈，幼年时对周围事物领会得很快。黄帝再大一点时，既敦厚又勤勉，到他成年，已登天子之位。他向岐伯问道：我听说上古时候的人，年龄都能超过百岁，动作不显衰老；现在的人，年龄刚至半百，而动作就都衰弱无力了，这是由于时代不同所造成的呢，还是因为今天的人们不会养生所造成的呢？岐伯回答说：上古时代的人，那些懂得养生之道的，能够取法于天地阴阳自然变化之理而加以适应，调和养生的方法，使之达到正确的标准。饮食有所节制，作息有一定规律，既不妄事操劳，又避免过度的房事，所以能够形神俱旺，协调统一，活到天赋的自然年龄，超过百岁才离开人世，现在的人不这样做，他们把酒当水浆，滥饮无度，使反常的生活成为习惯，醉酒行房，恣情纵欲而导致阴精竭绝，为满足嗜好而使真气耗散，不知谨慎地保持精气的充满，不善于统驭精神，而专求心志的一时之快，违逆养生的乐趣，起居不规律，所以到半百之年就衰老了。

古代深懂养生之道的人在教导普通人的时候，总要讲到对虚邪贼风等致病因素，应及时避开，心情要清静安闲，排除杂念妄想，以使真气顺畅，精神守持于内，这样，疾病就无从发生。因此，人们就可以心志安闲，少有欲望，情绪安定而没有焦虑，形体劳作而不使疲倦，真气因而调顺，各人都能随其所欲而满足自己的愿望。人们无论吃什么食物都觉得甘美，随便穿什么衣服也都感到满意，大家喜爱自己的风俗习尚，愉快地生活，社会地位无论高低，都不相倾慕，所以这些人称得上朴实无华。因而任何不正当的嗜欲都不会引起他们注目，任何淫乱邪僻的事物也都不能惑乱他们的心志。无论愚笨的，聪明的，能力大的还是能力小的，都不因外界事物的变化而动心焦虑，所以符合养生之道。他们之所以能够年龄超过百岁而动作不显得衰老，正是由于领会和掌握了修身养性的方法而身体不被内外邪气干扰危害所致。

黄帝问说：人到老年，不能生育子女，这是由于精力衰竭，还是受自然规律的限制呢？岐伯答道：女子到了七岁，肾气盛旺起来，乳齿更换，头发开始茂盛。十四岁时，天癸产生，任脉通畅，太冲脉旺盛，月经按时来潮，具备了生育子女的能力。二十一岁时，肾气充满，真牙生出，牙齿就长全了。二十八岁时，筋骨强健有力，头发的生长达到最茂盛的阶段，此时身体最为强壮。三十五岁时，阳明经脉气血逐渐衰弱，面部开始憔悴，头发也开始脱落。四十二岁时，三阳经脉气血衰弱，面部憔悴无华，头发开始变白。四十九岁时，任脉气血虚弱，太冲脉的气血也衰少了，天癸枯竭，月经断绝，所以形体衰老，失去了生育能力。男子到了八岁，肾气充实起来，头发开始茂盛，乳齿也更换了。十六岁时，肾气旺盛，天癸产生，精气满溢而能外泻，两性交合，就能生育子女。二十四岁时，肾气充满，筋骨强健有力，真牙生长，牙齿长全。三十二岁时，筋骨丰隆盛实，肌肉亦丰满健壮。四十岁时，肾气衰退，头发开始脱落，牙齿开始枯槁。四十八岁时，上部阳气逐渐衰竭，面部憔悴无华，头发和两鬓花白。五十六岁时，肝气衰弱，筋的活动不能灵活自如，天癸枯竭，精气少，肾脏衰，形体衰疲。六十四岁时，牙齿头发脱落。肾主水，接受其他各脏腑的精气而加以贮藏，所以五脏功能旺盛，肾脏才能外泻精气。现在年老，五脏功能都已衰退，筋骨懈惰无力，天癸已竭。所以发鬓都变白，身体沉重，步伐不稳，也不能生育子女了。黄帝问说：有的人年纪已老，仍能生育，是什么道理呢？岐伯答说：这是他天赋的精力超过常人，气血经脉保持畅通，肾气有余的缘故。这种人虽有生育能力，但男子一般不超过六十四岁，女子一般不超过四十九岁，精气便枯竭了。

黄帝说：掌握养生之道的人，年龄都可以达到一百岁左右，还能生育吗？岐伯说：掌握养生之道的人，能防止衰老而保全形体，虽然年高，也能生育子女。

黄帝说：我听说上古时代有称为真人的人，掌握了天地阴阳变化的规律，能够调节呼吸，吸收精纯的清气，超然独处，令精神守持于内，锻炼身体，使筋骨肌肉与整个身体达到高度的协调，所以他的寿命同于天地而没有终了的时候，这是他修道养生的结果。中古的时候，有称为至人的人，具有淳厚的道德，能全面地掌握养生之道，和调于阴阳四时的变化，离开世俗社会生活的干扰，积蓄精气，集中精神，使其远驰于广阔的天地自然之中，让视觉和听觉的注意力守持于八方之外，这是他延长寿命和强健身体的方法，这种人也可以归属真人的行列。其次有称为圣人的人，能够安处于天地自然的正常环境之中，顺从八风的活动规律，使自己的嗜欲同世俗社会相应，没有恼怒怨恨之情，行为不偏离世俗的一般准则，穿着装饰普通纹彩的衣服，举动也没有炫耀于世俗的地方。在外，他不使形体因为事物而劳累；在内，没有任何思想负担，以安静、愉快为目的，以悠然自得为满足，所以他的形体不易衰惫，精神不易耗散，寿命也可达到百岁左右。再次有称为贤人的人，他们依据天地的变化，日月的升降，星辰的位置，以顺从阴阳的消长和适应四时的变迁，追随上古真人，使生活符合养生之道，这样的人也能增益寿命，使寿命达到最大。

四气调神大论篇第二

【原文】

春三月，此谓发陈[1]。天地俱生，万物以荣，夜卧早起，广步于庭，被发缓形，以使志生，生而勿杀，予而勿夺，赏而勿罚[2]，此春气之应，养生之道也；逆之则伤肝，夏为寒变，奉长者少。

夏三月，此谓蕃秀，天地气交，万物华实，夜卧早起，无厌于日[3]，使志无怒，使华英成秀[4]，使气得泄，若所爱在外，此夏气之应，养长之道也。逆之则伤心，秋为痎疟[5]，奉收者少，冬至重病。

秋三月，此谓容平[6]，天气以急，地气以明，早卧早起，与鸡俱兴，使志安宁，以缓秋刑，收敛神气，使秋气平，无外其志，使肺气清，此秋气之应，养收之道也；逆之则伤肺，冬为飧泄[7]，奉藏者少。

冬三月，此谓闭藏。水冰地坼，无扰乎阳，早卧晚起，必待日光，使志若伏若匿，若有私意，若已有得，去寒就温，无泄皮肤，使气亟夺，此冬气之应，养藏之道也。逆之则伤肾，春为痿厥，奉生者少。

夫四时阴阳者，万物之根本也，所以圣人春夏养阳，秋冬养阴[8]，以从其根，故与万物沉浮于生长之门。逆其根，则伐其本，坏其真矣。故阴阳四时者，万物之终始也，死生之本也，逆之则灾害生，从之则苛疾不起，是谓得道。道者，圣人行之，愚者佩[9]之。

【注释】

①发陈：可作陈展姿容解。②生而勿杀，予而勿夺，赏而勿罚：生、予、赏，指精神、行为活动顺应春阳生发之气；杀、夺、罚，指精神、行为活动违逆春阳生发之气。全句强调人须顺应天地生发长养之道。③无厌于日：指不要厌恶夏季的昼长天热。④使华英成秀：《尔雅》：『木谓之华，草谓之荣；不荣而实者谓之秀，荣而不实者谓之英。』

此句意为夏季应促使草木之花成实以顺应夏气。⑤痎疟：痎疟，疟疾的总称。⑥容平：自然界万物生长形态已经平定。⑦飧泄：飧泄，即有完谷不化的泄泻。⑧春夏养阳，秋冬养阴：自然界春季主生，夏季主长，秋季主收，冬季主藏；生与长属阳，收与藏属阴。所以春夏养阳，即养生养长；秋冬养阴，即养收养藏。⑨佩：通『倍』，反也，即违背之意。

【译文】

春季的三个月，称作发陈，也就是说是推陈出新，生命萌发的时令。天地自然，饱含生机，万物欣欣向荣。此时，人们应该入夜即睡眠，早些起身，披散开头发，解开衣带，使形体舒缓；放宽步子，在庭院中漫步，使精神愉快，胸怀开畅，保持万物的生气。不要滥行杀伐，多施与，少敛夺，多奖励，少惩罚，这是适应春季的时令，保养生发之气的方法。如果违逆了春生之气，便会损伤肝脏，使提供给夏长之气的条件不足，到夏季就会发生寒性病变。

夏季的三个月，称作蕃秀，是自然界万物繁茂秀美的时令。这时，天气下降，地气上腾，天地之气相交，植物开花结实，长势旺盛，人们应该入夜即睡，早早起床，不要厌恶长日，保持情志愉快，不发怒，使精神之英华适应夏气以成其秀美，使气机宣畅，通泄自如，精神外向，对外界事务有浓厚的兴趣。这是适应夏季的气候，保护长养之气的方法。如果违逆了夏长之气，就会损伤心脏，使提供给秋收之气的条件不足，到秋天容易发生疟病，冬天再次发生疾病。

秋季的三个月，称作容平，自然景象因万物成熟而平定收敛。此时，天高风急，地气清肃，人应早睡早起，和鸡的活动时间相仿，以保持神志的安宁，减缓秋季肃杀之气对人体的影响；收敛神气，以适应秋季容平的特征，不使神思外驰，以保持肺气的清肃功能，这就是适应秋令的特点而保养人体收敛之气的方法。若违逆了秋收之气，就会伤及肺脏，使提供给冬藏之气的条件不足，冬天就要发生飧泄病。

冬季的三个月，称作闭藏，是生机潜伏，万物蛰藏的时令。这时水寒成冰，大地龟裂，不要轻易地扰动阳气，安事操劳，人应该早睡晚起，待到日光照耀时起床才好，要使神志深藏于内，安静自若，好像有个人的隐秘，严守而不外泄，又像得到了渴望得到的东西，把它密藏起来一样；要躲避寒冷，求取温暖，不要使皮肤开泄而令阳气不断地损失，这是适应冬季的气候而保养人体闭藏机能的方法。违逆了冬令的闭藏之气，就要损伤肾脏，使提供给春生之气的条件不足，春天就会发生痿厥之疾。

四时阴阳的变化，是万物生命的根本，所以圣人在春夏季节保养阳气以适应生长的需要，在秋冬季节保养阴气以适应收藏的需要。顺从了生命发展的根本规律，就能与万物一样，在生、长、收、藏的生命过程中运动发展。如果违逆了这个规律，就会戕伐生命力，破坏真元之气。因此，阴阳四时是万物的终结，是盛衰存亡的根本，违逆了它，就会产生灾害，顺从了它，就不会发生重病，这样便可谓懂得了养生之道。对于养生之道，圣人能够加以实行，愚人则时常有所违背。

生气通天论篇第三

【原文】

黄帝曰：夫自古通天者生之本，本于阴阳。天地之间，六合之内，其气九州九窍、五脏、十二节，皆通乎天气。其生五，其气三，数犯此者，则邪气伤人，此寿命之本也。

苍天之气，清净则志意治[1]，顺之则阳气固，虽有贼邪，弗能害也，此因时之序。故圣人传[2]精神，服天气，而通神明。失之则内闭九窍，外壅肌肉，卫气散解，此谓自伤，气之削也。

凡阴阳之要，阳密乃固，两者不和，若春无秋，若冬无夏，因而和之，是谓圣度。故阳强不能密，阴气乃绝；阴平阳秘[3]，精神乃治；阴阳离决，精气乃绝。因于露风，乃生寒热。是以春伤于风，邪气留连，乃为洞泄。夏伤于暑，秋为痎疟。秋伤于湿，上逆而咳，发为痿厥。冬伤于寒，春必温病。四时之气，更伤五藏。

阴之所生，本在五味，阴之五宫，伤在五味。是故味过于酸，肝气以津，脾气乃绝。味过于咸，大骨气劳，短肌，心气抑。味过于甘，心气喘满，色黑，肾气不衡。味过于苦，脾气不濡，胃气乃厚。味过于辛，筋脉沮弛，精神乃央。是故谨和五味，骨正筋柔，气血以流，腠理以密，如是则骨气以精[4]，谨道如法，长有天命。

【注释】

①苍天之气清净，则志意治：苍，灰白色。张介宾注：『天气深玄，故曰苍天。』净，通『静』，即安静。苍天之气清净，则志意治，意为天地之和气，清而不浊，静而不乱，则人的精神情志舒畅条达。②传：抟，集聚。③阴平阳秘：阴阳平秘，即阴阳平静。④精：精粹，精密。这里是强健的意思。

【译文】

黄帝说：从古到今，都以通于天气为生命的根本，而这个根本就是天之阴阳。世间万物，大到九州之域，小像人的九窍、五脏、十二节，都与天气相通。天气衍生五行，阴阳之气又依盛衰消长而各分为三。如果经常违背阴阳五行的变化，那么邪气就会伤害人体。所以，顺从阴阳变化才是寿命得以延续的根本。

苍天之气清净，人的精神就相应地调畅平和，顺应天气的变化，就会阳气固密，虽有贼风邪气，也不能加害于人，这是适应时序阴阳变化的结果。所以圣人能够专心致志，顺应天气，而通达阴阳变化之理。如果违逆了适应天气的原则，就会内使九窍不通，外使肌肉壅塞，卫气涣散不固，这是由于人们不能适应自然变化所致，称为自伤，阳气会因此而受到削弱。

所以阴阳的关键，以阳气的致密最为重要。阳气致密，阴气就能固守于内。两者若不协调，就像一年之中，只有春天而没有秋天，只有冬天而没有夏天一样。因此，阴阳的协调配合，相互为用，是维持正常生理状态的最高标准。所以阳气亢盛，不能固密，阴气就会竭绝。阴气和平，阳气固密，人的精神才会正常。如果阴阳分离决绝，人的精气就会随之而竭绝。

人受雾露风寒之邪的侵犯，会发生寒热。春天伤于风邪，留而不去，会发生急骤的泄泻。夏天伤于暑邪，到秋天会发生疟疾病。秋天伤于湿邪，邪气上逆，会发生咳嗽，并且可能发展为痿厥病。冬天伤于寒气，到来年的春天，就要发生温病。四时的邪气，交替伤害人的五脏。

阴精由饮食五味所生。储藏阴精的五脏，也会因五味而受伤，过食酸味，会使肝气淫溢而亢盛，从而导致脾气的衰竭；过食咸味，会使骨骼损伤，肌肉短缩，心气抑郁；过食甜味，会使心气满闷，气逆作喘，颜面发黑，肾气失于平衡；过食苦味，会使脾气过燥而不濡润，从而使胃气壅滞；过食辛味，会使筋脉败坏，发生弛纵，精神受损。因此谨慎地调和五味，会使骨骼强健，筋脉柔和，气血通畅，腠理致密，这样，骨气就精强有力。按这样的方法小心调理，使阴阳调和，人的寿命就会延长。

金匮真言论篇第四

【原文】

黄帝问曰：天有八风，经有五风，何谓？岐伯对曰：八风发邪，以为经风[1]，触五藏，邪气发病。所谓得四时之胜者，春胜长夏，长夏胜冬，冬胜夏，夏胜秋，秋胜春，所谓四时之胜也。

东风生于春，病在肝，俞在颈项；南风生于夏，病在心，俞在胸胁；西风生于秋，病在肺，俞在肩背；北风生于冬，病在肾，俞在腰股；中央为土，病在脾，俞在脊。故春气[2]者病在头，夏气者病在脏，秋气者病在肩背，冬气者病在四肢。故春善病鼽衄，仲夏善病胸胁，长夏善病洞泄寒中[3]，秋善病风疟，冬善病痹厥[4]。故冬不按跻，春不鼽衄[5]，春不病颈项，仲夏不病胸胁，长夏不病洞泄寒中，秋不病风疟，冬不病痹厥，飧泄[6]而汗出也。夫精者，身之本也。故藏于精者，春不病温。夏暑汗不出者，秋成风疟。此平人脉法也。

故曰：阴中有阴，阳中有阳。平旦至日中，天之阳，阳中之阳也；日中至黄昏，天之阳，阳中之阴也；合夜至鸡鸣，天之阴，阴中之阴也；鸡鸣至平旦，天之阴，阴中之阳也。故人亦应之。夫言人之阴阳，则外为阳，内为阴。言人身之阴阳，则背为阳，腹为阴。言人身之脏府中阴阳，则脏者为阴，腑者为阳。肝心脾肺肾五藏皆为阴，胆胃大肠小肠膀胱三焦六腑皆为阳。所以欲知阴中之阴、阳中之阳者何也？为冬病在阴，夏病在阳，春病在阴，秋病在阳，皆视其所在，为施针石也。故背为阳，阳中之阳，心也；背为阳，阳中之阴，肺也；腹为阴，阴中之阴，肾也；腹为阴，阴中之阳，肝也；腹为阴，阴中之至阴，脾也。此皆阴阳表里内外雌雄相输应[7]也，故以应天之阴阳也。

【注释】

①经风：即五脏之风。②春气：此处指春季不正常的气候变化，即致病的邪气。下述夏气、秋气、冬气义仿此。

③寒中：寒邪直中于里。④痹厥：指手足麻木逆冷的病症。⑤鼽衄：鼽，鼻塞。衄，鼻中出血。⑥飧泄：指泄泻清稀，完谷不化。⑦输应：输，联系。应，对应。

【译文】

黄帝问道：自然界有八风之说，人的经脉病变又有五风的说法，这二者是怎么回事呢？岐伯回答说：自然界的八风是外部的致病邪气，它侵犯经脉，产生经脉的风病，风邪还会继续循经脉而侵害五脏，使五脏发生病变。一年的四个季节，有相克的关系，如春胜长夏，长夏胜冬，冬胜夏，夏胜冬，秋胜春，某个季节出现了克制它的季节气候，这就是所谓四时相胜。

东风生于春天，病多发生在肝，肝的经气输注于颈项。南风生于夏天，病多发生于心，心的经气输注于胸胁。西风生于秋天，病多发生在肺，肺的经气输注于肩背。北风生于冬天，病多发在生肾，肾的经气输注于腰股。长夏季节和中央的方位属于土，病多发生在脾，脾的经气输注于脊。所以春季邪气伤人，多病在头部；夏季邪气伤人，多病在心；秋季邪气伤人，多病在肩背；冬季邪气伤人，多病在四肢。春天多发生鼽衄，夏天多发生在胸胁方面的疾患，长夏季多发生腹泄等里寒症，秋天多发生风疟，冬天多发生痹厥。若冬天不进行按跻等扰动阳气的活动，来年春天就不会发生鼽衄和颈项部位的疾病，夏天就不会发生胸胁的疾患，长夏季节就不会发生腹泄一类的里寒病，秋天就不会发生风疟病，冬天也不会发生痹厥、飧泄、汗出过多等病症。精，是人体的根本，所以阴精内藏而不妄泄，春天就不会得温热病。夏暑阳盛，如果不能排汗散热，到秋天就会酿成风疟病。这是诊察普通人四时发病的一般规律。

所以说：阴阳之中，还各有阴阳。白昼属阳，早晨到中午，为阳中之阳。中午到黄昏，则属阳中之阴。黑夜属阴，合夜到鸡鸣，为阴中之阴。鸡鸣到平旦，则属阴中之阳。人的情况也与此相应。就人体阴阳而论，外部属阳，内部属阴。就身体的部位来分阴阳，则背为阳，腹为阴。从脏腑的阴阳划分来说，则脏属阴，腑属阳，肝、心、脾、肺、肾五脏都属阴。胆、胃、大肠、小肠、膀胱、三焦六腑都属阳。了解阴阳之中复有阴阳的道理是为什么呢？这是要分析四时疾病的在阴在阳，以作为治疗的依据，如冬病在阴，夏病在阳，春病在阴，秋病在阳，都要根据疾病的部位来施用针刺和砭石的疗法。此外，背为阳，阳中之阳为心，阳中之阴为肺。腹为阴，阴中之阴为肾，阴中之阳为肝，阴中的至阴为脾。以上这些都是人体阴阳表里、内外雌雄相互联系又相互对应的例证，所以人与自然界的阴阳是相应的。

阴阳应象大论篇第五

【原文】

黄帝曰：阴阳者，天地之道也，万物之纲纪，变化之父母，生杀之本始，神明之府也[1]。治病必求于本。故积阳为天，积阴为地。阴静阳躁，阳生阴长，阳杀阴藏[2]。阳化气，阴成形。寒极生热，热极生寒。寒气生浊，热气生清。清气在下，则生飧泄；浊气在上，则生䐜胀[3]。此阴阳反作，病之逆从也。

故清阳为天，浊阴为地；地气上为云，天气下为雨；雨出地气，云出天气。故清阳出上窍，浊阴出下窍；清阳发腠理，浊阴走五藏；清阳实四支，浊阴归六府。水为阴，火为阳，阳为气，阴为味。味归形，形归气，气归精，精归化，精食气，形食味，化生精，气生形，味伤形，气伤精，精化为气，气伤于味。阴味出下窍，阳气出上窍。味厚者为阴，薄为阴之阳。气厚者为阳，薄为阳之阴。味厚则泄，薄则通。气薄则发泄，厚则发热。壮火之气衰，少火之气壮。壮火食气，气食少火[4]。壮火散气，少火生气。气味辛甘发散为阳，酸苦涌泄为阴。

阴胜则阳病，阳胜则阴病。阳胜则热，阴胜则寒。重寒则热，重热则寒。寒伤形，热伤气。气伤痛，形伤肿。故先痛而后肿者，气伤形也；先肿而后痛者，形伤气也。风胜则动，热胜则肿，燥胜则干，寒胜则浮，湿胜则濡泻。天有四时五行，以生长收藏，以生寒暑燥湿风。人有五藏，化五气，以生喜怒悲忧恐。故喜怒伤气，寒暑伤形。暴怒伤阴，暴喜伤阳。厥气上行，满脉去形。喜怒不节，寒暑过度，生乃不固。故重阴必阳，重阳必阴。故曰：冬伤于寒，春必温病；春伤于风，夏生飧泄；夏伤于暑，秋必痎疟；秋伤于湿，冬生咳嗽。

帝曰：余闻上古圣人，论理人形，列别脏府，端络经脉，会通六合，各从其经，气穴所发各有处名，溪谷属骨[5]，皆有所起，分部逆从，各有条理，四时阴阳，尽有经纪[6]，外内之应，皆有表里，有信然乎？

岐伯对曰：东方生风，风生木，木生酸，酸生肝，肝生筋，筋生心，肝主目。其在天为玄，在人为道，在地为化。化生五味，道生智，玄生神，神在天为风，在地为木，在体为筋，在藏为肝，在色为苍，在音为角，在声为呼，在变动为握，在窍为目，在味为酸，在志为怒。怒伤肝，悲胜怒；风伤筋，燥胜风；酸伤筋，辛胜酸。

南方生热，热生火，火生苦，苦生心，心生血，血生脾，心主舌。其在天为热，在地为火，在体为脉，在藏为心，在色为赤，在音为徵，在声为笑，在变动为忧，在窍为舌，在味为苦，在志为喜。喜伤心，恐胜喜；热伤气，寒胜热，苦伤气，咸胜苦。

中央生湿，湿生土，土生甘，甘生脾，脾生肉，肉生肺，脾主口。其在天为湿，在地为土，在体为肉，在脏为脾，在色为黄，在音为宫，在声为歌，在变动为哕，在窍为口，在味为甘，在志为思。思伤脾，怒胜思；湿伤肉，风胜湿；甘伤肉，酸胜甘。

西方生燥，燥生金，金生辛，辛生肺，肺生皮毛，皮毛生肾，肺主鼻。其在天为燥，在地为金，在体为皮毛，在脏为肺，在色为白，在音为商，在声为哭，在变动为咳，在窍为鼻，在味为辛，在志为忧。忧伤肺，喜胜忧；热伤皮毛，寒胜热；辛伤皮毛，苦胜辛。

北方生寒，寒生水，水生咸，咸生肾，肾生骨髓，髓生肝，肾主耳。其在天为寒，在地为水，在体为骨，在脏为肾，在色为黑，在音为羽，在声为呻，在变动为栗，在窍为耳，在味为咸，在志为恐。恐伤肾，思胜恐；寒伤血，燥胜寒；咸伤血，甘胜咸。

故曰：天地者，万物之上下也；阴阳者，血气之男女也；左右者，阴阳之道路也；水火者，阴阳之兆征也；阴阳者，万物之能始⑦也。故曰：阴在内，阳之守也；阳在外，阴之使也。

【注释】

①神明之府：神明，指自然万物运动变化的内在动力。府，指藏聚之所。②阳生阴长，阳杀阴藏：意为阴阳的相互作用，促成了万物生长收藏过程的形成。③䐜胀：䐜，胀起的意思。䐜胀，即胀满。④壮火食气，气食少火：前一『食』字义为消蚀；后一『食』字音义同『饲』。⑤溪谷属骨：溪谷，指大小的肉块。属骨，与骨相连接的组织。⑥经纪：此处指四时阴阳变化的规律。⑦能始：能为『胎』之借字，胎始也。故能始为『胎始』，即原始之意。

【译文】

黄帝道：阴阳是大自然的一般规律，是一切事物的纲纪，万物变化的起源，生长毁灭的根本，有很大道理在里面。凡医治疾病，必须从本源上找原因，而任何疾病的本源，都可归之为阴阳二字。拿自然界变化来比喻，清阳之气聚于上，而成为天，浊阴之气积于下，而成为地。阴是比较静止的，阳是比较躁动的；阳主生成，阴主成长；阳主肃杀，阴主收藏。阳能化生力量，阴能构成形体。寒到极点会生热，热到极点会生寒；寒气能产生浊阴，热气能产生清阳；清阳之气居下而不升，就会发生泄泻之病，浊阴之气居上而不降，就会发生胀满之病。这就是阴阳的正常和反常变化，因此疾病也就有逆症和顺症的分别。

因此大自然的清阳之气上升为天，浊阴之气下降为地。地气蒸发上升为云，天气凝聚下降为雨；雨是地气上升之云转变而成的，云是由天气蒸发水气而成的。人体的变化也是这样，清阳之气出于上窍，浊阴之气出于下窍；清阳发泄于腠理，浊阴内注于五脏；清阳充实于四肢，浊阴内走于六腑。

水分为阴阳，则水属阴，火属阳。人体的功能属阳，饮食物属阴。饮食物可以滋养形体，而形体的生成又须赖气化的功能，功能是由精所产生的，就是精可以化生功能。而精又是由气化而产生的，所以形体的滋养全靠饮食物，饮食物经过生化作用而产生精，再经过气化作用滋养形体。如果饮食不节，反能损伤形体，机能活动太过，亦可以使精气耗伤，精可以产生功能，但功能也可以因为饮食的不节而受损伤。

味属于阴，所以趋向下窍，气属于阳，所以趋向上窍。味厚的属纯阴，味薄的属于阴中之阳；气厚的属纯阳，气薄的属于阳中之阴。味厚的有泻下作用，味薄的有疏通作用；气薄的能向外发泄，气厚的能助阳生热。阳气太过，能使元气衰弱，阳气正常，能使元气旺盛，因为过度亢奋的阳气，会损害元气，而元气却依赖正常的阳气，所以过度亢盛的阳气，能耗散元气，正常的阳气，能增强元气。凡气味辛甘而有发散功用的，属于阳，气味酸苦而有涌泄功用的，属于阴。

人体的阴阳是相对平衡的，如果阴气太胜，则阳气将受损而为病，如果阳气太胜，则阴气将耗损而为病。阳偏胜则表现为热性病症，阴偏胜则表现为寒性病症。寒到极点，会表现热象，热到极点，会表现寒象。寒能伤形体，热能伤气分；气分受伤，可以产生疼痛，形体受伤，可以发生肿胀。所以先痛而后肿的，是气分先伤而后及于形体；先肿而后痛的，是形体先病而后及于气分。

风邪若太过，则能发生痉挛动摇；热邪若太过，则能发生红肿；燥气若太过，则能发生干枯；寒气若太过，则能发生浮肿；湿气若太过，则能发生濡泻。

大自然的变化，有春、夏、秋、冬四时的交替，有木、火、土、金、水五行的变化，因此，产生了寒、暑、燥、湿、风的气候，它影响了自然界的万物，形成了生、长、化、收、藏的规律。人有肝、心、脾、肺、肾五脏，五脏之气化生五志，产生了喜、怒、悲、忧、恐五种不同的情志活动。喜怒等情志变化，可以伤气，寒暑外侵，可以伤形。突然大怒，会损伤阴气，突然大喜，会损伤阳气。气逆上行，充满经脉，则神气浮越，离去形体了。所以喜怒不加以节制，寒暑不善于调适，生命就不能长久。阴极可以转化为阳，阳极可以转化为阴。所以冬季受了寒气的伤害，春天就容易发生温病；春天受了风气的伤害，夏季就容易发生飧泄；夏季受了暑气的伤害，秋天就容易发生疟疾；

秋季受了湿气的伤害，冬天就容易发生咳嗽。

黄帝问道：我听说上古时代的圣人，讲求人体的形态，分辨内在的脏腑，了解经脉的分布，交会、贯通有六合，各依其经之循行路线；气穴之处，各有名称；肌肉空隙以及关节，各有其起点；分属部位的或逆或顺，各有条理；与天之四时阴阳，都有经纬纲纪；外面的环境与人体内部的互相关联，都有表有里。这些说法都正确吗？

岐伯回答说：东方应春，春生之气为风，风利木发，木气能生酸味，酸味能滋养肝气。肝气又能滋养于筋，筋膜柔和则又能生养于心，肝气关联于目。它在自然界是深远微妙而无穷的，在人能够知道自然界变化的道理，在地为生化万物。大地有生化，所以能产生一切生物；人能知道自然界变化的道理，就能产生一切智慧；宇宙间的深远微妙，是变化莫测的。变化在天空中为风气，在地面上为木气，在人体为筋，在五脏为肝，在五色为苍，在五音为角，在五声为呼，在病变的表现为握，在七窍为目，在五味为酸，在情志的变动为怒。怒气能伤肝，悲能够抑制怒；风气能伤筋，燥能够抑制风；过食酸味能伤筋，辛味能抑制酸味。

南方主夏令，所以热盛，热甚则生火，火气能产生苦味，苦味能滋长心气，心气能化生血气，血气充足，则又能生脾，心气关联于舌。它的变化在天为热气，在地为火气，在人体为血脉，在五脏为心，在五色为赤，在五音为徵，在五声为笑，在病变的表现为忧，在窍为舌，在五味为苦，在情志的变动为喜。喜能伤心，以恐惧抑制喜；热能伤气，以寒气抑制热；苦能伤气，咸味能抑制苦味。

中央应长夏，长夏生湿，湿与土气相应，土气能产生甘味，甘味能滋养脾气，脾气能滋养肌肉，肌肉丰满，则又能养肺，脾气关联于口。它的变化在天为湿气，在地为土气，在人体为肌肉，在五脏为脾，在五色为黄，在五音为宫，在五声为歌，在病变的表现为哕，在窍为口，在五味为甘，在情志的变动为思。思虑伤脾，以怒气抑制思虑；湿气能伤肌肉，以风气抑制湿气；甘味能伤肌肉，酸味能抑制甘味。

西方主秋金之令，所以气燥，燥与金气相应，金产生辛味，辛味能滋养肺气，肺气能滋养皮毛，皮毛润泽则又能养肾，肺气关联于鼻。它的变化在天为燥气，在地为金气，在人体为皮毛，在五脏为肺，在五色为白，在五音为商，在五声为哭，在病变的表现为咳，在窍为鼻，在五味为辛，在情志的变动为忧。忧能伤肺，以喜抑制忧；热能伤皮毛，寒能抑制热；辛味能伤皮毛，苦味能抑制辛味。

北方应冬，冬天生寒，寒气与水气相应，水气能产生咸味，咸味能滋养肾气，肾气能滋长骨髓，骨髓充实，则又能养肝，肾气关联于耳。它的变化在天为寒气，在地为水气，在人体为骨髓，在五脏为肾，在五色为黑，在五音为羽，在五声为呻，在病变的表现为战栗，在窍为耳，在五味为咸，在情志的变动为恐。恐能伤肾，思能够抑制恐；寒能伤血，燥（湿）能够抑制寒；咸能伤血，甘味能抑制咸味。

因此可以说：天地是在万物的上下；阴阳如血气与男女之相对峙；左右为阴阳运行不息的道路；水性寒，火性热，是阴阳的象征；阴阳的变化，是万物生成的原始能力。所以说：阴阳是互相为用的，阴在内，为阳之镇守；阳在外，为阴之役使。

阴阳离合论篇第六

【原文】

黄帝问曰：余闻天为阳，地为阴，日为阳，月为阴，大小月三百六十日成一岁，人亦应之。今三阴三阳，不应阴阳，其故何也？岐伯对曰：阴阳者，数之可十，推之可百，数之可千，推之可万，万之大不可胜数。然其要一也。天复地载，万物方生，未出地者，命曰阴处，名曰阴中之阴；则出地者，命曰阴中之阳。阳予之正，阴为之主。故生因春，长因夏，收因秋，藏因冬，失常则天地四塞[①]。阴阳之变，其在人者，亦数之可数。

帝曰：愿闻三阴三阳之离合也。岐伯曰：圣人南面而立，前曰广明[②]，后曰太冲[③]，太冲之地，名曰少阴，少阴之上，名曰太阳，太阳根[④]起于至阴，结于命门[⑤]，名曰阴中之阳。中身而上，名曰广明，广明之下，名曰太阴，太阴之前，名曰阳明，阳明根起于厉兑，名曰阴中之阳。厥阴之表，名曰少阳，少阳根起于窍阴，名曰阴中之少阳。是故三阳之离合也，太阳为开，阳明为阖，少阳为枢。三经者，不得相失也，抟而勿浮，命曰一阳。

帝曰：愿闻三阴。岐伯曰：外者为阳，内者为阴，然则中为阴，其冲在下，名曰太阴，太阴根起于隐白，名曰阴中之阴。太阴之后，名曰少阴，少阴根起于涌泉，名曰阴中之少阴。少阴之前，名曰厥阴，厥阴根起于大敦，阴之绝阳，名曰阴之绝阴。是故三阴之离合也，太阴为开，厥阴为阖，少阴为枢。三经者不得相失也。搏而勿沉，名曰一阴。阴阳䨻䨻[⑥]，积传为一周[⑦]，气里形表而为相成也。

【注释】

①四塞：指天地四时的阴阳之气阻隔不通。②广明：广，大也。广明，即大明——阳气盛的意思。在自然界，南方阳气旺盛；在人身之中，心脏阳气旺盛。③太冲：冲脉与肾脉相合，阴气旺盛，故谓之太冲。④根：指经脉的下端。

⑤结于命门：结，指经脉在上的一端。命门，此处指眼睛。⑥阴阳𩊱𩊱：𩊱𩊱，往来不止。阴阳𩊱𩊱，阴阳之气往来运转不息。⑦积传为一周：唐·杨上善：『营卫行三阴三阳之气，相注不已。传行周旋，一日一夜五十周也。』

【译文】

黄帝问道：我听说天属阳，地属阴，日属阳，月属阴，大月、小月合起来三百六十天而成为一年，人体也与此相应。现在人体的三阴三阳和天地阴阳之数不相符合，这是什么道理？岐伯回答说：天地阴阳的范围，极其广泛，在具体运用时，经过进一步推演，则可以由十到百，由百到千，由千到万，再演绎下去，甚至是数不尽的，然而其总的原则仍不外乎对立统一的阴阳道理。天地之间，万物初生，未长出地面的时候，叫做居于阴处，称之为阴中之阴；若已长出地面的，就叫做阴中之阳。有阳气，万物才能生长，有阴气，万物才能成形。所以春气温暖，万物萌生；夏气炎热，万物长大；秋气清凉，万物收获；冬气寒冷，万物闭藏。如果四时阴阳失序，气候无常，天地间的生长收藏的变化就要失去正常。这种阴阳变化的道理，作用于人，也是有一定的规律，并且可以推测而知的。

黄帝说：我愿意听你讲讲三阴三阳的离合情况。岐伯说：圣人面向南方站立，前方名叫广明，后方名叫太冲，行于太冲部位的经脉，叫做少阴。在少阴经上面的经脉，名叫太阳，太阳经的下端起于足小趾外侧的至阴穴，其上端结于睛明穴，因太阳为少阴之表，故称为阴中之阳。再以人身上下而言，上半身属阳，称为广明，广明之下称为太阴，太阴前面的经脉，名叫阳明，阳明经的下端起于足大趾侧次趾之端的厉兑穴，因阳明是太阴之表，故称为阴中之阳。厥阴为里，少阳为表，故厥阴经之表为少阳经。少阳经下端起于窍阴穴，因少阳居厥阴之表，故称为阴中之少阳。因此，三阳经的离合，分开来说，太阳主表为开，阳明主里为阖，少阳介于表里之间为枢。但三者之间，不是各自为政，而是相互紧密联系着的，所以合起来称为一阳。

黄帝说：希望听你讲讲三阴的离合情况。岐伯说：在外的为阳，在内的为阴，所以在里的经脉称为阴经，行于少阴经前面的称为太阴，太阴经的根起于足大趾之端的隐白穴，称为阴中之阴。太阴的后面，称为少阴，少阴经的根起于足心的涌泉穴，称为阴中之少阴。少阴的前面，称为厥阴，厥阴经的根起于足大趾之端的大敦穴，由于两阴相合而无阳，厥阴又位于最里，所以称之为阴之绝阴。所以，三阴经的离合，太阴为三阴之表为开，厥阴为三阴之里为阖，少阴位于太、厥表里之间为枢。这三者相互协调而紧密相联，所以合起来称为一阴。阴阳之气，运行不息，递相传注于全身，气运于里，形立于表，这就是阴阳离合、表里相成的原因。

阴阳别论篇第七

【原文】

黄帝问曰：人有四经十二从，何谓？岐伯对曰：四经[1]应四时，十二从应十二月，十二月应十二脉。脉有阴阳，知阳者知阴，知阴者知阳。凡阳有五，五五二十五阳。所谓阴者，真藏也，见则为败，败必死也；所谓阳者，胃脘之阳[2]也。别于阳者，知病处也；别于阴者，知死生之期。三阳在头，三阴在手，所谓一也。别于阳者，知病忌时；别于阴者，知死生之期。谨熟阴阳，无与众谋。

三阴俱搏[3]，二十日夜半死。二阴俱搏，十三日夕时死。一阴俱搏，十日死。三阳俱搏且鼓，三日死。三阴三阳俱搏，心腹满，发尽不得隐曲，五日死。二阳俱搏，其病温，死不治，不过十日死。

【注释】

①四经：指四季的正常脉象，即春脉弦，夏脉洪，秋脉浮，冬脉沉。②胃脘之阳：胃脘之阳，这里指胃气。③俱搏：清·张志聪：『俱搏击应手而无阳和之气也。』

【译文】

黄帝问道：人有四经十二从，说的是什么？岐伯答道：四经，指的是与四时相应的正常脉象，十二从，指的是与十二月相应的十二经脉。脉有阴有阳，能了解什么是阳脉，就能知道什么是阴脉；能了解什么是阴脉，也就能知道什么是阳脉。阳脉有五种，就是春微弦，夏微钩，长夏微缓，秋微毛，冬微石。五时各有五脏的阳脉，所以五时配合五脏，则为二十五种阳脉。所谓阴脉，就是脉没有胃气，称为真脏脉象。真脏脉是胃气已经败坏的象征，败象已见，就可以断其必死。所谓阳脉，就是指有胃气之脉。辨别阳脉的情况，就可以知道病变的所在；辨别真脏脉的情况，就可以知道死亡的时期。三阳经脉的诊察部位，在结喉两旁的人迎穴，三阴经脉的诊察部位，在手鱼际之后的寸口。一般在健康状态之下，人迎与寸口的脉象是一致的。辨别属阳的胃脉，能知道时令气候和疾病的宜忌；辨别属阴的真脏脉，能知道病人的死生时期。临症时应谨慎而熟练地辨别阴脉与阳脉，这样就不致于疑惑不决从而众议纷纭了。

三阴（指手太阴肺、足太阴脾）之脉如果一起跳动于指下，大约到二十天半夜时死亡；二阴（指手少阴心、足少阴肾）之脉如果一起跳动于指下，大约到十三天傍晚时死亡；一阴（指手厥阴心胞络、足厥阴肝）之脉如果一起跳动于指下，大约十天就要死亡；三阳（指足太阳膀胱、手太阳小肠）之脉如果一起跳动于指下，而鼓动过甚的，三天就要死亡；三阴三阳之脉俱搏，心腹胀满，阴阳之气发泄已尽，大小便不通，则五日死；二阳（指足阳明胃、手阳明大肠）之脉如果一起跳动于指下，患有温病的，无法治疗，过不了十日就要死。

灵兰秘典论篇第八

【原文】

黄帝问曰：愿闻十二脏之相使①，贵贱何如？岐伯对曰：悉乎哉问也，请遂言之。心者，君主之官也，神明②出焉。肺者，相傅之官，治节③出焉。肝者，将军之官，谋虑出焉。胆者，中正之官，决断出焉。膻中者，臣使之官，喜乐出焉。脾胃者，仓廪之官，五味出焉。大肠者，传道之官，变化出焉。小肠者，受盛之官，化物出焉。肾者，作强之官，伎巧出焉。三焦者，决渎之官，水道出焉。膀胱者，州都之官，津液藏焉，气化则能出矣。

凡此十二官者，不是相失也。故主明则下安，以此养生则寿，殁世不殆，以为天下则大昌。主不明则十二官危，使道④闭塞而不通，形乃大伤，以此养生则殃，以为天下者，其宗大危，戒之戒之。至道在微，变化无穷，孰知其原；窘乎哉！消者瞿瞿⑤，孰知其要；闵闵之当⑥，孰者为良。恍惚之数，生于毫厘，毫厘之数，起于度量，千之万之，可以益大，推之大之，其形乃制。

【注释】

①十二藏之相使：十二藏，指五脏、六腑和膻中（此指心包）共十二个脏器。相使，指互相配合发挥作用的情况。

②神明：此指精神意识，情志思维活动。③治节：治理、调节。④使道：各脏腑之间相互联系的道路。⑤消者瞿瞿：消，有人作『肖』。消者，指优秀人材；瞿瞿，勤谨研讨。⑥闵闵之当：指理论深奥难明。

【译文】

黄帝问道：我想听你谈谈你对人体六脏六腑这十二个器官的职责分工，高低贵贱的看法。岐伯回答说：您问得真详细呀！请让我谈谈这个问题。心，主宰全身，是君主之官，人的精神意识思维活动都由此而出。胆，像中正的客观公平，决断由此而出。肺，是相傅之官，犹如相傅辅佐着君主，因主一身之气而调节全身的活动。肝，主怒，像将军一样的勇武，称为将军之官，谋略由此而出。膻中，围护着心而接受其命令，是臣使之官，心志的喜乐，靠它传布出来。脾和胃司饮食的受纳和布化，是仓廪之官，五味的营养靠它们的作用而得以消化、吸收和运输。大肠是传导之官，它能传送食物的糟粕，使其变化为粪便排出体外。小肠是受盛之官，它承受胃中下行的食物而进一步分化清浊。肾，是作强之官，它能够使人发挥强力而产生各种技巧。三焦，是决渎之官，它能够通行水道。膀胱是州都之官，蓄藏津液，通过气化作用，方能排出尿液。

以上这十二官，虽有分工，但其作用应该协调而不能相互脱节。这就像君主如果明智顺达，则下属也会安定正常，用这样的道理来养生，就可以使人长寿，终生不会发生危殆；用来治理天下，就会使国家昌盛繁荣。君主如果不能明智顺达，那么，包括其本身在内的十二官就都要发生危险，各器官发挥正常作用的途径闭塞不通，形体就要受到严重伤害。在这种情况下，谈养生续命是不可能的，只会招致灾殃，缩短寿命。同理，以君主之昏聩不明来治理天下，那政权就危险难保了，千万要警惕再警惕呀！至深的道理不仅微妙难测，而且变化多端，谁能清楚地知道它的本源？实在是困难得很呀！有学问的人勤勤恳恳地探讨研究，可是谁能知道它的要妙之处！那些道理暗昧难明，就像被遮蔽着，怎能了解到它的精华是什么！那似有若无的数量，是产生于毫厘的微小数目，而毫厘也是起于更小的度量，只不过把它们千万倍地积累扩大，推衍增益，才演变成了形形色色的世界。

六节脏象论篇第九

【原文】

黄帝问曰：余闻天以六六之节[1]，以成一岁，人以九九制会[2]，计人亦有三百六十五节以为天地，久矣，不知其所谓也？岐伯对曰：昭乎哉问也，请遂言之。夫六六之节，九九制会者，所以正天之度，气之数也。天度者，所以制日月之行也；气数者，所以纪化生之用也。天为阳，地为阴；日为阳，月为阴。行有分纪，周有道理，日行一度，月行十三度而有奇焉。故大小月三百六十五日而成岁，积余气而盈闰矣。立端于始，表正于中，推余于终，而天度毕矣。

帝曰：五运之始，如环无端，其太过不及何如？岐伯曰：五气更立，各有所胜，盛虚之变，此其常也。帝曰：平气何如？岐伯曰：无过者也。帝曰：太过不及奈何？岐伯曰：在经有也。帝曰：何谓所胜？岐伯曰：春胜长夏，长夏胜冬，冬胜夏，夏胜秋，秋胜春，所谓得五行时之胜，各以气命其藏。

帝曰：何以知其胜？岐伯曰：求其至也，皆归始春，未至而至[3]，此谓太过，则薄所不胜，而乘所胜也，命曰气淫不分，邪僻内生，工不能禁。至而不至，此谓不及，则所胜妄行，而所生受病，所不胜薄之也，命曰气迫。所谓求其至者，气至之时也。谨候其时，气可与期，失时反候，五治不分，邪僻内生，工不能禁也。

故人迎一盛病在少阳，二盛病在太阳，三盛病在阳明，四盛以上为格阳。寸口一盛病在厥阴，二盛病在少阴，三盛病在太阴，四盛以上为关阴。人迎与寸口俱盛四倍以上为关格[4]，关格之脉羸[5]，不能极[6]于天地之精气，则死矣。

【注释】

①六六之节：六十日为一个甲子，六个甲子为一年，凡三百六十日，故云六六之节。②人以九九制会：制，正也；会，通也；九九，在地为九州九野，在人为九窍九脏。全句意为九州九野、九窍九脏与天之六六之节相应。③未至而至：

时令未到，但与该时令相应的气候却到了。④关格：阴阳俱盛，不得相荣，故曰『关格』。⑤赢：古文『赢』与『盈』通用，盈余过盛的意思。⑥极：通。

【译文】

黄帝问道：我听说三百六十天是一年，人的九窍九脏，算下来有三百六十五穴，与天地相应，这些说法，我听到很久了，但不知其中的道理？岐伯答道：您问得很高明！请让我就此问题谈谈看法。六六之节和九九制会，是用来确定天度和气数的。天度，是计算日月行程的。气数，是标志万物化生之用的。天属阳，地属阴，日属阳，月属阴。它们的运行有一定的部位和秩序，其环周也有一定的道路。每一昼夜，日行一度，月行十三度有余，所以大月、小月合起来三百六十五天成为一年，由于月份的不足，节气有盈余，于是产生了闰月。确定了岁首冬至节并以此为开始，用圭表的日影以推正中气的时间，随着日月的运行而推算节气的盈余，直到岁尾，整个天度的变化就可以完全计算出来了。

黄帝说：五行的推移，周而复始，像圆环没有端口一样，怎样是太过，怎样又是不及呢？岐伯说：五行之气更迭主时，互有胜克，从而有盛衰的变化，这是正常的现象。黄帝说：平气是怎样的呢？岐伯说：就是没有太过和不及。黄帝说：太过和不及的情况怎样呢？岐伯说：这些情况在经书中已有记载。

黄帝说：所胜指的是什么？岐伯说：春胜长夏，长夏胜冬，冬胜夏，夏胜秋，秋胜春，这就是时令根据五行规律而互相胜负的情况。同时，时令又依其五行之气的属性来分别影响各脏。黄帝说：怎样知道它们之间的相胜情况呢？岐伯说：首先要推求气候到来的时间，一般从立春开始向下推算。如果时令未到而气候先期来过，称为太过，某气太过就会侵侮其所不胜之气，欺凌其所胜之气，这就叫做气淫；邪辟自内而生，医不能禁。时令已到而气候未到，称为不及，某气不及，则其所胜之气因缺乏制约而妄行，其所生之气因缺乏资助而困弱，其所不胜则更会加以侵迫，这就叫做气迫。所谓求其至，就是要根据时令推求气候到来的早晚，要谨慎地等候时令的变化，气候的到来是可以预期的。如果搞错了时令或违反了时令与气候相合的关系，以至于分不出五行之气当旺的时间，那么，当邪气内扰，病及于人的时候，好的医生也不能控制了。

所以如果人的迎脉大于平时一倍，那么病在少阳；若大两倍，那么病在太阳；大三倍，病在阳明；大四倍以上，为阳气太过，阴无以通，是为格阳。寸口脉大于平时一倍，病在厥阴；大两倍，病在少阴；大三倍，病在太阴；大四倍以上，为阴气太过，阳无以交，是为关阴。若人迎脉与寸口脉俱大于平时四倍以上，这时阴阳气俱盛，不能相荣，所以称为关格。关格之脉盈盛太过，意味着阴阳极亢，不再能够达于天地阴阳精气平调的生理状态，人如果病到这种程度会很快死去。

五脏生成篇第十

【原文】

心之合脉也，其荣色也[1]，其主肾也。肺之合皮也，其荣毛也，其主心也。肝之合筋也，其荣爪也，其主肺也。脾之合肉也，其荣唇也，其主肝也。肾之合骨也，其荣发也，其主脾也。是故多食咸，则脉凝泣而色变；多食苦，则皮槁而毛拔；多食辛，则筋急而爪枯；多食酸，则肉胝胎[2]而唇揭；多食甘，则骨痛而发落。此五味之所伤也。故心欲苦，肺欲辛，肝欲酸，脾欲甘，肾欲咸，此五味之合五藏之气也。故色见青如草兹者死，黄如枳实者死，黑如炲者死，赤如衃血者死，白如枯骨者死，此五色之见死也。青如翠羽者生，赤如鸡冠者生，黄如蟹腹者生，白如豕膏者生，黑如乌羽者生，此五色之见生也。生于心，如以缟裹朱；生于肺，如以缟裹红；生于肝，如以缟裹绀；生于脾，如以缟裹栝楼实；生于肾，如以缟裹紫，此五藏所生之外荣也。色味当五藏：白当肺、辛，赤当心、苦，青当肝、酸，黄当脾、甘，黑当肾、咸。故白当皮，赤当脉，青当筋，黄当肉，黑当骨。

夫脉之小大滑涩浮沉，可以指别；五藏之象，可以类推；五藏相音，可以意识；五色微诊，可以目察。能合脉色，可以万全。赤脉之至也，喘[3]而坚，诊曰有积气在中，时害于食，名曰心痹，得之外疾，思虑而心虚，故邪从之。白脉之至也，喘而浮，上虚下实，惊有积气在胸中，喘而虚，名曰肺痹，寒热，得之醉而使内也。青脉之至也，长而左右弹，有积气在心下支胠，名曰肝痹，得之寒湿，与疝同法，腰痛足清头痛。黄脉之至也，大而虚，有积气在腹中，有厥气，名曰厥疝，女子同法，得之疾使四支汗出当风。黑脉之至也，上坚而大，有积气在小腹与阴，名曰肾痹，得之沐浴清水[4]而卧。凡相五色之奇脉，面黄目青，面黄目赤，面黄目白，面黄目黑者，皆不死也。面青目赤，面赤目白，面青目黑，面黑目白，面赤目青，皆死也。

【注释】

①其荣色也：荣，荣华、精华；色，颜色。本句指心肝的好坏表现在面色上。②肉胝䐃：胝，皮厚；䐃，皮肤皱缩。肉胝䐃，皮肉粗糙皱缩。③喘：指脉搏急跳如喘。④清水：凉水。

【译文】

心与脉相合，会在面色上表现出来，从而能让人知道肾的情况，肺与皮肤相关联，会在毛发上表现出来从而能让人推知心脏的情况，肝与筋脉合润，从爪甲就可以知道肺的情况，脾与肌肉合润相融，从口唇就能知道肝的情况，肾与骨骼相融相生，从发毛就知道脾的情况。所以如果过食咸味，就会使血脉凝涩不畅，而颜面色泽发生变化。过食苦味，就会使皮肤枯槁而毫毛脱落。过食辛味，就会使筋脉劲急而爪甲枯干。过食酸味，就会使肌肉粗厚皱缩而口唇掀揭。过食甘味，就会使骨骼疼痛而头发脱落，这是偏食五味所造成的损害。所以心欲得苦味，肺欲得辛味，肝欲得酸味，脾欲得甘味，肾欲得咸味，这是五味分别与五脏之气相合的对应关系。面色出现青如死草，枯暗无华的，为死症。出现黄如枳实的，为死症；出现黑如烟灰的，为死症；出现红如凝血的，为死症；出现白如枯骨的，为死症。这是五色中表现为死症的情况。面色青如翠鸟的羽毛，主生；红如鸡冠的，主生；黄如蟹腹的，主生；白如猪脂的，主生；黑如乌鸦毛的，主生。这是五色中表现有生机而预后良好的情况。心有生机，其面色就像细白的薄绢裹着朱砂；肺有生机，面色就像细白的薄绢裹着粉红色的丝绸；肝有生机，面色就像细白的薄绢裹着天青色的丝绸；脾有生机，面色就像细白的薄绢裹着栝蒌实；肾有生机，面色就像细白的薄绢裹着紫色的丝绸。这些都是五脏的生机显露于外的荣华。色、味与五脏相应：白色和辛味应于肺，赤色和苦味应于心，青色和酸味应于肝，黄色和甘味应于脾，黑色和咸味应于肾。因五脏外合五体，所以白色应于皮，赤色应于脉，青色应于筋，黄色应于肉，黑色应于骨。

脉象的小、大、滑、涩、浮、沉等，可以通过医生的手指加以鉴别；五脏功能表现于外，可以通过相类事物的比象，加以推测；五脏各自的声音，可以凭意会而识别；五色的微小变化，可以用眼睛来观察。诊病时，如能将色、脉两者合在一起进行分析，就可以万无一失了。外现赤色，脉来急疾而坚实的，可诊为邪气积聚于中脘，常表现易为饮食所伤，病名叫做心痹。这种病得之于外邪的侵袭，是由于思虑过度以致心气虚弱，邪气才随之而入的。外现白色，脉来急疾而浮，这是上虚下实，故常出现惊骇，病邪积聚于胸中，迫肺而作喘，但肺气本身是虚弱的，这种病的病名叫做肺痹，它有时发寒热，常因醉后行房而诱发。青色外现，脉来长而左右搏击手指，这是病邪积聚于心下，支撑胁肋，这种病的病名叫做肝痹，多因受寒湿而得，与疝的病理相同，它的症状有腰痛、足冷、头痛等。外现黄色，而脉来虚大的，这是病邪积聚在腹中，有逆气产生，病名叫做厥疝，女子也有这种情况，大多是因为剧烈活动时，出汗而迎风所致。外现黑色，脉象尺上坚实而大，这是病邪积聚在小腹与前阴，病名叫做肾痹，多是因为冷水沐浴后睡卧受凉所致。大凡查看人的面色，面黄目青、面黄目赤、面黄目白、面黄目黑的，这些都不死，因为面带黄色，是还有土气。如果见到面青目赤、面赤目白、面青目黑、面黑目白、面赤目青的，这些都是死亡的征象，因为面无黄色，是土气已败。

五脏别论篇第十一

【原文】

黄帝问曰：余闻方士，或以脑髓为藏，或以肠胃为藏，或以肠胃为府，敢问更相反，皆自谓是，不知其道，愿闻其说。

岐伯对曰：脑、髓、骨、脉、胆、女子胞，此六者，地气之所生也，皆藏于阴而象于地，故藏而不泻，名曰奇恒之府[1]。夫胃、大肠、小肠、三焦、膀胱，此五者，天气之所生也，其气象天[2]，故泻而不藏，此受五藏浊气[3]，名曰传化之府，此不能久留，输泻者也。魄门[4]亦为五藏使，水谷不得久藏。所谓五藏者，藏精气而不泻也，故满而不能实。六府者，传化物而不藏，故实而不能满也。所以然者，水谷入口，则胃实而肠虚；食下，则肠实而胃虚。故曰实而不满，满而不实[5]也。

帝曰：气口[6]何以独为五藏主[7]？岐伯曰：胃者，水谷之海，六府之大源也。五味入口，藏于胃，以养五藏气，气口亦太阴也[8]，是以五藏六府之气味，皆出于胃，变见于气口。故五气入鼻，藏于心肺，心肺有病，而鼻为之不利也。

凡治病必察其下，适其脉，观其志意[9]，与其病也。拘于鬼神者，不可与言至德。恶于针石者，不可与言至巧。病不许治者，病必不治，治之无功矣。

【注释】

①奇恒之府：贮藏阴精而不泻，与一般的传化之府不同，故名曰奇恒之府。高士宗：『奇者，异也。恒者，常也。言异于常府。』②其气象天：运化水谷、传化不已的功能像天体运转不息一样。③五藏浊气：指五脏赖以化生沿气的水谷和化精后余下的糟粕。④魄门：魄，通『粕』。魄门，即肛门。⑤实而不满，满而不实：满指精气，实指水谷。五脏主藏精，宜保持精气盈满；六腑主传化水谷，宜保持水谷充实。⑥气口：又名脉口、寸口。指双手腕部桡部动脉搏动处，属于手太阴肺经所过之处，为诊脉部位。⑦独为五藏主：意为独主五脏的生理、病理变化。主，反映。

⑧气口亦太阴也：意为气口属于手太阴肺经，但亦与足太阴脾经密切相联。⑨志意：即精神状态。

【译文】

黄帝问道：我听说修炼方术的人，他们有的以脑髓为脏，有的以肠胃为脏，也有的把这些都称为腑，如果向他们提出相反的意见，他们又都觉得自己对，我不了解这方面情况，想听你讲一讲。岐伯回答说：脑、髓、骨、脉、胆、女子胞，这六者是禀承地气而生的，都能贮藏阴质，就像大地包藏万物一样，所以它们的作用是藏而不泻，叫做奇恒之腑。胃、大肠、小肠、三焦、膀胱，这五者是禀承天气所生的，它们的作用，像天一样地健运周转，所以是泻而不藏的，它们受纳五脏的浊气，所以称为传化之腑。这是因为浊气不能久停其间，而必须及时转输和排泄的缘故。此外，肛门也为五脏行使疏泻浊气，这样，水谷的糟粕就不会久留于体内了。所谓五脏，它的功能是贮藏精气而不向外发泻的，所以它是经常地保持精气饱满，而不是一时地得到充实。六腑，它的功能是将水谷加以传化，而不是加以贮藏，所以它有时显得充实，但却不能永远保持盛满。所以出现这种情况，是因为水谷入口下行，胃充实了，但肠中还是空虚的，食物再下行，肠充实了，而胃中就空虚了，这样依次传递。所以说六腑是一时的充实，而不是持续的盛满，五脏则是持续盛满而不是一时的充实。

黄帝问道：为什么五脏的病变都表现在气口脉呢？岐伯答道：胃是水谷之海，为六腑的源泉，饮食五味入口，留在胃中，经足太阴脾的运化输转，而能充养五脏之气。脾为太阴经，主输布津液，气口为手太阴肺经所过之处，也属太阴经脉，主朝百脉，所以五脏六腑的水谷精微，是都出自胃，反映于气口的。而五气入鼻，藏留于心肺，所以心肺有了病变，则鼻为之不利。凡治病必观察其上下的变化，审视其脉候的虚实，察看其情志精神的状态以及病情的表现。对相信鬼神的人，不能跟他们谈论高深的医学理论，对讨厌针石治疗的人，也不要和他们讲什么医疗技巧。有病不许治疗的人，他的病是治不好的，勉强治疗也达不到应有的功效。

异法方宜论篇第十二

【原文】

黄帝问曰：医之治病也，一病而治各不同，皆愈何也？岐伯对曰：地势使然也。故东方之域，天地之所始生也，鱼盐之地，海滨傍水。其民食鱼而嗜咸，皆安其处，美其食。鱼者使人热中[1]，盐者胜血。故其民皆黑色疏理，其病皆为痈疡，其治宜砭石[2]。故砭石者，亦从东方来。

西方者，金玉之域，沙石之处，天地之所收引也。其民陵居而多风，水土刚强，其民不衣而褐荐[3]，其民华食而脂肥。故邪不能伤其形体，其病生于内，其治宜毒药[4]。故毒药者，亦从西方来。

北方者，天地所闭藏之域也，其地高陵居，风寒冰冽。其民乐野处而乳食。藏寒生满病，其治宜灸焫[5]。故灸焫者，亦从北方来。

南方者，天地所长养，阳之所盛处也，其地下，水土弱，雾露之所聚也，其民嗜酸而食胕[6]。故其民皆致理而赤色，其病挛痹，其治宜微针。故九针者，亦从南方来。

中央者，其地平以湿，天地所以生万物也众。其民食杂而不劳，故其病多痿厥寒热，其治宜导引按跻，故导引按跻者[7]，亦从中央出也。故圣人杂合以治，各得其所宜。故治所以异，而病皆愈者，得病之情，知治之大体[8]也。

【注释】

①热中：指热积体内。②砭石：古代的一种治疗工具，用以刺治痈疽等病。③不衣而褐荐：不穿丝棉之类的衣服。褐荐，褐，毛布；荐，草席。④毒药：泛指各种治病的药物。⑤灸焫：焫，灸焫，即艾灸。⑥胕：即『腐』，指经

过发酵的食物。⑦导引按跻：导引，指活动筋骨肢节；按，指按摩；跻，指活动手足。⑧知治之大体：指掌握治疗疾病的基本规律。

【译文】

黄帝问道：医生治疗疾病时，虽然是同样的病，但采取的治疗方法不同，而最终都能痊愈，这是怎么回事？岐伯回答说：这是因为地理形势不同，而造成治法各异的原因。

例如东方得天地始生之气，气候温和，是出产鱼和盐的地方。由于地处海滨而接近于水。所以该地的人们多吃鱼类而喜欢咸味，他们安居在这个地方，以鱼盐为美食。但由于多吃鱼类，鱼性属火，会使人热积于中，过多的吃盐，因为咸能走血，又会耗伤血液。所以该地的人们，大都皮肤色黑，肌理松疏，该地多发痈疡之类的疾病。对其治疗，大都宜用砭石刺法。因此，砭石的治病方法，也是从东方传来的。

西方地区，多山与旷野，是盛产金玉的地方，这里遍地沙石，自然环境像秋令之气，有收敛引急的特征。该地的人们，依山陵而住，其地多风，水土的性质又属刚强，而他们的生活，不甚考究衣服，穿毛巾，睡草席，但饮食却都是鲜美酥酪骨肉之类，因此体肥，外邪不容易侵犯他们的形体，他们发病，大都属于内伤类疾病。对其治疗，宜用药物。所以药物疗法，是从西方传来的。

北方地区，自然气候如同冬天的闭藏气象，地形较高。人们依山陵而居住，经常处在风寒冰冽的环境中。该地的人们，喜好游牧生活，四野临时住宿，吃的是牛羊乳汁，因此内脏受寒，易生胀满的疾病。对其治疗，宜用艾火灸灼。所以艾火灸灼的治疗方法，是从北方传来的。

南方地区，像自然界万物长养的气候，阳气最盛的地方，地势低下，水土薄弱，因此雾露经常聚集。该地的人们，喜欢吃酸类和腐熟的食品，其皮肤腠理致密而带红色，易发生筋脉拘急、麻木不仁等疾病。对其治疗，宜用微针针刺。

所以九针的治病方法，是从南方传来的。

中央之地，地形平坦而多潮湿，物产丰富，所以人们的食物种类很多，生活比较安逸，这里发生的疾病，多是痿弱、厥逆、寒热等病，这些病的治疗，宜用导引按跻的方法。所以导引按跻的治法，是从中央地区推广出去的。

所以高明的医生，能够将这许多治病方法综合起来，根据患者的具体情况加以治疗。对病人治法尽管各有不同，而结果是疾病都能痊愈。这是由于医生能够了解病情，知道对症施治的缘故。

移精变气论篇第十三

【原文】

黄帝问曰：余闻古之治病，惟其移精变气[1]，可祝由[2]而已。今世治病，毒药治其内，针石治其外，或愈或不愈，何也？

岐伯对曰：往古人居禽兽之间，动作以避寒，阴居以避暑，内无眷慕之累，外无伸宦之形，此恬憺之世，邪不能深入也。故毒药不能治其内，针石不能治其外，故可移精祝由而已。当今之世不然，忧患缘其内，苦形伤其外，又失四时之从，逆寒暑之宜，贼风数至，虚邪朝夕，内至五藏骨髓，外伤空窍肌肤，所以小病必甚，大病必死，故祝由不能已也。

帝曰：愿闻要道。岐伯曰：治之要极，无失色脉，用之不惑，治之大则。逆从倒行，标本不得，亡神失国。去故就新，乃得真人。帝曰：余闻其要于夫子矣，夫子言不离色脉，此余之所知也。岐伯曰：治之极于一[3]。帝曰：何谓一？岐伯曰：一者因得之[4]。帝曰：奈何？岐伯曰：闭户塞牖[5]，系之病者，数问其情，以从其意，得神者昌，失神者亡。

【注释】

①移精变气：移，转移；精，精神；变气，改变气的运行。王冰注：『移谓移易，变谓变改，皆使邪气不伤正，精神复强而内守也。』②祝由：上古时代的一种治病方法。③一：此指病因而言。④因得之：即通过询问而获得病因。⑤牖：窗户。

【译文】

黄帝问道：我听说古时治病，只要对病人移易精神和改变气的运行，可用『祝由』的方法治好。现在医病，要用药物治其内，针石治其外，疾病有的好、有的不好，这是什么原因呢？

岐伯回答说：古时候的人们，生活简单，处在一个安静淡泊、不谋势利、精神内守的状态里，邪气是不可能深入侵犯的。所以既不需要药物治其内，也不需要针石治其外。现在的人就不同了，内则为忧患所牵累，外则为劳苦所形役，又不能顺从四时气候的变化，所以常常遭受到『虚邪贼风』的侵袭，正气先馁，外邪乘虚而客袭之，内犯五脏骨髓，外伤孔窍肌肤，这样轻病必重，重病必死，所以用祝由的方法就不能医好疾病了。

黄帝道：希望你讲讲临症方面的重要道理。岐伯说：诊治疾病极重要的关键在于不要搞错色脉，能够运用色脉而没有丝毫疑惑，这是临症诊治的最大原则。假使色脉的诊法不能掌握，则对病情的顺逆无从理解，而处理亦将有倒行逆施的危险。工与病违，标本不得，神形相失，故亡神失国。必去其逆从倒行之旧疾，就色脉神变之日新，才能同于上古，称为真人。黄帝道：我已听到你讲的这些重要道理，你说的主要精神是不离色脉，这是我已知道的。岐伯说：诊治疾病的主要关键，还有一个。黄帝道：是一个什么关键？岐伯说：一个关键就是从与病人的接触中问得病情。黄帝道：怎样问法？岐伯说：关门闭户，与病人深度沟通，耐心细致地询问病情，务使病人没有顾虑，尽情倾诉，从而得知病情真相，并观察病人的气色。有神气的，容易康复；没有神气的，不易康复。

汤液醪醴论篇第十四

【原文】

黄帝问曰：为五谷汤液及醪醴[1]奈何？岐伯对曰：必以稻米，炊之稻薪。稻米者完，稻薪者坚。帝曰：何以然？岐伯曰：此得天地之和，高下之宜，故能至完，伐取得时，故能至坚也。

帝曰：其有不从毫毛而生，五藏阳已竭也[2]，津液充郭，其魄独居，精孤于内，气耗于外，形不可与衣相保，此四极急而动中[3]，是气拒于内，而形施于外，治之奈何？岐伯曰：平治以权衡，去宛陈莝[4]，微动四极，温衣，缪刺其处，以复其形。开鬼门，洁净府，精以时服，五阳已布，疏涤五藏[5]，故精自生，形自盛，骨肉相保[6]，巨气乃平[7]。

【注释】

①醪醴：为汁渣混合的酒，味甜。醪，酒质浓厚；醴，酒质淡薄。②五脏阳已竭也：《读古医书随笔》说，以，可读若『为』，竭，通『遏』，即阻遏。五脏阳以竭，即五脏阳气被阻遏。③四极急而动中：四极，四肢；急，胀急；动中，中气变动，即喘息、心悸等病症。④去宛陈莝：一种以针刺除去瘀血的治疗方法。⑤疏涤五藏：指疏通气机，荡涤五脏的水湿之邪。⑥骨肉相保：指肌肉筋骨恢复常态。⑦巨气乃平：巨气，此指正气。平，恢复。

【译文】

黄帝问道：怎样用五谷来做汤液及醪醴？岐伯回答说：一定要用稻米作原料，以稻杆作燃料，因为稻米之气完备，稻杆又很坚劲。黄帝问道：为什么这样说？岐伯说：稻禀天地之和气，生长于高下适宜的地方，所以得气最完；秋季收割，故其杆坚实。

黄帝道：有的病不是从外表毫毛而生的，是由于五脏的阳气衰竭，以致水气充满于皮肤，而阴气独盛，阴气独居于内，则阳气更耗于外，形体浮肿，不能穿着原来的衣服，四肢肿急而影响到内脏，这是阴气格拒于内，而水气弛张于外，对这种病应如何治疗呢？岐伯说：要平复水气，当根据病情，衡量轻重，驱除体内的积水，并叫病人四肢作些轻微运动，令阳气渐次宣行，穿温暖一些的衣服，助其肌表之阳，而阴凝易散。用缪刺方法，针刺肿处，去水以恢复原来的形态。用发汗和利小便的方法，开汗孔，泻膀胱，使阴精归于平复，五脏阳气输布，以疏通五脏的郁积。这样，精气自会生成，形体自会强壮，骨骼与肌肉保持着常态，正气也就恢复正常了。

玉版论要篇第十五

【原文】

黄帝问曰：余闻揆度奇恒①，所指不同，用之奈何？岐伯对曰：揆度者，度病之浅深也。奇恒者，言奇病也。请言道之至数②，五色脉变，揆度奇恒，道在于一。神转不回③，回则不转，乃失其机；至数之要，迫近以微，著之玉版，命曰合玉机。

容色见上下左右，各在其要④。其色见浅者，汤液主治，十日已。其见深者，必齐主治，二十一日已。其见大深者，醪酒主治，百日已。色夭面脱⑤，不治，百日尽已。脉短气绝死，病温虚甚死。

色见上下左右，各在其要。上为逆，下为从。女子右为逆，左为从；男子左为逆，右为从。易⑥，重阳死，重阴死。阴阳反他，治在权衡相夺⑦，奇恒事也，揆度事也。

搏脉痹躄，寒热之交。脉孤为消气，虚泄为夺血。孤为逆，虚为从。行奇恒之法，以太阴始。行所不胜曰逆，逆则死；行所胜曰从⑧，从则活。八风四时之胜，终而复始，逆行一过，不复可数⑨，论要毕矣。

【注释】

①揆度奇恒：揆度，测度也，即权衡度量之义。奇，异也。恒，常也。奇恒，不同寻常。②道之至数：道，此指诊病之道理。数，《老子》：『数，谓理数也。』即道理。至数，指重要的道理，在此指色脉的内容。③神转不回：神，指人身血气。神转不回，人身气血顺着一定方向周流而不回转。④各在其要：各，分别；在，观察；其要，指颜色的深浅程度。⑤色夭面脱：面脱，指面部肌肉消瘦。色夭面脱，指面色枯槁无华。⑥易：变也，此指阴阳变异，疾病进一步发展变化，出现变症。⑦权衡相夺：指通过权衡揆度，予以相应的治疗，消除阴阳反作，使之恢复平衡。

夺，此作消除解。⑧行所胜日从：指揆度所得之脉属于病所胜之脉，如肝病见肿脉，脾病见绎脉等，皆属顺证。所胜，所克也。⑨逆行一过，不复可数：指四时之气如果失常，导致人的气血、脉象失调逆乱，就不能再用常规的色脉之理来推断病情了。

【译文】

黄帝问道：我听说揆度、奇恒的诊法，运用的地方很多，而所指是不同的，应该怎样运用呢？岐伯回答说：揆度是用以衡量疾病的深浅，奇恒是辨别异于正常的疾病。请允许我从诊病的主要理数说起，五色、脉变、揆度、奇恒等，虽然所指不同，但道理是相通的，就是看色脉之间有无神气。人体的气血随着四时的递迁，永远向前运转而不回折。如若回折了，就不能运转，就失却生机了！这个道理很重要，诊色脉是浅近的事，而微妙之处却在于察神机。把它记录在玉版上，可以与《玉机真藏论》合参。

面容的五色变化，呈现在上下左右不同的部位，应分别其深浅顺逆之要领。如色见浅的，其病轻，可用五谷汤液调理，约十天就可以好了；其色见深的，病重，就必须服用药剂治疗，约二十一天才可恢复；如果其色过深，则其病更为严重，必定要用药酒治疗，须经过一百天左右，才能痊愈；假如神色枯槁，面容瘦削，就不能治愈，到一百天就要死了。除此以外，如脉气短促而阳气虚脱的，必死；温热病而正气虚极的，亦必死。

面色见于上下左右，必须辨别观察其要领。病色向上移的为逆，向下移的为顺；女子的病色在右侧的为逆，在左侧的为顺；男子的病色在左侧的为逆，在右侧的为顺。如果病色变更，倒顺为逆，那就是重阳、重阴了，重阳、重阴的预后不好。假如到了阴阳相反之际，应尽快衡量其病情，果断地采用适当的治法，使阴阳趋于平衡，这就在于揆度、奇恒的运用了。

如果脉象搏击于指下，这是邪盛正衰的征兆，可能导致痹症，或躄症，或因寒热之气交合而得病。如脉见孤绝，是阳气损耗；如脉见虚弱，而又兼下泄，是阴血损伤。凡脉见孤绝，预后都不良；脉见虚弱，预后当好。在诊脉时运用奇恒之法，应先从手太阴经之寸口脉来研究。所见之脉按四时、五行来说，不胜现象（如春见秋脉，夏见冬脉），为逆，预后不良；如所见之脉是所胜现象（如春见长夏脉，夏见秋脉），为顺，预后良好。至于八风、四时之间的相互胜复，是循环无端，终而复始的，如果四时气候失常，则不能用常理来推断。现在，我把揆度奇恒的要点都讲完了。

论要经终论篇第十六

【原文】

黄帝问曰：诊要何如？岐伯对曰：正月二月，天气始方[1]，地气始发，人气在肝。三月四月，天气正方，地气定发[2]，人气在脾。五月六月，天气盛，地气高，人气在头。七月八月，阴气始杀[3]，人气在肺。九月十月，阴气始冰，地气始闭，人气在心。十一月十二月，冰复[4]，地气合，人气在肾。故春刺散俞，及与分理，血出而止，甚者传气，闲者环也。夏刺络俞，见血而止，尽气闭环，痛病必下。秋刺皮肤，循理，上下同法，神变而止。冬刺俞窍于分理，甚者直下，闲者散下。春夏秋冬，各有所刺，法其所在。

春刺夏分，脉乱气微，入淫骨髓，病不能愈，令人不嗜食，又且少气。春刺秋分，筋挛，逆气，环为咳嗽，病不愈，令人时惊，又且哭。春刺冬分，邪气著藏，令人胀，病不愈，又且欲言语。

夏刺春分，病不愈，令人解堕。夏刺秋分，病不愈，令人心中欲无言，惕惕[5]如人将捕之。夏刺冬分，病不愈，令人少气，时欲怒。

秋刺春分，病不已，令人惕然。欲有所为，起而忘之。秋刺夏分，病不已，令人益嗜卧，又且善梦。秋刺冬分，病不已，令人洒洒时寒。

冬刺春分，病不已，令人欲卧不能眠，眠而有见。冬刺夏分，病不愈，气上发为诸痹。冬刺秋分，病不已，令人善渴。

【注释】

①天气始方：方，为『放』之意，亦即升发。本句意为天气开始升扬发散。②定发：定，通正，正在。定发，地气正在发生之义。③杀：肃杀，收敛肃杀之义。④复：甚也。⑤惕惕：惊恐不安的样子。⑥以布憿著之：以，用；

慠，通『缴』，缠的意思。以布慠著之，用布缠着胸腹部。

【译文】

黄帝问道：诊病的重点是什么？岐伯回答说：重点在于天、地、人相互之间的关系。正月、二月时，天气开始升发，地气也开始萌动，这时候的人气在肝；三月、四月，天气正当明盛，地气也正是华茂而欲结实，这时候的人气在脾；五月、六月，天气盛极，地气上升，这时候的人气在头部；七月、八月，阴气开始发生肃杀的现象，这时候的人气在肺；九月、十月，阴气渐盛，开始冰冻，地气也随着闭藏，这时候的人气在心；十一月、十二月，冰冻更甚而阳气伏藏，地气闭密，这时候的人气在肾。由于人气与天地之气皆随顺阴阳之升沉，所以春天的刺法，应刺经脉俞穴，及于分肉腠理，使之出血而止，如病比较重的应久留其针，其气传布以后才出针，较轻的可暂留其针，候经气循环一周，就可以出针了。夏天的刺法，应刺孙络的俞穴，使其出血而止，使邪气尽去，就以手指扪闭其针孔伺其气行一周之顷，凡有痛病，必退下而愈。秋天的刺法应刺皮肤，顺着肌肉之分理而刺，不论上部或下部，同样用这个方法，观察其神色转变而止。冬天的刺法应深取俞窍于分理之间，病重的可直刺深入，较轻的，可左右或上下散布其针，而稍宜缓下。

春夏秋冬，刺法不同，须根据气之所在，而确定刺的部位。如果春天刺了夏天的部位，伤了心气，会使脉乱而气微弱，邪气反而深入，浸淫于骨髓之间，病就很难治愈，心火微弱，火不生土，又使人不思饮食，而且少气；春天刺了秋天的部位，伤了肺气，春病在肝，发为筋挛，邪气因误刺而环周于肺，则又发为咳嗽，病不能愈，肝气伤，将使人时惊，肺气伤，且又使人欲哭；春天刺了冬天的部位，伤了肾气，以致邪气深着于内脏，使人胀满，其病不但不愈，而且使人多欲言语。

夏天刺了春天的部位，伤了肝气，病不能愈，反而使人精力倦怠；夏天刺了秋天的部位，伤了肺气，病不能愈，反而使人肺气伤而声不出，心中不欲言，肺金受伤，肾失其母，故虚而自恐，惕惕然好像被人逮捕的样子；夏天刺了冬天的部位，伤了肾气，病不能愈，反而使精不化气而少气，水不涵木而时常要发怒。

秋天刺了春天的部位，伤了肝气，病不仅不会愈，反而使人血气上逆，惊惧不安、健忘；秋天刺了夏天的部位，伤了心气，病不能愈，心气伤，火不生土，反而使人嗜卧，心不藏神，又且多梦；秋天刺了冬天的部位，伤了肾气，病不能愈，反使人肾不闭藏，血气内散，时时发冷。

冬天刺了春天的部位，伤了肝气，病不能愈，肝气少，魂不藏，使人困倦而又不得安眠，即使得眠，睡中如见怪异等物；冬天刺了夏天的部位，伤了心气，病不能愈，反使人脉气发泄，而邪气痹闭于脉，发为诸痹；冬天刺了秋天的部位，伤了肺气，病不能愈，化源受伤，反使人常常作渴。

脉要精微论篇第十七

【原文】

黄帝问曰：诊法何如？岐伯对曰：诊法常以平旦，阴气未动，阳气未散[1]，饮食未进，经脉未盛，络脉调匀，气血未乱，故乃可诊有过之脉。切脉动静而视精明[2]，察五色，观五脏有余不足，六腑强弱，形之盛衰，以此参伍，决死生之分。

夫脉者，血之府也，长则气治，短则气病，数则烦心，大则病进，上盛则气高，下盛则气胀，代则气衰，细则气少，涩则心痛，浑浑革至如涌泉，病进而色弊，绵绵其去如弦绝，死。夫精明五色者，气之华也。赤欲如白裹朱，不欲如赭；白欲如鹅羽，不欲如盐；青欲如苍璧之泽，不欲如蓝；黄欲如罗裹雄黄，不欲如黄土；黑欲如重漆色，不欲如地苍。五色精微象见矣，其寿不久也。夫精明者，所以视万物，别白黑，审短长。以长为短，以白为黑，如是则精衰矣。

五脏者，中之守也，中盛藏满，气胜伤恐者，声如从室中言，是中气之湿也。言而微，终日乃复言者，此夺气也。衣被不敛，言语善恶，不避亲疏者，此神明之乱也。仓廪不藏者，是门户不要也。水泉不止者，是膀胱不藏也。得守者生，失守者死。夫五脏者，身之强也，头者精明之府，头倾视深，精神将夺矣。背者胸中之府，背曲肩随，府将坏矣。腰者肾之府，转摇不能，肾将惫矣。膝者筋之府，屈伸不能，行则偻附，筋将惫矣。骨者髓之府，不能久立，行则振掉，骨将惫矣。得强则生，失强则死。岐伯曰：反四时者，有余为精，不足为消。应太过，不足为精；应不足，有余为消。阴阳不相应，病名曰关格。

帝曰：有故病五脏发动，因伤脉色，各何以知其久暴至之病乎？岐伯曰：悉乎哉问也！征其脉小色不夺者，新病也；征其脉不夺其色夺者，此久病也；征其脉与五色俱夺者，此久病也；征其脉与五色俱不夺者，新病也。肝与肾脉并至，其色苍赤，当病毁伤不见血，已见血，湿若中水也。尺内两傍，则季胁也，尺外以候肾，尺里以候腹。

中附上，左外以候肝，内以候膈；右外以候胃，内以候脾。上附上，右外以候肺，内以候胸中；左外以候心，内以候膻中。前以候前，后以候后。上竟上者，胸喉中事也；下竟下者，少腹腰股膝胫足中事也。

【注释】

①阴气未动，阳气未散：言平旦之时，人刚刚醒寤，尚未进食和劳作，体内阴阳之气未动未散，处于相对平静的状态。②精明：此处指眼神；下一个『精明』当是指眼睛。

【译文】

黄帝问：诊脉的方法是怎样的？岐伯回答说：诊脉最好是在清晨，这时人还没有劳于事，阴气未被扰动，阳气尚未耗散，饮食也未曾进过，经脉之气尚未充盛，络脉之气也很匀静，气血未受到扰乱，因而容易诊察出有病的脉象。在诊察脉搏动静变化的同时，还应观察目之精明，以候神气，诊察五色的变化，以审脏腑之强弱虚实及形体的盛衰，相互参合比较，以判断疾病的吉凶情况。

脉是血液会聚的所在。长脉为气血流畅和平，故为气治；短脉为气不足，故为气病；数脉为热，热则心烦；大脉为邪气方张，病势正在向前发展；上部脉盛，为邪壅于上，可见呼吸急促，喘满之症；下部脉盛，是邪滞于下，可见胀满之病；代脉为元气衰弱；细脉，为正气衰少；涩脉为血少气滞，主心痛之症。脉来大而急速如泉水上涌者，为病势正在进展，且有危险；脉来隐约不现，微细无力，或如弓弦猝然断绝而去，为气血已绝，生机已断，故主死。精明见于目，五色现于面，这都是内脏的精气所表现出来的光华。赤色应该像帛裹朱砂一样，红润而不显露，不应该像赭石那样，色赤带紫，没有光泽；白色应该像鹅的羽毛，白而光泽，不应该像盐那样白而带灰暗色；青色应该青而明润如碧玉，不应该像蓝色那样青而带沉暗色；黄色应该像丝包着雄黄一样，黄而明润，不应该像黄土那样，枯暗无华；黑色应该像重漆之色，光彩而润，不应该像地苍那样，枯暗如尘。假如五脏真色暴露于外，这是真气外脱的现象，人的寿命也就不长了。目之精明是观察万物，分别黑白，审察长短的，若长短不明，黑白不清，这是精气衰竭的现象。

五脏主藏精神在内，在体内各有其职守。如果邪盛于腹中，脏气壅满，气胜而喘，善伤于恐，讲话声音重浊不清，如在室中说话一样，这是中气失权而有湿邪所致。语声低微而气不接续，语言不能相继者，这是正气被劫夺所致。衣服不知敛盖，言语不知善恶，不辨亲疏远近的，这是神明错乱的现象。脾胃不能藏纳水谷精气而泄利不禁的，是中气失守，肛门不能约束的缘故。小便不禁的，是膀胱不能闭藏的缘故。若五脏功能正常，得其职守者则生；若五脏精气不能固藏，失其职守则死。五脏精气充足，为身体强健之本。头为精明之府，若见到头部低垂，目陷无光的，是精神将要衰败。背悬五脏，为胸中之府，若见到背弯曲而肩下垂的，是胸中脏气将要败坏。肾位居于腰，故腰为肾之府，若见到不能转侧摇动，是肾气将要衰惫。膝是筋会聚的地方，所以膝为筋之府，若屈伸不能，行路要曲身附物，这是筋的功能将要衰惫。骨为髓之府，不能久立，行则振颤摇摆，这是髓虚，骨的功能将要衰惫。若脏气能够恢复强健，则虽病可以复生；若脏气不能复强，则病情不能挽回，人也就死了。

黄帝说：有旧病从五脏发动，使脉色发生变化，如何知道它是旧病还是新病呢？岐伯说：你问得很详细啊！只要验看它脉色就可以区别开来：如脉虽小而气色不失于正常的，是为新病；如脉不失于正常而色已失于正常的，乃是久病；如脉象与气色均失于正常状态的，也是久病；如脉象与面色都不失于正常的，乃是新病。脉见沉弦，是肝脉与肾脉并至，若面现苍赤色的，是因为有被毁伤，停有瘀血，而外部没有见血，或外部已见血，其经脉必滞，血气必凝，血凝经滞，形体必肿，有似乎因湿邪或水气中伤的现象，成为一种瘀血肿胀。尺脉两旁的内侧候于季胁部，外侧候于肾脏，中间候于腹部。尺肤部的中段，左臂的外侧候于肝脏，内侧候于膈部；右臂的外侧候于胃腑，内侧候于脾脏。尺肤部的上段，右臂外侧候于肺脏，内侧候于胸中；左臂外侧候于心脏，内侧候于膻中。尺肤部的前面，候身前即胸腹部；后面，候身后即背部。从尺肤上段直达鱼际处，主胸部与喉中的疾病；从尺肤部的下段直达肘横纹处，主少腹、腰、股、膝、胫、足等处的疾病。

平人气象论篇第十八

【原文】

黄帝问曰：平人何如？岐伯对曰：人一呼脉再动，一吸脉亦再动，呼吸定息脉五动，闰以太息，命曰平人。平人者，不病也。常以不病调病人，医不病，故为病人平息以调之为法。人一呼脉一动，一吸脉一动，曰少气。人一呼脉三动，一吸脉三动而躁[1]，尺热[2]曰病温，尺不热脉滑曰病风，脉涩曰痹。人一呼脉四动以上曰死，脉绝不至曰死，乍疏乍数曰死。

平人之常气禀于胃，胃者平人之常气也。人无胃气曰逆，逆者死。

夫平心脉来，累累如连珠，如循琅玕，曰心平，夏以胃气为本。病心脉来，喘喘连属，其中微曲，曰心病。死心脉来，前曲后居，如操带钩，曰心死。平肺脉来，厌厌聂聂，如落榆荚，曰肺平，秋以胃气为本。病肺脉来，不上不下，如循鸡羽，曰肺病。死肺脉来，如物之浮，如风吹毛，曰肺死。平肝脉来，软弱招招，如揭长竿末梢，曰肝平，春以胃气为本。病肝脉来，盈实而滑，如循长竿，曰肝病。死肝脉来，急益劲[3]，如新张弓弦，曰肝死。平脾脉来，和柔相离，如鸡践地，曰脾平，长夏以胃气为本。病脾脉来，实而盈数，如鸡举足，曰脾病。死脾脉来，锐坚如乌之喙，如鸟之距，如屋之漏，如水之流，曰脾死。平肾脉来，喘喘累累如钩，按之而坚，曰肾平，冬以胃气为本。病肾脉来，如引葛，按之益坚，曰肾病。死肾脉来，发如夺索[4]，辟辟如弹石[5]，曰肾死。

【注释】

①躁：指脉搏躁动不宁。②尺热：尺肤部发热。③急益劲：指脉搏弦硬劲急。④发如夺索：形容肾脉来时坚硬，如按在两人争夺着的绳索上一样。⑤辟辟如弹石：形容脉搏短促而坚硬。

【译文】

黄帝问道：正常人的脉象是怎样的？岐伯答道：人一呼气脉跳动两次，一吸气脉也跳动两次，呼吸之余的时间，叫做定息，如果一息脉跳动五次，是因为有时呼吸较长以尽脉跳余数的缘故，这是平人的脉象。平人就是无病之人，通常以无病之人的呼吸为标准，来测候病人的呼吸至数及脉跳次数，医生无病，就可以用自己的呼吸来计算病人脉搏的至数，这是诊脉的法则。如果一呼与一吸，脉各跳动一次，是正气衰少，叫做少气。如果一呼一吸脉各跳动三次而且急疾，尺之皮肤发热，乃是温病的表现；如尺肤不热，脉象滑，乃为感受风邪而发生的病变；如脉象涩，是为痹症。人一呼一吸脉跳动八次以上是精气衰夺的死脉；脉气断绝不至，亦是死脉；脉来忽迟忽数，为气血已乱，亦是死脉。

健康人的正气来源于胃，胃为水谷之海，乃人体气血生化之源，所以胃气为健康人之常气，人若没有胃气，就是危险的现象，甚者可造成死亡。

正常的心脉来时，像圆润的珠子一样，接连而至，又像按抚琅玕美玉一样的柔滑，这是心脏的平脉。夏天以胃气为本，脉当柔和而微钩。如果脉来时，喘急促，连串急数之中，带有微曲之象，这是心的病脉。将死的心脉来时，脉前曲回，后则端直，如摸到革带之钩一样的坚硬，全无和缓之意，这是心的死脉。正常的肺脉来时，轻虚而浮，像榆荚下落一样的轻浮和缓，这是肺的平脉。秋天以胃气为本，脉当柔和而微毛。有病的肺脉来时，不上不下，如抚摸鸡毛一样，这是肺的病脉。将死的肺脉来时，轻浮而无根，如物之飘浮，如风吹毛一样，飘忽不定，散动无根，这是肺的死脉。正常的肝脉来时，柔软而弦长，如长竿之末梢一样的柔软摆动，这是肝的平脉。春天以胃气为本，脉当柔和而微弦。有病的肝脉来时，弦长硬满而滑利，如以手摸长竿一样的长而不软，这是肝的病脉。将死的肝脉来时，弦急而坚劲，如新张弓弦一样紧绷而强劲，这是肝的死脉。正常的脾脉来时，从容和缓，至数匀净分明，好像鸡足缓缓落地一样地轻缓而从容不迫，这是脾的平脉。长夏以胃气为本，脉当和缓。有病的脾脉来时，充实硬满而急救，如鸡举足一样急疾，这是脾的病脉。将死的脾脉来时，或锐坚而无柔和之气，如鸟之嘴，鸟之爪那样坚硬而锐，或时动复止而无规律；或脉去而不至，如屋之漏水点滴无伦，或如水之流逝，去而不返，这是脾的死脉。正常的肾脉来时，沉石滑利连续不断而又有迂回之象，按之坚实，就像心的钩脉，这是肾的平脉，冬天以胃气为本，脉当柔软而微石。有病的肾脉来时，坚搏牵连如牵引葛藤一样，愈按愈坚硬，这是肾的病脉。将死的肾脉来时，像夺索一般，长而坚硬劲急，或坚实如以指弹石，这是肾的死脉。

玉机真脏论篇第十九

【原文】

黄帝问曰：春脉如弦，何如而弦？岐伯对曰：春脉者肝也，东方木也，万物之所以始生也。故其气来，软弱轻虚而滑，端直以长，故曰弦，反此者病。帝曰：何如而反？岐伯曰：其气来实而强，此谓太过①，病在外；其气来不实而微，此谓不及，病在中。帝曰：春脉太过与不及，其病皆何如？岐伯曰：太过则令人善忘，忽忽眩冒而巅疾；其不及则令人胸痛引背，下则两胁胠满。

帝曰：善。夏脉如钩，何如而钩？岐伯曰：夏脉者心也，南方火也，万物之所以盛长也。故其气来盛去衰，故曰钩，反此者病。帝曰：何如而反？岐伯曰：其气来盛去亦盛，此谓太过，病在外；其气来不盛去反盛，此谓不及，病在中。帝曰：夏脉太过与不及，其病皆何如？岐伯曰：太过则令人身热而肤痛，为浸淫②；其不及则令人烦心，上见咳唾，下为气泄。

帝曰：善。秋脉如浮，何如而浮？岐伯曰：秋脉者肺也，西方金也，万物之所以收成也。故其气来，轻虚以浮，来急去散，故曰浮，反此者病。帝曰：何如而反？岐伯曰：其气来，毛而中央坚，两傍虚，此谓太过，病在外；其气来，毛而微，此谓不及，病在中。帝曰：秋脉太过与不及，其病皆何如？岐伯曰：太过则令人逆气而背痛，愠愠然；其不及则令人喘，呼吸少气而咳，上气见血，下闻病音。

帝曰：善。冬脉如营③，何如而营？岐伯曰：冬脉者肾也，北方水也，万物之所以合藏也。故其气来沉以搏，故曰营，反此者病。

帝曰：何如而反？岐伯曰：其气来如弹石者，此谓太过，病在外；其去如数者，此谓不及，病在中。帝曰：冬病太过与不及，其病皆何如？岐伯曰：太过则令人解㑊，脊脉痛而少气不欲言；其不及则令人心悬如病饥，眇中清，脊中痛，少腹满，小便变。帝曰：善。帝曰：四时之序，逆从之变异也，然脾脉独何主？岐伯曰：脾脉者土也。孤脏以灌四傍④者也。帝曰：然则脾善恶，可得见之乎？岐伯曰：善者不可得见，恶者可见。帝曰：恶者如何可见？岐伯曰：其来如水之流者，此谓太过，病在外；如乌之喙者，此谓不及，病在中。帝曰：夫子言脾为孤脏，中央土以灌四傍，其太过与不及，其病皆何如？岐伯曰：太过则令人四肢不举；其不及，则令人九窍不通，名曰重强。帝瞿然而起，再拜而稽首曰：善。吾得脉之大要，天下至数，五色脉变，揆度奇恒，道在于一。神转不回，回则不转，乃失其机。至数之要，迫近以微，著之玉版，藏之脏腑，每旦读之，名曰《玉机》。

黄帝曰：余闻虚实以决死生，愿闻其情。岐伯曰：五实死，五虚死。帝曰：愿闻五实五虚。岐伯曰：脉盛，皮热，腹胀，前后不通，闷瞀，此谓五实。脉细，皮寒，气少，泄利前后，饮食不入，此谓五虚。帝曰：其时有生者何也？岐伯曰：浆粥入胃，泄注止，则虚者活；身汗得后利，则实者活。此其候也。

【注释】

①太过：此处指脉气过盛。②浸淫：即浸淫疮。为一种风热发于肌肤的皮肤病，初起甚小，先痒后痛而成疮，汁出渍浸肌肉，重则遍及全身。③营：此过形容脉搏深沉，即石脉。④灌四傍：灌，灌溉；四傍，指肝、心、肺、肾。

【译文】

黄帝问道：春季时人的脉象如弦，怎样才能称为弦脉呢？岐伯回答说：春脉主应肝脏，属东方之木。在春天时，万物开始生长，因此脉气来时，软弱轻虚而滑，端直而长，所以叫做弦，假如违反了这种现象，就是病脉。黄帝道：怎样才称反呢？岐伯说：其脉气来，应指实而有力，这叫做太过，主病在外；如脉来不实而微弱，这叫做不及，主病在里。黄帝道：春脉太过与不及，发生的病变怎样？岐伯说：太过会使人记忆力衰退，精神恍惚，头昏而两目视物眩转，而发生巅顶疾病；其不及会使人胸部作痛，牵连背部，往下则两侧胁肋部位胀满。

黄帝道：说得好！夏时的脉象如钩，怎样才算钩？岐伯说：夏脉主应心脏，属南方之火，在夏天时，万物生长茂盛，因此脉气来时充盛，去时轻微，犹如钩之形象，所以叫做钩脉，假如违反了这种现象，就是病脉。黄帝道：怎样才称反呢？岐伯说：其脉气来盛去亦盛，这叫做太过，主病在外；如脉气来时不盛，去时反充盛有余，这叫做不及，主病在里。黄帝道：夏脉太过与不及，发生的病变怎样？岐伯说：太过会使人身体发热，皮肤痛，热邪侵淫成疮；不及会使人心虚作烦，上部出现咳唾涎沫，下部出现矢气下泄。

黄帝道：讲得对！秋天的脉象如浮，怎样才算浮？岐伯说：秋脉主应肺脏，属西方之金，在秋天时万物收成，因此脉气来时轻虚以浮，来急去散，所以叫做浮。假如违反了这种现象，就是病脉。黄帝道：怎样才称反呢？岐伯说：其脉气来浮软而中央坚，而傍虚，这叫做太过，主病在外；其脉气来浮软而微，这叫做不及，主病在里。黄帝道：秋脉太过与不及，发生的病变怎样？岐伯说：太过会使人气逆，背部作痛，愠愠然郁闷而不舒畅；其不及会使人呼吸短气，咳嗽气喘，气上逆而出血，喉间有喘息声音。

黄帝道：讲得对！冬时的脉象如营，怎样才算营？岐伯说：冬脉主应肾脏，属北方之水，在冬天时，万物闭藏，因此脉气来时沉而搏手，所以叫做营。假如违反了这种现象，就是病脉。黄帝道：怎样才称反呢？岐伯说：其脉来如弹石一般坚硬，这叫做太过，主病在外；如脉去虚数，这叫做不及，主病在里。黄帝道：冬脉太过与不及，发生的病变怎样？岐伯说：太过会使人精神不振，身体懈怠，脊骨疼痛，气短，懒于说话；不及则使人心如悬，如同腹中饥饿之状，季胁下空软部位清冷，脊骨作痛，少腹胀满，小便变黄。黄帝道：讲得对！

黄帝问：春天秋冬四时的脉象，有逆有从，其变化各异，但独未论及脾脉，脾脉到底主何时令呢？岐伯回答说：脾脉属土，位居中央为孤脏，以灌溉四旁。黄帝问：脾脉的正常与异常可以得见吗？岐伯说：正常的脾脉不可能见到，有病的脾脉是可以见到的。黄帝道：有病的脾脉怎样？岐伯说：其来如水之流散，这叫做太过，主病在外；其来坚锐如鸟之喙，这叫做不及，主病在中。黄帝道：先生说脾为孤脏，位居中央属土，以灌溉四旁，它的太过和不及各发生些什么病变？岐伯说：太过会使人四肢不能举动，不及则使人九窍不通，名叫重强。黄帝惊悟肃然起立，敬个礼道：很好！我懂得诊脉的要领了，这是天下极其重要的道理。《五色》、《脉变》、《揆度》、《奇恒》等书，阐述的道理都是一致的，总的精神在于一个『神』字。神的功用运转不息，向前而不能回却，倘若回而不转，就失掉它的生机了。极其重要的道理，往往迹象不显而近于微妙，把它著录在玉版上面，藏于枢要内府，每天早上诵读，称它为《玉机》。

黄帝道：我听说根据虚实的病情可以预知死生，希望听听这其中的道理！岐伯说：总的说来就是五实死，五虚亦死。黄帝道：那么什么叫做五实、五虚呢？岐伯说：脉盛是心受邪盛，皮热是肺受邪盛，腹胀是脾受邪盛，二便不通是肾受邪盛，闷瞀是肝受邪盛，这叫做五实。脉细是心气不足，皮寒是肺气不足，气少是肝气不足，泄利前后是肾气不足，饮食不入是脾气不足，这叫做五虚。黄帝道：五实、五虚，有时也有痊愈的，这是怎么回事？岐伯说：能够吃些粥浆，慢慢地胃气恢复，大便泄泻停止，则虚者也可以痊愈。如若原本身热无汗的，而现在得汗，原来二便不通的，而现在大小便通利了，则实者也可以痊愈。这就是五虚、五实能够痊愈的机转。

三部九候论篇第二十

【原文】

黄帝问曰：余闻九针于夫子，众多博大，不可胜数。余愿闻要道，以属子孙，传之后世，著之骨髓，藏之肝肺，歃血①而受，不敢妄泄，令合天道②，必有终始，上应天光星辰历纪，下副③四时五行，贵贱④更立，冬阴夏阳，以人应之奈何？愿闻其方。岐伯对曰：妙乎哉问也！此天地之至数。

帝曰：愿闻天地之至数，合于人形血气，通决死生，为之奈何？岐伯曰：天地之至数，始于一，终于九焉。一者天，二者地，三者人，因而三之，三三者九，以应九野。故人有三部，部有三候，以决死生，以处百病，以调虚实，而除邪疾。

帝曰：何谓三部？岐伯曰：有下部，有中部，有上部。部各有三候，三候者，有天有地有人也，必指而导之⑤，乃以为真。上部天，两额之动脉；上部地，两颊之动脉；上部人，耳前之动脉。中部天，手太阴也；中部地，手阳明也；中部人，手少阴也。下部天，足厥阴也；下部地，足少阴也；下部人，足太阴也。故下部之天以候肝，地以候肾，人以候脾胃之气。

帝曰：中部之候奈何？岐伯曰：亦有天，亦有地，亦有人。天以候肺，地以候胸中之气，人以候心。帝曰：上部以何候之？岐伯曰：亦有天，亦有地，亦有人。天以候头角之气，地以候口齿之气，人以候耳目之气。三部者，各有天，各有地，各有人。三而成天，三而成地，三而成人。三而三之，合则为九，九分为九野，九野为九藏。故神脏五，形脏四，合为九脏。五脏已败，其色必夭，夭必死矣。

帝曰：以候奈何？岐伯曰：必先度其形之肥瘦，以调其气之虚实，实则泻之，虚则补之。必先去其血脉而后调之，无问其病，以平为期。

帝曰：其可治者奈何？岐伯曰：经病者治其经，孙络病者治其孙络血，血病身有痛者治其经络。其病者在奇邪，奇邪之脉则缪刺之。留瘦不移，节而刺之。上实下虚，切而从之，索其结络脉，刺出其血，以见通之。瞳子高⑥者太阳不足，戴眼者太阳已绝，此决死生之要，不可不察也。

【注释】

①歃血：歃，用口吸取。歃血，古代盟誓时的一种仪式。②令合天道：此指符合天体的运行规律。③副：有「合」之意，即符合。④贵贱：四时五行之气，当者为贵，非当者为贱。这里指盛衰。⑤指而导之：指必须要有老师的指导，才能掌握三部九候的规律。⑥瞳子高：言两目微有上视，但不若戴眼之定直不动。

【译文】

黄帝说：听你讲了九针的道理后，我觉得这里面广博繁复，数不胜数。我想了解其中的主要道理，以嘱咐子孙，传于后世，铭心刻骨，永志不忘，并严守誓言，不敢妄泄。如何使这些道理符合于天体运行的规律，有始有终，上应于日月星辰周历天度之标志，下符合四时五行阴阳盛衰的变化，人是怎样适应这些自然规律的呢？希望你讲解这方面的道理。岐伯回答说：问得多好呀！这是天地间至为深奥的道理。

黄帝问：我听说天地的至数，与人的形体气血相通，以决断死生，这是怎么回事？岐伯说：天地的至数，开始于一，终止于九。一奇数为阳，代表天，二偶数为阴，代表地，人生天地之间，故以三代表人；天地人合而为三，三三为九，以应九野之数。所以人有三部，每部各有三候，可以用它来决断死生，处理百病，从而调治虚实，祛除病邪。

黄帝问：什么叫做三部呢？岐伯说：有上部，有中部，有下部。每部各有三候，所谓三候，是以天、地、人来代表的。必须有老师的当面指导，方能懂得部候准确之处。上部天，即两额太阳穴处动脉；上部地，即两颊人迎穴处动脉；上部人，即耳前耳门穴处动脉；中部天，即两手太阴气口、经渠穴处动脉；中部地，即两手阳明经合谷处动脉；中部人，即两手少阴经神门处动脉；下部天，即足厥阴经五里穴或太冲穴处动脉；下部地，即足少阴经太溪穴处动脉；下部人，即足太阴经箕门穴处动脉。故而下部之天可以候肝脏之病变，下部之地可以候肾脏之病变，下部之人可以候脾胃之病变。

黄帝问：中部之候怎样？岐伯说：中部亦有天、地、人三候。中部之天可以候肺脏之病变，中部之地可以候胸中之病变，中部之人可以候心脏之病变。黄帝道：上部之候又怎样？岐伯说：上部也有天、地、人三候。上部之天可以候头角之病变，上部之地可以候口齿之病变，上部之人可以候耳目之病变。三部之中，各有天，各有地，各有人。三候为天，三候为地，三候为人，三三相乘，合为九候。脉之九候，以应地之九野，地之九野，以应人之九脏。所以人有肝、肺、心、脾、肾五神脏和膀胱、胃、大肠、小肠四形脏，合为九脏。若五脏已败，必见神色枯槁，枯槁者是病情危重，乃至死亡症象。

黄帝问：如何诊察病人呢？岐伯说：先要看病人的身形肥瘦，了解他的正气虚实，实证用泻法，虚证用补法。但必先去除血脉中的凝滞，而后调补气血的不足，不论治疗什么病，都是以达到气血平调为准则。

黄帝问：如何治那些可治的病？岐伯回答说：如果病在经上，那么刺经；病在孙络的，要刺孙络使它出血；血病而有身痛症状的，则治其经与络。若病邪留在大络，则用右病刺左、左病刺右的缪刺法治之。若邪气久留下移，当于四肢八溪之间、骨节交会之处刺之。上实下应，当切按其脉，而探索其脉络郁结的所在，刺出其血，以通其气。如目上视的，是太阳经气不足。目上视而又定直不动的，是太阳经气已绝。这是决定死生的要点，一定要详察。

经脉别论篇第二十一

【原文】

黄帝问曰：人之居处动静勇怯[1]，脉亦为之变乎？

岐伯对曰：凡人之惊恐恚劳[2]动静，皆为变也。是以夜行则喘出于肾，淫气病肺。有所堕恐，喘出于肝，淫气害脾。有所惊恐，喘出于肺，淫气伤心。度[3]水跌仆，喘出于肾与骨，当是之时，勇者气行则已，怯者则着而为病[4]也。故曰：诊病之道，观人勇怯骨肉皮肤，能知其情，以为诊法也。故饮食饱甚，汗出于胃；惊而夺精，汗出于心；持重远行，汗出于肾；疾走恐惧，汗出于肝；摇体劳苦，汗出于脾。故春秋冬夏，四时阴阳，生病起于过用，此为常也。

【注释】

①勇怯：此指身体之强弱。②恚劳：恚，怒也。劳，此指劳神。③度：同『渡』。④着而为病：邪气停留而引起疾病。

【译文】

黄帝问道：人们的居住环境、活动与安静、各不相同，他们的经脉血气是不是也会相应变化？

岐伯回答说：人在惊恐、愤怒、劳累、活动或安静的情况下，经脉血气都要受到影响而发生变化。所以夜间远行劳累，就会扰动肾气，使肾气不能闭藏而外泄，则气喘出于肾脏，其偏胜之气，就会侵犯肺脏。若因坠堕而受到恐吓，就会扰动肝气，而喘出于肝，其偏胜之气就会侵犯脾脏。或有所惊恐，惊则神越气乱，扰动肺气，喘出于肺，其偏胜之气就会侵犯心脏。渡水而跌倒，跌倒伤骨，肾主骨，水湿之气通于肾，致肾气和骨气受到扰动，气喘出于肾和骨。在这种情况下，身体强盛的人，气血畅行，不会出现什么病变；怯弱的人，气血留滞，就会发生病变。所以说：诊察疾病，观察病人的勇怯及骨骼、肌肉、皮肤的变化，便能了解病情，并以此作为诊病的方法。在饮食过饱的时候，则食气蒸发而汗出于胃。惊则神气浮越，则心气受伤而汗出于心。负重而远行的时候，则骨劳气越，肾气受伤而汗出于肾。疾走而恐惧的时候，由于疾走伤筋，恐惧伤魂，则肝气受伤而汗出于肝。劳力过度的时候，由于脾主肌肉四肢，则脾气受伤而汗出于脾。春、夏、秋、冬四季阴阳的变化都有其常度，人在这些变化中所以发生疾病，就是因为身体劳累过度所致，一般来讲是这样的。

脏气法时论篇第二十二

【原文】

黄帝问曰：合人形以法四时五行而治，何如而从？何如而逆？得失之意，愿闻其事。岐伯对曰：五行者，金木水火土也，更贵更贱①，以知死生，以决成败。而定五脏之气，间甚②之时，死生之期也。

帝曰：愿卒闻之。岐伯曰：肝主春，足厥阴少阳主治，其日甲乙，肝苦急，急食甘以缓③之。心主夏，手少阴太阳主治，其日丙丁，心苦缓，急食酸以收之。脾主长夏，足太阴阳明主治，其日戊己，脾苦湿，急食苦以燥之。肺主秋，手太阴阳明主治，其日庚辛，肺苦气上逆，急食苦以泄之。肾主冬，足少阴太阳主治，其日壬癸，肾苦燥，急食辛以润之，开腠理，致津液，通气也。

病在肝，愈于夏，夏不愈，甚于秋，秋不死，持于冬，起于春，禁当风。肝病者，愈在丙丁，丙丁不愈，加于庚辛，庚辛不死，持于壬癸，起于甲乙。肝病者，平旦慧，下晡甚，夜半静。肝欲散，急食辛以散之，用辛补之，酸泻之。

病在心，愈在长夏，长夏不愈，甚于冬，冬不死，持于春，起于夏，禁温食热衣。心病者，愈在戊己，戊己不愈，加于壬癸，壬癸不死，持于甲乙，起于丙丁。心病者，日中慧，夜半甚，平旦静。心欲软，急食咸以软之，用咸补之，甘泻之。

病在脾，愈在秋，秋不愈，甚于春，春不死，持于夏，起于长夏，禁温食饱食，湿地濡衣。脾病者，愈在庚辛，庚辛不愈，加于甲乙，甲乙不死，持于丙丁，起于戊己。脾病者，日昳慧，日出甚，下晡④静。脾欲缓，急食甘以缓之，用苦泻之，甘补之。

病在肺，愈在冬，冬不愈，甚于夏，夏不死，持于长夏，起于秋，禁寒饮食寒衣。肺病者，愈在壬癸，壬癸不愈，加于丙丁，丙丁不死，持于戊己，起于庚辛。肺病者，下晡慧，日中甚，夜半静。肺欲收，急食酸以收之，用酸补之，辛泻之。

病在肾，愈于春，春不愈，甚于长夏，长夏不死，持于秋，起于冬，禁犯淬𤇾热食，温炙衣。肾病者，愈在甲乙，甲乙不愈，甚于戊己，戊己不死，持于庚辛，起于壬癸。肾病者，夜半慧，四季甚，下晡静。肾欲坚，急食苦以坚之，用苦补之，咸泻之。

【注释】

①更贵更贱：更，更替。更贵更贱，张介宾注：『五行之道，当其旺则为贵，当其衰则为贱。』句意为五行之道，有盛衰之更替。②间甚：间，疾病减轻；甚，疾病加重。③缓：弛缓，涣散。④下晡：太阳西下之时，约相当于下午五、六点钟时。

【译文】

黄帝问道：结合人的形体，仿效四时五行的变化规律来主治疾病，如何是从？如何又是逆呢？我想了解治法中的从逆和得失的情况。岐伯回答说：五行就是金、木、水、火、土，配合时令气候，有衰旺胜克的变化，从这些变化中可以测知疾病的死生，分析医疗的成败，并能确定五脏之气的盛衰、疾病轻重的时间，以及死生的日期。

黄帝说：你给我详细说说。岐伯说：肝属木，旺于春，肝与胆为表里，春天是足厥阴肝和足少阳胆主治的时间，甲乙属木，足少阳胆主甲木，足厥阴肝主乙木，所以肝胆旺日为甲乙；肝在志为怒，怒则气急，甘味能缓急，故宜急食甘以缓之。心属火，旺于夏，心与小肠为表里，夏天是手少阴心和手太阳小肠主治的时间；丙丁属火，手少阴心主丁火，手太阳小肠主丙火，所以心与小肠的旺日为丙丁；心在志为喜，喜则气缓，心气过缓则心气虚而散，酸味能收敛，故宜急食酸以收之。脾属土，旺于长夏（六月），脾与胃为表里，长夏是足太阴脾和足阳明胃主治的时间；戊己属土，足太阴脾主己土，足阳明胃主戊土，所以脾与胃的旺日为戊己；脾性恶湿，湿盛则伤脾，苦味能燥湿，故宜急食苦以燥之。肺属金，旺于秋；肺与大肠为表里，秋天是手太阴肺和手阳明大肠主治的时间；庚辛属金，手太阴肺主辛金，手阳明大肠主庚金，所以肺与大肠的旺日为庚辛；肺主气，其性清肃，若气上逆则肺病，苦味能泄，故宜急食苦以泄之。肾属水，旺于冬，肾与膀胱为表里，冬天是足少阴肾与足太阳膀胱主治的时间；壬癸属水，足少阴肾主癸水，足太阳膀胱主壬水，所以肾与膀胱的旺日为壬癸；肾为水脏，喜润而恶燥，故宜急食辛以润之。这样可以开发腠理，运行津液，宜通五脏之气。

肝脏有病，夏季可愈；若至夏季不愈，到秋季病情就要加重；如秋季不死，至冬季病情就会维持稳定不变状态，到来年春季，病即好转，不可临风。肝病丙丁可痊愈，丙丁不愈，就会在庚辛加重，庚辛不死，就会在壬癸趋于稳定，待到甲乙逐渐好起来。肝病早之爽慧，下午加重，晚上趋于平静。肝木性喜条达而恶抑郁，故肝病急用辛味以散之，若需要补以辛味补之，若需要泻，以酸味泻之。

心脏有病，长夏可愈；若至长夏不愈，到了冬季病情就会加重；如果在冬季不死，到了明年的春季病情就会维持稳定不变状态，到了夏季病即好转。心有病的人应禁忌温热食物，衣服也不能穿的太暖。心病会在戊己痊愈，戊己不愈，就会在壬癸加重，壬癸不死，就会在甲乙趋于稳定，待到丙丁逐渐好起来。心病中午爽慧，夜半加重，早上趋于平静。心痛欲柔软，宜急食咸味以软之，需要补则以咸味补之，以甘味泻之。

脾脏有病，秋季可愈；若至秋季不愈，到春季病就加重；如果在春季不死，到夏季病情就会维持稳定不变状态，到长夏的时间病即好转。脾病应禁忌吃温热性食物及饮食过饱、居湿地、穿湿衣等。脾病庚辛可痊愈，庚辛不愈，就会在甲乙加重，甲乙不死，就会在丙丁趋于稳定，待到戊己逐渐好起来。脾病夕阳西沉之时爽慧，朝暾初之之时加重，傍晚之时趋于平静。脾脏病需要缓和，甘能缓中，故宜急食甘味以缓之，需要泻则用苦味药泻脾，以甘味补脾。

肺脏有病，冬季可愈；若至冬季不愈，到夏季病就加重；如果在夏季不死，至长夏时病情就会维持稳定不变状态，到了秋季病即好转。肺有病应禁忌寒冷饮食及穿得太单薄。肺病壬癸可痊愈，壬癸不愈，就会在丙丁加重，丙丁不死，就会在戊己趋于稳定，待到庚辛逐渐好起来。肺病傍晚时爽慧，中午加重，夜半趋于平静。肺气欲收敛，宜急食酸味以收敛，需要补的，用酸味补肺，需要泻的，用辛味泻肺。

肾脏有病，春季可愈；若至春季不愈，到长夏时病就加重；如果在长夏不死，到秋季病情就会维持稳定不变状态，到冬季病即好转。肾病禁食过热的食物和穿经火烘烤过的衣服。肾病甲乙可痊愈，甲乙不愈，就会在戊己加重，戊己不死，就会在庚辛趋于稳定，待到壬癸逐渐好起来。肾病夜半时爽慧，四季加重，傍晚时趋于平静。肾主闭藏，其气欲坚，需要补的，宜急食苦味以坚之，用苦味补之，需要泻的，用咸味泻之。

宣明五气篇第二十三

【原文】

五味所入：酸入肝，辛入肺，苦入心，咸入肾，甘入脾，是谓五入。五气所病[1]：心为噫，肺为咳，肝为语[2]，脾为吞[3]，肾为欠为嚏，胃为气逆为哕[4]为恐，大肠小肠为泄，下焦溢为水，膀胱不利为癃[5]、不约为遗溺，胆为怒，是谓五病。五精所并：精气并于心则喜，并于肺则悲，并于肝则忧，并于脾则畏，并于肾则恐，是谓五并，虚而相并[6]者也。

五脏所恶：心恶热，肺恶寒，肝恶风，脾恶湿，肾恶燥，是谓五恶。五脏化液：心为汗，肺为涕，肝为泪，脾为涎，肾为唾，是谓五液。五味所禁：辛走气，气病无多食辛；咸走血，血病无多食咸；苦走骨，骨病无多食苦；甘走肉，肉病无多食甘；酸走筋，筋病无多食酸。是谓五禁，无令多食。

五病所发：阴病发于骨，阳病发于血，阴病发于肉，阳病发于冬，阴病发于夏，是谓五发。

五邪所乱：邪入于阳则狂，邪入于阴则痹，搏阳则为巅疾，搏阴则为瘖，阳入之阴则静，阴出之阳则怒，是谓五乱。

五邪所见：春得秋脉，夏得冬脉，长夏春脉，秋得夏脉，冬得长夏脉，名曰阴出之阳，病善怒不治，是谓五邪皆同命死不治。

五脏所藏：心藏神，肺藏魄，肝藏魂，脾藏意，肾藏志，是谓五脏所藏。

五脏所主：心主脉，肺主皮，肝主筋，脾主肉，肾主骨，是谓五主。

五劳所伤：久视伤血，久卧伤气，久坐伤肉，久立伤骨，久行伤筋，是谓五劳所伤。

五脉应象：肝脉弦，心脉钩，脾脉代[7]，肺脉毛，肾脉石，是谓五脏之脉。

【注释】

①五气所病：五脏气机失调的病症。②语：多言。③吞：吞吐酸水。④哕：哕，呃逆。⑤癃：小便癃闭不通。⑥虚而相并：脏气乘虚而相并。⑦代：代脉，此指表现为柔和、柔软特点的代脉。

【译文】

饮食五味入五脏，酸味入肝脏，辛味入肺脏，苦味入心脏，咸味入肾脏，甘味入脾脏，这就是所说的五味所入。

五脏之气失调后所发生的病变，心气失调则嗳气；肺气失调则咳嗽；肝气失调则多言；脾气失调则吞酸，肾气失调则为呵欠、喷嚏；胃气失调则为气逆为哕，或有恐惧感；大肠、小肠病则不能泌别清浊，传送糟粕，而为泄泻；下焦不能通调水道，则水液泛溢于皮肤而为水肿；膀胱之气化不利，则为癃闭，不能约制，则为遗尿；胆气失调则易发怒。这是五脏之气失调而发生的病变。

五脏之精气相并所发生疾病的情况是这样的：精气并于心则喜，精气并于肺则悲，精气并于肝则忧，精气并于脾则畏，精气并于肾则恐。这就是所说的五并，都是由于五脏乘虚相并所致。

五脏所恶：心恶热，肺恶寒，肝恶风，脾恶湿，肾恶燥，这就是所谓的五恶。

五脏化生的液体：心之液化为汗，肺之液化为涕，肝之液化为泪，脾之液化为涎，肾之液化为唾，这是五脏化生的五液。

五味的禁忌：辛味走气，气病不可多食辛味；咸味走血，血病不可多食咸味；苦味走骨，骨病不可多食苦味；甜味走肉，肉病不可多食甜味；酸味走筋，筋病不可多食酸味。这就是五味的禁忌，不可使之多食。

五种病发生的情况是这样的：阴病发生于骨，阳病发生于血，阴病发生于肉，阳病发生于冬，阴病发生于夏。这是五病所发。

五邪所乱的情况是这样的：邪气入阳分，则阳偏胜，而发为狂病；邪入于阴分，则阴偏胜，而发为痹病；邪搏于阳则阳气受伤，而发为巅疾；邪搏于阴则阴气受伤，而发为瘖哑之疾；邪由阳而入于阴，则从阴而为静；邪由阴而出于阳，则从阳而为怒。这就是所谓五乱。

五脏克贼之邪所表现的脉象：春天见到秋天的毛脉，是金克木；夏天见到冬天的石脉，是水克火；长夏见到春天的弦脉，是木克土；秋天见到夏天的洪脉，是火克金；冬天见到长夏的濡缓脉，是土克水。名曰阴出之阳，即五脏之阴的邪病出于经脉之阳。春得秋脉，肝木受刑，故病易怒，当亟治之，若不加治疗，则邪干五脏。这就是所谓的五邪脉。其预后相同，都属于不治的死症。

五脏各有所藏：心、肺、肝、脾、肾分别藏神、魄、魂、意、志，这就是所谓的五脏所藏。

五脏各有所主：心、肺、肝、脾、肾分别主脉、皮、筋、肉、骨，这就是所谓的五脏所主。

五种过度的疲劳可以伤耗五脏的精气：如久视则劳于精气而伤血，久卧则阳气不伸而伤气，久坐则血脉灌输不畅而伤肉，久立则劳于肾及腰、膝、胫等而伤骨，久行则劳于筋脉而伤筋。这就是五劳所伤。

五脏对应四时的脉象：肝脉应春，端直而长，其脉像弦；心脉应夏，来盛去衰，其脉像钩；脾旺于长夏，其脉软弱，随长夏而更代；肺脉应秋，轻虚而浮，其脉像毛；肾脉应冬，其脉沉坚像石。这就是所说的应于四时的五脏平脉。

血气形志篇第二十四

【原文】

夫人之常数[1]，太阳常多血少气，少阳常少血多气，阳明常多气多血，少阴常少血多气，厥阴常多血少气，太阴常多气少血，此天之常数。

足太阳与少阴为表里，少阳与厥阳为表里，阴明与太阴为表里，是为足阴阳也。手太阳与少阴为表里，少阳与心主为表里，阳阴与太阳为表里，是为手三阴阳阳也。今知手足阴阳所苦[2]，凡治病必先去其血，乃去其所苦，伺之所欲[3]，然后泻有余，补不足。

【注释】

①常数：此指气血在各经脉中分布的正常数量。②手足阴阳所苦：手足阴阳，指手足三阴三阳经。苦，病也。③伺之所欲：伺，诊察的意思。伺之所欲，诊察病人之所需，即根据疾病的虚实。

【译文】

人身各经络气血的多少，都是一定的。太阳经常常多血少气，少阳经常常少血多气，阳明经常常多气多血，少阴经常常用少血多气，厥阴经常常多血少气，太阴经常常多气少血，这就先天禀赋之常数。

足太阳膀胱经与足少阴肾经为表里，足少阳胆经与足厥阴肝为经为表里，足阳明胃经与足太阴脾经为表里。这是足三阳经和足三阴经之间的表里配合关系。手太阳小肠经和手少阴心经为表里，手少阴三焦经与手厥阴心包经为表里，手阳明大肠经与手太阴肺经为表里，这是手三阳经和手三阴经之间的表里配合关系，现已知道，疾病发生在手足阴阳十二经脉的那一经，其治疗方法，血脉雍盛的，必须先刺出其血，以减轻其病苦；再诊察其所欲，根据病情的虚实，然后泻其有余之实邪，补其不足之虚。

宝命全形论篇第二十五

【原文】

帝曰：人生有形，不离阴阳，天地合气，别为九野，分为四时，月有小大，日有短长，万物并至，不可胜量，虚实呿吟，敢问其方？岐伯曰：木得金而伐，火得水而灭，土得木而达，金得火而缺，水得土而绝，万物尽然，不可胜竭。故针有悬布天下者五，黔首共余食，莫知之也。一曰治神，二曰知养身，三曰知毒药为真[1]，四曰制砭石小大，五曰知府藏血气之诊。五法俱立，各有所先。今末世之刺也，虚者实之，满者泄之，此皆众工所共知也。若夫法天则地，随应而动，和之者若响，随之者若影，道无鬼神，独来独往。

帝曰：何如而虚？何如而实？岐伯曰：刺实者须其虚，刺虚者须其实，经气已至，慎守勿失，深浅在志，远近若一，如临深渊，手如握虎，神无营[2]于众物。

【注释】

①为真：为，作用，真，此指药物的性味。②营：通『营』，惑，扰乱。

【译文】

黄帝道：人生而有形体，离不开阴阳的变化，天地二气相合，从经纬上来讲，可以分为九野，从气候上来讲，可以为分四时，月行有小大，日行有短长，这都是阴阳消化变化的体现。天地间万物的生长变化更是不可胜数，根据患者微细呵欠及呻吟，就能判断出疾病的虚实变化。请问运用什么方法，能够提纲挈领，来加以认识和处理呢？岐伯说：可根据五行变化的道理来分析：木遇到金，就能折伐；火受到水，就能熄灭；土被木植，就能疏松；金遇到火，就能熔化，水遇到土，就能遏止。这种变化，万物都是一样，不胜枚举。所以用针刺来治疗疾病，能够嘉惠天下人民的，有五大关键，但人们都弃余不顾，不懂得这些道理。所谓五大关键：一是要精神专一，二是要了解养身之道，三是要熟悉药物真正的性能，四要注意制取砭石的大小，五是要懂得脏腑血气的诊断方法。能够懂得这五项要道，就可以掌握缓急先后。而今末世之制，只知治形，虚者就去充实，胀满者就去消泄，这是普通的医生所共知的。治神者则是以天地为法则，随着不同的回应而变化举动，应和它们就像声音的回响，追随它们就像影之随形，超越了鬼神，独自来去自由。

黄帝道：如何治疗虚证？对实证又该如何治疗呢？岐伯说：刺虚证，须用补法，刺实证，须用泻法；当针下感到经气至，则应慎重掌握，不失时机地运用补泻方法。

针刺的深浅，全在灵活掌握，不管取穴远近，候针取气的道理是一致的，针刺时都必须精神专一，好像面临万丈深渊，小心谨慎，又好像手中捉着猛虎那样坚定有力，全神贯注，不为其他事物所分心。

八正神明论篇第二十六

【原文】

黄帝问曰：用针之服①，必有法则焉，今何法何则？岐伯对曰：法天则地，合以天光②。帝曰：愿卒闻之。岐伯曰：凡刺之法，必候日月星辰，四时八正之气，气定乃刺之。是故天温曰明，则人血淖液而卫气浮，故血易泻，气易行；天寒曰阴，则人血凝泣而卫气沉。月始生，则血气始精③，卫气始行；月郭满，则血气实，肌肉坚；月郭空，则肌肉减，经络虚，卫气去，形独居。是以因天时而调血气也。是以天寒无刺，天温无疑。月生无泻，月满无补，月郭空无治，是谓得时而调之。因天之序，盛虚之时，移光定位④，正立而待之。故曰：月生而泻，是谓脏虚；月满而补，血气扬溢，络有留血，命曰重实；月郭空而治，是谓乱经。阴阳相错，真邪不别，沉以留止，外虚内乱，淫邪乃起。

帝曰：星辰八正何候？岐伯曰：星辰者，所以制日月之行也。八正者，所以候八风之虚邪以时至者也。四时者，所以分春秋冬夏之气所在，以时调之，也八正之虚邪，而避之勿犯也。以身之虚，而逢天之虚，两虚相感，其气至骨，入则伤五脏，工候救之，弗能伤也，故曰：天忌不可不知也。

【注释】

①服：指用针的技术。②合以天光：王冰：『谓合日月星辰之行度。』天光，本指日月星辰之光辉，又称三光。此指日月运行的规律。③血气始精：血气开始充盛。④移光定位：根据日月光线的移动，以确定时序的位置。

【译文】

黄帝问道：用针的技术，有其方法和规律，那么这些方法和规律是什么呢？岐伯回答说：要在一切自然现象的演变中去体会。黄帝道：请你详细地讲一下。岐伯说：凡针刺之法，必须观察日月星辰盈亏消长及四时八正之气候变化，方可运用针刺方法。所以气候温和，日色晴朗时，则人的血液流行滑润，而卫气浮于表，血容易泻，气容易行；气候寒冷，天气阴霾，则人的血行也滞涩不畅，而卫气沉于里。月亮初生的时候，血气开始流利，卫气开始畅行；月正圆的时候，则人体血气充实，肌肉坚实；月黑无光的时候，肌肉减弱，经络空虚，卫气衰减，形体独居。所以要顺着天时而调血气。因此天气寒冷，不要针刺；天气温和，不要迟疑；月亮初生的时候，不可用泻法；月亮正圆的时候，不可用补法；月黑无光的时候，不要针刺。这就是所谓顺着天时而调治气血的法则。因天体运行有一定顺序，故月亮有盈亏盛虚，观察日影的长短，可以定四时八正之气。所以说：月牙初生时而泻，就会使内脏虚弱；月正圆时而补，使血气充溢于表，以致络脉中血液留滞，这叫做重实；月黑无光的时候用针刺，就会扰乱经气，叫做乱经。这样的治法必然会引起阴阳相错，真气与邪气不分，使病变反而深入，致卫外的阳气虚竭，内守的阴气紊乱，淫邪就要发生了。

黄帝道：星辰八正应该观察些什么？岐伯说：观察星辰的方位，可以定出日月循行的度数。观察八节常气的交替，可以测出异常八方之风，是什么时候来的，是怎样为害于人的。观察四时，可以分别春夏秋冬正常气候之所在，以便随时序来调养，可以避免八方不正之气候，不受其侵犯。假如虚弱的体质，再遭受自然界虚邪贼风的侵袭，两虚相感，邪气就可以侵犯筋骨，再深入一步，就可以伤害五脏。懂得气候变化治病的医生，就能及时挽救病人，不至于受到严重的伤害。所以说天时的宜忌，不可不知。

离合真邪论篇第二十七

【原文】

黄帝问曰：余闻九针九篇，夫子乃因而九之，九九八十一篇，余尽通其意矣。经言气之盛衰，左右倾移[1]，以上调下，以左调右，有余不足，补泻于荥输，余知之矣。此皆荣卫之倾移，虚实之所生，非邪气从外入于经也。余愿闻邪气之在经也，其病人何如？取之奈何？岐伯对曰：夫圣人之起度数，必应于天地，故天有宿度，地有经水，人有经脉。天地温和，则经水安静；天寒地冻，则经水凝泣，天暑地热，则经水沸溢；卒风暴起，则经水波涌而陇起。夫邪之入于脉也，寒则血凝泣，暑则气淖泽[2]，虚邪[3]因而入客，亦如经水之得风也，经之动脉，其至也亦时陇起，其行于脉中循循然[4]，其至寸口中手也，时大时小，大则邪至，小则平，其行无常处，在阴与阳，不可为度，从而察之，三部九候，卒然逢之，早遏其路[5]。吸则内针，无令气忤，静以久留，无令邪布，吸则转针，以得气为故[6]，候呼引针，呼尽乃去，大气皆出，故命曰泻。

帝曰：不足者补之奈何？岐伯曰：必先扪而循之，切而散之，推而按之，弹而怒之，抓而下之，通而取之，外引其门，以闭其神，呼尽内针，静以久留，以气至为故，如待所贵，不知日暮，其气以至，适而自护，候吸引针，气不得出，各在其处，推阖其门，令神气存，大气留止，故命曰补。

【注释】

①左右倾移：此指虚实盛衰。②气淖泽：流溢滑润之义。此指气血流畅润泽。③虚邪：此指风邪。④循循然：沿着经脉流动的样子。⑤早遏其路：尽早地阻止其发展道路。⑥以得气为故：以得气为准则。

【译文】

黄帝问道：我听说九针总共九篇文章，而先生又从九篇上加以发挥，增补为九九八十一篇，我已经完全领会它的精神了。《针经》上说的气之盛衰，左右偏胜，取上以调下，取左以调右，有余不足，在荥输之间进行补泻，我亦懂得了。这些变化都是由于荣卫的偏胜、气血虚实而形成的，并不是邪气从侵入经脉而发生的病变。我现在希望知道邪气侵入经脉之时，病人的症状怎样？又怎样来治疗？岐伯回答说：一个有修养的医生，在制定治疗法则时，必定体察于自然的变化。如天有宿度，地有江河，人有经脉，其间是互相影响，可以比类而论的。如天地之气温和，则江河之水安静平稳；天气寒冷，则水冰地冻，江河之水凝涩不流；天气酷热，则江河之水沸扬溢；要是暴风骤起，则使江河之水，波涛汹涌。因此病邪侵入经脉，寒则使血行滞涩；热则使血气滑润流利，要是虚邪贼风的侵入，也就像江河之水遇到暴风一样，经脉的搏动，则出现波涌隆起的现象。虽然血气同样依次在经脉中流动，但在寸口处按脉，指下就感到时大时小，大即表示病邪盛，小即表示病邪退，邪气运行，没有一定的位置，或在阴经或在阳经，不可测度，就应该更进一步，用三部九候的方法检查，一旦察之邪气所在，应及早治疗，以阻止它的发展。治疗时应在吸气时进针，进针时勿使气逆，进针后要留针静候其气，不让病邪扩散；当吸气时转捻其针，以得气为目的；然后等病人呼气的时候，慢慢地起针，呼气尽时，将针取出。这样，大邪之气尽随针外泄，所以叫做泻。

黄帝问：不足之虚症该如何用补法呢？岐伯回答说：首先用手抚摸穴位，然后以指按压穴位，再用手指揉按穴位周围肌肤，进而用手指弹其穴位，令脉络怒张，引而下之，以深其针，通而取之，以调其经，左手按闭孔穴，不让正气外泄。进针方法，是在病人呼气将尽时进针，静候其气，稍久留针，以得气为目的。进针候气，要像等待贵客一样，忘掉时间的早晚，当得气时，要好好守护，等病人吸气的时候，拔出其针，那么气就不致外出了；出针以后，应在其孔穴上揉按，使针孔关闭，真气存内，大经之气留于营卫而不泄，这便叫做补。

通评虚实论篇第二十八

【原文】

黄帝问曰：何谓虚实？岐伯对曰：邪气盛则实，精气夺[1]则虚。帝曰：虚实何如？岐伯曰：气虚者肺虚也，气逆者足寒也，非其时则生，当其时则死。余藏皆如此。

帝曰：何谓重实[2]？岐伯曰：所谓重实者，言大热病，气热脉满，是谓重实。帝曰：经络俱实何如？何以治之？岐伯曰：经络皆实，是寸脉急而尺缓也，皆当治之，故曰滑则从，涩则逆也。夫虚实者，皆从其物类始，故五脏骨肉滑利，可以长久也。

帝曰：络气不足，经气有余，何如？岐伯曰：络气不足，经气有余者，脉口热而尺寒也，秋冬为逆，春夏为从，治主病者。帝曰：经虚络满何如？岐伯曰：经虚络满者，尺热满，脉口寒涩也，此春夏死，秋冬生也。帝曰：治此者奈何？岐伯曰：络满经虚，灸阴刺阳；经满络虚，刺阴灸阳。帝曰：何谓重虚？岐伯曰：脉气上虚尺虚，是谓重虚。帝曰：何以治之？岐伯曰：所谓气虚者，言无常也。尺虚者，行步恇然。脉虚者，不象阴也。如此者，滑则生，涩则死也。

【注释】

①夺：通『脱』。丧失，损伤。②重实：重，重复，此指脉症俱实。

【译文】

黄帝问道：什么叫虚实？岐伯回答说：虚实是从邪气和正气的比较上来说的。邪气盛是实症；精气不足，是虚症。黄帝道：虚实变化的情况怎样？岐伯说：以肺脏为例，肺主气，气虚的，是属于肺脏先虚；气逆的，上实下虚，两足必寒。肺虚若不在相克的时令，其人可生；若遇克贼之时，其人就要死亡，其他各脏的虚实情况亦可类推。

黄帝道：什么叫重实？岐伯说：重实说的是大热病人，邪气甚热，而脉象又盛满，内外俱实，这便叫重实。

黄帝道：经络俱实的情况是怎样的？用什么方法治疗？岐伯说：所谓经络俱实，是指寸口脉急而尺肤弛缓，经和络都应该治疗。所以说：凡是滑利有生机为顺，涩滞的则缺少生机为逆。因为一般所谓虚实，人与物类相似，如万物有生气则滑利，万物欲死则枯涩。若一个人的五脏骨肉滑利，是精气充足，生气旺盛，便可以长寿。

黄帝说：络气不足、经气有余的情况是怎样的？岐伯说：所谓络气不足、经气有余，是指寸口脉热而尺肤却寒凉的情况。秋冬季节出现这种情况叫做逆，春夏季节出现这种情况叫做顺，需要在主病的穴位上进行治疗。黄帝问：经气不足，络气有余的情况是怎样的？岐伯说：所谓经气不足，络气有余，是指尺肤发热胀满而寸口脉象迟缓涩滞。这种情况，若出现在春夏季节会死亡，若出现在秋冬季节则容易治愈。黄帝问：应该怎么治疗这两种疾病呢？岐伯说：如果是络实经虚，就用灸法补阴，刺法泻阳；如果是经实络虚，就用刺法泻阴，灸法补阳。黄帝问：什么是重虚？岐伯说：脉虚、气虚、尺虚，就是重虚。黄帝问：如何识辨并治疗该病呢？岐伯说：所谓气虚，是因为膻中之气不足，表现为说话时声音低微，不能连续；尺虚，是因为尺肤脆弱，表现为行步软弱无力；脉虚，是因为阴血虚少，脉搏没有充盛的表象。凡是出现上述症状的病人，总体来说，脉象滑利的可以治愈，脉象涩滞的就要死亡。

太阴阳明论篇第二十九

【原文】

黄帝问曰：太阴阳明为表里，脾胃脉也，生病而异者何也？

岐伯对曰：阴阳异位，更虚更实，更逆更从，或从内，或从外，所从不同，故病异名也。帝曰：愿闻其异状也。岐伯曰：阳者，天气也，主外；阴者，地气也，主内。故阳道实，阴道虚。故犯贼风虚邪[1]者，阳受之；食饮不节，起居不时者，阴受之。阳受之则入六腑，阴受之则入五脏。入六腑则身热，不时卧，上为喘呼；入五脏则䐜满闭塞，下为飧泄，久为肠澼。故喉主天气，咽主地气，故阳受风气，阴受湿气。故阴气[2]从足上行至头，而下行循臂至指端；阳气[3]从手上行至头，而下行至足。故曰阳病者上行极而下，阴病者下行极而上。故伤于风者，上先受之；伤于湿者，下先受之。

【注释】

①贼风虚邪：即虚邪贼风，泛指四时不正之气。②阴气：手足三阴经之气。③阳气：手足三阳经之气。

【译文】

黄帝问道：太阳、阳明两经，互为表里，是脾胃所属的经脉，而所生的疾病不同，这是怎么回事？

岐伯回答说：太阴属阴经，阳明属阳经，两经循行的部位不同，四时的虚实顺逆不同，病有时是内部原因，有时是外邪入侵，且发病原因也有差异，所以病名也就不同。黄帝道：我想知道它们不同的情况。岐伯说：人身的阳气，犹如天气，主卫护于外；阴气，犹如地气，主营养于内。所以阳气性刚多实，阴气性柔易虚。凡是贼风虚邪伤人，外表阳气先受侵害；饮食起居失调，内在阴气先受损伤。阳分受邪，往往传入六腑；阴气受病，每多累及五脏。

邪入六腑，可见发热不得安卧，气上逆而喘促；邪入五脏，则见脘腹胀满，闭塞不通，在下为大便泄泻，病久而产生痢疾。所以喉司呼吸而通天气，咽吞饮食而连地气。因此阳经易受风邪，阴经易感湿邪。手足三阴经脉之气，从足上行至头，再向下沿臂膊到达指端；手足三阳经脉之气，从手上行至头，再向下行到足。所以说，阳经的病邪，先上行至极点，再向下行；阴经的病邪，先下行至极点，再向上行。故风邪为病，上部首先感受；湿邪成疾，下部首先侵害。

阳明脉解篇第三十

【原文】

黄帝问曰：足阳明之脉病，恶[1]人与火，闻木音则惕然而惊，钟鼓不为动，闻木音而惊何也？愿闻其故。岐伯对曰：阳明者胃脉也，胃者土也，故闻木音而惊者，土恶木也。帝曰：善。其恶火何也？岐伯曰：阳明主肉，其脉血气盛，邪客之则热，热甚则恶火。帝曰：其恶人何也？岐伯曰：阳明厥[2]则喘而惋[3]，惋则恶人。帝曰：或喘而死者，或喘而生者，何也？岐伯曰：厥逆连[4]藏则死，连经则生。

帝曰：善。病甚则弃衣而走，登高而歌，或至不食数日，逾垣[5]上屋，所上之处，皆非其素所能也，病反能者何也？岐伯曰：四支者诸阳之本也，阳盛则四支实，实则能登高也。帝曰：其弃衣而走者何也？岐伯曰：热盛于身，故弃衣欲走也。帝曰：其妄言骂詈，不避亲疏而歌者，何也？岐伯曰：阳盛则使人妄言骂詈，不避亲疏而不欲食，不欲食故妄走也。

【注释】

①恶：厌恶，怕。②厥：气逆也。③惋：同郁。《甲乙经》作闷。此指心中郁闷不舒服。④连：牵连、波及之义。⑤逾垣：逾，越。垣，墙也。

【译文】

黄帝问道：足阳明的经脉发生病变，不愿见到人与火，听到木器响动的声音就受惊害怕，但听到敲打钟鼓的声音却不被惊动。他听到木音为什么会害怕呢？希望你给我讲讲这里面的道理。岐伯回答说：足阳明是胃的经脉，属土。所以听到木音而惊惕，是因为土恶木克的缘故。黄帝道：好！那么恶火是为什么呢？岐伯说：足阳明经主肌肉，其经脉多血多气，外邪侵袭则发热，热甚则所以恶火。黄帝道：其恶人是何道理？岐伯说：足阳明经气上逆，则呼吸喘促，心中郁闷，所以不喜欢见人。黄帝道：有的阳明厥逆喘促而死，有的虽喘促而不死，这是为什么呢？岐伯说：经气厥逆若累及于内脏，则病深重而死；若仅连及外在的经脉，则病轻浅可生。黄帝道：好！有的阳明病重之时，病人把衣服脱掉乱跑乱跳，登上高处狂叫唱歌，或者数日不进饮食，并能够越墙上屋，而所登上之处，都是其平素所不能的，有了病反能够上去，这是什么原因？岐伯说：四肢是阳气的根本。阳气盛则四肢充实，所以能够登高。黄帝道：病人为什么会不穿衣服而乱跑？岐伯说：身热过于亢盛，所以不要穿衣服而到处乱跑。黄帝道：有些病人胡言乱语骂人，不避亲疏而随便唱歌，这又是怎么回事呢？岐伯说：阳热亢盛而扰动心神，故使其神志失常，胡言乱语，斥骂别人，不避亲疏，并且不知道吃饭；不知道吃饭，所以就到处乱跑。

热论篇第三十一

【原文】

黄帝问曰：今夫热病者，皆伤寒之类也，或愈或死，其死皆以六七日之间，其愈皆以十日以上者何也？不知其解，愿闻其故。岐伯对曰：巨阳者，诸阳之属也，其脉连于风府，故为诸阳主气也。人之伤于寒也，则为病热，热虽甚不死；其两感[1]于寒而病者，必不免于死。

帝曰：愿闻其状。岐伯曰：伤寒一日，巨阳[2]受之，故头项痛，腰脊强。二日阳明受之，阳明主肉，其脉侠鼻络于目，故身热目疼而鼻干，不得卧也。三日少阳受之，少阳主胆，其脉循胁络于耳，故胸胁痛而耳聋。三阳经络皆受其病，而未入于脏者，故可汗而已。四日太阴受之，太阴脉布胃中络于嗌，故腹满而嗌干。五日少阴受之，少阴脉贯肾络于肺，系舌本，故口燥舌干而渴。六日厥阴受之，厥阴脉循阴器而络于肝，故烦满[3]而囊缩。三阴三阳，五脏六府皆受病，荣卫不行，五脏不通，则死矣。其不两感于寒者，七日巨阳病衰，头痛少愈；八日阳明病衰，身热少愈；九日少阳病衰，耳聋微闻；十日太阴病衰，腹减如故，则思饮食；十一日少阴病衰，渴止不满，舌干已而嚏；十二日厥阴病衰，囊纵，少腹微下，大气皆去，病日已矣。帝曰：治之奈何？岐伯曰：治之各通其脏脉[4]，病日衰已矣。其未满三日者，可汗而已；其满三日者，可泄而已。

【注释】

①两感：为表里的两经同时感邪发病。②巨阳：巨阳，太阳也。③烦满：满，通『懑』，烦满，即是烦闷的意思。④治之各通其脏脉：治疗时分别疏通受病脏腑的经脉。

【译文】

黄帝问道：现在所说的外感发热的疾病，都属于伤寒一类，其中有的痊愈，有的死亡，死亡的往往在六七日之间，痊愈的都在十日以上，这是怎么回事呢？我不知道这里面的道理，希望听你讲讲。

岐伯回答说：太阳经为六经之长，统摄阳分，故诸阳皆隶属于太阳。太阳的经脉连于风府，与督脉、阳维相会，循行于巅背之表，所以太阳为诸阳主气，主一身之表。人感受寒邪以后，就要发热，发热虽重，一般不会死亡；如果阴阳二经表里同时感受寒邪而发病，就难免于死亡了。

黄帝说：希望知道伤寒的症状。岐伯说：伤寒病一日，为太阳经感受寒邪，足太阳经脉从头下项，夹脊抵腰中，所以头项痛，腰脊强直不舒。二日阳明经受病，阳明主肌肉，足阳明经脉夹鼻络于目，下行入腹，所以身热目痛而鼻干，不能安卧。三日少阳经受病，少阳主骨，足少阳经脉，循胁肋而上络于耳，所以胸胁痛而耳聋。若三阳经络皆受病，尚未入里入阴的，都可以发汗而愈。四日太阴经受病，足太阴经脉散布于胃中，上络于咽，所以腹中胀满而咽干。五日少阴经受病，足少阴经脉贯肾，络肺，上系舌本，所以口燥舌干而渴。六日厥阴经受病，足厥阴经脉环阴器而络于肝，所以烦闷而阴囊收缩。如果三阴三阳经脉和五脏六腑均受病，以致营卫不能运行，五脏之气不通，人就要死亡了。假如病不是阴阳表里两感于寒邪的，则第七日太阳病衰，头痛稍愈；八日阳明病衰，身热稍退；九日少阳病衰，耳聋将逐渐能听到声音；十日太阴病衰，腹满已消，恢复正常，而欲饮食；十一日少阴病衰，口不渴，不胀满，舌不干，能打喷嚏；十二日厥阴病衰，阴囊松弛，渐从少腹下垂。至此，大邪之气已去，病也逐渐痊愈。黄帝说：怎么治疗呢？岐伯说：治疗时，应根据病在何脏何经，分别予以施治，病将日渐衰退而愈。对这类病的治疗原则，一般病未满三日，而邪犹在表的，可发汗而愈；病已满三日，邪已入里的，可以泻下而愈。

刺热篇第三十二

【原文】

诸治热病，以饮之寒水乃刺之，必寒衣之，居止寒处，身寒而止也。

热病先胸胁痛，手足燥，刺足少阳，补足太阴，病甚者为五十九刺。热病始手臂痛者，刺手阳明太阴而汗出止。热病始于头首者，刺项太阳而汗出止。热病始于足胫者，刺足阳明而汗出止。热病身先重，骨痛，耳聋好瞑[1]，刺足少阴，病甚为五十九刺。热病先眩冒而热，胸胁满，刺足少阴少阳。

太阳之脉，色荣颧骨，热病也，荣未交，曰今且得汗，待时而已。与厥阴脉争见者，死期不过三日，其热内连肾，少阳之脉色也。少阳之脉，色荣颊前，热病也，荣未交，曰今且得汗，待时而已，与少阴脉争见者，死期不过三日。

热病气穴[2]：三椎下间主胸中热，四椎下间主鬲中热，五椎下间主肝热，六椎下间主脾热，七椎下间主肾热，荣在骶也，项上三椎，陷者中也。颊下逆颧为大瘕[3]，下牙车[4]为腹满，颧后为胁痛，颊上者鬲上也。

【注释】

①好瞑：因而欲寐也，即困倦嗜睡的样子。②气穴：即穴位。③大瘕：瘕，大瘕，即大瘕泄，属今之痃疾之类。④牙车：即颊软，位于颊部。

【译文】

治疗热病，应先喝些清凉的饮料，解里热之后，再进行针刺，并且要病人衣服穿得单薄些，居住于凉爽的地方，以解除表热，如此使表里热退身凉而病愈。

热病先出现胸胁痛，手足躁扰不安的，是邪在足少阳经，应刺足少阳经以泻阳分之邪，补足太阴经以培补脾土，病重的就用『五十九刺』的方法。热病先手臂痛的，是病在上而发于阳，刺手阳明、太阴二经之穴，汗出则热止。热病开始发于头部的，是太阳为病，刺足太阳经项部的穴位，汗出则热止。热病开始发于足胫部的，是病发于阳而始于下，刺足阳明经穴，汗出则热止。热病先出现身体重，骨节痛，耳聋，昏倦嗜睡的，是发于少阴的热病，刺足少阴经之穴，病重的用『五十九刺』的方法。热病先出现头眩晕昏冒而后发热，胸胁满的，是病发于少阳，并将传入少阴，使阴阳枢机失常，刺足少阴和足少阳二经，使邪从枢转而外出。

太阳经脉之病，赤色出现于颧骨部的，这是热病，若色泽尚未暗晦，病尚轻浅，至其当旺之时，可以得汗出而病愈。若同时又见少阴经的脉症，此为木盛水衰的死症，死期不过三日，这是因为热病已连于肾。少阳经脉之病，赤色出现于面颊的前方，这是少阳经脉热病，若色泽尚未暗晦，是病邪尚浅，至其当旺之时，可以得汗出而病愈。若同时又见少阴脉色现于颊部，是母胜其子的死症，其死期不过三日。

治疗热病的气穴：第三脊椎下方主治胸中的热病，第四脊椎下方主治膈中的热病，第五脊椎下方主治肝热病，第六脊椎下方主治脾热病，第七脊椎下方主治肾热病。治疗热病，既取穴于上，以泻阳邪，当再取穴于下，以补阴气，在下取穴在尾骶骨处。项部第三椎以下凹陷处的中央部位是大椎穴，由此向下便是脊椎的开始。诊察面部之色，可以推知腹部疾病，如颊部赤色由下向上到颧骨部，是有『大瘕泄』病；若见赤色自颊下行至颊车部，是腹部胀满；赤色出现在颧骨后侧，会胁痛，赤色出现在颊上，是病在膈上。

评热病论篇第三十三

【原文】

黄帝问曰：有病温者，汗出辄[1]复热，而脉躁疾不为汗衰，狂言不能食，病名为何？岐伯对曰：病名阴阳交[2]，交者死也。帝曰：愿闻其说。岐伯曰：人所以汗出者，皆生于谷，谷生于精，今邪气交争于骨肉而得汗者，是邪却而精胜也，精胜则当能食而不复热。复热者邪气也，汗者精气也，今汗出而辄复热者，是邪胜也，不能食者，精无俾[3]也，病而留者，其寿可立而倾也。且夫《热论》曰：汗出而脉尚躁盛者死。今脉不与汗相应，此不胜其病也，其死明矣。狂言者是失志，失志者死。今见三死[4]，不见一生，虽愈必死也。

帝曰：有病身热，汗出烦满，烦满不为汗解，此为何病？岐伯曰：汗出而身热者，风也，汗出而烦满不解者，厥也，病名曰风厥[5]。帝曰：愿卒闻之。岐伯曰：巨阳主气，故先受邪，少阴与其为表里也，得热则上从之，从之则厥也。帝曰：治之奈何？岐伯曰：表里刺之，饮之服汤。

【注释】

①辄：常常、总是的意思。②阴阳交：指热病过程中，阳热之邪交于阴分，阴精被劫，是一种邪盛正衰的危重病候。③俾：补益之义。《说文》：『裨，益也。』④三死：杨上善注：『汗出而热不衰，死有三候，一不能食，二犹脉躁，三者失志。』⑤风厥：病名。马莳注：『以其太阳感风，少阴气厥，故名为风厥之症。』

【译文】

黄帝问道：有的温热病患者，出汗后又发热，脉象急疾躁动，病不因汗出而衰减，反而出现言语狂乱，不进饮食等症状，这种病的名字叫什么？岐伯回答说：这种病叫阴阳交，阴阳交是死症。黄帝说：我想听听其中的道理。

岐伯说：人所以能够出汗，是依赖于水谷所化生的精气，水谷之精气旺盛，便能胜过邪气而汗出，现在邪气与正气交争于骨肉之间，能够得到汗出的是邪气退而精气胜，精气胜的应当能进饮食而不再发热。复发热是邪气尚留，汗出是精气胜邪，现在汗出后又复发热，是邪气胜过精气。不进饮食，则精气得不到继续补益，邪热又逗留不去，这样发展下去，病人的生命就会立即发生危险。《热论》中也曾说：汗出而脉仍躁盛，是死症。现在其脉象不与汗出相应，是精气已经不能胜过邪气，死亡的症象已是很明显的了。况且狂言乱语是神志失常，神志失常是死症。现在已出现了三种死症，却没有一点生机，病虽可能因汗出而暂时减轻，但终究是要死亡的。

黄帝说：有的患者全身发热，汗出，烦闷，其烦闷并不因汗出而缓解，这是什么病呢？岐伯说：汗出而全身发热，是因感受了风邪；烦闷不解，是由于下气上逆所致，病名叫风厥。黄帝说：希望你能详尽地讲给我听。岐伯说：太阳为诸阳主气，主人一身之表，所以太阳首先感受风邪的侵袭。少阴与太阳相为表里，表病则里必应之，少阴受太阳发热的影响，其气亦从之而上逆，上逆便成为厥。黄帝说：该如何治疗呢？岐伯说：治疗时应并刺太阳、少阴表里两经，即刺太阳以泻风热之邪，刺少阴以降上逆之气，并内服汤药。

逆调论篇第三十四

【原文】

黄帝问曰：人身非常[1]温也，非常热也，为之热而烦满者何也？岐伯对曰：阴气少而阳气胜，故热而烦满也。帝曰：人身非衣寒也，中非有寒气也，寒从中生者何？岐伯曰：是人多痹气[2]也，阳气少，阴气多，故身寒如从水中出。帝曰：人有四肢热，逢风寒如炙如火者，何也？岐伯曰：是人者，阴气虚，阳气盛，四肢者阳也，两阳相得而阴气虚少，少水不能灭盛火，而阳独治[3]，独治者不能生长也，独胜而止耳，逢风而如炙如火者，是人当肉烁[4]也。

帝曰：人有身寒，汤火不能热，厚衣不能温，然不冻栗[5]，是为何病？岐伯曰：是人者，素肾气胜，以水为事，太阳气衰，肾脂[6]枯不长，一水不能胜两火，肾者水也，而生于骨，肾不生则髓不能满，故寒甚至骨也。所心不能冻栗者，肝一阳也，心二阳也，肾孤脏也，一水不能胜二火，故不能冻栗，病名曰骨痹，是人当挛节也。

帝曰：人之肉苛[7]者，虽近衣絮，犹尚苛也，是谓何疾？岐伯曰：荣气虚，卫气实也，荣气虚则不仁，卫气虚则不用，荣卫俱虚，则不仁且不用，肉如故也，人身与志不相有，曰死。

【注释】

①常：指平常，一般。②痹气：气行不畅，郁闷之气。指气机闭阻。③阳独治：阳气旺盛而单独发挥作用。④肉烁：指肌肉消瘦。⑤冻栗：寒冷战栗。⑥肾脂：肾精。⑦肉苛：肌肉顽麻不仁。

【译文】

黄帝问道：有的病人，四肢异常热，遇到风寒时，会热得更加厉害，就像在火上烤一样，这是怎么回事？岐伯回答说：这是由于阴气少而阳气胜，所以发热而烦闷。黄帝说：有的人穿的衣服并不单薄，也没有为寒邪所中，却总觉得寒气从内而生，这是什么原因呢？岐伯说：是由于这种人多痹气，阳气少而阴气多，所以经常感觉身体发冷，像从冷水中出来一样。

黄帝说：有的人四肢发热，一遇到风寒，便觉得身如热火熏炙一样，这是什么原因？岐伯说：这种人多因身体阴虚而阳气盛。四肢属阳，风邪也属阳，属阳的四肢感受属阳的风邪，是两阳相并，则阳气更加亢盛，阳气益盛则阴气日益虚少，致衰少的阴气不能熄灭旺盛的阳火，形成了阳气独旺的局面。现阳气独旺，便不能生长，因阳气独胜而生机停止。所以这种四肢热逢风而热得如炙如火的，其人必然肌肉逐渐消瘦。

黄帝说：有的人身体寒凉，虽近汤火不够使之热，多穿衣服也不能使之温，但却不恶寒战栗，这是什么病呢？岐伯说：这种人平时肾水气盛，又经常接近水湿，致水寒之气偏盛，而太阳之阳气偏衰，太阳之阳气衰，则肾脂枯竭不长。肾是水脏，主生长骨髓，肾脂不生则骨髓不能充满，故寒冷至骨。其所以不能战栗，是因为肝是一阳，心是二阳，一个独阴的肾水，胜不过心肝二阳之火，所以虽寒冷，但不战栗，这种病叫『骨痹』，病人必骨节拘挛。

黄帝说：有的人皮肉麻木沉重，虽穿上棉衣，仍然如故，这又是什么原因导致的呢？岐伯说：这是由于营气虚而卫气实所致。营气虚弱则皮肉麻木不仁，卫气虚弱，则肢体不能举动，营气与卫气俱虚，则既麻木不仁，又不能举动，所以皮肉更加麻木沉重。若人的形体与内脏的神志不能相互为用，就要死亡。

疟论篇第三十五

【原文】

黄帝问曰：夫痎疟[1]皆生于风，其蓄作[2]有时者何也？岐伯对曰：疟之始发也，先起于毫毛，伸欠乃作，寒栗鼓颔，腰脊俱痛，寒去则内外皆热，头痛如破，渴欲冷饮。

帝曰：何气使然？愿闻其道。岐伯曰：阴阳上下交争，虚实更作[3]，阴阳相移也。阳并于阴，则阴实而阳虚，阳明虚则寒栗鼓颔也；巨阳虚则腰背头项痛；三阳俱虚则阴气胜，阴气胜则骨寒而痛；寒生于内，故中外皆寒；阳盛则外热，阴虚则内热，外内皆热则喘而渴，故欲冷饮也。此皆得之夏伤于暑，热气盛，藏于皮肤之内，肠胃之外，此荣气之所舍也。此令人汗空疏，腠理开，因得秋气，汗出遇风，及得之以浴，水气舍于皮肤之内，与卫气并居。卫气者，昼日行于阳，夜行于阴，此气得阳而外出，得阴而内薄，内外相薄，是以日作。

帝曰：其间日而作[4]者何也？岐伯曰：其气之舍深，内薄于阴，阳气独发，阴邪内著，阴与阳争不得出，是以间日而作也。

帝曰：善。其作日晏与其日早者，何气使然？岐伯曰：邪气客于风府，循膂而下[5]，卫气一日一夜大会于风府，其明日日下一节，故其作也晏，此先客于脊背也，每至于风府则腠理开，腠理开则邪气入，邪气入则病作，以此日作稍益晏也。其出于风府，日下一节，二十五日下至骶骨，二十六日入于脊内，注于伏膂之脉[6]，其气上行，九日出于缺盆之中，其气日高，故作日益早也。其间日发者，由邪气内薄于五脏，横连募原也，其道远，其气深，其行迟，不能与卫气俱行，不得皆出，故间日乃作也。

【注释】

①痎疟：一切疾证的通称。②蓄作：疟止为蓄，疟发为作。③阴阳上下交争，虚实更作：阴出于阳，则阳实阴虚而热；阳入于阴，则阴实阳虚而寒。④间日而作：疟疾隔日发作一次。⑤循膂而下：膂：脊梁骨。循膂而下，沿着脊梁骨向下行走。⑥伏膂之脉：王冰注：『伏膂之脉者，谓伏膂筋之间肾脉之伏行者也。』

【译文】

黄帝问道：疟疾都是由风邪引起的，它的休作有一定时间，这是什么原因？岐伯回答说：疟疾开始发作的时候，先起于毫毛竖立，继而四体不舒，欲得引伸，呵欠连连，乃至寒冷发抖，下颌鼓动，腰脊疼痛；及至寒冷过去，便是全身内外发热，头痛有如破裂，口渴喜欢冷饮。

黄帝问：这是什么原因引起的？给我讲讲这里面的道理。岐伯说：这是由于阴阳上下相争，虚实交替而作，阴阳虚实相互移易转化的关系。阳气并入于阴分，使阴气实而阳气虚，阳明经气虚，就寒冷发抖乃至两颌鼓动；太阳经气虚，便腰背头项疼痛；三阳经气都虚，则阴气更胜，阴气胜则骨节寒冷而疼痛，寒从内生，所以内外都觉得寒冷。如阴气并入阳分，则阳气实而阴气虚。阳主外，阳盛就发生外热；阴主内，阴虚就发生内热，因此外内都发热，热甚的时候就气喘口渴，所以喜欢冷饮。这都是由于夏天伤于暑气，热气过盛，并留藏于肤之内，肠胃之外，亦即荣气居留的所在。由于暑热内伏，使人汗孔疏松，腠理开泄，一遇秋凉，汗出而感受风邪，或者由于洗澡时感受水气，风邪水气停留于皮肤之内，与卫气相合并居于卫气流行的所在；而卫气白天行于阳分，夜里行于阴分，邪气也随之循行于阳分时则外出，循行于阴分时则内搏，阴阳内外相搏，所以每日发作。

黄帝问：疟疾有隔日发作的，这是什么原因？岐伯说：咽为邪气舍留之处较深，向内迫近于阴分，致使阳气独行于外，而阴分之邪留着于里，阴与阳相争而不能即出，所以隔一天才发作一次。黄帝道：讲得好！疟疾发作的时间，有逐日推迟，或逐日提前的，这里面的原因是什么呢？岐伯说：邪气从风府穴侵入之后，循脊骨逐日逐节下移，卫气是一昼夜会于风府，而邪气却每日向下移行一节，所以其发作时间也就一天迟一天，这是由于邪气先侵袭于脊骨的关系。每当卫气会于风府时，则腠理开发，腠理开发则邪气侵入，邪气侵入与卫气交争，病就发作，因邪气日下一节，所以发病时间就日益推迟了。这种邪气侵袭风府，逐日下移一节而发病的，约经二十五日，邪气下行至骶骨；二十六日，又入于脊内，而流注于伏肿脉；再沿冲脉上行，至九日上至于缺盆之中。因为邪气日见上升，所以发病的时间也就一天早一天。至于隔一次发病一次的，是因为邪气内迫于五脏，横连于膜原，它所行走的道路较远，邪气深藏，循行迟缓。不能和卫气并行，邪气与卫气不得同时皆出，所以隔一天才能发作一次。

刺疟篇第三十六

【原文】

足太阳之疟，令人腰痛头重，寒从背起，先寒后热，熇熇暍暍然[①]，热止汗出，难已，刺郄中出血。足少阳之疟，令人身体解㑊，寒不甚，热不甚，恶见人，见人心惕惕然，热多汗出甚，刺足少阳。足阳明之疟，令人先寒，洒淅洒淅，寒甚久乃热，热去汗出，喜见日月光火气乃快然，刺足阳明跗上。足太阴之疟，令人不乐，好太息，不嗜食，多寒热，汗出，病至则善呕，呕已乃衰，即取之。足少阴之疟，令人呕吐甚，多寒热，热多寒少，欲闭户牖而处，其病难已。足厥阴之疟，令人腰痛少腹满，小便不利如癃状，非癃也，数便，意[②]恐惧气不足，腹中悒悒[③]，刺足厥阴。

肺疟者，令人心寒，寒甚热，热间善惊，如有所见者，刺手太阴阳明。心疟者，令人烦心甚，欲得清水，反寒多，不甚热，刺手少阴。肝疟者，令人色苍苍然，太息，其状若死者，刺足厥阴见血。脾疟者，令人寒，腹中痛，热则肠中鸣，鸣已汗出，刺足太阴。肾疟者，令人洒洒然，腰脊痛宛转[④]，大便难，目眴眴然[⑤]，手足寒，刺足太阳少阴。胃疟者，令人且病也，善饥而不能食，食而支满腹大，刺足阳明太阴横脉出血。

【注释】

①暍暍：热势很高。②数便意：新校正云：『按《甲乙经》「数便意」三字作「数噫」二字。』③悒悒：不畅快的样子。④宛转：腰体难于转动。

【译文】

足太阳经的疟疾，使人头重腰痛，寒冷发自脊背，先寒后热，热势灼人，热止汗出，这种疟疾不易痊愈，治疗方法是刺委中穴出血。足少阳经的疟疾，使人身倦无力，恶寒发热都不甚厉害，怕见人，看见人就感到恐惧，发热的时间比较长，汗出亦很多，治疗方法，刺足少阳经。足阳明经的疟疾，使人先觉怕冷，逐渐恶寒加剧，很久才发热，退热时便汗出，这种病人，喜欢亮光，喜欢向火取暖，见到亮光以及火气，就感到爽快，治疗方法，刺足阳明经足背上的冲阳穴。足太阴经的疟疾，使人闷闷不乐，时常要叹息，不想吃东西，多发寒热，汗出亦多，病发作时容易呕吐，吐后病势减轻，治疗方法，取足太阴经的孔穴。足少阴经的疟疾，使人发生剧烈呕吐，多发寒热，热多寒少，常常喜欢紧闭门窗而居，这种病不易痊愈。足厥阴经的疟疾，使人腰痛，少腹胀满，小便不利，似乎癃病，而实非癃病，只是小便频数不爽，病人心中恐惧，气分不足，腹中郁滞不畅，治疗方法，刺足厥阴经。

肺疟，使人发冷，冷极则发热，热时容易发惊，好像见到了可怕的事物，治疗方法是刺手太阴、手阳明两经。心疟，使人心中烦热得很厉害，想喝冷水，但身上反觉寒多而不太热，治疗方法，刺手少阴经。肝疟，使人面色苍青，时欲太息，厉害的时候，形状如死，治疗方法，刺足厥阴经出血。脾疟，使人发冷，腹中痛，待到发热时，则脾气行而肠中鸣响，肠鸣后阳气外达而汗出，治疗方法，刺足太阴经。肾疟，使人洒淅寒冷，腰脊疼痛，难以转侧，大便困难，目视眩动不明，手足冷；治疗方法，刺足太阳、足少阴两经。胃疟，发病时使人易觉饥饿，但又不能进食，进食就感到脘腹胀满膨大，治疗方法，取足阳明、足太阴两经横行的络脉，刺出其血。

气厥论篇第三十七

【原文】

黄帝问曰：五脏六腑，寒热相移者何？岐伯曰：肾移寒于脾，痈肿[1]少气，脾移寒于肝，痈肿筋挛。肝移寒于心，狂隔中[2]。心移寒于肺，肺消，肺消者饮一溲二，死不治。肺移寒于肾，为涌水，涌水者，按腹不坚，水气客于大肠，疾行则鸣濯濯[3]如囊裹浆，水之病也。

脾移热于肝，则为惊衄。肝移热于心，则死。心移热于肺，传为膈消[4]。肺移热于肾，传为柔痓。肾移热于脾，传为虚，肠澼，死不可治。胞[5]移热于膀胱，则癃溺血。膀胱移热于小肠，膈肠不便，上为口麋。小肠移热于大肠，为虚瘕，为沉。大肠移热于胃，善食而瘦，入谓之食亦。胃移热于胆，亦曰食亦。胆移热于脑，则辛頞[6]鼻渊，鼻渊者，浊涕下不止也，传为衄蠛[7]瞑目，故得之气厥[8]也。

【注释】

①痈肿：此作痈病肿痛解。②隔中：隔塞不通的病症。③濯濯：水气流动的声音。此处指肠鸣水声。④鬲消：鬲，同隔。热邪熏蒸胸隔，津气消灼，而见气短、消渴的病症。⑤胞：指男性之精室，女性之女子胞。⑥辛頞：頞，鼻梁。辛頞，即病人感觉鼻梁中辛辣不适。⑦衄蠛：衄，鼻出血；蠛，污血。衄蠛，即鼻中出血。⑧气厥：气逆，气机逆乱。

【译文】

黄帝问道：五脏六腑之间的寒热是如何相互转移的？岐伯回答说：肾移寒于脾，则病痈肿和少气，脾移寒于肝，则痈肿和筋挛。肝移寒于心，则病发狂和胸中隔塞。心移寒于肺，则为肺消；肺消病的症状是饮水一分，小便要排二分，属无法治疗的死症。肺移寒于肾，则为涌水；涌水病的症状是腹部按之不甚坚硬，但因水气留居于大肠，故快走时肠中濯濯鸣响，如皮囊装水样，这是水气之病。脾移热于肝，则病惊骇和鼻衄。肝移热于心，则引起死亡。心移热于肺，日久则为鬲消。肺移热于肾，日久则为柔痉。肾移热于脾，日久渐成虚损；若再患肠澼，便易成为无法治疗的死症。胞移热于膀胱，则病小便不利和尿血。膀胱移热于小肠，使肠道隔塞，大便不通，热气上行，以至口舌糜烂。小肠移热于大肠，则热结不散，成为伏瘕，或为痔疮。大肠移热于胃，则使人饮食增加而体瘦无力，病称为食亦。胃移热于胆，也叫做食亦。胆移热于脑，则鼻梁内感觉辛辣而成为鼻渊，鼻渊会有鼻流浊涕不止的症状，时间长了会导致鼻中流血，两目不明。以上各种病症，都是因为寒热之气厥逆，在脏腑中互相移传而引起的。

咳论篇第三十八

【原文】

黄帝问曰：肺之令人咳何也？岐伯对曰：五脏六腑皆令人咳，非独肺也。帝曰：愿闻其状。岐伯曰：皮毛者肺之合也，皮毛先受邪气，邪气以从其合也。其寒饮食入胃，从肺脉上至于肺则肺寒，肺寒则外内合邪，因而客之，则为肺咳。五脏各以其时受病，非其时各传以与之。

帝曰：六腑之咳奈何？安所受病？岐伯曰：五脏之久咳，乃移于六府。脾咳不已，则胃受之，胃咳之状，咳而呕，呕甚则长虫出。肝咳不已，则胆受之，胆咳之状，咳呕胆汁。肺咳不已，则大肠受之，大肠咳状，咳而遗失[1]。心咳不已，则小肠受之，小肠咳状，咳而失气，气与咳俱失。肾咳不已，则膀胱受之，膀胱咳状，咳而遗溺。久咳不已，则三焦受之，三焦咳状，咳而腹满，不欲食饮，此皆聚于胃，关于肺，使人多涕唾而面浮肿，气逆也。

帝曰：治之奈何？岐伯曰：治脏者治其俞，治腑者治其合，浮肿者治其经[2]。

【注释】

①遗失：失，通屎。遗失，大便失禁。②经：指经脉之穴，经穴。

【译文】

黄帝问道：肺脏有病常使人咳嗽的原因是什么？岐伯回答说：五脏六腑有病，都能使人咳嗽，不单是肺病如此。

黄帝说：希望听你讲讲各种咳嗽的症状。岐伯说：皮毛与肺是相配合的，皮毛先感受了外邪，邪气就会影响到肺脏。再由于吃了寒冷饮食，寒气在胃循着肺脉上行于肺，引起肺寒，这样就使内外寒邪相合，停留于肺脏，从而成为肺咳。这是肺咳的情况。至于五脏各腑之咳，是五脏各在其所主的时令受病，并非在肺的主时受病，而是各脏之病传给肺的。

黄帝问：六腑咳嗽的症状如何？是怎样受病的？岐伯回答说：五脏咳嗽日久不愈，就要传移于六腑。例如脾咳不愈，则胃就受病；胃咳的症状，咳而呕吐，甚至呕出蛔虫。肝咳不愈，则胆就受病，胆咳的症状是咳而呕吐胆汁。肺咳不愈，则大肠受病，大肠咳的症状，咳而大便失禁。心咳不愈，则小肠受病，小肠咳的症状是咳而放屁，而且往往是咳嗽与失气同时出现。肾咳不愈，则膀胱受病；膀胱咳的症状，咳而遗尿。以上各种咳嗽，如经久不愈，则使三焦受病，三焦咳的症状，咳而腹满，不想饮食。凡此咳嗽，不论由于那一脏腑的病变，其邪必聚于胃，并循着肺的经脉而影响及肺，才能使人多痰涕，面部浮肿，咳嗽气逆。

黄帝问：如何治疗呢？岐伯回答说：治五脏的咳，取其俞穴；治六腑的咳，取其合穴；凡咳而浮肿的，可取有关脏腑的经穴而分治之。

举痛论篇第三十九

【原文】

黄帝问曰：余闻善言天者，必有验于人；善言古者，必有合于今；善言人者，必有厌[1]于己。如此，则道不惑而要数极[2]，所谓明也。今余问于夫子，令言而可知，视而可见，扪而可得，令验于己，而发蒙解惑，可得而闻乎？岐伯再拜稽首对曰：何道之问也？帝曰：愿闻人之五脏卒痛，何气使然？岐伯对曰：经脉流行不止，环周不休，寒气入经而稽迟，泣而不行，客于脉外则血少，客于脉中则气不通，故卒然而痛。

帝曰：余知百病生于气也，怒则气上，喜则气缓，悲则气消，恐则气下，寒则气收，炅则气泄，惊则气乱，劳则气耗，思则气结，九气不同，何病之生？

岐伯曰：怒则气逆，甚则呕血及飧泄，故气上矣。喜则气和志达，荣卫通利，故气缓矣。悲则心系急，肺布叶举，而上焦不通，荣卫不散，热气在中，故气消矣。恐则精却[3]，却则上焦闭，闭则气还，还则下焦胀，故气不行矣。寒则腠理闭，气不行，故气收矣。炅则腠理开，荣卫通，汗大泄，故气泄。惊则心无所倚，神无所归，虑无所定，故气乱矣。劳则喘息汗出，外内皆越，故气耗矣。思则心有所存，神有所归[4]，正气留而不行，故气结[5]矣。

【注释】

①厌：《说文》：『厌，合也。』②要数极：数，理也；要数，指重要的道理；极，顶点，引作透彻、明达解。③精却：却，却迟之义。精却是指肾精不能上承反而下陷。④心有所存，神有所归：指精力集中，神归一处。⑤气结：气机郁结。

【译文】

黄帝问道：我听说善谈论天道的，必能在人事上得到验证；善谈论历史的，必能在今事上得到应合；善谈论人事的，必能结合自己的情况。这样，才能掌握事物的规律而不迷惑，了解事物的要领极其透彻，这就是所谓明达事理的人。现在我想请教先生，将问诊所知，望诊所见，切诊所得的情况告诉我，使我有所体验，启发蒙昧，解除疑惑，你能否告诉我呢？岐伯再次跪拜回答说：你要问的是哪些道理呢？黄帝说：我想听听人体的五脏突然作痛，是什么邪气造成的呢？岐伯回答说：人体经脉中的气血流行不止，如环无端，如果寒邪侵入了经脉，则经脉气血的循行迟滞，凝涩而不畅行，故寒邪侵袭于经脉内外，则使经脉凝涩而血少，脉气留止而不通，所以突然作痛。

黄帝说：我知道许多疾病的发生，都是因为气机失调引起的，像暴怒则气上逆，喜则气舒缓，悲哀则气消沉，恐惧则气下却，遇寒则气收敛，受热而气外泄，受惊则气紊乱，过劳则气耗散，思虑则气郁结。这九种气的变化各不相同，会发生怎样的疾病呢？岐伯说：大怒则使肝气上逆，血随气逆，甚则呕血，或肝气乘脾发生飧泄，所以说是气上。喜则气和顺而志意畅达，荣卫之气通利，所以说是气缓。悲哀太过则心系急迫，但悲为肺志，悲伤过度则肺叶张举，上焦随之闭塞不通，营卫之气得不到布散，热气郁闭于中而耗损肺气，所以说是气消。恐惧则使精气下却，精气下却则升降不交，故上焦闭塞，上焦闭塞则气还归于下，气郁于下则下焦胀满，所以说『恐则气下』。寒冷之气侵袭人体，则使腠理闭密，荣卫之气不得畅行而收敛于内，所以说是气收。火热之气能使人腠理开放，荣卫通畅，汗液大量外出，致使气随津泄，所以说是气泄。受惊则心悸动无所依附，神志无所归宿，心中疑虑不定，所以说是气乱。劳役过度则气动喘息，汗出过多，喘则内气越，汗出过多则外气越，内外之气皆泄越，所以说是气耗。思考会使人精力集中，心有所存，神归一处，以致正气留结而不运行，所以说会气结。

腹中论篇第四十

【原文】

黄帝问曰：有病心腹满，旦食则不能暮食，此为何病？岐伯对曰：名为鼓胀。帝曰：治之奈何？岐伯曰：治之以鸡矢醴，一剂知，二剂已。帝曰：其时有复发者何也？岐伯曰：此饮食不节，故时有病也。虽然其病且已，时故当病气聚于腹也。帝曰：有病胸胁支满者，妨于食，病至则先闻腥臊臭，出清液，先唾血，四肢清，目眩，时时前后血①，病名为何？何以得之？岐伯曰：病名曰血枯，此得之年少时，有所大脱血，若醉入房中，气竭肝伤，故月事衰少不来也。帝曰：治之奈何？复以何术？岐伯曰：以四乌鲗骨一芦茹二物并合之，丸以雀卵，大如小豆，以五丸为后饭②，饮以鲍鱼汁，利肠中及伤肝也。

帝曰：病有少腹盛，上下左右皆有根，此为何病？可治不③？岐伯曰：病名曰伏梁。帝曰：伏梁因何而得之？岐伯曰：裹大脓血，居肠胃之外，不可治，治之每切按之致死。帝曰：何以然？岐伯曰：此下则因④阴，必下脓血，上则迫胃脘，生⑤膈，侠胃脘内痈，此久病也，难治。居脐上为逆，居齐下为从，勿动亟夺⑥。论在《刺法》中。

【注释】

①前后血：即大小便出血。②后饭：王冰注：『饭后药先，谓之后饭。』即先吃饭后吃药。③不：同『否』。④因：因乃『困』字，形近而误。困，困迫也。⑤生：生乃『至』字之误。⑥亟夺：不要过多地用泻下方法治疗。

【译文】

黄帝问道：有人患心腹胀满的病，吃了早饭不能再吃晚饭，这种病叫什么？岐伯回答说：这叫鼓胀病。黄帝说：怎样治疗呢？岐伯说：可用鸡矢醴来治疗，一剂就能见效，两剂病就好了。黄帝说：这种病有时还会复发是什么原因呢？岐伯说：这是因为饮食不注意，所以病有时复发。这种情况多是正当疾病将要痊愈时，而又复伤于饮食，使邪气复聚于腹中，因此鼓胀就会再发。

黄帝说：有一种胸胁胀满的病，妨碍饮食，发病时先闻到腥臊的气味，鼻流清涕，先唾血，四肢清冷，头目眩晕，时常大小便出血，这种病的名字是什么？是什么原因引起的？岐伯说：这种病的名字叫血枯，得病的原因是在少年的时候患过大的失血病，使内脏有所损伤，或者是醉后肆行房事，使肾气竭，肝血伤，所以月经闭止而不来。黄帝说：怎样治疗呢？要用什么方法使其恢复？岐伯说：用四份乌贼骨，一份藘茹，二药混合，以雀卵为丸，制成如小豆大的丸药，每次服五丸，饭前服药，饮以鲍鱼汁。这个方法可以通利肠道，补益损伤的肝脏。

黄帝说：少腹坚硬盛满，上下左右都有根蒂，这是什么病？能治疗吗？岐伯说：病名叫伏梁。黄帝说：引起伏梁病的原因是什么？岐伯说：小腹部裹藏着大量脓血，居于肠胃之外，不可能治愈的。在诊治时，不宜重按，每因重按而致死。黄帝说：为什么会这样呢？岐伯说：此下为小腹及二阴，按摩则使脓血下出；此上是胃脘部，按摩则上迫胃脘，能使横膈与胃脘之间发生内痈，此为根深蒂固的久病，故难治疗。一般来说，这种病生在脐上的为逆症，生在脐下的为顺症，切不可急切按摩，以使其下夺。关于本病的治法，在《刺法》中有所论述。

刺腰痛篇第四十一

【原文】

衡络之脉[1]令人腰痛，不可以俯仰，仰则恐仆，得之举重伤腰，衡络绝，恶血归之，刺之在郄阳筋之间，上郄数寸，横居为二痏出血。

会阴之脉[2]令人腰痛，痛上漯漯然汗出[3]，汗干令人欲饮，饮已欲走，刺直阳之脉上三痏，在跻上郄下五寸横居，视其盛者出血。

飞阳之脉令人腰痛，痛上怫怫然，甚则悲以恐，刺飞阳之脉，在内踝上五寸，少阴之前，与阴维之会。

昌阳之脉令人腰痛，痛引膺，目䀮䀮然，甚则反折，舌卷不能言，刺内筋为二痏，在内踝上大筋前太阴后，上踝二寸所。

散脉令人腰痛而热，热甚生烦，腰下如有横木居其中，甚则遗溲，刺散脉，在膝前骨肉分间，络外廉束脉为三痏。

肉里之脉[4]令人腰痛，不可以咳，咳则筋缩急，刺肉里之脉为二痏，在太阳之外，少阳绝骨之后。

腰痛引少腹控䏚，不可以仰，刺腰尻交者，两髁胂上，以月生死为痏数，发针立已，左取右，右取左[5]。

【注释】

①衡络之脉：衡，横也。衡络之脉，即带脉。②会阴之脉：指的是督脉。因督脉出于会阴，上行背脊。③漯漯然汗出：漯，同『累』。漯漯然汗出，形容汗出不断的样子。④肉里之脉：王冰注：『肉里之脉，少阳所生，则阳维之脉气所发也。』

⑤左取右，右取左：谓肢体左侧疼痛，就取右侧的穴位针刺；肢体右侧疼痛，就刺左侧的穴位。这里指缪刺法。

【译文】

衡络之脉发病令人腰痛，不可以前俯和后仰，后仰则恐怕跌倒，这种病大多因为用力举重伤及腰部，使横络阴绝不通，瘀血滞留在里。治疗时应刺委阳大筋间上行数寸处的殷门穴，视其血络横居盛满者针刺二次，令其出血。

会阴之脉发病令人腰痛，痛则汗出，汗止则欲饮水，并表现着行动不安的状态，治疗时应刺直阳之脉上三次，其部位在阳跻中脉穴上、足太阳郄中穴下五寸的承筋穴处，视其左右有络脉横居、血络盛满的，刺出其血。

飞阳之脉发病令人腰痛，病处突然肿胀，厉害的话人会悲哀恐惧，治疗时刺飞阳之脉，其脉在内踝之五寸，少阴前，与阳维会。

昌阳之脉发病令人腰痛，疼痛牵引胸膺部，眼睛视物昏花，严重时腰背向后反折，舌卷短不能言语，治疗时应取筋内侧的复溜穴刺二次，其穴在内踝上大筋的前面，足太阴经的后面，内踝上二寸处。

散脉发病令人腰痛而发热，热甚则生心烦，腰下好像有一块横木梗阻其中，甚至会发生遗尿，治疗时应刺散脉下俞之巨虚上廉和巨虚下廉，其穴在膝前外侧骨肉分间，看到有青筋缠束的脉络，即用针刺三次。

肉里之脉发病令人腰病，痛得不能咳嗽，咳嗽则筋脉拘急挛缩，治疗时应刺肉里之脉二次，其穴在足太阳的外前方，足少阳绝骨之端的后面。

腰痛时牵连少腹，引动季胁之下，不能后仰，治疗时应刺腰尻交处的下髎穴，它的部位在两踝骨下挟脊两旁的坚肉处，针刺时以月亮的盈缺计算针刺的次数，针刺后即见效，并可采用左痛刺右侧、右痛刺左侧的方法。

风论篇第四十二

【原文】

黄帝问曰：风之伤人也，或为寒热，或为热中，或为寒中，或为疠风，或为偏枯①，或为风也，其病各异，其名不同，或内至五脏六腑，不知其解，愿闻其说。岐伯对曰：风气藏于皮肤之间，内不得通，外不得泄。风者善行而数变，腠理开则洒然寒，闭则热而闷，其寒也则衰食饮，其热也则消肌肉，故使人怢栗②而不能食，名曰寒热。

风气与阳明入胃，循脉而上至目内眦，其人肥则风气不得外泄，则为热中而目黄；人瘦则外泄而寒，则为寒中而泣出。

风气与太阳俱入，行诸脉俞，散于分肉③之间，与卫气相干④，其道不利，故使肌肉愤䐜⑤而有疡，卫气有所凝而不行，故其肉有不仁也。疠者，有荣气热胕，其气不清，故使其鼻柱坏，而色败，皮肤疡溃，风寒客于脉而不去，名曰疠风，或名曰寒热。

以春甲乙伤于风者为肝风，以夏丙丁伤于风者为心风，以季夏戊己伤于邪者为脾风，以秋庚辛中于邪者为肺风，以冬壬癸中于邪者为肾风。风中五脏六腑之俞，亦为脏腑之风，各入其门户所中，则为偏风。

风气循风府而上，则为脑风。风入系头，则为目风、眼寒。饮酒中风，则为漏风。入房汗出中风，则为内风。新沐中风，则为首风。久风入中，则为肠风飧泄。外在腠理，则为泄风。故风者百病之长也，至其变化乃为他病也，无常方，然致有风气也。

【注释】

①偏枯：即偏瘫证，半身不遂。②怢栗：指寒貌。③分肉：即肌肉。④相干：相互搏结。⑤肌肉愤䐜：肌肉愤然肿胀。

【译文】

黄帝问道：风邪侵犯人体会引发多种疾病，有的是寒热病，有的是热中病，有的是寒中病，有的是疠风病，有的是偏枯病，还可能是其他风病。由于病态表现不同，所以病名也不一样，甚至侵入到五脏六腑，我不知道如何解释，愿听你谈谈其中的道理。岐伯说：风邪侵犯人体常常留滞于皮肤之中，使腠理开合失常，经脉不能通调于内，卫气不能发泄于外；然而风邪来去迅速，变化多端，若使腠理开张则阳气外泄而洒淅恶寒，若使腠理闭塞则阳气内郁而身热烦闷，恶寒则引起饮食减少，发热则会使肌肉消瘦，所以使人振寒而不能饮食，这种病叫做寒热病。

风邪由阳明经入胃，循经脉上行到目内眦，如果病人身体肥胖，腠理细密，则风邪不能向外发泄，稽留体内郁而化热，形成热中病，症见目珠发黄；如果病人身体瘦弱，腠理疏松，则阳气外泄而感到畏寒，形成寒中病，症见眼泪自出。风邪由太阳经侵入，遍行太阳经脉及其俞穴，散布在分肉之间，与卫气相搏结，使卫气运行的道路不通利，所以肌肉肿胀高起而产生疮疡；若卫气凝涩而不能运行，则肌肤麻木不知痛痒。疠风病是营气因热而腐坏，血气污浊不清所致，所以使鼻柱蚀坏而皮色衰败，皮肤生疡溃烂。这种病的致病原因是风寒侵入经脉稽留不去，病名叫疠风，也称作寒热。

如果在春季或甲日、乙日感受风邪的，形成的是肝风；如果在夏季或丙日、丁日感觉风邪的，形成的是心风，如果在长夏或戊日、己日感受风邪的，形成的是脾风；如果在秋季或庚日、辛日感受风邪的，形成的是肺风；如果在冬季或壬日、癸日感觉风邪的，形成的是肾风。

风邪侵入五脏六腑的俞穴，沿经内传，也可成为五脏六腑的风病。俞穴是机体与外界相通的门户，若风邪从其血气衰弱场所入侵，或左或右；偏着于一处，则成为偏风病。

风邪由风府穴上行入脑，就成为脑风病；风邪侵入头部累及目系，就成为目风痛，两眼畏惧风寒；饮酒之后感觉风邪，成为漏风病；行房汗出时感受风邪，成为内风病；刚洗过头时感受风邪，成为首风病；风邪久留不去，内犯肠胃，则形成肠风或飧泄病；风邪停留于腠理，则成为泄风病。所以，风邪是引起多种疾病的首要因素。至于它侵入人体后产生变化，能引起其他各种疾病，就没有一定常规了，但其病因都是风邪入侵。

痹论篇第四十三

【原文】

黄帝问曰：痹[1]之安生？岐伯对曰：风寒湿三气杂至，合而为痹也。其风气胜者为行痹[2]，寒气胜者为痛痹[3]，湿气胜者为著痹[4]也。

帝曰：其有五者何也？岐伯曰：以冬遇此者为骨痹，以春遇此者为筋痹，以夏遇此者为脉痹，以至阴遇此者为肌痹，以秋遇此者为皮痹。

帝曰：内舍五脏六府，何气使然？岐伯曰：五脏皆有合，病久而不去者，内舍于其合也。故骨痹不已，复感于邪，内舍于肾。筋痹不已，复感于邪，内舍于肝。脉痹不已，复感于邪，内舍于心。肌痹不已，复感于邪，内舍于脾。皮痹不已，复感于邪，内舍于肺。所谓痹者，各以其时重感于风寒湿之气也。

凡痹之客五脏者：肺痹者，烦满喘而呕。心痹者，脉不通，烦则心下鼓[5]，暴上气而喘，嗌干善噫，厥气上则恐。肝痹者，夜卧则惊，多饮数小便，上为引如怀。肾痹者，善胀，尻以代踵，脊以代头。脾痹者，四支解惰，发咳呕汁，上为大塞。肠痹者，数饮而出不得，中气喘争，时发飧泄。胞痹者，少腹膀胱按之内痛，若沃以汤，涩于小便，上为清涕。

阴气者，静则神藏，躁则消亡，饮食自倍，肠胃乃伤。淫气[6]喘息，痹聚在肺；淫气忧思，痹聚在心；淫气遗溺，痹聚在肾；淫气乏竭，痹聚在肝；淫气肌[7]绝，痹聚在脾。诸痹不已，亦益内也。其风气胜者，其人易已也。

【注释】

①痹：痹，闭也。此指病名。即因气血闭阻不通所致的疾病，称为痹症。②行痹：又名风痹。特点是肢节疼痛，游走不定。③痛痹：又名寒痹。特点是肢节剧痛。遇热则轻，遇寒则加重。④著痹：以痛位固定不移、肢体沉重或麻木不仁为特点的痹症。⑤心下鼓：

鼓，动也。这里指心动悸不安。⑥淫气：此指风寒湿邪的痹气。淫，在此亦有动词的含义，即浸淫。⑦肌：当为『饥』字。

【译文】

黄帝问道：痹病是如何产生的？岐伯回答说：痹病是由风、寒、湿三种邪气杂合伤人而形成的。其中风邪偏胜的叫行痹，寒邪偏胜的叫痛痹，湿邪偏胜的叫着痹。

黄帝问道：痹病又可分为五种，为什么？岐伯说：在冬天得病的称为骨痹；在春天得病的称为筋痹；在夏天得病的称为脉痹；在长夏得病的称为肌痹；在秋天得病的称为皮痹。

黄帝问道：痹病的病邪又有内侵而累及五脏六腑的，是什么原因造成的？岐伯说：五脏都有与其相合的组织器官，若病邪久留不除，就会内犯于相舍的内脏。所以，骨痹不愈，再感受邪气，就会内舍于肾；筋痹不愈，再感受邪气，就会内舍于肝；脉搏不愈，再感受邪气，就会内舍于心；肌痹不愈，再感受邪气，就会内舍于脾；皮痹不愈，再感受邪气，就会内舍于肺。总之，这些痹症是各脏在所主季节里重复感受了风、寒、湿气所造成的。

一般痹病侵入到五脏，症状都不一样：肺痹的症状是烦闷胀满，喘逆呕吐；心痹的症状是血脉不通畅，烦躁而心悸，突然气逆上壅而喘息，咽干，易嗳气，厥逆气上则引起恐惧；肝痹的症状是夜眠多惊，饮水多而小便频数，疼痛循肝经由上而下牵引少腹如怀孕之状；肾痹的症状是腹部易作胀，骨萎而足不能行，行步时臀部着地，脊柱屈曲畸形，高耸过头；脾痹的症状是四肢倦怠无力，咳嗽，呕吐清水，上腹部痞塞不通；肠痹的症状是频频饮水而小便困难，腹中肠鸣，时而发生完全谷不化的泄泻；膀胱痹的症状是少腹膀胱部位按之疼痛，如同灌了热水似的，小便涩滞不爽，上部鼻流清涕。

五脏精气，安静则精神内守，躁动则易于耗散。若饮食过量，肠胃就要受损。致痹之邪引起呼吸喘促，是痹发生在肺；致痹之邪引起忧伤思虑，是痹发生在心；致痹之邪引起遗尿，是痹发生在肾；致痹之邪引起疲乏衰竭，是痹发生在肝；致痹之邪引起肌肉瘦削，是痹发生在脾。总之，各种痹病日久不愈，病变就会进一步向内深入。其中风邪偏盛的容易痊愈。

痿论篇第四十四

【原文】

黄帝曰：五脏使人痿[1]何也？岐伯对曰：肺主身之皮毛，心主身之血脉，肝主身之筋膜，脾主身之肌肉，肾主身之骨髓，故肺热叶焦，则皮毛虚弱急薄者[2]，则生痿躄[3]也。心气热，则下脉厥而上，上则下脉虚，虚则生脉痿，枢折挈[4]，胫纵而不任地也。肝气热，则胆泄口苦筋膜干，筋膜干则筋急而挛，发为筋痿。脾气热，则胃干而渴，肌肉不仁，发为肉痿。肾气热，则腰脊不举，骨枯而髓减，发为骨痿。

帝曰：何以得之？岐伯曰：肺者，脏之长也，为心之盖也，有所失亡[5]，所求不得，则发肺鸣，鸣则肺热叶焦。故曰：五藏因肺热叶焦，发为痿躄。此之谓也。悲哀太甚，则胞络绝，胞络绝则阳气内动，发则心下崩，数溲血也。故《本病》曰：大经空虚，发为肌痹，传为脉痿。思想无穷，所愿不得，意淫于外，入房太甚，宗筋弛纵，发为筋痿，及为白淫[6]。故《下经》曰：筋痿者，生于肝，使内也。有渐[7]于湿，以水为事，若有所留，居处相湿，肌肉濡渍，痹而不仁，发为肉痿。故《下经》曰：肉痿者，得之湿地也。有所远行劳倦，逢大热而渴，渴则阳气内伐，内伐则热舍于肾，肾者水脏也，今水不胜火，则骨枯而髓虚，故足不任身，发为骨痿。故《下经》曰：骨痿者，生于大热也。

帝曰：何以别之？岐伯曰：肺热者色白而毛败，心热者色赤而络脉溢，肝热者色苍而爪枯，脾热者色黄而肉蠕动，肾热者色黑而齿槁。

【注释】

①痿：病名，即痞症，指肌肤干枯，肢体弛缓、柔弱不用的一类病症。②急薄者：形容皮肤干枯不润泽，肌肉消瘦的症状。③痿躄：痿，四肢痿弱不用；躄，多指下肢不能行走。痿躄，统指四肢痿废不用。④枢折挈：王冰注：

『膝腕枢纽如折去而不相提挈，』挈下脱一『不』字，即枢折不挈。枢，枢纽、关节；折，折断；不挈，不能提举。枢折不挈，指关节如折断而不能提举。⑤失亡：指心情不畅、不如意，犹如心爱之物亡失。⑥白淫：男子则指遗精或尿浊；女子则指白带。⑦渐：浸渍之义。

【译文】

黄帝问道：五脏都能使人发生痿病，原因是什么？岐伯回答说：肺主全身皮毛，心主全身血脉，肝主全身筋膜，脾主全身肌肉，肾主会身骨髓。所以肺脏有热，灼伤津液，则枯焦，皮毛也呈虚弱、干枯不润的状态，热邪不去，则变生痿躄；心脏有热，可使气血上逆，气血上逆就会引起在下的血脉空虚，血脉空虚就会变生脉痿，使关节如折而不能提举，足胫弛缓而不能着地行路；肝脏有热，可使胆汁外溢而口苦，筋膜失养而干枯，以至筋脉挛缩拘急，变生筋痿；脾有邪热，则灼耗胃津而口渴，肌肉失养而麻木不仁，变生不知痛痒的肉痿；肾有邪热，热灼精枯，致使髓减骨枯，腰脊不能举动，就会变生骨痿。

黄帝问道：痿症是如何引起的？岐伯说：肺是诸脏之长，又是心脏的华盖。碰到失意的事情，会使肺气郁而不畅，于是出现喘息有声，进而则气郁化热，使肺叶枯焦，精气因此而不能敷布于周身，五脏都是因肺热叶焦得不到营养而发生痿躄的，说的就是这个道理。如果悲哀过度，就会因气机郁结而使心包络隔绝不通，心包络隔绝不通则导致阳气在内妄动，逼迫心血下崩，于是屡次小便出血。所以《本病》讲：大经空虚，包络绝，血下溲，则不能外充肌肉，故发为肌痹，亦不能内荣经脉，故传为脉痿。如果无穷尽地胡思乱想而欲望又不能达到，或意念受外界影响而惑乱，房事不加节制，这些都可致使宗筋弛缓，形成筋痿或白浊、白带之类疾患。有的人日渐感受湿邪，如从事于水湿环境中的工作，水湿滞留体内，或居处潮湿，肌肉受湿邪浸渍，导致了湿邪痹阻而肌肉麻木不仁，最终则发展为肉痿。如果长途跋涉，劳累太甚，又逢炎热天气而口渴，于是阳气化热内扰，内扰的邪热侵入肾脏，肾为水脏，如水不胜火，灼耗阴精，就会骨枯髓空，致使两足不能支持身体，形成骨痿。所以《下经》中说：『骨痿是由于大热所致。』

黄帝问道：鉴别五种痿症的方法有哪些呢？岐伯说：肺有热的痿，面色白而毛发衰败；心有热的痿，面色红而浅表血络充盈显现；肝有热的痿，面色青而爪甲枯槁；脾有热的痿，面色黄而肌肉蠕动；肾有热的痿，面色黑而牙齿枯槁。

厥论篇第四十五

【原文】

黄帝问曰：厥之寒热者何也？岐伯对曰：阳气衰于下[1]，则为寒厥；阴气[2]衰于下，则为热厥。帝曰：热厥之为热也，必起于足下者何也？岐伯曰：阳气起于足五指之表，阴脉者集于足下而聚于足心，故阳气胜则足下热也。帝曰：寒厥之为寒也，必从五指而上于膝者何也？岐伯曰：阴气起于五指之里，集于膝下而聚于膝上，故阴气胜则从五指至膝上寒，其寒也，不从外，皆从内也。

帝曰：厥或令人腹满，或令人暴不知人，或至半日远至一日乃知人者，何也？岐伯曰：阴气盛于上则下虚，下虚则腹胀满，阳气盛于上则下气重上而邪气逆，逆则阳气乱，阳气乱则不知人也。帝曰：善。愿闻六经脉之厥状病能也。岐伯曰：巨阳之厥，则肿首头重，足不能行，发为眴仆[3]。阳明之厥，则癫疾[4]欲走呼，腹满不得卧，面赤而热，妄见而妄言。少阳之厥，则暴聋，颊肿而热，胁痛，骱不可以运。太阴之厥，则腹满䐜胀，后不利，不欲食，食则呕，不得卧。少阴之厥，则口干溺赤，腹满心痛。厥阴之厥，则少腹肿痛，腹胀泾溲不利，好卧屈膝，阴缩肿，骱内热。盛则泻之，虚则补之，不盛不虚，以经取之。太阴厥逆，骱急挛，心痛引腹，治主病者。少阴厥逆，虚满呕变，下泄清，治主病者。厥阴厥逆，挛，腰痛，虚满前闭谵言，治主病者。三阴俱逆，不得前后[5]，使人手足寒，三日死。太阳厥逆，僵仆呕血善衄，治主病者。少阳厥逆，机关不利，机关不利者，腰不可以行[6]，项不可以顾。发肠痈不可治，惊者死。阳明厥逆，喘咳身热，善惊衄呕血。手太阴厥逆，虚满而咳，善呕沫，治主病者。手心主少阴厥逆，心痛引喉，身热，死不可治。手太阳厥逆，耳聋泣出，项不可以顾，腰不可以俯仰，治主病者。手阳明少阳厥逆，发喉痹[7]，嗌肿痓，治主病者。

【注释】

①阳气衰于下：谓下焦肾阳虚衰。②阴气：指足三阴脉。③眴仆：眴，同眩。眩晕仆倒。④癫疾：精神病。癫，狂也。⑤不得前后：大小便不通。⑥行：此作转动、活动解。⑦喉痹：病名。指咽喉肿痛，吞咽困难之病。

【译文】

黄帝问道：厥症有寒有热，是如何形成的？岐伯答道：阳气衰竭于下，发为寒厥；阴气衰竭于下，发为热厥。黄帝问道：热厥症的发热，一般从足底开始，这是怎么回事？岐伯答道：阳经之气循行于足五趾的外侧端，汇集于足底而聚汇到足心，所以若阴经之气衰竭于下而阳经之气偏胜，就会导致足底发热。黄帝问道：寒厥症的厥冷，一般从足五趾渐至膝部，这是怎么回事？岐伯答道：阴经之气起于足五趾的内侧端，汇集于膝下后，上聚于膝部。所以若阳经之气衰竭于下而阴经之气偏胜，就会导致从足五趾至膝部的厥冷，这种厥冷，不是由于外寒的侵入，而是由于内里的阳虚所致。

黄帝问道：厥症有的使人腹部胀满，有的使人猝然不知人事，或者半天，甚至长达一天时间才能苏醒，这是什么原因造成的？岐伯答道：下部之气充盛于上，下部就空虚，下部气虚则水谷不化而引起腹部胀满，阳气偏盛于上，若下部之气又并聚于上，则气机失常而逆乱，气机逆乱则扰乱阳气，阳气逆乱就不省人事了。黄帝道：对！希望听听六经厥症的病态表现。岐伯说：太阳经厥症，上为头肿发重，下为足不能行走，发作时眼花跌倒。阳明经厥症，可出现疯癫样表现，奔跑呼叫，腹部胀满不得安卧，面部赤热，神志模糊，出现幻觉，胡言乱语。少阳经厥症，可见到突发性耳聋，面颊肿而发热，两胁疼痛，小腿不能运动。太阴经厥症，可见到腹部胀满，大便不爽，不思饮食，食则呕吐，不能安卧。少阴经厥症，可出现口干，小便色赤，腹胀满，心痛。厥阴经厥症，可见到少腹肿痛，腹胀满，大小便不利，喜欢采取屈膝的体位睡卧，前阴萎缩而肿，小腿内侧发热。厥症的治则是：实症用泻法，虚症用补法，本经自生病，不是受他经虚实症影响的，从本经取穴治疗。足太阴经的经气厥逆，小腿拘急痉挛，心痛牵引腹部，当取主病的本经腧穴治疗。足少阴经的经气厥逆，腹部虚满，呕逆，大便泄泻清稀，当取主病的本经腧穴治疗。足厥阴经的经气厥逆，腰部拘挛疼痛，腹部虚满，小便不通，胡言乱语，当取主病的本经腧穴治疗。若足三阴经都发生厥逆，则大小便不通，使人手足寒凉，三日死。太阳经厥气逆，身体僵直跌倒，呕血，容易鼻出血，当取主病的本经腧穴治疗。足少阳经的经气厥逆，关节活动不灵，关节不利则腰部不能活动，颈项不能回顾，如果伴发肠痈，就为不可治的危证。如若发惊，就会死亡。足阳明经的经气厥逆，喘促咳嗽，身发热，容易惊骇，鼻出血，呕血。手太阴经的经气厥逆，会出现胸中虚满而咳嗽、呕吐涎沫等症状，当取本经主病的腧穴治疗。手厥阴和手少阴经的经气厥逆，心痛连及咽喉，身体发热，是不可治的死证。手太阳经的经气厥逆，耳聋流泪，颈项不能回顾，腰不能前后俯仰，当取主病的本经腧穴治疗。手阳明经和手少阳经的经气厥逆，会引发喉部痹塞，咽部肿痛，颈项强直，当取主病的本经腧穴治疗。

病能论篇第四十六

【原文】

黄帝问曰：人病胃脘痈者，诊当何如？岐伯对曰：诊此者当候胃脉[1]，其脉当沉细，沉细者气逆，逆者人迎甚盛，甚盛则热。人迎者胃脉也，逆而盛，则热聚于胃口而不行，故胃脘为痈也。帝曰：善。人有卧而有所不安者何也？岐伯曰：脏有所伤及，精有所之寄，则安[2]，故人不能悬[3]其病也。帝曰：人之不得偃卧者何也？岐伯曰：肺者脏之盖也，肺气盛则脉大，脉大则不得偃卧，论在《奇恒阴阳》中。帝曰：有病厥者，诊右脉沉而紧，左脉浮而迟，不然，病主安在？岐伯曰：冬诊之，右脉固当沉紧，此应四时，左脉浮而迟，此逆四时，在左当主病在肾，颇关在肺，当腰痛也。帝曰：何以言之？岐伯曰：少阴脉贯肾络肺，今得肺脉，肾为之病，故肾为腰痛之病也。

帝曰：善。有病颈痈者，或石治之，或针灸治之，而皆已，其真安在？岐伯曰：此同名异等者也。夫痈气之息者，宜以针开除去之。夫气盛血聚者，宜石而泻之。此所谓同病异治也。

【注释】

①胃脉：指手太阴之右关脉也。②及精有所之寄则安：此八字《太素》作『及精有所倚，则卧不安』，据理可从。③悬：避免、杜绝的意思。寄，作偏虚解。

【译文】

黄帝问道：有的人患胃脘痈病，应怎样诊断？岐伯回答说：诊断这种病，应当先诊其胃脉，它的脉搏必然沉细，沉细主胃气上逆，上逆则人迎脉过盛，过盛则有热。人迎属于胃脉，胃气逆则跳动过盛，说明热气聚集于胃口而不得散发，所以胃脘发生痈肿。

黄帝说：好。有人睡卧不能安宁的，是怎么回事呢？岐伯说：五脏有所伤及，要等到损伤恢复，精神有所寄托，睡卧才能安宁，所以一般人不能测知他是什么病。

黄帝说：导致人不能仰卧的原因是什么？岐伯说：肺居胸上，为五脏六腑的华盖。如果肺脏为邪气所犯，邪气盛于内则肺的脉络胀大，肺气不利，呼吸急促，故不能仰卧。《奇恒阴阳》中有所论及。

黄帝说：有患厥病的，诊得右脉沉而紧，左脉浮而迟，不知主病在何处？岐伯说：因为是冬天诊察其脉象，右脉本来应当沉紧，这是和四时相应的正常脉象；左脉浮迟，则是逆四时的反常脉象。今病脉现于左手，又是冬季，所以当主病在肾，浮迟为肺脉，所以与肺脏关联。腰为肾之府，故当有腰痛的症状。黄帝说：这样讲的道理何在呢？岐伯说：少阴的经脉贯肾络于肺，现于冬季肾脉部位诊得了浮迟的肺脉，是肾气不足的表现，虽与肺有关，但主要是肾病，故肾病当主为腰痛。

黄帝说：说得好。有患颈痈病的，或用砭石治疗，或用针灸治疗，都能治好，其治愈的道理是什么？岐伯说：这是因为病名虽同而程度有所不同的缘故。颈痈属于气滞不行的，宜用针刺开导以除去其病，若是气盛壅滞而血液结聚的，宜用砭石以泻其瘀血，这就是所谓同病异治。

奇病论篇第四十七

【原文】

黄帝问曰：人有病头痛以数岁不已，此安得之，名为何病？岐伯曰：当有所犯大寒，内至骨髓，髓者以脑为主，脑逆故令头痛，齿亦痛，病名曰厥逆。帝曰：善。

帝曰：有病口甘者，病名为何？何以得之？岐伯曰：此五气之溢也，名曰脾瘅。夫五味入口，藏于胃，脾为之行其精气，津液在脾，故令人口甘也。此肥美之所发也，此人必数食甘美而多肥也，肥者令人内热，甘者令人中满①，故其气上溢，转为消渴。治之以兰，除陈气也。

帝曰：有病口苦，取阳陵泉，口苦者病名为何？何以得之？岐伯曰：病名曰胆瘅。夫肝者，中之将也，取决于胆，咽为之使。此人者，数谋虑不决，故胆虚气上溢而口为之苦。治之以胆募俞，治在《阴阳十二官相使》中。

帝曰：有癃②者，一日数十溲，此不足也。身热如炭，颈膺如格，人迎躁盛，喘息气逆，此有余也。太阴脉微细如发者，此不足也。其病安在？名为何病？岐伯曰：病在太阴，其盛在胃，颇在肺，病名曰厥，死不治，此所谓得五有余二不足也。

帝曰：何谓五有余二不足？岐伯曰：所谓五有余者，五病之气有余也；二不足者，亦病气之不足也。今外得五有余，内得二不足，此其身不表不里，亦正死明矣。

【注释】

①肥者令人内热，甘者令人中满：张琦注：『食肥则阳气滞而不达，故内热；食甘则气缓而善留，故中满。』

②癃：小便涩滞不利而濒数。

【译文】

黄帝问道：有人患头痛多年不愈是怎么回事？叫做什么病呢？岐伯说：此人当受过严重的寒邪侵犯，寒气向内侵入骨髓，脑为髓海，寒气由骨髓上逆于脑，所以使人头痛，齿为骨之余，故牙齿也痛，病由寒邪上逆所致，所以病名叫做『厥逆』。黄帝说：好。

黄帝问：有患口中发甜的，病名叫什么？是怎样得的呢？岐伯说：这是由于五味的精气向上泛溢所致，病名叫脾瘅。五味入于口，藏于胃，其精气上输于脾，脾为胃输送食物的精华，因病津液停留在脾，致使脾气向上泛溢，就会使人口中发甜，这是由于肥甘美味所引起的疾病。患这种病的人，必然经常吃甘美而肥腻的食物，肥腻能使人生内热，甘味能使人中满，所以脾运失常，脾热上溢，就会转成消渴病。本病可用兰草治疗，以排除蓄积郁热之气。

黄帝问：有病口中发苦的，应取足少阳胆经的阳陵泉治疗仍然不愈，这是什么病？是如何得的呢？岐伯说：病名叫胆瘅。肝为将军之官，主谋虑，胆为中正之官，主决断，诸谋虑取决于胆，咽部为之外使。患者因屡次谋略而不能决断，情绪苦闷，遂使胆失却正常的功能，胆汁循经上泛，所以口中发苦。治疗时应取胆募日月穴和背部的胆俞穴，这种治法，记载于《阴阳十二官相使》中。

黄帝问：有的人一出生就患有癫痫病的，病的名字叫什么？这种病是怎样得的呢？岐伯回答说：病的名字叫胎病，这种病是胎儿在母腹中得的，由于其母曾受到很大的惊恐，气逆于上而不下，精也随而上逆，精气并聚不散，影响及胎儿，故这个孩子生下来就患癫痫病。

黄帝说：面目浮肿，像有水状，切按脉搏大而且紧，身体没有痛处，形体也不消瘦，但不能吃饭，或者吃得很少，这种病叫什么呢？岐伯说：这种病发生在肾脏，名叫肾风。肾风病人到了不能吃饭、常常惊恐的阶段，若惊后心气不能恢复，心肾俱败，神气消亡，会变为死症。黄帝说：讲得好。

大奇论篇第四十八

【原文】

心脉满大，痫瘛筋挛。肝脉小急，痫瘛筋挛。肝脉骛暴，有所惊骇，脉不至若瘖，不治自已。肾脉小急，肝脉小急，心脉小急，不鼓皆为瘕。肾肝并沉为石水，并浮为风水，并虚为死，并小弦欲惊。肾脉大急沉，肝脉大急沉，皆为疝。心脉搏滑急为心疝，肺脉沉搏为肺疝。三阳急为瘕，三阴急为疝①，二阴②急为痫厥，二阳③急为惊。

脾脉外鼓，沉为肠澼，久自已。肝脉小缓为肠澼，易治。肾脉小搏沉，为肠澼下血，血温④身热者死。心肝澼亦下血，二脏同病者可治，其脉小沉涩为肠澼，其身热者死，热见七日死。

胃脉沉鼓涩，胃外鼓大，心脉小坚急，皆鬲⑤偏枯，男子发左，女子发右，不瘖舌转，可治，三十日起，其从者瘖，三岁起，年不满二十者，三岁死。脉至而搏，血衄身热者死，脉来悬钩浮为常脉。脉至如喘，名曰暴厥，暴厥者不知与人言。脉至如数，使人暴惊，三四日自已。

【注释】

①三阳急，三阴急：三阳，太阳经。三阴，太阴经。急，脉来急疾。下同。②二阴：指少阴经。③二阳：指阳明经。④温：当作「溢」字。⑤鬲：同隔，隔阻不通。

【译文】

如果心脉满大，是心经热盛，耗劫肝阴，心神被伤，筋脉失养，所以会发生癫痫、抽搐及筋脉拘挛等症。肝脉小急，是肝血虚而寒滞肝脉，血不养心，筋脉不利，也能出现癫痫、抽搐和筋脉拘挛。肝脉的搏动急疾而乱，是由于受了惊吓，如果按不到脉搏或突然出现失音的，这是因惊吓一时气逆而致脉气不通，不需治疗，待其气通即可恢复。肾、肝、心三脉细小而急疾，指下浮取鼓击不明显，是气血积聚在腹中，皆当发为瘕病。

如果肾脉和肝脉均见沉脉，为石水病；均见浮脉，为风水病；均见虚脉，为死症；均见小而兼弦之脉，将要发生惊病。肾脉沉大急疾，肝脉沉大急疾，均为疝病。心脉搏动急疾流利，为心疝；肺脉沉而搏击于指下，为肺疝。太阳之脉急疾，是受寒血凝为瘕；太阴之脉急疾，是受寒气聚为疝；少阴之脉急疾，是邪乘心肾，发为痫厥；阳明之脉急疾，是木邪乘胃，发为惊骇。

如果脾脉见沉而又有向外鼓动之象，是痢疾，为里邪出表的脉象日久必然自愈。肝脉小而缓慢的，为痢疾邪气较轻，容易治愈。肾脉沉小而动，是痢疾，或大便下血，若血热身热，是邪热有余，真阴伤败，为预后不良的死症。心肝二脏所发生的痢疾，亦见下血，如果是两脏同病的，可以治疗，若其脉都出现小沉而涩滞的痢疾，兼有身热的，预后多不良，如连续身热七天以上，多属死症。

如果胃脉沉而应指涩滞，或者浮而应指甚大，以及心脉细小坚硬急疾的，都属气血隔塞不通。当病偏枯半身不遂，若男子发病在左侧，女子发病在右侧，说话正常，舌体转动灵活，可以治疗，经过三十天可以痊愈。如果男病在右，女病在左，说话发不出声音的，需要三年才能痊愈。如果患者年龄不满二十岁，此为禀赋不足，不出三年就要死亡。脉来搏指有力，病见衄血而身发热，为真阴脱败的死症。若是脉来浮钩如悬的，则是失血的常见之脉。脉来喘息，突然昏厥，不能言语的，名叫暴厥。脉来如热盛之数，病因是暴受惊吓，经过三四天就会自行恢复。

脉解篇第四十九

【原文】

太阳所谓肿腰脽痛者[1]，正月太阳寅[2]，寅太阳也，正月阳气出在上而阴气盛，阳未得自次也[3]，故肿腰脽痛也。病偏虚为跛者[4]，正月阳气冻解地气而出也，所谓偏虚者，冬寒颇有不足者，故偏虚为跛也。所谓强上引背者[5]，阳气大上而争，故强上也。所谓耳鸣者，阳气万物盛上而跃，故耳鸣也。所谓甚则狂颠疾[6]者，阳尽在上而阴气从下，下虚上实，故狂颠疾也。所谓浮为聋[7]者，皆在气也。所谓入中[8]为瘖者[9]，阳盛已衰，故为瘖也。内夺[10]而厥，则为瘖俳[11]，此肾虚也，少阴不至者，厥也。

少阳所谓心胁痛者，言少阳盛[12]也，盛者心之所表也[13]，九月阳气尽而阴气盛，故心胁痛也。所谓不可反侧[14]者，阴气藏物[15]也，物藏则不动，故不可反侧也。所谓甚则跃者，九月万物尽衰，草木毕落而堕，则气去阳而之阴[16]，气盛而阳之下长[17]，故谓跃。

太阴所谓病胀者，太阴子也[18]，十一月万物气皆藏于中，故曰病胀。所谓上走心为噫也，阴盛而上走于阳明，阳明络属心[19]，故曰上走为噫也。所谓食则呕者，物盛满而上溢，故呕也。所谓得后与气则快然如衰[20]者，十二月[21]阴气下衰，而阳气且出，故曰得后与气则快然如衰也。

少阴所谓腰痛者，少阴者肾也，十月万物阳气皆伤[22]，故腰痛也。所谓呕咳上气喘者，阴气在下，阳气在上，诸阳气浮，无所依从，故呕咳上气喘也。所谓色色不能久立，久坐[23]起则目䀮䀮无所见者[24]，万物阴阳不定未有主也[25]，秋气始至，微霜始下，而方杀万物，阴阳内夺，故目䀮䀮无所见也。所谓少气善怒者，阳气不治[26]，阳气不治则阳气不得出，肝气当治而未得，故善怒，善怒者名曰煎厥[27]。所谓恐如人将捕之者，秋气万物未有毕去[28]，阴气少，阳气入，阴阳相薄，故恐也。所谓恶闻食臭㉙者，胃无气㉚，故恶闻食臭也。所谓面黑如地色㉛者，秋气内夺㉜，故变于色也。所谓咳则有血者㉝，阳脉伤㉞也，阳气未盛于上而脉满㉟，满则咳，故血见于鼻也。

【注释】

①肿腰脽痛：谓腰部和臀部肿胀疼痛。脽，臀部。《说文》：『脽，尻也。』唐王冰：『脽，臀肉也』；『肿腰脽痛，以其脉抵腰中，入贯臀，过髀枢，故尔。』②正月太阳寅：唐王冰：『正月三阳生，主建寅。三阳谓之太阳，故曰寅，太阳也。』正月是年之首，太阳为三阳主气，故三阳经以太阳经为首，所以正月配属太阳；正月的月建在寅，故说『正月太阳寅。』③阳未得自次：谓阳气未能按正常的次序，在其所主时令中旺盛。次，次序、次等。自次，即自己应该所属的位次，这里指气候所主时令月份的位次。唐王冰：『正月虽三阳生，而天气尚寒，以其尚寒，故曰阴气盛，阳未得自次。次，谓立旺之次也。』④病偏虚为跛者：谓一侧的阳气偏虚，而发生下肢跛行。跛，下肢有病，行走不正常，又俗称瘸腿。明张介宾：『足太阳病有或左或右偏虚为跛者，应三阳不足于下也。』⑤强上引背：谓头项强滞而牵引及背部。强，强滞不柔顺之意。唐王冰：『强上，谓颈项禁强也，甚则引背矣。』⑥狂巅疾：指狂病、癫痫病。巅，通『癫』。⑦浮为聋：谓气逆上浮而发生耳聋。清高士宗：『是逆气上浮而为聋。』⑧入中：谓阳气入走于内。唐王冰：『阳气盛，入中而薄（迫）于胞肾，则胞络肾络气不通，故喑也。胞之脉系于肾，肾之脉挟舌本，故喑不能言也。』⑨瘖：音哑，不能出声。⑩内夺：谓色欲太过，使精气内耗。明吴昆：『内，谓房劳也；夺，耗其阴也。』⑪瘖俳：病名，又作『瘖痱』。多由肾精亏损，以致肾气厥逆而成。临床以舌瘖不能言语，肢体痿废不用为主症。《奇效良方》：『瘖痱之状，舌瘖不能语，足废不为用。』明张介宾：『俳，音排，无所取义，误也。当作痱。』⑫少阳盛：谓少阳经邪气盛。明马莳：『心胁痛者，正以少阳邪气之盛耳。盖胆之脉行于胁，而心之脉出于腋，为心之衰，故为心胁痛。』⑬『盛者』二句：谓少阳经邪气盛必定累及于心，病本在少阳，标在心。明张

介宾：『少阳属木，木以生火。故邪之盛者，其本在胆，其表在心。表者，标也。』⑭不可反侧：即不可转身侧卧。《灵枢·经脉》：『胆足少阳之脉……是动则病……心胁痛，不能转侧。』⑮阴气藏物：谓自然界阴气盛，万物开始蛰藏。明张介宾：『阴邪凝滞，藏伏阳中，喜静恶动。』⑯气去阳而之阴：谓气离开阳分而进入到阴分。阳，指表而言。阴，指里而言。之，有『入到』的意思。⑰气盛而阳之下长：谓阴气盛于上部，阳气循足少阳经下行到足，使两足的阳气相对增加。明吴昆：『气盛，气盛于阴也。之，往也。下，下体也。阳之下，谓阳气往下。如少阳之脉，出膝外廉，行于两足是也。长，生长也。阳为动物，长于两足，故令跃。』⑱太阴子也：太阴为三阴，是三阴经中阴之最者；十一月的月建在子，阴气最盛。故太阴配属于子，在十一月。⑲阳明络属心：《灵枢·经别》：『足阳明之正，上至髀，入于腹里，属胃，散之脾，上通于心。』⑳得后与气：指排大便与矢气。明马莳：『后者，圊也；气者，肛门失气也。』㉑十二月：隋杨上善《太素》作『十一月』；张介宾、吴昆皆同。根据其余五经脉病症文例，结合下句『阴气下衰，而阳气且出』，是指『冬至』，故可从《太素》『十一月』解。㉒十月万物阳气皆伤：谓十月为冬之初、阴之少者，足少阴肾经配属十月，天地间的阳气也皆衰退。明马莳：『少阴者，初阴也，十月为孟冬，是亦少阴也。』多数注家皆持上说。隋杨上善却认为『十月』当为『七月』，『七月秋气始至，故曰少阴。』若结合本段下文『秋气始至，微霜始下，而方杀万物』，似以杨氏『七月』较妥。㉓色色不能久立久坐：谓患者忧郁不乐，心神不安，坐立不宁的状态。色色，《甲乙经》、《太素》作『邑邑』，为多数注家所遵从。邑与『悒』通，有忧郁不乐，心神不安的意思。㉔目𥇖𥇖无所见：谓两目昏花，视物不清。𥇖，目不明之意。㉕万物阴阳不定未有主也：谓万物因为阳气被伤，阴阳失调而失去自身主持平衡的能力。不定，即不平衡，不稳定之意。㉖不治：谓不平衡，失调、失常之意。治，有安定，有秩序之意，与『乱』相对而言。㉗煎厥：古病名。指内热消烁阴液而出现的昏厥病症。《素问·生气通天论》：『阳气者，烦劳则张，精绝，辟积于夏，使人煎厥。目盲不可以视，耳闭不可以听，溃溃乎若坏都，汩汩乎不可止。』

㉘秋气万物未有毕去：谓在秋天时，万物的阳气虽已开始减弱，但尚未全部退尽。毕，全部之意。㉙恶闻食臭：谓不愿闻到食物的气味。食臭，指食物气味。㉚胃无气：谓胃气衰败，失去受纳消化食物的功能。㉛面黑如地色：谓面色呈青黑色。清高士宗：『地色，地苍之色，如漆柴也。』㉜秋气内夺：谓秋令肃杀之气，内伤其脏腑精气，精气内亏，不能上荣其色。㉝有血：指『血见于鼻』，即衄血。㉞阳脉伤：谓阳络损伤。此指衄血的病机。阳脉，指上部的脉络。《灵枢·百病始生》：『阳络伤则血外溢，血外溢则衄血。』㉟阳气未盛于上而脉满：谓在上部阳气未盛之际，阴血上乘阳位，导致阳脉满，阳络伤等病机。

【译文】

太阳经引发的腰肿和臀部疼痛等疾病，是由于正月属于太阳，而月建在寅，正月是阳气升发的季节，但阴寒之气尚盛，阳气未能依正常规律，逐渐旺盛，当旺不旺，病及于经。故发生腰肿和臀部疼痛。病有阳气不足而发为偏枯跛足的，是因为正月里阳气促使冰冻解散，地气从下上出，所谓偏虚，是由于寒冬的影响，阳气颇感不足，若阳气偏虚于足太阳经一侧，则发生偏枯跛足的症状。所谓颈项强急而牵引背部的，是因为阳气剧烈地上升而争引，影响于足太阳经脉，所以发生颈项强急。所谓出现耳鸣症状的，是因为阳气过盛，好像万物向上盛长而活跃，盛阳循经上逆，故出现耳鸣。所谓阳邪亢盛发生狂病癫痫的，是因为阳气尽在上部，阴气却在下面，下虚而上实，所以发生狂病和癫痫病。所谓逆气上浮而致耳聋的，是因为气分失调，阳气进入内部不能言语的，是因为阳气盛极而衰，故不能言语。若房事不节内夺肾精，精气耗散而厥逆，就会发生瘖痱病，这是因为肾虚，少阴经的精气不至而发生厥逆。

少阳经发生心胁痛等症状的原因，是因少阳属九月，月建在戌，少阳脉散络心包，为心之表，九月阳气将尽，阴气方盛，邪气循经而病，所以心胁部发生疼痛。所谓不能侧身转动，是因为九月阴气盛，万物皆潜藏而不动，少阳经气应之，所以不能转侧。所谓甚则跳跃，是因为九月万物衰败，草木尽落而坠地，人身的阳气也由表入里，阴气旺盛在上部，阳气向下而生长，活动于两足，所以容易发生跳跃的状态。

太阴经脉引起的腹胀病，是因为太阴为阴中之至阴，应于十一月，月建在子，此时阴气最盛，万物皆闭藏于中，人气亦然，阴邪循经入腹，所以发生腹胀的症状。所谓上走于心而为嗳气的，是因为阴邪盛，阴邪循脾经上走于阳明胃经，足阳明之正上通于心，心主嗳气，所以说上走于心就会发生嗳气。所谓食入则呕吐的，是因为脾病，食物不能运化，胃中盛满而上溢，所以发生呕吐的症状。所谓得到大便和矢气就觉得爽快而病减的，是因为十二月阴气盛极而下衰，阳气初生，人体也是一样，腹中阴邪得以下行，所以腹胀嗳气的病人得到大便或矢气后，就觉得爽快，就像病减轻了似的。

少阴会出现腰痛病，是因为足少阴经应在十月，月建在申，十月阴气初生，万物肃杀，阳气被抑制，腰为肾之府，故出现腰痛的症状。所谓呕吐、咳嗽、上气喘息的，是因为阴气盛于下，阳气浮越于上而无所依附，少阴脉从肾上贯肝膈入肺中，故出现呕吐、咳嗽、上气喘息的症状。所谓身体衰弱不能久立，久坐起则眼花缭乱视物不清的，是因为七月秋气始至，微霜始降，阴阳交替尚无定局，万物因受肃杀之气而衰退，人体阴阳之气衰夺，故不能久立，久坐乍起则两目视物不清。所谓少气善怒的，是因为秋天阳气下降，失去调气作用少阳经阳气不得外出，阳气郁滞在内，肝气郁结不得疏泄，不能约束其所管，故容易发怒，怒则气逆而厥，叫做『煎厥』。所谓恐惧不安好像被人捕捉一样，是因为秋天阴气始生，万物尚未尽衰，人体应之，阴气少，阳气入，阴阳交争，循经入肾，故恐惧如人将捕之。所谓厌恶食物气味的，是因为肾火不足，不能温养化源，致使胃气虚弱，消化功能已失故不欲进食而厌恶食物的气味。所谓面色发黑如地色的，是因为秋天肃杀之气耗散内脏精华，精气内夺而肾虚，故面色变黑。所谓咳嗽则出血的，是上焦阳脉损伤，阳气未盛于上，血液充斥于脉管，上部脉满则肺气不利，故咳嗽，络脉伤则血见于鼻。

刺要论篇第五十

【原文】

黄帝问曰：愿闻刺要。岐伯对曰：病有浮沉[1]，刺有浅深，各至其理，无过其道[2]，过之则内伤，不及则生外壅，壅则邪从之，浅深不得[3]，反为大贼[4]，内动五脏，后生大病。故曰：病有在毫毛腠理者，有在皮肤者，有在肌肉者，有在脉者，有在筋者，有在骨者，有在髓者。

是故刺毫毛腠理无[5]伤皮，皮伤则内动肺，肺动则秋病温疟，溯溯然[6]寒栗。

刺皮无伤肉，肉伤则内动脾，脾动则七十二日四季之月[7]，病腹胀烦，不嗜食。

刺肉无伤脉，脉伤则内动心，心动则夏病心痛。

刺脉无伤筋，筋伤则内动肝，肝动则春病热而筋弛。

刺筋无伤骨，骨伤则内动肾，肾动则冬病胀腰痛。

刺骨无伤髓，髓伤则销铄胻酸[8]，体解㑊[9]然不去矣。

【注释】

①病有浮沉：指疾病的部位有深浅之分，浮为表，沉为里。②各至其理，无过其道：指依据疾病部位的深浅，针刺深度要恰到好处，不要超越常规法度。道，法度之义。③浅深不得：针刺的浅深程度不适当。④大贼：贼，害也。指形成大害。⑤无：通『勿』，即不要。⑥泝泝然：《甲乙经》作：『淅淅然』，形容怕冷的样子。⑦七十二日四季之月：指春、夏、秋、冬每季后十八天。⑧销铄胻酸：销铄，谓焦枯。胻，小腿上部接近膝盖的地方。酸，通『痠』，痠痛。⑨解㑊：解，同懈。意为懈怠疲乏，气力不支。

【译文】

黄帝说：希望知道针刺方面的要点。岐伯说：疾病有在表在里的区别，刺法有浅刺深刺的不同，病在表应当浅刺，病在里应当深刺，各应到一定的部位（疾病所在），而不能违背这一法度。刺得太深，就会损伤内脏；刺得太浅，不仅达不到病处，而且反使在表的气血壅滞，给病邪以可乘之机。因此，针刺深浅不当，反会给人体带来很大的危害，使五脏功能紊乱，继而发生严重的疾病。

因为：疾病的部位各不相同，有在毫毛腠理的，有在皮肤的，有在肌肉的，有在脉的，有在筋的，有在骨的，有在髓的，所以该刺毫毛腠理的，不要伤及皮肤，若皮肤受伤，就会影响肺脏的正常功能，肺脏功能扰乱后，以致到春天时，易患温疟病，发生恶寒战栗的症状。该刺皮肤的，不要伤及肌肉，若肌肉受伤，就会影响脾脏的正常功能，以致在每一季节的最后十八天中，发生腹胀烦满，不思饮食的病症。该刺肌肉的，不要伤及血脉，若血脉受伤，就会影响心脏的正常功能，以致到夏天时，易患心痛的病症。该刺血脉的，不要伤及筋脉，若筋脉受伤，就会影响肝脏的正常功能，以致到春天时，易患热性病，发生筋脉弛缓的症状。该刺筋的，不要伤及骨，若骨受伤，就会影响肾脏的正常功能，以致到冬天时，易患腹胀、腰痛的病症。该刺骨的，不要伤及骨髓，若骨髓被损伤而髓便日渐消减，不能充养骨骼，就会导致身体枯瘦、足胫发酸、肢体懈怠、举动无力等病症。

刺齐论篇第五十一

【原文】

黄帝问曰：愿闻刺浅深之分。岐伯对曰：刺骨者无伤筋，刺筋者无伤肉，刺肉者无伤脉，刺脉者无伤皮，刺皮者无伤肉，刺肉者无伤筋，刺筋者无伤骨。

帝曰：余未知其所谓，愿闻其解。岐伯曰：刺骨无伤筋者，针至筋而去，不及骨也[1]。刺筋无伤肉者，至肉而去，不及筋也[2]。刺肉无伤脉者，至脉而去，不及肉也[3]。刺脉无伤皮者，至皮而去，不及脉也[4]。

所谓刺皮无伤肉者，病在皮中，针入皮中，无伤[5]肉也。刺肉无伤筋者，过肉中筋也[6]。刺筋无伤骨者，过筋中骨也。此之谓反也[7]。

【注释】

①刺骨无伤筋，针至筋而去，不及骨也：意为病在骨应针刺至骨，如针至筋而出，不触及骨的话，则骨病不愈而反伤筋。②刺筋无伤肉者，至肉而去，不及筋也：病在筋应针刺至筋，如针至肉而出，不刺及筋的话，则筋病不愈而反伤肉。③至脉而去，不及肉也：刺肉病不及肉，反伤脉。④至皮而去，不及脉也：刺脉病不及脉，反伤皮。⑤伤：《甲乙经》作：『中』。⑥刺肉无伤筋者，过肉中筋也：指邪在肉，针至肉而止，不要透过肉而中筋。中，中伤。⑦此之谓反也：这些就称为违反正常针刺原则。

【译文】

黄帝说：我想知道对针刺浅深的不同要求。岐伯说：针刺骨，就不要损伤筋；针刺筋，就不要损伤肌肉；针刺肌肉，就不要损伤脉；针刺脉，就不要损伤皮肤（以上四句指的是，应该深刺，则不能浅刺）；针刺皮肤，则不要伤及肌肉；针刺肌肉，则不要伤及筋；针刺筋，则不要伤及骨（以上三句指的是，应该浅刺，则不能深刺。）

黄帝说：我不太理解你的话，希望你讲得详细点。岐伯说：所谓刺骨不要伤害筋，是说需刺骨的，不可在仅刺到筋而未达骨的深度时，就停针或拔出；刺筋不要伤害肌肉，是说需刺至筋的，不可在仅刺到肌肉而未达筋的深度时，就停针或拔出；刺肌肉不要伤害脉，是说需刺至肌肉深部的，不可在仅刺到脉而未达肌肉深部时，就停针或拔去；刺脉不要伤害皮肤，是说需刺至脉的，不可在仅刺到皮肤而未达脉的深度时，就停针拔去。所谓针刺皮肤不要伤及肌肉，是说病在皮肤之中，针就刺至皮肤，不要深刺伤及肌肉；刺肌肉不要伤及筋，是说针只需刺至肌肉，太过就会伤及筋；刺筋不要伤及骨，是说针只能刺至筋，太过就会伤及骨。上面的这些，说的是如果针刺深浅不当，会带来的不良后果。

刺禁论篇第五十二

【原文】

黄帝问曰：愿闻禁数[1]。岐伯对曰：脏有要害，不可不察，肝生于左，肺藏于右，心部于表，肾治于里，脾为之使，胃为之市。膈肓[2]之上，中有父母，七[3]节之傍，中有小心，从之有福，逆之有咎[4]。

刺中心，一日死，其动为噫。刺中肝，五日死，其动为语。刺中肾，六日死，其动为嚏。刺中肺，三日死，其动为咳。刺中脾，十日死，其动为吞。刺中胆，一日半死，其动为呕。

刺跗上中大脉，血出不止死。刺面中溜脉，不幸为盲。刺头中脑户，入脑立死。刺舌下中脉太过，血出不止为喑。刺足下布络中脉，血不出为肿。刺郄中大脉，令人仆脱色。刺气街中脉，血不出，为肿鼠仆[5]。刺脊间中髓，为伛[6]。刺乳上，中乳房，为肿根蚀。刺缺盆中内陷，气泄，令人喘咳逆。刺手鱼腹内陷，为肿。

【注释】

①禁数：指针刺禁忌的部位。张志聪注：「数，几也。言所当禁刺之处有几也。」②膈肓：即胸有膈膜。③七：当为「十」字因形近而误。④咎：过失，此作祸患讲。⑤鼠仆：指小鼠。此为血肿如小鼠。⑥伛：《说文》：「伛，偻也。」此指屈背如伛偻。

【译文】

黄帝问道：希望知道人体有哪些禁刺部位？岐伯回答说：内脏各有要害之处，不能不细看详审！肝气生发于左，肺气肃降于右，心脏调节在表的阳气，肾脏管理在里的阴气，脾主运化，水谷精微赖以传输，胃主受纳，饮食水谷汇聚于此。膈肓的上面，有维持生命活动的心、肺两脏，第七椎旁的里面有心包络。上述部位都应该禁刺，遵循这个刺禁，利于治疗，违背了，就会给人体造成祸害。

刺中心脏，约一日即死，其病变症状为嗳气。刺中肝脏，约五日即死，其病变症状为多言多语。刺中肾脏，约六日即死，其病变症状为打喷嚏。刺中肺脏，约三日即死，其病变症状为咳呛。刺中脾脏，约十日即死，其病变症状为频频吞咽。误刺中胆，约一日半即死，其病变症状为呕吐。

针刺足背，误伤了大血管，若出血不止，便会死亡。针刺面部，误伤了与目相通的经脉，则可能使眼睛失明。针刺头部的脑户穴，若刺至脑髓，就会立即死亡。针刺廉泉穴，误伤了血管，若出血不止，可使喉哑失音。针刺足下布散的络脉，误伤了血管，瘀血内留而不出，可致局部肿胀。针刺委中穴太深，误伤了大经脉，可令人跌仆，面色苍白。针刺气街穴，误伤了血管，若瘀血留着不去，鼠蹊部就会肿胀。针刺脊椎间隙，误伤了脊髓，会使人背曲不伸。针刺乳中穴，伤及乳房，可使乳房肿胀，内部腐蚀溃脓。针刺缺盆中央太深，造成肺气外泄，可令人喘咳气逆。针刺手鱼际穴太深，可使局部发生肿胀。

刺志论篇第五十三

【原文】

黄帝问曰：愿闻虚实之要。岐伯对曰：气实形实，气虚形虚，此其常也[1]，反此者病。谷盛气盛，谷虚气虚，此其常也，反此者病。脉实血实，脉虚血虚，此其常也，反此者病。

帝曰：如何而反？岐伯曰：气虚身热，此谓反也；谷入多而气少，此谓反也；谷不入而气多，此谓反也；脉盛血少，此谓反也；脉少血多，此谓反也。

气盛身寒，得之伤寒。气虚身热，得之伤暑。谷入多而气少者，得之有所脱血，湿居下也。谷入少而气多者，邪在胃及与肺也。脉小血多者，饮中热[2]也。脉大血少者，脉有风气[3]，水浆不入，此之谓也。

夫实者，气入也；虚者，气出也；气实[4]者，热也；气虚者，寒也。入实者，左手开针空也[5]；入虚者，左手闭针空也[6]。

【注解】

①气实形实，气虚形虚，此其常也：气实，指功能旺盛。形实，指形体充实健壮。气虚，指功能低下。形虚，指形体瘦弱。此其常，这是正常规律。②饮中热：饮酒过多，中焦郁热。③脉有风气：张介宾注：『风为阳邪，居于脉中，故脉大；水浆不入则中焦无以生化，故血少。』④实：意为『充实』。⑤入实者，右手开针空也：空，同孔。治疗邪入而实的疾病，以左手协调开大针孔，使邪气外达。⑥入虚者，左手闭针空也：此指正气外出而虚，治疗出针时，应以左手按揉针孔，以便针孔闭柜，勿使正气外泄。

【译文】

黄帝说：希望了解虚实的要领。岐伯说：气充实的，形体就壮实，气不足的，形体就虚弱，这是正常生理状态，若与此相反的，就是病态。纳谷多的气盛，纳谷少的气虚，这是正常现象，若与此相反的，就是病态。脉搏大而有力的，是血液充盛，脉搏小而细弱的，是血液不足，这是正常现象，若与此相反的，就是病态。黄帝又问：反常现象是怎样的？岐伯说：气盛而身体反觉寒冷，气虚而身体反感发热的，是反常现象；饮食虽多而气不足，饮食不进而气反盛的，都是反常现象；脉搏盛而血反少，脉搏小而血反多的，也是反常现象。

气旺盛而身寒冷，这是由于受了寒邪的伤害。气不足而身发热，是受了暑热的伤害。饮食虽多而气反少的，是由于失血或湿邪聚居于下部之故。饮食虽少而气反盛的，是由于邪气在胃和肺。脉搏小而血多，是由于病留饮而中焦有热。脉搏大而血少，是由于风邪侵入脉中且汤水不进之故。这些就是形成虚实反常的机理。

实症多是由于邪气亢盛侵入人体；虚症则是由于人体正气外泄。气实多表现为热象；气虚的表现为寒象。针刺治疗实症，出针后，左手不要按闭针孔，使邪气外泄；治疗虚症，出针后，左手随即闭合针孔，使正气不得外散。

针解篇第五十四

【原文】

黄帝问曰：愿闻九针之解①，虚实之道。岐伯对曰：刺虚则实之者，针下热也，气实乃热也。满而泄之者，针下寒也，气虚乃寒也。菀陈②则除之者，出恶血也③。邪胜则虚之者，出针勿按。徐而疾则实者，徐出针而疾按之；疾而徐则虚者，疾出针而徐按之。言实与虚者，寒温气多少也。若无若有者，疾不可知也。察后与先者，知病先后也。为虚与实者，工勿失其法。若得若失者，离其法也。虚实之要，九针最妙者，为其各有所宜也。补泻之时者，与气开阖相合也。九针之名，各不同形者，针穷其所当补泻也。

刺实须其虚者，留针阴气隆至④，乃去针也。刺虚须其实者，阳气隆至，针下热乃去针也。经气已至，慎守勿失者，勿变更也。深浅在志者，知病之内外也。近远⑤如一者，深浅其候等也。如临深渊者，不敢堕也。手如握虎者，欲其壮也。神无营于众物者，静志观病人，无左右视也。义无邪下者，欲端以正也。必正其神者，欲瞻病人目制其神，令气易行也。所谓三里者，下膝三寸也。所谓跗之者，举膝分易见也。巨虚者，跷足胻独陷者。下廉者，陷下者也。

【注解】

①九针之解：指对九针理论的阐释。②菀陈：菀，通「蕴」，积也。菀陈，指体内郁积陈旧之气血。③出恶血：即瘀滞没有生机的死血。④隆：大也。⑤近远：此处指留针时间的长短。

【译文】

黄帝说：希望你解释一下九针以及虚实补泻的道理。岐伯说：针治虚症用补法，针下应有热感，因为正气充实了，针下才会发热；邪气盛满用泻法，针下应有凉感，因为邪气衰退了，针下才会发凉。血液郁积日久，要用放出恶血的方法来消除。邪盛用泻法治疗，就是出针后不要按闭针孔（使邪气得以外泄）。所谓徐而疾则实，就是慢慢出针，并在出针后迅速按闭针孔（使正气充实不泄）；所谓疾而徐则虚，就是快速出针，而在出针后不要立即按闭针孔（使邪气得以外泄）；实与虚的根据，是指气至之时针下凉感与热感的多少。若有若无，是说下针后经气到来迅速而不易察觉。审察先后，是指辨别疾病变化的先后。辨别疾病的为虚为实，虚症用补法，实症用泻法。医生治病不可离开这个原则。若医生不能准确地把握，那么就会背离正确的治疗法则。虚实补泻的关键，在于巧妙地运用九针，因为九针各有不同的特点，适宜于不同的病症。针刺补泻的时间，应该与气的来去开阖相配合：气来时为开可以泻之，气去时为阖可以补之。九针的名称不同，形状也各有所异，根据治疗需要，充分发挥各自的补泻作用。

针刺实症要用泻法，下针后应留针，待针下出现明显的寒凉之感时，即可出针；针刺虚症要达到补气的目的，待针下出现明显的温热之感时，即可出针。经气已经到来，应谨慎守候不要失去，不要变更手法。决定针刺的深浅，就要先察明疾病部位的在内在外，针刺虽有深浅之分，但候气之法都是相同的。行针时，应似面临深渊、不敢跌落那样谨慎小心。持针时，就像握虎之势那样坚定有力。思想不要分散于其他事情，要安安静静、专心致志地观察病人，不要左右乱看；针刺手法要正确，端正直下，不可歪斜。下针后，务必注视病人的双目来控制其精神活动。使经气运行通畅。三里，在下膝三寸之外；跗上，举膝分，其脉易见；巨虚，跻足骱之间，其脉独陷；下廉，下巨虚，陷下者也。

长刺节论篇第五十五

【原文】

刺家不诊，听病者言，在头头疾痛，为脏[1]针之，刺至骨，病已上，无伤骨肉及皮，皮者道[2]也。

阴刺[3]，入一傍四处。治寒热深专[4]者，刺大脏[5]，迫脏刺背，背俞也。刺之迫脏，脏会[6]，腹中寒热去而止。与刺之要，发针而浅出血。

病在少腹，腹痛不得大小便，病名曰疝，得之寒；刺少腹两股间，刺腰髁骨间，刺而多之，尽炅病已。

病在筋，筋挛节痛，不可以行，名曰筋痹。刺筋上为故，刺分肉间，不可中骨也；病起筋炅，病已止。

病在肌肤，肌肤尽痛，名曰肌痹，伤于寒湿。刺大分小分，多发针而深之，以热为故；无伤筋骨，伤筋骨，痈发若变；诸分尽热病已止。

病在骨，骨重不可举，骨髓酸痛，寒气至，名曰骨痹。深者刺无伤脉肉为故，其道大分小分，骨热病已止。

病在诸阳脉，且寒且热，诸分且寒且热，名曰狂。刺之虚脉，视分尽热，病已止。

【注释】

①藏：新校正云：『按全元起本云：「为针之」，无「藏」字。』②道：道路。皮肤为针刺出入的道路。③阴刺：新校正云：『……此阴刺疑是阳刺也。』④专：通『传』。⑤大藏：马莳注：『五藏为大脏，而刺五俞即所以刺大脏也。』⑥藏会：背部俞穴，是脏气聚会之处。

【译文】

精通针术的医家，在还没诊脉时，会先听病人的陈诉。如果病在头部，且头痛剧烈，可以用针刺治疗（在头部取穴），刺至骨部，病就能痊愈，但针刺深浅须恰当，不要损伤骨肉与皮肤，虽然皮肤为针刺出入必经之路，仍应注意勿使其受损。

阳刺之法，是指中间直刺一针，左右斜刺四针，以治疗寒热疾患的方法。若病邪深入专攻内脏，当刺五脏的募穴；邪气进迫五脏，当刺背部的五脏俞穴，邪气迫脏而针刺背俞，是因为背俞是脏气会聚的地方。待腹中寒热消除之后，针刺就可以停止。针刺的要领，是出针时使其稍微出一点血。

病在少腹，腹痛且大小便不通，这种病的名字叫做疝，是受寒所致。应针刺少腹到两大腿内侧间以及腰部和髁骨间的穴位，针刺穴位要多，到少腹部都出现热感，病就痊愈了。

病在筋，筋脉拘挛，关节疼痛，不能行动，病名为筋痹。应针刺在患病的筋上，由于筋脉在分肉之间，与骨相连，所以针从分肉间刺入，应注意不能刺伤骨。待有病的筋脉出现热感，说明病已痊愈，可以停止针刺。

病在肌肤，周身肌肤疼痛，这种病的名字为肌痹，这是被寒湿之邪侵犯所致。应针刺大小肌肉会合之处，取穴要多，进针要深，以局部产生热感为度。不要伤及筋骨，若损伤了筋骨，就会引起痈肿或其他病变。待各肌肉会合之处都出现热感，说明病已痊愈，可以停止针刺。

病在骨，肢体沉重不能抬举，骨髓深处感到酸痛，局部寒冷，这种病的名字叫为骨痹。治疗时应深刺，以不伤血脉肌肉为度。针刺的道路在大小分肉之间，待骨部感到发热，说明病已痊愈，可以停止针刺。

病在手足三阳经脉，出现或寒或热的症状，同时各分肉之间也有或寒或热的感觉，这叫狂病。针刺用泻法，使阳脉的邪气外泄，观察各处分肉，若全部出现热感，说明病已痊愈，应该停止针刺。

皮部论篇第五十六

【原文】

黄帝问曰：余闻皮有分部，脉有经纪，筋有结络[1]，骨有度量。其所主病各异，别其分部，左右上下，阴阳所在，病之始终，愿闻其道。

岐伯对曰：欲知皮部以经脉为纪者，诸经皆然。阳明之阳，名曰害蜚，上下同法。视其部中有浮络者，皆阳明之络也。其色多青则痛，多黑则痹，黄赤则热，多白则寒，五色皆见，则寒热也。络盛则入客于经，阳主外，阴主内。

少阳之阳，名曰枢持，上下同法。视其部中有浮络者，皆少阳之络也，络盛则入客于经，故在阳者主内，在阴者主出，以渗于内，诸经皆然。

太阳之阳，名曰关枢，上下同法。视其部中有浮络者，皆太阳之络也。络盛则入客于经。

少阴之阴，名曰枢儒，上下同法。视其部中有浮络者，皆少阴之络也。络盛则入客于经，其入经也，从阳部注于经；其出者，从阴内注于骨。

心主之阴，名曰害肩，上下同法。视其部中有浮络者，皆心主之络也。络盛则入客于经。

太阴之阴，名曰关蛰，上下同法。视其部中有浮络者，皆太阴之络也。张盛则入客于经。凡十二经络脉者，皮之部也。

是故百病之始生也，必先于皮毛，邪中之则腠理开，开则入客于络脉，留而不去，传入于经，留而不去，传入于府，廪[2]于肠胃。邪之始入于皮也，溯然[3]起毫毛，开腠理；其入于络也，则络脉盛色变；其入客于经也，则感虚乃陷下。其留于筋骨之间，寒多则筋挛骨痛，热多则筋弛骨消，肉烁䐃破，毛直而败[4]。

【注释】

①结络：结，聚结；络，络属。②廪：王冰注：『积也，聚也。』③泝然：这里有恶寒的意思。④毛直而败：热盛煎津，毛发失荣，枯槁败坏。

【译文】

黄帝说：我听说人的皮肤有十二经分属部位，脉络的分布纵横有序，筋有结聚连络，骨有长短大小，它们所主管的疾病各不相同，而辨别其皮肤的左右上下，阴阳的所在，就可知道疾病的开始和预后，希望你讲讲其中的道理。

岐伯说：要知道皮肤的分属部位，它是以经脉循行部位为纲纪的，各经都是如此。阳明经的阳名叫害蜚，手、足阳明经脉的诊法是一样的，诊它上下分属部位所浮现的络脉，都是属于阳明的络，它的络脉之色多青的，则病痛；多黑的则病痹；色黄赤的病属热；色白的病属寒；若五色兼见，则是寒热错杂的病；若络脉的邪气盛，就会向内传入于经。因为络脉在外属阳，经脉在内属阴，凡外邪的侵入，一般是由络传经，由表传里的。

少阳经的阳，名叫『枢持』，手、足少阳经的诊法是一样的，诊察它上下分属部位所浮现的络脉，都是属于少阳的络。络脉的邪气盛，就会向内传入于经，所以邪在阳分主内传入经，邪在阴分主外出或涌入于内，各经的内外出入都是如此。

太阳经的阳名叫『关枢』，手、足太阳经的诊法是一样的，诊察它上下分属部位所浮现的络脉，都属于手足太阳的络，在络脉的邪气盛，就会向内传入于经。

少阴经的阴，名叫『枢儒』，手、足少阴经的诊法是一样的，诊察它上下分属部位所浮现的络脉，都是属于少阴的络。络脉的邪会盛，就会向内传入于经，邪气传入于经，是先从属阳的络脉注入于经，然后从属阴的经脉出而向内注于骨部。

厥阴经的阴络，名叫『害肩』，手、足厥阴经的诊法是一样的，诊察它上下分属部位所浮现的络，都是属于厥阴的络。络脉的邪气盛，就会向内传入于经脉。

太阴经的阴，名叫『关蛰』，手、足太阴经的诊法是一样的，诊察它上下分属部位所浮现的络，都是属太阴的络。络脉的邪气盛，就会向内传入于本经。

以上所述这十二经之络脉的各个分部，也就是分属于皮肤的各个分部。因此，百病的发生，必先从皮毛开始，病邪中于皮毛；则腠理开，腠理开则病邪侵入络脉；留而不去，就向内传入于经脉；若再留而不去，就传入于腑，聚积于肠胃。病邪开始侵犯皮毛时，使人恶寒而毫毛直起，腠理开泄；病邪侵入络脉，则络脉盛满，其色变异常；病邪侵入经脉，是由于经气虚而病邪乃得陷入；病邪留连于筋骨之间，若寒邪盛时则筋挛急骨节疼痛，热邪盛时则筋弛缓，骨软无力，皮肉败坏，毛发枯槁。

黄帝内经

线装国学经典

第二册

李楠 编译

经络论篇第五十七

【原文】

黄帝问曰：夫络脉之见也，其五色各异，青黄赤白黑不同，其故何也？岐伯对曰：经有常色，而络无常变也。

帝曰：经之常色何如？岐伯曰：心赤、肺白、肝青、脾黄、肾黑，皆亦应其经脉之色也。

帝曰：络之阴阳，亦应其经乎①？岐伯曰：阴络之色应其经②，阳络之色变无常③，随四时而行也④。寒多则凝泣⑤，凝泣则青黑⑥；热多则淖泽⑦，淖泽则黄赤；此皆常色，谓之无病，五色具见者，谓之寒热⑧。帝曰：善。

【注释】

①络之阴阳，亦应其经乎：指阴络阳络是否与经色相应。②阴络之色应其经：阴络，指较深的络脉，其色与经相一致。③阳络之色变无常：阳络，指表浅的络脉，其色变化无常。④随四时而行也：指阳络之色随四季变化而变化。⑤寒多则凝泣：寒气盛则气血凝滞。泣，应为沍之误，凝之义。⑥凝泣则青黑：表浅络脉遇寒凝滞就会为青黑色。⑦热多则淖泽：淖，此为肌肤松软；泽，润泽。此处指热多则血气运行流利。⑧五色具见者，谓之寒热：明·马莳：『五色具见者，谓之寒热相兼也。』

【译文】

黄帝问道：络脉显露在外面，青、黄、赤、白、黑五色各不相同，这是什么原因？岐伯回答说：经脉的颜色经常不变，而络脉则没有常色，常随四时之气变而变。黄帝说：经脉的常色是怎样的呢？岐伯说：心主赤，肺主白，肝主青，脾主黄，肾主黑，这些都是与其所属经脉的常色相应的。黄帝说：阴络与阳络，也与其经脉的主色相应吗？岐伯说：阴络的颜色与其经脉相应，阳络的颜色则变化无常，它是随着四时的变化而变化的。寒气多时则气血运行迟滞，因而多出现青黑之色；热气多时则气血运行滑利，因而多出现黄赤的颜色。这都是正常的，是无病的表现。如果是五色全部显露，那就是过寒或过热所引起的变化，是疾病的表现。黄帝说：讲得好。

气穴论篇第五十八

【原文】

黄帝问曰：余闻气穴三百六十五，以应一岁，未知其所，愿卒闻之。岐伯稽首再拜对曰：窘乎哉问①也！其非圣帝，孰能穷其道焉！因请溢意尽言②其处。帝捧手逡巡而却③曰：夫子之开余道也，目未见其处，耳未闻其数，而目以明，耳以聪矣。岐伯曰：此所谓圣人易语，良马易御也。帝曰：余非圣人之易语也，世言真数④开人意，今余所访问者真数，发蒙解惑，未足以论也。然余愿闻夫子溢志尽言其处，令解其意，请藏之金匮，不敢复出。

岐伯再拜而起曰：臣请言之，背与心相控而痛，所治天突与十椎及上纪，上纪者，胃脘也，下纪者，关元也。背胸邪系⑤阴阳左右，如此其病前后痛涩，胸胁痛而不得息，不得卧，上气短气偏痛，脉满起斜出尻脉，络胸胁支心贯鬲，上肩加天突，斜下肩交十椎下。

脏俞五十穴，腑俞七十二穴，热俞五十九穴，水俞五十七穴，头上五行行五，五五二十五穴，中䐐⑥两傍各五，凡十穴，大椎上两傍各一，凡二穴，目瞳子浮白二穴，两髀厌分中二穴，犊鼻二穴，耳中多所闻二穴，眉本二穴，完骨二穴，项中央一穴，枕骨二穴，上关二穴，大迎二穴，下关二穴，天柱二穴，巨虚上下廉四穴，曲牙二穴，天突一穴，天府二穴，天牖二穴，扶突二穴，天窗二穴，肩解二穴，关元一穴，委阳二穴，肩贞二穴，瘖门一穴，齐一穴，胸俞十二穴，背俞二穴，膺俞十二穴，分肉二穴，踝上黄二穴，阴阳跻四穴，水俞在诸分，热俞在气穴，寒热俞在两骸厌中二穴，大禁二十五，在天府下五寸，凡三百六十五穴，针之所由行也。

【注释】

①窘乎哉问：窘，为难的样子。窘乎哉问，你这个问题使我很为难。②溢意尽言：畅其志而尽其言。即畅所欲言，

言无不尽。③逡巡而却：退让谦恭之意。④真数：经穴的数理。⑤邪系：邪，同『斜』。邪系，即斜系。⑥胎：胎，同『膂』，脊背。

【译文】

黄帝问道：我听说人体上的气穴有三百六十五个，与一年的天数相应，但不知其所在的部位，你能详细地给我讲讲吗？岐伯再次鞠躬回答说：你提了一个让我很难回答的问题。除非是圣明的天帝，还有谁能穷究这些深奥的道理呢？因此请允许我将气穴的部位都一一讲出来。黄帝捧手退让谦恭地说道：您开示给我的大道，我虽目未见耳未闻，但是却心志通明。岐伯说：这就是所谓的圣人容易听闻并领会道理，就仿佛好马是容易驾驭的。黄帝说道：我并不是易语的圣人，世人说气穴之数理可以开阔人的意识，现在我向你所询问的是气穴的数理，主要是开发蒙昧和解除疑惑，还谈不到什么深奥的理论。然而我希望听先生将气穴的部位尽情地全都讲出来，使我能了解它的意义，并藏于金匮之中，不敢轻易传授于人。

岐伯再拜而起说：我现在就谈吧！背部与心胸互相牵引而痛，其治疗方法应取任脉的天突穴和督脉的中枢穴，以及上纪下纪。上纪就是胃脘部的中脘穴，下纪就是关元穴。盖背在后为阳，胸在前为阴，经脉斜系于阴阳左右，因此其病前胸后背相引而痹涩，胸胁痛得不敢呼吸，不能仰卧，上气喘息，呼吸短促，或一侧偏痛，若经脉的邪气盛满则溢于络，此络从尻脉开始斜出，络胸胁部，支心贯穿横膈，上肩而至天突，再斜下肩交于背部第十椎节之下，所以取此处穴位治疗。

五脏各有井荥俞经合五俞，五五二十五，左右共五十穴；六腑各有井荥俞原经合六俞，六六三十六，左右共七十二穴；治热病的有五十九穴，治诸水病的有五十七穴。在头部有五行，每行五穴，五五二十五穴。五脏在背部脊椎两傍各有五穴，二五共十穴。大椎上两傍各有一穴，左右共二穴。瞳子髎、浮白左右共四穴。环跳二穴，犊鼻二穴，听宫二穴，攒竹二穴，完骨二穴，风府一穴，枕骨二穴，上关二穴，大迎二穴，下关二穴，天柱二穴，上巨虚、下巨虚、左右共四穴，颊车二穴，天突一穴，天府二穴，天牖二穴，扶突二穴，天窗二穴，肩井二穴，关元一穴，委阳二穴，肩贞二穴，瘖门一穴，神阙一穴，胸腧左右共十二穴，大杼二穴，膺俞左右共十二穴，分肉二穴，交信、跗阳左右共四穴，照海、申脉左右共四穴。治诸水病的五十七穴，皆在诸经的分肉之间；治热病的五十九穴，皆在经气聚会之处；治寒热之俞穴，在两膝关节的外侧，为足少阳胆经的阳关左右共二穴。大禁之穴是天府下五寸处的五里穴。以上凡三百六十五穴，都是针刺的部位。

气府论篇第五十九

【原文】

足太阳脉气所发者七十八穴：两眉头各一，入发至项[1]三寸半，傍五，相去三寸，其浮气在皮中者，凡五行，行五，五五二十五，项中大筋两傍各一，风府两傍各一，挟背以下至尻尾二十一节，十五间各一，五脏之俞各五，六腑之俞各六，委中以下至足小指傍各六俞。

足少阳脉气所发者六十二穴：两角上各二，直目上发际内各五，耳前角上各一，耳前角下各一，锐发下各一，客主人各一，耳后陷中各一，下关各一，耳下牙车之后各一，缺盆各一，腋下三寸，胁下至胠八间各一，髀枢中傍各一，膝以下至足小指次指各六俞。

足阳明脉气所发者，六十八穴：额颅发际傍各三，面鼽骨空各一，大迎之骨空各一，人迎各一，缺盆外骨空各一，膺中骨间各一，挟鸠尾之外，当乳下三寸，挟胃脘各五，侠脐广三寸各三，下脐二寸侠之各三。气街动脉各一，伏兔上各一，三里以下至足中指各八俞，分之所在穴空[2]。

手太阳脉气所发者三十六穴：目内眦各一，目外各一，鼽骨下各一，耳郭上各一，耳中各一，巨骨穴各一，曲掖上骨穴各一，柱骨上陷者各一，上天窗四寸各一，肩解各一，肩解下三寸各一，肘以下至手小指本各六俞。

手阳明脉气所发者二十二穴：鼻空外廉、项上各二，大迎骨空各一，柱骨之会各一，髃骨之会各一，肘以下至手大指次指本各六俞。

手少阳脉气所发者三十二穴：鼽骨下各一，眉后各一，角上各一，下完骨后各一，项中足太阳之前各一，挟扶突各一，肩贞各一，肩贞下三寸分间各一，肘以下至手小指次指本各六俞。

督脉气所发者二十八穴[3]：项中央二，发际后中八，面中三，大椎以下至尻尾及傍十五穴，至骶下凡二十一节，脊椎法也。

任脉之气所发者二十八穴[4]：喉中央二，膺中骨陷中各一，鸠尾下三寸，胃脘五寸，胃脘以下至横骨六寸半一，腹脉法也。下阴别一，目下各一[5]，下唇一，龂交一。

冲脉气所发者二十二穴：挟鸠尾外各半寸至脐寸一，挟脐下傍各五分至横骨寸一，腹脉法也。

足少阴舌下，厥阴毛中急脉各一，手少阴各一，阴阳跻各一，手足诸鱼际脉气所发者，凡三百六十五穴也。

【注释】

①入发至项：按新校正云，项，当作『顶』即指头顶部的百会穴。②分之所在穴空：指足阳明胃经分布在各处的穴位。③督脉气所发者二十八穴：与现存督脉经穴名之数相等。④任脉之气所发者二十八穴：杨上善所注为十八穴，现存穴名为二十四穴。⑤目下各一：即承泣穴。

【译文】

从足太阳膀胱经脉气所发的有七十八个俞穴：眉头的陷中左右各有一穴，从眉头直上入发际，当发际正中至前顶穴，有神庭、上星、囟会三穴，计长三寸五分，其左右分次两行和外两行，共为五行，自中行至外两行相去各为三寸，其浮于头部的脉气，运行在头皮中的有五行，即中行、次两行和外两行，每行五穴，共五行，五五二十五穴；下行至项中的大筋两傍左右各有一穴，即风池穴；在风府穴的两傍左右各有一穴；挟脊自上而下至骶尾骨有二十一节，其中十五个椎间左右各有一穴；五脏肺、心、肝、脾、肾的俞穴，在左右各有一穴；六腑三焦、胆、胃、大小肠、膀胱的俞穴，左右各有一穴；从委中以下到足中趾傍左右各有井、荥、俞、原、经、合六个俞穴。

从足少阳胆经脉气所发的有六十二穴：头两角上各有二穴；两目瞳孔直上的发际内各有五穴；两耳前角上各有

一穴；两耳前角下各有一穴；两耳前的锐发下各有一穴；上关左右各一穴；两耳后的陷凹中各有一穴；下关左右各有一穴；两耳下牙车之后各有一穴；缺盆左右各有一穴；腋下三寸，从胁下至胁，八肋之间左右各有一穴；髀枢中左右各一穴；膝以下至足第四趾的小趾侧各有井、荥、俞、原、经、合六穴。

从足阳明胃经脉气所发的有六十八穴：额颅发际旁各有三穴；颧骨骨空中间各有一穴；大迎穴在下颌角前之骨空陷中，左右各有一穴；在结喉之旁的人迎，左右各有一穴；缺盆外的骨空陷中左右各有一穴；膺中的骨空间陷中左右各有一穴；挟鸠尾之外，乳下三寸，挟胃脘左右各有五穴；挟脐横开三寸左右各有三穴；气冲在动脉跳动处左右各一穴；在伏兔上左右各有一穴；足三里以下到足中趾内间，左右各有八个俞穴。以上各穴都有它一定的空穴。

从手阳小肠经脉气所发的有三十六穴：目内眦各有一穴；目外侧各有一穴；颧骨下各有一穴；耳廓上各有一穴；耳中珠子旁各有一穴；巨骨穴左右各一；曲腋上各有一穴；柱骨上陷中各有一穴；两天窗穴之上四寸各有一穴；肩解部各有一穴；肩解部之下三穴处各有一穴；肘部以下至小指端的爪甲根部各有井、荥、俞、原、经、合六穴。

从手阳明大肠经脉气所发的有二十二穴：鼻孔的外侧各有一穴；项部左右各有一穴；大迎穴在下颌骨空间左右各有一穴；柱骨之会左右各有一穴；髃骨之会左右各有一穴；肘部以下至食指端的爪甲根部左右各有井、荥、俞、原、经、合六穴。

从手少阳三焦经脉气所发的有三十二穴：颧骨下各有一穴；眉后各有一穴；耳前角上各有一穴；耳后完骨后下各有一穴；项中足太阳经之前各有一穴；挟扶突之外侧各有一穴；肩贞穴左右各一；在肩贞穴之下三寸分肉之间各有三穴；肘部以下至手无名指之端爪甲根部各有井、荥、俞、原、经、合穴。

从督脉之经气所发的有二十八穴：项中央有二穴；前发际向后中行有八穴；面部的中央从鼻至唇有三穴，自大椎以下至尻尾傍有十五穴。自大椎至尾骨共二十一节，这是脊椎穴位的计算方法。

从任脉之经气所发的有二十八穴：喉部中行有二穴；胸膺中行之骨陷中有六穴；自蔽骨至上脘是三寸，上脘至脐中是五寸，脐中至横骨是六寸半，计十四寸半，每寸一穴，计十四穴，这是腹部取穴的方法。自曲骨向下至前后阴之间有会阴穴；两目之下各有一穴；下唇下有一穴；上齿缝有一穴。

从冲脉之经气所发的有二十二穴：挟鸠尾傍开五分向下至脐一寸一穴，左右共十二穴；自并脐下两傍开五分向下至横骨一寸一穴，左右共十穴。这是腹脉取穴的方法。

从足少阴肾经脉气所发的舌下有二穴；肝足厥阴在毛际中左右各有一急脉穴；心手少阴经左右各有一穴；阴跻、阳跻左右有一穴；四肢手足赤白肉分，鱼际之处，是脉气所发的部位。上述共计三百六十五穴。

骨空论篇第六十

【原文】

黄帝问曰：余闻风者百病之始也，以针治之奈何？岐伯对曰：风从外入，令人振寒汗出，头痛身重恶寒，治在风府，调其阴阳，不足则补，有余则泻。

任脉者，起于中极之下，以上毛际，循腹里上关元，至咽喉，上颐循面入目。冲脉者，起于气街，并少阴之经①，侠脐上行，至胸中而散。任脉为病，男子内结七疝，女子带下瘕聚。冲脉为病，逆气里急。

督脉为病，脊强反折。督脉者，起于少腹以下骨中央，女子入系廷孔，其孔，溺孔之端也。其络循阴器合篡间，绕篡后，别绕臀，至少阴与巨阳中络者合，少阴上股内后廉，贯脊属肾，与太阳起于目内眦，上额交巅上，入络脑，还出别下项，循肩髆内，侠脊抵腰中，下循膂络肾。其男子循茎下至篡②，与女子等。其少腹直上者，贯齐中央，上贯心入喉，上颐环唇，上系两目之下中央。此生病，从少腹上冲心而痛，不得前后，为冲疝；其女子不孕，癃痔遗溺嗌干。督脉生病治督脉，治在骨上，甚者在脐下营。

灸寒热之法，先灸项大椎，以年为壮数，次灸橛骨，以年为壮数，视背俞陷者灸之，举臂肩上陷者灸之，两季胁之间灸之，外踝上绝骨之端灸之，足小指次指间灸之，腨下陷脉灸之，外踝后灸之，缺盆骨上切之坚痛如筋者灸之，膺中陷骨间灸之，掌束骨下灸之，脐下关元三寸灸之，毛际动脉灸之，膝下三寸分间灸之，足阳明跗上动脉灸之，巅上一灸之。犬所啮之处灸之三壮，即以犬伤病法灸之。凡当灸二十九下，伤食灸之，不已者，必视其经之过于阳者，数刺其俞而药之③。

【注释】

①并少阴之经：新校正云：『按《难经》、《甲乙经》作阳明。』②篡：篡，指前后阴之间，即会阴。③数刺其俞而药之：多刺其腧穴，同时再用药调治。

【译文】

黄帝问道：我听说风邪是许多疾病的起始原因，如何用针法来治疗呢？岐伯回答说：风邪从外侵入人体，使人出现寒战、出汗、头痛、身体发重、怕冷等症状。治疗用风府穴，能调和其阴阳。正气不足就用补法，邪气有余就用泻法。

任脉经起源于中极穴的下面，上行经过毛际再到腹部，再上行通过关元穴到咽喉，又上行至颐，循行于面部而入于目中。冲脉经起源于气街穴，与足少阴经相并，侠脐左右上行，到胸中而散。任脉经发生的病变，在男子则腹内结为七疝，在女子则有带下和瘕聚之类疾病。冲脉经发生病变，则气逆上冲，腹中拘急疼痛。

督脉有了病变时，会引起脊柱强硬反折的症状。督脉起于小腹之下的横骨中央，在女子则入内系于廷孔。廷孔就是尿道的外端。从这里分出的络脉，循着阴户会合于会阴部，再分绕于肛门的后面，再分歧别行绕臀部，到足少阴经与足太阳经中的络脉，与足少阴经相合上行经股内后面，贯穿脊柱，连属于肾脏；与足太阳经共起于目内眦，上行至额部，左右交会于巅顶，内入联络于脑，复返还出脑，分别左右经项下行，循行于肩膊内，使脊抵达腰中，入内循膂络于肾。其在男子，则循阴茎，下至会阴，与女子相同。其从少腹直上的，穿插过脐中央，再上贯心脏，入于喉，上行到颐并环绕口唇，再上行系于两目中央之下，督脉发生病变，症状是气从少腹上冲心而痛，大小便不通，称为冲疝，其在女子，则不能怀孕，或为小便不利、痔疾、遗尿、咽喉干燥等症。总之，督脉生病治督脉，轻者治横骨上的曲穴，重者则治在脐下的阴交穴。

灸治寒热症的方法是这样的，先灸项后的大椎穴，应根据病人年龄决定艾灸的壮数；其次灸尾骨的尾闾穴，也是以年龄为艾灸的壮数。观察背部有凹陷的地方用灸法，上举手臂在肩上有凹陷的地方（肩髃）用灸法，两侧的季胁之间（京门）用灸法，足外踝上正取约骨穴处用灸法，足小趾与次趾之间（挟谿）用灸法，腨下凹陷处的经脉（承山）用灸法，外踝后方（昆仑）用灸法，缺盆骨上方按之坚硬如筋而疼痛的地方用灸法，胸膺中的骨间凹陷处（天突）用灸法，手腕部的横骨之下（大陵）用灸法，脐下三寸的关元穴用灸法，阴毛边缘的动脉跑动处（气冲）用灸法，膝下三寸的两筋间（三里）用灸法，足阳明经所行足跗上的动脉（冲阳）处用灸法，头巅项上（百会）亦用灸法。若人被犬咬伤时，应先在被咬处灸三壮，再按常规的治伤病法灸治。以上灸治寒热症的部位共二十九处。因于伤食而使用灸法，病仍不愈的，必须仔细观察其由于过阳邪过盛，经脉移行到络脉的地方，多刺其俞穴，同时再用药物调治。

水热穴论篇第六十一

【原文】

帝曰：水俞五十七处者，是何主也？岐伯曰：肾俞五十七穴，积阴之所聚也，水所从出入也。尻上五行行五者，此肾俞，故水病下为胕肿[1]大腹，上为喘呼，不得卧者，标本俱病，故肺为喘呼，肾为水肿，肺为逆不得卧，分为相输俱受者，水气之所留也。伏兔上各二行行五者，此肾之街也，三阴之所交结于脚也。踝上各一行行六者，此肾脉之下行也，名曰太冲。凡五十七穴者，皆藏之阴络，水之所客也。

帝曰：春取络脉分肉，何也？岐伯曰：春者木始治，肝气始生，肝气急，其风疾，经脉常深，其气少，不能深入，故取络脉分肉间。

帝曰：夏取盛经分腠，何也？岐伯曰：夏者火始治，心气始长，脉瘦气弱，阳气留溢，热熏分腠，内至于经，故取盛经分腠，绝肤而病去者，邪居浅也。所谓盛经者，阳脉也。

帝曰：秋取经俞，何也？岐伯曰：秋者金始治，肺将收杀，金将胜火，阳气在合，阴气初胜，湿气及体，阴气未盛，未能深入，故取俞以泻阴邪，取合以虚阳邪[2]，阳气始衰，故取于合。

帝曰：冬取井荥，何也？财伯曰：冬者水始治，肾方闭，阳气衰少，阴气坚盛，巨阳伏沉，阳脉乃去，故取井以下阴逆，取荥以实阳气。故曰：冬取井荥，春不鼽衄，此之谓也。

【注释】

①胕肿：同浮肿。②虚阳邪：泻越阳邪。虚，此作泻解。

【译文】

黄帝问道：治疗水病的腧穴有五十七个，它们都属于哪脏所主呢？岐伯回答说：肾腧五十七个穴位，是阴气所积聚的地方，也是水液从此出入的地方。尻骨之上有五行，每行五个穴位，这些是肾的腧穴。所以水病表现在下部则为浮肿、腹部胀大，表现在上部则为呼吸喘急、不能平卧，这是肺与肾标本同病。所以肺病表现为呼吸喘急，肾病表现为水肿，肺病还表现为气逆，不得平卧；肺病与肾病的表现各不相同，但二者之间相互输应、相互影响着。之所以肺肾都发生了病变，是由于水气停留于两脏的缘故。伏兔上方各有两行，每行五个穴位，这里是肾气循行的重要道路，和肝、脾经交结在脚上。足内踝上方各有一行，每行六个穴位，这是肾的经脉下行于脚的部分，名叫太冲。以上共五十七个穴位，都隐藏在人体下部或较深部的络脉之中，也是水液容易停聚的地方。

黄帝问道：春天针刺，要取络脉分肉之间，为什么这么做？岐伯回答说：春天木气开始当令，在人体，肝气开始发生；肝气的特性是急躁，如变动的风一样很迅疾，但是肝的经脉往往藏于深部，而风气刚发生，尚不太剧烈，不能深入经脉，所以只要浅刺络脉分肉之间就行了。

黄帝问道：夏天针刺，取盛经分腠之间，是什么道理？岐伯回答说：夏天火气开始当令，心气开始生长壮大；如果脉形瘦小而搏动气势较弱，是阳气充裕流溢于体表，热气熏蒸于分肉腠理，向内影响于经脉，所以针刺应当取盛经分腠。针刺不要过深只要透过皮肤而病就可痊愈，是因为邪气居于浅表部位的缘故。所谓盛经，是指丰满充足的阳脉。

黄帝问道：秋天针刺，要取经穴和输穴，是什么道理？岐伯回答说：秋天金气开始当令，肺气开始收敛肃杀，金气渐旺逐步胜过衰退着的火气，阳气在经脉的合穴，阴气初生，遇湿邪侵犯人体，但由于阴气未至太盛，不能助湿邪深入，所以针刺取阴经的『输』穴以泻阴湿之邪，取阳经的『舍』穴以泻阳热之邪。由于阳气开始衰退而阴气未至太盛。所以不取『经』穴而取『合』穴。

黄帝问：冬天针刺，要取『井』穴和『荥穴』是什么道理？岐伯回答说：冬天水气开始当令，肾气开始闭藏，阳气已经衰少，阴气更加坚盛，太阳之气伏沉于下，阳脉也相随沉伏，所以针刺要取阳经的『井』穴以抑降其阴逆之气，取阴经的『荥』穴以充实不足之阳气。因此说『冬取井荥，春不鼽衄』，就是这个道理。

调经论篇第六十二

【原文】

黄帝问曰：余闻刺法言，有余泻之，不足补之，何谓有余？何谓不足？岐伯对曰：有余有五，不足亦有五，帝欲何问？帝曰：愿尽闻之。岐伯曰：神有余有不足，气有余有不足，血有余有不足，形有余有不足，志有余有不足，凡此十者，其气不等也。

帝曰：人有精气津液，四肢、九窍、五脏十六部[1]、三百六十五节[2]，乃生百病，百病之生，皆有虚实。今夫子乃言有余[3]有五，不足亦有五，何以生之乎？岐伯曰：皆生于五脏也。夫心藏神，肺藏气，肝藏血，脾藏肉，肾藏志，而此成形。志意通，内连骨髓，而成身形五脏。五脏之道，皆出于经隧，以行血气，血气不和，百病乃变化而生，是故守经隧焉。

帝曰：神有余不足何如？岐伯曰：神有余则笑不休，神不足则悲。血气未并，五脏安定，邪客于形，洒淅起于毫毛，未入于经络也，故命曰神之微。帝曰：补泻奈何？岐伯曰：神有余，则泻其小络之血，出血勿之深斥[4]，无中其大经，神气乃平。神不足者，视其虚络，按而致之，刺而利之，无出其血，无泄其气，以通其经，神气乃平。帝曰：刺微[5]奈何？岐伯曰：按摩勿释，著针勿斥，移气于不足，神气乃得复。

帝曰：善。气有余不足奈何？岐伯曰：气有余则喘咳上气，不足则息利少气。血气未并，五脏安定，皮肤微病，命曰白气微泄。帝曰：补泻奈何？岐伯曰：气有余，则泻其经隧，无伤其经，无出其血，无泄其气。不足，则补其经隧，无出其气。帝曰：刺微奈何？岐伯曰：按摩勿释，出针视之，曰我将深之，适人必革，精气自伏，邪气散乱，无所休息，气泄腠理，真气乃相得。

帝曰：善。血有余不足奈何？岐伯曰：血有余则怒，不足则恐。血气未并，五脏安定，孙络水溢，则经有留血。帝曰：补泻奈何？岐伯曰：血有余，则泻其盛经出其血。不足，则视其虚经内针其脉中，久留而视；脉大，疾出其针，无令血泄。帝曰：刺留血奈何？岐伯曰：视其血络，刺出其血，无令恶血得入于经，以成其疾。

帝曰：善。形有余不足奈何？岐伯曰：形有余则腹胀泾溲不利，不足则四肢不用。血气未并，五脏安定，肌肉蠕动，命曰微风。帝曰：补泻奈何？岐伯曰：形有余则泻其阳经，不足则补其阳络。帝曰：刺微奈何？岐伯曰：取分肉间，无中其经，无伤其络，卫气得复，邪气乃索⑥。

帝曰：善。志有余不足奈何？岐伯曰：志有余则腹胀飧泄，不足则厥。血气未并，五脏安定，骨节有动。帝曰：补泻奈何？岐伯曰：志有余则泻然筋血者，不足则补其复溜。帝曰：刺未并奈何？岐伯曰：即取之，无中其经，邪所乃能立虚。

帝曰：夫子言虚实者有十，生于五脏，五脏五脉耳。夫十二经脉皆生其病，今夫子独言五脏，夫十二经脉者，皆络三百六十五节，节有病必被经脉，经脉之病皆有虚实，何以合之？岐伯曰：五脏者，故得六腑与为表里，经络支节，各生虚实，其病所居，随而调之。病在脉，调之血；病在血，调之络；病在气，调之卫；病在肉，调之分肉；病在筋，调之筋；病在骨，调之骨；燔针⑦劫刺其下及与急者；病在骨，淬针药熨；病不知所痛，两跻为上；身形有痛，九候莫病，则缪刺之；痛在于左而右脉病者，巨刺之。必谨察其九候，针道备矣。

【注释】

①十六部：指十二经脉、冲脉、带脉、任脉、督脉在皮肤上的分部。②三百六十五节：此指三百六十五骨节。③有余：据《太素》，此前脱一『气』字，即当为『气有余』。④深斥：斥，推也。深斥，将针向深处推进。⑤刺微：针刺轻微的病邪。⑥索：散也。⑦燔针：温针。

【译文】

黄帝问道：我听《刺法》上说，病属有余的用泻法，不足的用补法。但如何是有余，如何又是不足呢？岐伯回答说：病属有余的有五种，不足的也有五种，你要问的是哪一种呢？黄帝说：希望你全部讲给我听。岐伯回答说：神有有余，有不足；气有有余，有不足；血有有余，有不足；形有有余，有不足；志有有余，有不足。凡此十种，其气各不相等。

黄帝说：人有精、气、津液、四肢、九窍、五脏、十六部、三百六十五节，而发生百病。但百病的发生，都有虚实的不同。现在先生说病属有余的有五种，病属不足的也有五种，是怎样发生的呢？岐伯说：五种有余不足，都是生于五脏。心藏神，肺藏气，肝藏血，脾藏肉，肾藏志，由五脏所藏之神、气、血、肉、志，组成了人的形体。但必须保持志意通达，内与骨髓联系，始能使身形与五脏成为一个整体。五脏相互联系的道路都是经脉，通过经脉以运行血气，人若血气不和，就会变化而发生各种疾病。所以诊断和治疗均以经脉为依据。

黄帝问：神有余和神不足会出现什么症状呢？岐伯回答说：神有余的则嬉笑不止，神不足的则悲哀。若病邪尚未与气血相并，五脏安定之时，还未见或笑或悲的现象，此时邪气仅客于形体之肤表，病人觉得寒栗起于毫毛，尚未侵入经络，乃属神病微邪，所以叫做『神之微』。黄帝说：怎样进行补泻呢？岐伯说：神有余的应刺其小络使之出血，但不要向里深推其针，不要刺中大经，神气自会平复。神不足的其络必虚，应在其虚络处，先用手按摩，使气血实于虚络，再以针刺之，以疏利其气血，但不要使之出血，也不要使气外泄，只疏通其经，神气就可以平复。黄帝说：怎样刺微邪呢？岐伯说：按摩的时间要久一些，针刺时不要向里深推，使气移于不足之处，神气就可以平复。

黄帝说：说得好。气有余和气不足的症状有哪些呢？岐伯回答说：气有余的则喘咳气上逆气，不足的则呼吸虽然通利，但气息短少。若邪气尚未与气血相并，五脏安定之时，有邪气侵袭，则邪气仅客于皮肤，而发生皮肤微病，使肺气微泄，病情尚轻，所以叫做『白气微泄』。黄帝说：怎样进行补泻呢？岐伯说：气有余的应当泻其经隧，但不要伤其经脉，不要使之出血，不要使其气泄。气不足的则应补其经隧，不要使其出气。黄帝说：怎样刺其微邪呢？岐伯说：先用按摩，时间要久一些，然后拿出针来给病人看，并说『我要深刺』，但在刺时还是适中痛处即止，这样可使其精气深注于内，邪气散乱于外，而无所留，邪气从腠理外泄，则真气通达，恢复正常。

黄帝说：讲得好。血有余和不足的症状有哪些呢？岐伯说：血有余的则发怒，血不足则恐惧。若邪气尚未与气血相并，五脏安定之时，有邪气侵袭，则邪气仅客于孙络，孙络盛满外溢，则流于经脉，经脉就会有血液留滞。黄帝说：怎样进行补泻呢？岐伯说：血有余的应泻其充盛的经脉，以出其血。血不足的应察其经脉之虚者补之，刺中其经脉后，久留其针之观察之，待气至而脉转大时，即迅速出针，但不要使其出血。黄帝说：刺留血时应当怎样呢？岐伯说：诊察其血络有留血的，刺出其血，使恶血不得入于经脉而形成其他疾病。

黄帝说：好。形有余和形不足的症状有哪些呢？岐伯说：形有余的则腹胀满，大小便不利，形不足的则四肢不能运动。若邪气尚未与气血相并，五脏安定之时，有邪气侵袭，则邪气仅客于肌肉，使肌肉有蠕动的感觉，这叫做『微风』。黄帝说：怎样进行补泻呢？岐伯说：形有余应当泻足阳明的经脉，使邪气从内外泻，形不足的应当补足阳明的络脉，使气血得以内聚。黄帝说：怎样刺微风呢？岐伯说：应当刺其分肉之间，不要刺中经脉，也不要伤其络脉，使卫气得以恢复，则邪气就可以消散。

黄帝说：好。志有余和志不足的症状有哪些呢？岐伯说：志有余的则腹胀飧泄。志不足的则手足厥冷。若邪气尚未与气血相并，五脏安定之时，有邪气侵袭，则邪气仅客于骨，使骨节间如有物震动的感觉。黄帝说：怎样进行补泻呢？岐伯说：志有余的应泻然谷以出其血，志不足的则应补复溜穴。黄帝说：当邪气尚未与气血相并，邪气仅客于骨时，应当怎样刺呢？岐伯说：应当在骨节有鼓动处立即刺治，但不要中其经脉，邪气便会自然去了。

缪刺论篇第六十三

【原文】

黄帝问曰：余闻缪刺，未得其意，何谓缪刺？岐伯对曰：夫邪之客于形也，必先舍于皮毛，留而不去，入舍于孙脉，留而不去，入舍于络脉，留而不去，入舍于经脉，内连五脏，散于肠胃，阴阳俱感，五脏乃伤，此邪之从皮毛而入，极于五脏之次也，如此则治其经焉。今邪客于皮毛，入舍于孙络，留而不去，闭塞不通，不得入于经，流溢于大络，而生奇病[1]也。夫邪客大络者，左注右，右注左，上下左右与经相干，而布于四末，其气无常处，不入于经俞，命曰缪刺。

帝曰：愿闻缪刺以左取右以右取左，奈何？其与巨刺何以别之[2]？岐伯曰：邪客于经，左盛则右病，右盛则左病，亦有移易者，左痛未已而右脉先病，如此者，必巨刺之，必中其经，非络脉也。故络病者，其痛与经脉缪处，故命曰缪刺。

凡刺之数，先视其经脉，切而从之，审其虚实而调之，不调[4]者经刺之，有痛而经不病者缪刺之，因视其皮部有血络者尽取之，此缪刺之数也。

【注释】

①奇病：病在络脉，或在左，或在右，只病于一侧。②其与巨刺何以别之：巨刺与缪刺的方法相同，但所针刺的部位不同，缪刺刺络，巨刺刺经。④不调：经脉不和调。

【译文】

黄帝问道：我听说过『缪刺』，但不知道它讲什么，什么叫缪刺呢？岐伯回答说：大凡病邪侵袭人体，必须首先侵入皮毛；如果逗留不去，就进入孙脉；再逗留不去，就进入络脉；如还是逗留不去，就进入经脉，并向内延及五脏，流散到肠胃；这时表里都受到邪气侵袭，五脏就要受伤。这是邪气从皮毛而入，最终影响到五脏的次序。像这样，就要治疗其经穴了。如邪气从皮毛侵入，进入孙、络后，就逗留而不去，由于络脉闭塞不通，邪气不得入于经脉，于是就流溢于大络之中，从而生成一些异常疾病。邪气侵入大络后，在左边的就流窜到右边，在右边的就流窜到左边，或上或下，或左或右，但只影响到络脉而不能进入经脉之中，从而随大络流布到四肢；邪气流窜无一定地方，也不能进入经脉俞穴，所以病气在右而症见于左，病气在左而症见于右，必须右痛刺左，左痛刺右，才能中邪，这种刺法称作『缪刺』。

黄帝道：我想听听缪刺法左病右取、右病左取的道理？它和巨刺法怎么区别？岐伯回答说：邪气侵袭到经脉，如果左边经气较盛则影响到右边经脉，或右边经气较盛则影响到左边经脉；但也有左右相互转移的，如左边疼痛尚未好，而右边经脉已开始有病，像这样，就必须用巨刺法了。但是运用巨刺必定要邪气中于经脉，邪气留脉决不能运用，因为它不是络脉的病变。因为络病的病痛部位与经脉所在部位不同，因此称为『缪刺』。

刺治的方法是，先根据所病的经脉，切按推寻，详审其虚实而进行调治；如果经络不调，先采用经刺的方法；如果有病痛而经脉没有病变，再采用缪刺的方法，要看其皮部是否有郁血的络脉，如有应全部把郁血刺出。上面讲的就是缪刺的方法。

四时刺逆从论篇第六十四

【原文】

厥阴有余病阴痹；不足病生热痹；滑则病狐疝风[1]；涩则病少腹积气。少阴有余病皮痹隐疹；不足病肺痹；滑则病肺风疝；涩则病积溲血。太阴有余病肉痹寒中；不足病脾痹；滑则病脾风疝；涩则病积心腹时满。阳明有余病脉痹身时热；不足病心痹；滑则病心风疝；涩则病积时善惊。太阳有余病骨痹身重；不足病肾痹；滑则病肾风疝；涩则病积时善巅疾。少阳有余病筋痹胁满；不足病肝痹；滑则病肝风疝；涩则病积时筋急[2]目痛。

是故春气在经脉，夏气在孙络，长夏气在肌肉，秋气在皮肤，冬气在骨髓中。

帝曰：余愿闻其故。岐伯曰：春者，天气始开，地气始泄，冻解冰释，水行经通，故人气在脉。夏者，经满气溢，入孙络受血，皮肤充实。长夏者，经络皆盛，内溢肌中。秋者，天气始收，腠理闭塞，皮肤引急。冬者盖藏，血气在中，内著骨髓，通于五脏。是故邪气者，常随四时之气血而入客也，至其变化不可为度，然必从其经气，辟除其邪，除其邪，则乱气不生。

【注释】

①狐疝风：疝气的一种，出入上下无常。按下文例，狐疝风似当作「肝风狐疝」。②急：拘紧。

【译文】

厥阴的气如果过盛，就会发生阴痹；不足时会发生热痹；气血过于滑利则患狐疝风；气血运行涩滞则形成少腹中有积气。少阴的气如果有余，可以发生皮痹和隐疹；不足则发生肺痹；气血过于滑利则患肺风疝；气血运行涩滞则病积聚和尿血。太阴的气有余，可以发生肉痹和寒中；不足则发生脾痹；气血过于滑利则患脾风疝；气血运行涩滞则病积聚和心腹胀满。阳明之气有余，可以发生脉痹，身体有时发热；不足则发生心痹；气血过于滑利则患心风疝；气血运行涩滞则病积聚和不时惊恐。太阳之气有余，可以发生骨痹、身体沉重；不足则发生肾痹；气血过于滑利则患肾风疝；气血运行涩滞则病积聚，且不时发生巅顶部疾病。少阳之气有余，可以发生筋痹和胁肋满闷；不足则发生肝痹；气血过于滑利则患肝风疝；气血涩滞则病积聚，有时发生筋脉拘急和眼目疼痛等。

所以春天人的气血在经脉，夏天人的气血在孙络，长夏人的气血在肌肉，秋天人的气血在皮肤，冬天人的气血在骨髓中。

黄帝说：我希望听听这里面的道理。岐伯说：春季，天之阳气开始启动，地之阴气也开始发泄，冬天的冰冻逐渐融化解释，水道通行，所以人的气血也集中在经脉中流行。夏季，经脉中气血充满而流溢于孙络，孙络接受了气血，皮肤也变得充实了。长夏，经脉和络脉中的气血都很旺盛，所以能充分地灌溉润泽于肌肉之中。秋季，天气开始收敛，腠理随之而闭塞，皮肤也收缩紧密起来了。冬季主闭藏，人身的气血收藏在内，聚集于骨髓，并内通于五脏。所以邪气也往往随着四时气血的变化而侵入人体相应的部位，若待其发生了变化，那就难以预测了；但必须顺应四时经气的变化及早进行调治，驱除侵入的邪气，那么气血就不致变化逆乱了。

标本病传论篇第六十五

【原文】

黄帝问曰：病有标本，刺有逆从①奈何？岐伯对曰：凡刺之方，必别阴阳，前后相应②，逆从得施，标本相移。故曰有其在标而求之于标，有其在本而求之于本，有其在本而求之于标，有其在标而求之于本，故治有取标而得者，有取本而得者，有逆取而得者，有从取而得者。故知逆与从，正行无问③，知标本者，万举万当，不知标本，是谓妄行。

夫阴阳逆从标本之为道也，小而大，言一而知百病之害。少而多，浅而博，可以言一而知百也。以浅而知深，察近而知远，言标与本，易而勿及④。治反为逆，治得为从。

先病而后逆者治其本，先逆而后病者治其本，先寒而后生病者治其本，先病而后生寒者治其本，先热而后生病者治其本，先热而后生中满⑤者治其标，先病而后泄者治其本，先泄而后生他病者治其本，必且调之，乃治其他病，先病而后生中满者治其标，先中满而后烦心者治其本。人有客气有同气。小大不利治其标，小大利治其本。病发而有余，本而标之，先治其本，后治其标；病发而不足，标而本之，先治其标，后治其本。谨察间甚，以意调之，间者并行⑥，甚者独行⑦。先小大不利而后生病者治其本。

诸病以次是相传，如是者，皆有死期，不可刺。间一脏止⑧，及至三四脏者，乃可刺也。

【注释】

①病有标本，刺有逆从：先病为本，后病为标。如病在本而求之于标，病在标而求之于本是逆刺，如在本求本，在标求标是从刺，这是治法的不同。②前后相应：张志聪说：『有先病后病也。』③正行无问：马莳说：『正行之法，而不必问之于人。』句意是只可大胆地治疗，无须顾虑。④易而勿及：标本逆从治疗原则谈起来容易，但真正掌握

就难了。⑤生中满：一作『先生中满』。⑥间者并行：间者，指病情轻的；并行，可以标本同治。⑦甚者独行：甚者，指病情重的；独行，或单治其标，就是或治本或治标。⑧间一藏止：谓病邪间脏相传，用针刺之法可制止病传。

【译文】

黄帝说：疾病有标和本的分别，刺法有逆和从的不同，讲讲这里面的道理。岐伯说：大凡针刺的准则，必须辨别其阴阳属性，联系其前后关系，恰当地运用逆治和从治，灵活地处理治疗中的标本先后关系。所以说有的病在标就治标，有的病在本就治本，有的病在本却治标，有的病在标却治本。在治疗上，有治标而缓解的，有治本而见效的，有逆治而痊愈的，有从治而成功的。所以懂得了逆治和从治的原则，便能进行正确的治疗而不必疑虑；知道了标本之间的轻重缓急，治疗时就能万举万当；如果不知标本，那就是盲目行事了。

关于阴阳、逆从、标本的道理，虽然看起来很小，但应用的价值却很大，所以谈一个阴阳标本逆从的道理，就可以知道许多疾病的利害关系；由少可以推多，执简可以驭繁，所以一句话可以概括许多事物的道理。从浅显入手可以推知深微，观察目前的现象可以了解它的过去和未来。不过，讲标本的道理是容易的，可运用起来就比较难了。迎着病邪而泻的方法就是『逆』治，顺应经气而补的方法就是『从』治。

病人先患某病而后发生气血逆乱的，先治其本；先气血逆乱而后生病的，先治其本。先有寒而后生病的，先治其本；先有病而后生寒的，先治其本。先有热而后生病的，先治其本；先有热而后生中满腹胀的，先治其标。先有某病而后发生泄泻的，先治其本；先有泄泻而后发生其他疾病的，先治其本。必须先把泄泻调治好，然后再治其他病。先患某病而后发生中满腹胀的，先治其标；先患中满腹胀而后出现烦心的，先治其本。人体疾病过程中有邪气和正气的相互作用，凡是出现了大小便不利的，先通利大小便以治其标；大小便通利则治其本病。疾病发作表现为邪气有余，就用『本而标之』的治法，即先祛邪以治其本，后调理气血。恢复生理功能以治其标；疾病发作表现为正气不足，就用『标而本之』的治法，即先固护卫正气防止虚脱以治其标，后祛除邪气以治其本。总之，必须谨慎地观察疾病的轻重深浅和缓解期与发作期中标本缓急的不同，用心调理；凡病轻的，或缓解期，可以标本同治；凡病重的，或发作期，应当采用专一的治本或治标的方法。另外，如果先有大小便不利而后并发其他疾病的，应当先治其本病。

各种疾病都是按次序相传的，如上所述，都有一定的死期，不可以用针刺治疗；如果是间脏相传就不易再传下去，即使传过三脏、四脏，还是可以用针刺治疗的。

天元纪大论篇第六十六

【原文】

黄帝问曰：天有五行，御五位[1]，以生寒暑燥湿风；人有五脏化五气，以生喜怒思忧恐。论言五运相袭而皆治之，终期之日，周而复始，余已知之矣，愿闻其与三阴三阳之候奈何合之？

鬼臾区稽首再拜对曰：昭乎哉问也。夫五运阴阳者，天地之道也，万物之纲纪，变化之父母，生杀之本始，神明之府也，可不通乎！故物生谓之化，物极谓之变，阴阳不测谓之神，神用无方谓之圣。夫变化之为用也，在天为玄[2]，在人为道，在地为化，化生五味，道生智，玄生神。神在天为风，在地为木；在天为热，在地为火；在天为湿，在地为土；在天为燥，在地为金；在天为寒，在地为水；故在天为气，在地成形，形气相感而化生万物矣。然天地者，万物之上下也；左右者，阴阳之道路也；水火者，阴阳之症兆也；金木者，生成之终始也。气有多少，形有盛衰，上下相召[3]，而损益彰矣。

帝曰：愿闻五运之主时也何如？鬼臾区曰：五气运行，各终期日，非独主时也。帝曰：请闻其所谓也。鬼臾区曰：臣积考《太始天元册》文曰：太虚寥廓，肇基化元，万物资始，五运终天，布气真灵，总统坤元[4]，九星悬朗，七曜周旋，曰阴曰阳，曰柔曰刚，幽显既位，寒暑弛张，生生化化，品物咸章。臣斯十世，此之谓也。

帝曰：善。何谓气有多少，形有盛衰？鬼臾区曰：阴阳之气各有多少，故曰三阴三阳也。形有盛衰，谓五行之治，各有太过不及也。故其始也，有余而往，不足随之，不足而往，有余从之，知迎知随，气可与期。应天为天符[5]，承岁为岁直[6]，三合[7]为治。

帝曰：上下相召奈何？鬼臾区曰：寒暑燥湿风火，天之阴阳也，三阴三阳上奉之。木火土金水火，地之阴阳也，生长化收藏下应之。天以阳生阴长，地以阳杀阴藏。天有阴阳，地亦有阴阳。木火土金水火，地之阴阳也，生长化收藏。故阳中有阴，阴中有阳。所以欲知天地之阴阳者，应天之气，动而不息，故五岁而右迁，应地之气，静而守位，故六期而环会，动静相召，上下相临，阴阳相错，而变由生也。

帝曰：上下周纪，其有数乎？鬼臾区曰：天以六为节，地以五为制，周天气者，六期为一备；终地纪者，五岁为一周。君火以明，相火以位⑧。五六相合而七百二十气为一纪，凡三十岁；千四百四十气，凡六十岁而为一周，不及太过，斯皆见矣。

【注释】

①御五位：御，统领的意思。五位，指天下的东、南、中央、西、北五个方向。②玄：在此含有幽远之义。③上下相召：上指天，下指地。意为天地之气相互感应。④总统坤元：总统，统领、主管；坤元，万物化生的根本。⑤天符：中运与司天之气一致。⑥岁直：岁直又称为岁会。指中运之气与岁支之气相同。⑦三合：中运之气、司天之气、岁支之气均相同。⑧君火以明，相火以位：一本无此八字，故译文不译。

【译文】

黄帝问道：天有木、火、土、金、水五行，对应东、西、南、北、中五个方位，从而产生寒、暑、燥、湿、风等气候变化，人有五脏生五志之气，从而产生喜、怒、思、忧、恐等情志变化。经论中所说的五运递相因袭，各有一定的主治季节，到了一年终结之时，又重新开始的情况，我已经知道了。还想再了解一下五运和三阴三阳的结合是怎样的？鬼臾区再次跪拜回答说：你提这个问题很高明啊！五运和阴阳是自然界变化的一般规律，是自然万物的一个总纲，是事物发展变化的基础和生长毁灭的根本，是宇宙间无穷尽的变化所在，这些道理哪能不通晓呢？因而事物的开始发生叫做『化』，发展到极点叫做『变』，难以探测的阴阳变化叫做『神』，能够掌握和运用这种变化无边的原则的人，叫做『圣』。阴阳变化的作用，在宇宙空间，则表现为深远无穷，在人则表现为认识事物的自然规律，在地则表现为万物的生化。物质的生化而产生五味，认识了自然规律而产生智慧，在深远的宇宙空间，产生无穷尽的变化。神明的作用，在天为风，在地为木；在天为热，在地为火；在天为湿，在地为土；在天为燥，在地为金；在天为寒，在地为水。所以在天为无形之气，在地为有形之质，形和气互相感召，就能变化和产生万物。天复于上，地载于下，所以天地是万物的上下；阳升于左，阴降于右，所以左右为阴阳的道路；水属阴，火属阳，所以水火是阴阳的象征；万物发生于春属木，成实于秋属金，所以金木是生成的终始。阴阳之气并不是一成不变的，它有多少的不同，有形物质在发展过程中也有旺盛和衰老的区别，在上之气和在下之质互相感召，事物太过和不及的形象就都显露出来了。

黄帝说：我想听你讲讲关于五运分主四时的情况。鬼臾区说：五运各能主一年，不是单独只主四时。黄帝说：请你把其中的道理讲给我听听。鬼臾区说：臣久已考查过《太始天元册》，文中说：广阔无边的天空，是物质生化之本元的基础，万物滋生的开始，五运行于天道，终而复始，布施天地真元之气，概括大地生化的本元，九星悬照天空，七曜按周天之度旋转，于是万物有阴阳的不断变化，有柔刚的不同性质，幽暗和显明按一定的位次出现，寒冷和暑热，按一定的季节往来，这些生生不息之机，变化无穷之道，宇宙万物的不同形象，都表现出来了。我家研究这些道理已有十世，就是这个意思。

黄帝说：说得好。气有多少，形有盛衰指什么呢？鬼臾区说：阴气和阳气各有多少的不同，厥阴为一阴，少阴为二阴，太阴为三阴，少阳为一阳，阳明为二阳，太阳为三阳，所以叫作三阴三阳。形有盛衰，指天干所主的运气，各有太过不及的区别。例如开始是太过的阳年过后，随之而来的是不及的阴年，不及的阴年过后，从之而来的是太过的阳年。只要明白了迎之而至的是属于什么气，随之而至的是属于什么气，对一年中运气的盛衰情况，就可以预先知道。凡一年的中运之气与司天之气相符的，属于『天符』之年，一年的中运之气与岁支的五行相同的，属于『岁直』之年，一年的中运之气与司天之气及年支的五行均相合的，属于『三合』之年。

黄帝说：天气和地气是如何互相感召的？鬼臾区说：寒、暑、燥、湿、风、火，是天的阴阳，三阴三阳上承之。木、火、土、金、水、火，是地的阴阳，生长化收藏下应之。上半年天气主之，春夏为天之阴阳，主生主长；下半年地气主之，秋冬为地之阴阳，主杀主藏。天气有阴阳，地气也有阴阳。木、火、土、金、水、火，地之阴阳，主生长化收藏。因此说，阳中有阴，阴中有阳。所以要想知道天地阴阳的变化情况，就要了解，五行应于天干而为五运，常动而不息，故五年之间，自东向西，每运转换一次；六气应于地支，为三阴三阳，其运行较迟，各守其位，故六年而环周一次。由于动和静互相感召，天气和地气互相加临，阴气和阳气互相交错，而运气的变化就发生了。

黄帝说：天气和地气循环周旋，这里面有没有规律可循？鬼臾区说：司天之气，以六为节，司地之气，以五为制。司天之气，六年循环一周，谓之一备；司地之气，五年循环一周，谓之一周。主运之气的火运，君火是有名而不主令，相火代君宣化火令。六气和五运互相结合，七百二十气，谓之一纪，共三十年；一千四百四十气，共六十年而成为一周，在这六十年中，气和运的太过和不及，都可以出现了。

五运行大论篇第六十七

【原文】

黄帝坐明堂，始正天纲，临观八极，考建五常[1]，请天师而问之曰：论言天地之动静，神明为之纪；阴阳之升降，寒暑彰其兆。余闻五运之数于夫子，夫子之所言，正五气之各主岁[2]尔，首甲[3]定运，余因论之。鬼臾区曰：土主甲己，金主乙庚，水主丙辛，木主丁壬，火主戊癸。子午之上，少阴主之；丑未之上，太阴主之；寅申之上，少阳主之；卯酉之上，阳明主之；辰戌之上，太阳主之；巳亥之上，厥阴主之。不合阴阳，其故何也？

岐伯曰：是明道也，此天地之阴阳也。夫数之可数者，人中之阴阳也，然所合，数之可得者也。夫阴阳者，数之可十，推之可百，数之可千，推之可万。天地阴阳者，不以数推以象之谓也。

帝曰：愿闻其所始也。岐伯曰：昭乎哉问也！臣览《太始天元册》文，丹天之气经于牛女戊分；黅天之气经于心尾己分；苍天之气经于危室柳鬼；素天之气经于亢氐昴毕；玄天之气经于张翼娄胃。所谓戊己分者，奎壁角轸，则天地之门户也。夫候之所始，道之所生，不可不通也。

帝曰：善。论言天地者，万物之上下左右者，阴阳之道路，未知其所谓也。岐伯曰：所谓上下者，岁上下见阴阳之所在也[4]。左右者，诸上[5]见厥阴，左少阴右太阳；见少阴，左太阴右厥阴；见太阴，左少阳，右少阴；见少阳，左阳明右太阴；见阳明，左太阳，右少阳；见太阳，左厥阴右阳明。所谓面北而命其位，言其见也。

帝曰：寒暑燥湿风火，在人合之奈何？其于万物何以生化？岐伯曰：东方生风，风生木，木生酸，酸生肝，肝生筋，筋生心。其在天为玄，在人为道，在地为化。化生五味，道生智，玄生神，化生气。神在天为风，在地为木，在体为筋，在气为柔，在脏为肝。其性为暄，其德为和，其用为动，其色为苍，其化为荣，其虫毛，其政为散，其令宣发，其变摧拉，其眚为陨，其味为酸，其志为怒。怒伤肝，悲胜怒；风伤肝，燥胜风；酸伤筋，辛胜酸。

南方生热，热生火，火生苦，苦生心，心生血，血生脾。其在天为热，在地为火，在体为脉，在气为息，在脏为心。其性为暑，其德为显，其用为躁，其色为赤，其化为茂，其虫羽，其政为明，其令郁蒸，其变炎烁，其眚燔焫，其味为苦，其志为喜。喜伤心，恐胜喜；热伤气，寒胜热；苦伤气，咸胜苦。

中央生湿，湿生土，土生甘，甘生脾，脾生肉，肉生肺。其在天为湿，在地为土，在体为肉，在气为充，在脏为脾。其性静兼，其德为濡，其用为化，其色为黄，其化为盈，其虫倮，其政为谧，其令云雨，其变动注，其眚淫溃，其味为甘，其志为思。思伤脾，怒胜思；湿伤肉，风胜湿；甘伤脾，酸胜甘。

西方生燥，燥生金，金生辛，辛生肺，肺生皮毛，皮毛生肾。其在天为燥，在地为金，在体为皮毛，在气为成，在脏为肺。其性为凉，其德为清，其用为固，其色为白，其化为敛，其虫介，其政为劲，其令雾露，其变肃杀，其眚苍落，其味为辛，其志为忧。忧伤肺，喜胜忧；热伤皮毛，寒胜热；辛伤皮毛，苦胜辛。

北方生寒，寒生水，水生咸，咸生肾，肾生骨髓，髓生肝。其在天为寒，在地为水，在体为骨，在气为坚，在脏为肾。其性为凛，其德为寒，其用为口，其色为黑，其化为肃，其虫鳞，其政为静，其变凝冽，其眚冰雹，其味为咸，其志为恐。恐伤肾，思胜恐；寒伤血，燥胜寒；咸伤血，甘胜咸。五气更立，各有所先，非其位⑥则邪，当其位则正。

【注释】

①考建五常：张介宾说：『考，察也；建、立也；五常、五行气运之常也。』指考察掌握五行之气的运行规律。②主岁：五运六气有其所主之岁，是为各主岁。③首甲：王冰说：『首甲谓六甲之初，则甲子年也。』④阴阳之所在也：即指三阴三阳之所在。⑤诸上：即指司天，司天之位既定，司天的左右间气自然而定。⑥位：季节——春、夏、长夏、秋、冬。

【译文】

黄帝坐在明堂里，开始厘正天之纲纪，临观皇极之八方以立地道，考察五行之气运行的规律，于是他问天师岐伯说：从前的医论曾经说过，天地的动静，是以自然界中变化莫测的物象为纲纪；阴阳升降，是以寒暑的更换，显示它的征兆。我也听先生讲过五运的规律，先生所讲的仅是五运之气各主一岁。关于六十甲子，从甲年开始定运的问题，我又与鬼臾区进一步加以讨论，鬼臾区说，土运主甲己年，金运主乙庚年，水运主丙辛年，木运主丁壬年，火运主戊癸年。子午年是少阴司天，丑未年是太阴司天，寅申年是少阳司天，卯酉年是阳明司天，辰戌年是太阳司天，巳亥年是厥阴司天。这些，与以前所论的阴阳不怎么符合，是什么道理呢？岐伯说：它是阐明其中的道理的，这里指的是天地运气的阴阳变化。关于阴阳之数，可以数的，是人身中的阴阳，因而合乎可以数得出的阴阳之数。至于阴阳的变化，若进一步推演，可以从十而至百，由千而及万，所以天地阴阳的变化，不能用数字去类推，只能从自然物象的变化中去推求。

黄帝说：希望听听运气学说是怎样创始的。岐伯说：你提这个问题是很高明的啊！我曾看到《太始天元册》文记载，赤色的天气，经过牛、女二宿及西北方的戊分；黄色的天气，经过心、尾二宿及东南方的己分；青色的天气，经过危、室二宿与柳、鬼二宿之间；白色的天气，经过亢、氐二宿与昴、毕二宿之间；黑色的天气，经过张、翼二宿与娄、胃二宿之间。所谓戊分，即奎、壁二宿所在处，己分，即角、轸二宿所在处，奎、壁正当秋分时，日渐短，气渐寒，角、轸正当春分时，日渐长，气渐暖，所以是天地阴阳的门户。这是推演气候的开始，自然规律的所在，不可以不通晓。

黄帝说：好。在《天元纪大论》中曾说：大地是万物的上下，左右是阴阳的道路，不知道讲的什么意思？岐伯说：这里所说的『上下』，指的是从该年的司天在泉，以见阴阳所在的位置。所说的『左右』，指的是司天的左右间气，凡是厥阴司天，左间是少阴，右间是太阳；少阴司天，左间是太阴，右间是厥阴；太阴司天，左间是少阳，右间是少阴；少阳司天，左间是阳明，右间是太阴；阳明司天，左间是太阳，右间是少阳；太阳司天，左间是厥阴，右间是阳明。这里说的左右，是面向北方所见的位置。

黄帝问：寒暑燥湿风火六气，是如何与人体应合的呢？对于万物的生化，又有什么关系呢？岐伯回答说：东方应春而生风，春风能使木类生长，木类生酸味，酸味滋养肝脏，肝滋养筋膜，肝气输于筋膜，其气又能滋养心脏。六气在天为深远无边，在人为认识事物的变化规律，在地为万物的生化。生化然后能生成五味，认识了事物的规律，然后能生成智慧，深远无边的宇宙，生成变化莫测的神，变化而生成万物之气机。神的变化，具体表现为：在天应在风，在地应在木，在人体应在筋，在气应在柔和，在脏应在肝。其性为温暖，其德为平和，其功用为动，其色为青，其生化为繁荣，其虫为毛虫，其政为升散，其令为宣布舒发，其变动为摧折败坏，其灾为陨落，其味为酸，其情志为怒。怒能伤肝，悲哀能抑制怒气；风气能伤肝，燥气能克制风气；酸味能伤筋，辛味能克制酸味。

南方应夏而生热，热盛则生火，火能生苦味，苦味入心，滋养心脏，心能生血，心气通过血以滋养脾脏。变化莫测的神，其具体表现为：在天应在热，在地应在火，在人体应在脉，在气应在阳，气生长，在脏应在心。其性为暑热，其德为显现物象，其功用为躁动，其色为赤，其生化为茂盛，其虫为羽虫，其政为明显，其令为热盛，其变动为炎热灼烁，其灾为燔灼焚烧，其味为苦，其情志为喜。喜能伤心，恐惧能抑制喜气；热能伤气，寒能克制热气；苦味能伤气，咸味能克制苦味。

中央应长夏而生湿，湿能生土，土能生甘味，甘味入脾，能滋养脾脏，脾能滋肌肉，脾气通过肌肉而滋养肺脏。变化莫测的神，其具体表现为：在天应于湿，在地应于土，在人体应于肉，在气应于物体充盈，在脏应于脾。其性安静能兼化万物，其德为濡润，其功用为化生，其色黄，其生化为万物盈满，其虫为倮虫，其政为安静，其令为布化云雨，其变动为久雨不止，其灾为湿雨土崩，其味为甘，其情志为思。思能伤脾，仇怒能抑制思虑；湿能伤肌肉，风能克制湿气；甘味能伤脾，酸味能克制甘味。

西方应秋而生燥，燥能生金，金能生辛味，辛味入肺而能滋养肺脏，肺能滋养皮毛，肺气通过皮毛而又能滋养肾脏。变化莫测的神，其具体表现为：在天应于燥，在地应于金，在人体应于皮毛，在气应于万物成熟，在脏应于肺。其性为清凉，其德为洁净，其功用为坚固，其色白，其生化为收敛，其虫为介虫，其政为刚劲切切，其令为雾露，其变动为严酷摧残，其灾为青干而凋落，其味为辛，其情志为忧愁。忧能伤肺，喜能抑制忧愁；热能伤皮毛，寒能克制热气；辛味能伤皮毛，苦味能克制辛味。

北方应冬而生寒，寒能生水，水能生咸味，咸味入肾而能滋养肾脏，肾能滋养骨髓，肾气通过骨髓而能滋养肝脏。变化莫测的神，其具体表现为：在天应于寒，在地应于水，在人体应于骨，在气应于物体坚实，在脏应于肾。其性为严凛，其德为寒冷，其功用为闭藏，其色黑，其生化为整肃，其虫为鳞虫，其政为平静，其令为霰雪，其变动为水冰气寒，其灾为冰雹，其味为咸，其情志为恐。恐能伤肾，思能抑制恐惧；寒能伤血，燥能克制寒气；咸味能伤血，甘味能克制咸味。五方之气更立四时，各有所先。非其主位而有是气为邪，当其主位而有是气则为正。

六微旨大论篇第六十八

【原文】

帝曰：愿闻天道六六之节盛衰何也？岐伯曰：上下有位，左右有纪①。故少阳之右，阳明治之；阳明之右，太阳治之；太阳之右，厥阴治之；厥阴之右，少阴治之；少阴之右，太阴治之；太阴之右，少阳治之。此所谓气之标②，盖南面而待之也。故曰：因天之序，盛衰之时，移光定位，正立而待之，此之谓也。少阳之上，火气治之，中见厥阴；阳明之上，燥气治之，中见太阴；太阳之上，寒气治之，中见少阴；厥阴之上，风气治之，中见少阳；少阴之上，热气治之，中见太阳；太阴之上，湿气治之，中见阳明。所谓本也，本之下，中之见也，见之下，气之标也。本标不同，气应异象。

帝曰：共有至而至③，有至而不至，有至而太过，何也？岐伯曰：至而至者和；至而不至，来气不及也；未至而至，来气有余也。帝曰：至而不至，未至而至如何？岐伯曰：应则顺，否则逆，逆则变生，变则病。帝曰：善。请言其应。岐伯曰：物生其应也，气脉其应也。

帝曰：善。愿闻地理之应六节气位何如？岐伯曰：显明④之右，君火之位也；君火之右，退行一步，相火治之；复行一步，土气治之；复行一步，金气治之；复行一步，水气治之；复行一步，木气治之；复行一步，君火治之。相火之下，水气承之；水位之下，土气承之；土位之下，风气承之；风位之下，金气承之；金位之下，火气承之；君火之下，阴精承之。帝曰：何也？岐伯曰：亢则害，承乃制，制则生化⑤，外列盛衰，害则败乱，生化大病。

帝曰：六气应五行之变何如？岐伯曰：位有终始，气有初中，上下不同，求之亦异也。帝曰：求之奈何？岐伯曰：天气始于甲，地气始于子，子甲相合，命曰岁立，谨候其时，气可与期。

帝曰：愿闻其岁，六气始终，早晏何如？岐伯曰：明乎哉问也！甲子之岁，初之气，天数始于水下一刻，终于八十七刻半；二之气，始于八十七刻六分，终于七十五刻；三之气，始于七十六刻，终于六十二刻半；四之气，始于六十二刻六分，终于五十刻；五之气，始于五十一刻，终于三十七刻半；六之气，始于三十七刻六分，终于二十五刻。所谓初六，天之数也。乙丑岁，初之气，天数始于二十六刻，终于一十二刻半；二之气，始于一十二刻六分，终于水下百刻；三之气，始于一刻，终于八十七刻半；四之气，始于八十七刻六分，终于七十五刻；五之气，始于七十六刻，终于六十二刻半；六之气，始于六十二刻六分，终于五十刻。所谓六二，天之数也。丙寅岁，初之气，天数始于五十一刻，终于三十七刻半；二之气，始于三十七刻六分，终于二十五刻；三之气，始于二十六刻，终于一十二刻半；四之气，始于一十二刻六分，终于水下百刻；五之气，始于一刻，终于八十七刻半；六之气，始于八十七刻六分，终于七十五刻。所谓六三，天之数也。丁卯岁，初之气，天数始于七十六刻，终于六十二刻半；二之气，始于六十二刻六分，终于五十刻；三之气，始于五十一刻，终于三十七刻半；四之气，始于三十七刻六分，终于二十五刻；五之气，始于二十六刻，终于一十二刻半；六之气，始于一十二刻六分，终于水下百刻。所谓六四，天之数也。次戊辰岁，初之气，复始于一刻，常如是无已，周而复始。

帝曰：愿闻其岁候何如？岐伯曰：悉乎哉问也！日行一周，天气始于一刻，日行再周，天气始于二十六刻，日行三周，天气始于五十一刻，日行四周，天气始于七十六刻，日行五周，天气复始于一刻，所谓一纪也。是故寅午戌岁气会同，卯未亥岁气会同，辰申子岁气会同，巳酉丑岁气会同，终而复始。

帝曰：愿闻其用也。岐伯曰：言天者求之本，言地者求之位，言人者求之气交。帝曰：何谓气交？岐伯曰：上下之位，气交之中，人之居也。故曰：天枢⑥之上，天气主之；天枢之下，地气主之；气交之分，人气从之，万物由之，此之谓也。

【注释】

①上下有位，左右有纪：司天在泉上下有其主位，左右间气有其运行条理。②气之标：气，六气，即风火暑湿燥寒。标，标象。此指三阴三阳为气之标象，而六气为三阴三阳之本。③至而至：前至指时至，后至指气至。意即到一定的时节相应的气候特点也反映出来，称为至而至。④显明：为日出之正东方，即正卯位，黄赤交角零度，春分时日出正当卯位。⑤制则生化：有制约，才有平衡，平衡而能生化。⑥天枢：指天气下流，地气上应的中枢。

【译文】

黄帝说：希望听你讲讲天道六六之节盛衰的情况？岐伯说：六气司天在泉，有一定位置，左右间气，有一定的规则。所以少阳的右间，是阳明主治；阳明的右间，是太阳主治；太阳的右间，是厥阴主治；厥阴的右间，是少阴主治；少阴的右间，是太阴主治；太阴的右间，是少阳主治。这就是所说的六气之标，是面向南方而定的位置。所以说，要根据自然气象变化的顺序和盛衰的时间及日影移动的刻度，确定位置，南面正立以进行观察。这就是这个意思。少阴司天，火气主治，少阳与厥阴相表里，故厥阴为中见之气；阳明司天，燥气主治，阳明与太阴相表里，故太阴为中见之气；太阳司天，寒气主治，太阳与少阴相表里，故少阴为中见之气；厥阴司天，风气主治，厥阴与少阳相表里，故少阳为中见之气；少阴司天，热气主治，少阴与太阳相表里，故太阳为中见之气；太阴司天，湿气主治，太阴与阳明相表里，故阳明为中见之气。这就是所谓本元之气，本气之下，是中见之气，中见之下，是气之标，由于本和标不同，应之于脉则有差异，而病形也就不一样。

黄帝说：六气有时至而气亦至的，有时至而气不至的，有先时而气至太过的，请讲讲这里面的道理。岐伯说：时至而气亦至的，为和平之年；时至而气不至的，是应至之气有所不及；时未至而气已至，是应至之气有余。黄帝说：时至而气不至，时未至而气已至的会怎样呢？岐伯说：时与气相应的是顺，时与气不相应的是逆，逆就要发生反常的变化。反常的变化就是要生病。黄帝说：好，请你再讲讲其相应的情况。岐伯说：万物对六气的感应，表现于其生长变化的情况。六气对于人体的影响，从气色脉象上可以反映出来。

黄帝说：好。请讲讲六气应于地理位置的情况。岐伯说：显明正当春分之时，它的右边，为君火主治之位；君火的右边，再退行一步，为相火主治之位；再退行一步，为土气主治之位；再退行一步，为金气主治之位；再退行一步，为水气主治之位；再退行一步，为木气主治之位；再退行一步，为君火主治之位。六气各有相克之气，承于其下，以制约之。水能制火，相火的下面，水气承之；土能制水，水位的下面，土气承之；木能制土，土位的下面，风气承之；金能制木，风位之下，金气承之；火能制金，金位之下，火气承之；阴能制阳，君火的下面，阴精随之。黄帝说：这是什么原因呢？岐伯说：六气亢盛时就要为害，相承之气，可以制约它，递相制约才能维持正常的生化，在四时之气中表现为气盛者必衰，衰者必盛，若亢盛为害则生化之机毁败紊乱，必然发生大病。

黄帝问：六气如何与五行的变化相应呢？岐伯说：每一气所占的位置，是有始有终的，一气中又分为初气和中气，由于天气和地气的不同，所以推求起来，也就有了差异。黄帝说：怎样推求呢？岐伯说：天气始于天干之甲，地气始于地支之子，子和甲结合起来，就叫『岁立』，谨密地注意交气的时间，六气变化的情况，就可以推求出来。黄帝说：我想听听关于每年六气的始终早晚是怎样的？岐伯说：你提这个问题是很高明的啊！甲子之年，初之气，天时的刻数，开始漏水下一刻，终于八十七刻五分；二之气，开始于八十七刻六分，终止于七十五刻；三之气，开始于七十六刻，终止于六十二刻五分；四之气，开始于六十二刻六分，终止于五十刻；五之气，开始于五十一刻，终止于三十七刻五分；六之气，开始于三十七刻六分，终止于二十五刻。这就是所说的第一个六步，天时终始的刻数。乙丑之年，初之气，天时的刻数，开始于二十六刻，终止于十二刻五分；二之气，开始于十二刻六分，终止于漏水下至一百刻；三之气，开始于一刻，终止于八十七刻五分；四之气，开始于八十七刻六分，终止于七十五刻；五之气，开始于七十六刻，终止于六十二刻五分；六之气，开始于六十二刻六分，终止于五十刻。这就是所说的第二个六步，天时终始的刻数。丙寅之年，初之气，天时的刻数开始于五十一刻，终止于三十七刻五分；二之气，开始于三十七刻六分，终止于二十五刻；三之气，开始于二十六刻，终止于十二刻五分；四之气，开始于十二刻六分，终止于漏水下至一百刻；五之气，开始于一刻，终止于八十七刻五分；六之气，开始于八十七刻六分，终止于七十五刻；这就是所说的第三个六步，天时终始的刻数。丁卯之年，初之气，天时的刻数开始于七十六刻，终止于六十二刻五分；二之气，开始于六十二刻六分，终止于五十刻；三之气，开始于五十一刻，终止于三十七刻五分；四之气，开始于三十七刻六分，终止于二十五刻；五之气，开始于二十六刻，终止于十二刻五分；六之气，开始于十二刻六分，终止于漏水下至一百刻。这就是所说的第四个六步，天时终始的刻数。依次相推便是戊辰年，初之气，又开始于一刻，经常如此，没有终时，一周之后又重新开始。

黄帝问：一年的计算方法是怎样的？岐伯回答说：你问得很详尽啊！太阳运行第一周时，天时开始于一刻；太阳运行于第二周时，天时开始于二十六刻；太阳运行于第三周时，天时开始于五十一刻；太阳运行于第四周时，天时开始于七十六刻；太阳运行于第五周时，天时又开始于一刻。天气四周大循环，就叫做『一纪』。所以寅、午、戌三年，岁时与六气会同，卯、未、亥三年，岁时与六气会同，辰、申、子三年，岁时与六气会同，巳、酉、丑三年，岁时与六气会同，周流不息，终而复始。

黄帝问：六步是如何运用的？岐伯说：谈论天气的变化，当推求于六气的本元；谈论地气的变化，当推求于六气应五行之位；谈论人体的变化，当推求于气交。黄帝说：什么是气交呢？岐伯说：天气居于上位，地气居于下位，上下交互于气交之中，为人类所居之处。所以说：天枢以上，天气主之，天枢以下，地气主之；在气交之处，人气顺从天地之气的变化，万物由此而生。就是这个意思。

气交变大论篇第六十九

【原文】

黄帝问曰：五运更治，上应天期，阴阳往复，寒暑迎随，真邪相薄，内外分离，六经波荡[1]，五气倾移[2]，太过不及，专胜兼并[3]，愿言其始，而有常名，可得闻乎？岐伯稽首再拜对曰：昭乎哉问也！是明道也。此上帝所贵，先师傅之，臣虽不敏，往闻其旨。帝曰：余闻得其人不教，是谓失道，传非其人，慢泄天宝。余诚菲德，未足以受至道，然而众子哀其不终，愿夫子保于无穷，流于无极，余司其事，则而行之奈何？岐伯曰：请遂言之也。《上经》曰：夫道者，上知天文，下知地理，中知人事，可以长久，此之谓也。帝曰：何谓也？岐伯曰：本气位也，位天者，天文也；位地者，地理也；通于人气之变化者，人事也。故太过者先天，不及者后天，所谓治化而人应之也。

帝曰：五运之化，太过何如？岐伯曰：岁木太过，风气流行，脾土受邪。民病飧泄食减，体重烦冤，肠鸣腹支满，上应岁星。甚则忽忽[4]善怒，眩冒巅疾。化气不政，生气独治，云物飞动，草木不宁，甚而摇落，反胁痛而吐甚，冲阳绝者死不治，上应太白星。

岁火太过，炎暑流行，肺金受邪。民病疟，少气咳喘，血溢血泄注下，嗌燥耳聋，中热肩背热，上应荧惑星。甚则胸中痛，胁支满胁痛，膺背肩胛间痛，两臂内痛，身热骨痛而为浸淫。收气不行，长气独明，雨水霜寒，上应辰星。上临少阴少阳，火燔焫，冰泉涸，物焦槁，病反谵妄狂越，咳喘息鸣，下甚血溢泄不已，太渊绝者死不治，上应荧惑星。

岁土太过，雨湿流行，肾水受邪。民病腹痛，清厥意不乐，体重烦冤，上应镇星。甚则肌肉萎，足痿不收，行善瘈，脚下痛，饮发中满食减，四肢不举。变生得位，脏气伏，化气独治之，泉涌河衍，涸泽生鱼，风雨大至，土崩溃，鳞见于陆，病腹满溏泄肠鸣，反下甚而太溪绝者死不治，上应岁星。

岁金太过，燥气流行，肝木受邪。民病两胁下少腹痛，目赤痛眦疡，耳无所闻。肃杀而甚，则体重烦冤，胸痛引背，两胁满且痛引少腹，上应太白星。甚则喘咳逆气，肩背痛，尻阴股膝髀腨骱足皆病，上应荧惑星。收气峻，生气下，草木敛，苍干凋陨，病反暴痛，胠胁不可反侧，咳逆甚而血溢，太冲绝者死不治，上应太白星。

岁水太过，寒气流行，邪害心火。民病身热烦心，躁悸，阴厥⑤上下中寒，谵妄心痛，寒气早至，上应辰星。甚则腹大胫肿，喘咳，寝汗出憎风，大雨至，埃雾朦郁，上应镇星。上临太阳，则雨冰雪，霜不时降，湿气变物，病反腹满肠鸣，溏泄食不化，渴而妄冒，神门绝者死不治，上应荧惑、辰星。

帝曰：善。其不及何如？岐伯曰：悉乎哉问也！岁木不及，燥乃大行，生气失应，草木晚荣，肃杀而甚，则刚木辟著，柔萎苍干，上应太白星，民病中清，胠协痛，少腹痛，肠鸣溏泄，凉雨时至，上应太白星，其谷苍。上临阳明，生气失政，草木再荣，化气乃急，上应太白镇星，其主苍早。复则炎⑥暑流火，湿性燥，柔脆草木焦槁，下体再生，华实齐化，病寒热疮疡痱疹痈痤，上应荧惑太白，其谷白坚。白露早降，收杀气行，寒雨害物，虫食甘黄，脾土受邪，赤气后化，心气晚治，上胜肺金，白气乃屈，其谷不成，咳而鼽，上应荧惑、太白星。

岁火不及，寒乃大行，长政不用，物荣而下，凝惨而甚，则阳气不化，乃折荣美，上应辰星，民病胸中痛，胁支满，两胁痛，膺背肩胛间及两臂内痛，郁冒朦昧，心痛暴瘖，胸腹大，胁下与腰背相引而痛，甚则屈不能伸，髋髀如别，上应荧惑辰星，其谷丹。复则埃郁，大雨且至，黑气乃辱，病骛溏腹满，食饮不下，寒中肠鸣，泄注腹痛，暴挛痿痹，足不任身，上应镇星、辰星，玄谷不成。

岁土不及，风乃大行，化气不令，草木茂荣，飘扬而甚，秀而不实，上应岁星，民病飧泄霍乱，体重腹痛，筋骨繇复，肌肉瞤酸，善怒，脏气举事，蛰虫早附，咸病寒中，上应岁星镇星，其谷黅。复则收政严峻，名木苍雕，胸胁暴痛，下引少腹，善太息，虫食甘黄，气客于脾，黅谷乃减，民食少失味，苍谷乃损，上应太白岁星。上临厥阴，流水不冰，蛰虫来见，脏气不用，白乃不复，上应岁星，民乃康。

岁金不及，炎火乃行，生气乃用，长气专胜，庶物以茂，燥烁以行，上应荧惑星，民病肩背瞀重，鼽嚏血便注下，收气乃后，上应太白星，其谷坚芒。复则寒雨暴至，乃零冰雹霜雪杀物，阴厥且格，阳反上行，头脑户痛，延及囟顶发热，上应辰星，丹谷不成，民病口疮，甚则心痛。

岁水不及，湿乃大行，长气反用，其化乃速，暑雨数至，上应镇星，民病腹满身重，濡泄寒疡流水，腰股痛发，腘腨股膝不便，烦冤足痿清厥，脚下痛，甚则跗肿，脏气不政，肾气不衡，上应辰星，其谷秬⑦。上临太阴，则大寒数举，蛰虫早藏，地积坚冰，阳光不治，民病寒疾于下，甚则腹满浮肿，上应镇星，其主黅谷。复则大风暴发，草偃木零，生长不鲜，面色时变，筋骨并辟，肉瞤瘛，目视䀮䀮，物疏璺⑧，肌肉疹发，气并膈中，痛于心腹，黄气乃损，其谷不登，上应岁星。

帝曰：善。愿闻其时也。岐伯曰：悉乎哉问也！木不及，春有鸣条律畅之化，则秋有雾露清凉之政。春有惨凄残贼之胜，则夏有炎暑燔烁之复。其眚东，其脏肝，其病内舍胠胁，外在关节。

火不及，夏有炳明光显之化，则冬有严肃霜寒之政。夏有惨凄凝冽之胜，则不时有埃昏大雨之复。其眚南，其脏心，其病内舍膺胁，外在经络。

土不及，四维有埃云润泽之化，则春有鸣条鼓拆之政。四维发振拉飘腾之变，则秋有肃杀霖霪之复。其眚四维，其脏脾，其病内舍心腹，外在肌肉四肢。

金不及，夏有光显郁蒸之令，则冬有严凝整肃之应。夏有炎烁燔燎之变，则秋有冰雹霜雪之复。其眚西，其脏肺，其病内舍膺胁肩背，外在皮毛。

水不及，四维有湍润埃云之化，则不时有和风发之应。四维发埃昏骤注之变，则不时有飘荡振拉之复。其眚北，其脏肾，其病内舍腰脊骨髓，外在溪谷踹膝。夫五运之政，犹权衡也，高者抑之，下者举之，化者应之，变者复之，此生长化成收藏之理，气之常也，失常则天地四塞矣。故曰：天地之动静，神明为之纪，阴阳之往复，寒暑彰其兆，此之谓也。

帝曰：善。所谓精光之论[9]，大圣之业，宣明大道[10]，通于无穷，究于无极也。余闻之，善言天者，必应于人，善言古者，必验于今，善言气者，必彰于物，善言应者，同天地之化，善言化言变者，通神明之理，非夫子孰能言至道欤！乃择良兆而藏之灵室，每旦读之，命曰《气交变》，非斋戒不敢发，慎传也。

【注释】

①六经波荡：六经的气血动荡不安。②五气倾移：五脏气血离乱，偏胜偏衰，丧失了平衡协调。③专胜兼并：王冰：『专胜，五运主岁太过也；兼并，五运主岁不及。』④忽忽：精神失守的样子。⑤阴厥：虚寒性厥冷。⑥复：张介宾注：『复者，子为其母而报复也，木衰金亢，火则复之，故为炎暑流火。』⑦秬：秬，黑黍。⑧疏璺：疏璺，器皿破而未碎，只有裂纹。⑨精光之论：博大精深的道理。⑩宣明大道：揭示畅明其中的道理。

【译文】

黄帝说道：五运更替，与天之六气相应，一周六步之内，阴阳往复，阳去阴来，冬去暑来，真气与邪气斗争，内外不得统一，六经的血气动荡不安，五脏的本气相互倾轧而转移，太过则一气独胜，不及则二气相并，我要知道它起始自原理和一般常规，是否能讲给我听？岐伯说：问得好！这是应该明白的道理，它一直是历代帝王所注意的问题，也是历代医师传授下来的，我的学问虽然很肤浅，但过去曾听老师讲过它的道理。

黄帝道：我听人家说，遇到合适的人而不教，就会使学术的相传受到影响，称为『失道』；如传授给不适当的人，是轻视学术，不负责任的表现。我虽然没有很高的修养，不一定符合传授学术的要求；但是群众多疾病而夭亡，是应同情的。要求先生为了保全群众的健康和学术的永远留传，只要先生讲出来，我一定按照规矩来做，你看怎样？

岐伯说：让我详细地讲给你听吧！《上经》说：研究医学之道的，要上知天文，下知地理，中知人事，他的学说才能保持长久。就是这个道理。

黄帝又问：这是什么意思？岐伯说：这是为了推求天、地、人三气的位置啊。求天位的，是天文；求地位的，是地理；通晓人气变化的，是人事。因而太过的气先天时而至，不及的气后天时而至，所以说，天地的运动有正常的变化，而人体的活动也随之起着相应的变化。

黄帝问：五运如果气化太过会怎么样？岐伯回答说：木运太过，则风气流行，脾土受其侵害。人们多患消化不良性的泄泻，饮食减少，肢体沉重无力，烦闷抑郁，肠中鸣响，肚腹胀满，这是由于木气太过的缘故。在天上应木星光明，显示木气过于亢盛的症象。甚至会不时容易发怒，并出现头昏眼花等头部病症。这是土气无权，木气独胜的现象，好像天上的云在飞跑，地上的万物迅速变动，草木动摇不定，甚至树倒草偃。如病人的胁部疼痛，呕吐不止，若冲阳脉绝，多死亡而无法治疗。在天上应金星光明，这是显示木胜则金气制之。

火运如果太过，则暑热流行，肺受火邪。人们多患疟疾，呼吸少气，咳嗽气喘，吐血衄血，二便下血，水泻如注，咽喉干燥，耳聋，胸中热，肩背热。在天上应火星光明，显示火热之气过于亢盛的症象。在人体甚至会有胸中疼痛，胁下胀满，胁痛，胸背肩胛间等部位疼痛，两臂内侧疼痛，身热肤痛，而发生浸淫疮。这是金气不振，火气独亮的现象，火气过旺就会有雨冰霜寒的变化，这是火热之极，寒水来复的关系。在天上应水星光明，这是显示火盛则水气制之。如果遇到少阴或少阳司天的年份，火热之气更加亢盛，有如燃烧烤灼，以致水源干涸，植物焦枯。人们发病，多见谵语妄动，发狂越常，咳嗽气喘痰鸣，火气甚于下部则血从二便下泄不止。若太渊脉绝，多死亡而无法治疗。在天上应为星光明，这是火盛的表示。

土运如果太过，则雨湿之气流行，肾受湿邪。人们多病腹痛。四肢厥冷，情绪忧郁，身体困重而烦闷，这是土气太过所致。在天上应土星光明。甚至见肌肉枯萎，两足痿弱不能行动，抽掣挛痛，土病则不能克制水，以致水饮之邪积于体内而生胀满，饮食减少，四肢无力，不能举动。若遇土旺之时，水气无权，土气独旺，则湿令大行，因此泉水喷涌，河水高涨，本来干涸的池沼也会滋生鱼类了，若木气来复，风雨暴至，使堤岸崩溃，河水泛滥，陆地可出现鱼类。人们就会病肚腹胀满，大便溏泄，肠鸣，泄泻不止。而太溪脉绝，多死亡而无法治疗。在天上应木星光明。

金运如果太过，则燥气流行，邪气伤肝。人们多病两胁之下及少腹疼痛，目赤而痛，眼梢溃烂，耳朵听不到声音。燥金之气过于亢盛，就会身体重而烦闷，胸部疼痛并牵引及背部，两胁胀满，而痛势下连少腹。在天上应金星光明。甚则发生喘息咳嗽，呼吸困难，肩背疼痛，尻、阴、股、膝、髀、腨、胻、足等处都感疼痛的病症。在天上应火星光明。如金气突然亢盛，水气下降，在草木则生气收敛，枝叶枯干凋落。在人们的疾病多见胁肋急剧疼痛，不能转动翻身，咳嗽气逆，甚至吐血衄血。若太冲脉绝，多死亡而无法治疗。在天上应金星光明。

水运如果太过，则寒气流行，邪气损害心。人们多患发热，心悸，烦躁，四肢逆冷，全身发冷，谵语妄动，心痛。寒气非时早至，在天上应水星光明。水邪亢盛则有腹水，足胫浮肿，气喘咳嗽，盗汗，怕风。土气来复则大雨下降，尘土飞扬如露一样的迷朦郁结，在天上应土星光明。如遇太阳寒水司天，则雨冰霜雪不时下降，湿气大盛，物变其形。人们多患腹中胀满，肠鸣便泻，食不化，渴而妄冒。如神门脉绝，多死亡而无法治疗。在天上应火星失明、水星光芒。

黄帝道：很好。五运如果不及会怎样？岐伯说：问得真详细啊！木运不及，燥气就会旺盛，生气与时令不相适应，草木不能当时生荣。肃杀之气亢盛，使木头碎裂如劈，本来柔嫩苍翠的枝叶变为萎弱干枯，在天上应金星光明。人们多患中气虚寒，胠胁部疼痛，少腹痛，腹中鸣响，大便溏泄。在气候方面是冷雨不时下降，在天上应金星光明，在五谷是青色的谷不能成熟。如遇阳明司天，金气抑木，木气失却了应有的生气，草木在夏秋再变繁荣，所以开花结实的过程非常急促，很早就凋谢，在天上应金、土二星光明。金气抑木，木起反应而生火，于是就会炎热如火，湿润的变为干燥，柔嫩脆弱的变为干枯焦槁，枝叶从根部重新生长，开花结实并见。在人体则炎热之气郁于皮毛，多病寒热、疮疡、痹疹、痈痤。在天上应金、火二星，在五谷则外强中干，秀而不实。白霜提早下降，秋收肃杀之气流行，寒雨非时，损害万物，味甘色黄之物多生虫蛀，所以稻谷没有收获。在人则脾上先受其邪，火气后起，所以心气亦继之亢盛，火气克金，金气乃得抑制，所以具谷物不能成熟，在疾病是咳嗽鼻塞。在天上应金星与火星。

火运如果不及，寒气就旺盛，夏天火气不能发挥作用，万物就缺乏向上茂盛的力量。阴寒凝滞之气过盛，则阳气不能生化，繁荣美丽的生机就受到摧折，在天上应水星光明。人们的疾病是胸中疼痛，胁部胀满，两胁疼痛，上胸部、背部、肩胛之间及两臂内侧都感疼痛，抑郁眩晕，头目不清，心痛，突然失音，胸腹肿大，胁下与腰背相互牵引而痛，甚则四肢踡屈不能伸展，髋骨与大腿之间不能活动自如。在天上应火星火明、水星光明。赤色的谷类不能成熟。火被水抑，火起反应则生土气来复，于是埃尘郁冒，大雨倾盆，水气受到抑制，故病见大便时时溏泄，腹中胀满，饮食不下，腹中寒冷鸣响，大便泄泻如注，腹中疼痛，两足急剧拘挛、萎缩麻木、不能行走。在天上应土星光明、水星失明。黑色之谷不能成熟。

土运如果不及，风气因而流行，土气失却生化之能力，风气旺盛，则草木茂盛繁荣。生化无能，则秀而不实，在天上应木星光明。人们的疾病多见消化不良的泄泻，上吐下泻的霍乱，身体重，腹中痛，筋骨动摇，肌肉跳动酸疼，时常容易发怒。寒水之气失制而眭，在虫类提早伏藏，在人病寒泄中满，在天上应木星光明、土星失明，黄色之谷类不能成熟。木邪抑土，土起反应则生金，于是秋收之气当令，出现一派严肃峻烈之气，坚固的树木也不免要枝叶凋谢，所以胸胁急剧疼痛，波及少腹、常呼吸少气而太息。凡味甘色黄之物被虫蛀食，邪气客于脾上，人们多病饮食减少，食而无味。金气胜木，所以青色之谷受到损害，在天上应金星光亮、土星减明。如遇厥阴司天相火在泉，则流水不能结冰，本来早已冬眠的虫类，重新又活动起来。不及的土运，得在泉相火之助，所以寒水之气不致独旺，而土得火助木气不能克土，所以也没有金气的反应，而人们也就康健，在天上应木星正常。

金运如果不及，火气与木气就相应地旺盛，长夏之气专胜，所以万物因而茂盛，干燥烁热，在天上应火星光明。人们多患肩背闷重，鼻塞流涕，喷嚏，大便下血，泄泻如注。秋收之气不能及时而至，在天上应金星失明、火星光明，白色的谷类不能及时成熟。火邪抑金起反应而生水，于是寒雨之气突然而来，以致降落冰雹霜雪，杀害万物，阴气厥逆而格拒，使阳气反而上行，所以头后部疼痛，痛势连及头顶，发热。在天上应水星光明、火星失明，在谷类应红色之谷不能成熟。人们多病口腔生疮，甚至心痛。

水运如果不及，湿土之气闲而大盛，水不制火，火气反而生旺，天气炎热，不时下雨，万物的生化很迅速，在天上应土星光明。人们多患腹胀，身体困重，大便溏泄，阴性疮疡脓水稀薄，腰股疼痛，下肢关节活动不利，烦闷抑郁，两脚萎弱厥冷，脚底疼痛，甚至足背浮肿。这是由于冬藏之气不能发挥作用，肾气不平衡，在天上应土星光明、水星失明，在谷类应黑黍不能成熟。如遇太阴司天，寒水在泉，则寒气时时侵袭，虫类很早就冬眠，地上的积水结成厚冰，阳气伏藏，不能发挥它温暖的作用，人们多患下半身的寒性疾病，甚至腹满浮肿，在天上应土星光明、火星失明，在谷类应黄色之稻成熟。土邪抑水而起反应则生风木，因而大风暴发，草类偃伏，树木凋零，生长的力量不能显著，面色时时改变，筋骨拘急疼痛，活动不利，肌肉跳动抽掣，两眼昏花，视觉不明或失常，物体视之若分裂，肌肉发出风疹，若邪气侵入胸膈之中，就有心腹疼痛。这是木气太过，土气受伤，属上的谷类没有收获，在天上应木星光明，土星失明。黄帝说：很对。

希望听你讲讲五气与四时相应的关系。岐伯说：问得真详细啊！木运不及的，如果春天有和风使草木萌芽抽条的正常时令，那秋天也就有雾露润泽而凉爽的正常气候；如果春天反见寒冷惨凄霜冻残贼的秋天气候，那夏天就有特别炎热的反应。它的自然灾害在东方，在人体应在肝脏，其病处内在胠胁部，外在筋骨关节。

火运不及的，如果夏天有景色鲜明的正常气候，那冬天也就有严肃霜寒的正常时令；如果夏天反见萧条惨凄寒冻的冬天气候，那时常会有倾盆大雨的反应。它的自然灾害在南方，在人体应在心脏，其病处内在胸胁部，外在经络。

土运不及的，如果辰、戌、丑、未月有尘土飘扬和风细雨的正常时令，那春天也就有风和日暖的正常气候；如果辰、戌、丑、未月反见狂风拔倒树木的变化，那秋天也就有久雨霜雪的反应。它的自然灾害在四隅，在人体应在脾脏，其病处内在心腹，外在肌肉四肢。

金运不及的，如果夏天有景色显明树木茂盛的正常时令，那冬天也就有冰冻寒冷的正常气候；如果夏天出现如火烧灼的过于炎热的气候，那秋天就会有冰雹霜雪的反应。它的自然灾害在西方，在人体应在肺脏，其病处内在胸胁肩背，外在皮毛。

水运不及的，辰、戌、丑、未月有尘砂荡扬而无暴雨的气候，则时常有和风生发的正常气候；如果辰、戌、丑、未月出现飞沙走石狂风暴雨的变化，则时时会有吹断的树木飘荡的反应。它的自然灾害在北方，在人体应在肾脏，其病处内在腰脊骨髓，外在肌肉之会与小腿膝弯等处。要之，五运的作用，好似权衡之器，太过的加以抑制，不及的加以帮助，正常则和平，反常则必起反应，这是生长化收藏的道理，是四时气候应有的规律，如果失却了这些规律，天地之气不升不降，就是闭塞不通了。所以说：天地的动静，受自然力量的规律所控制，阴去阳来、阳去阴来的变化，可以从四时寒暑来显示出它的征兆。就是这个意思。

黄帝道：讲得好。这些精深高明的道理，是圣人的伟大事业，通过研究发扬它，可以达到无穷无尽的境界。我听说善于谈论自然规律的，必定能应验于人；善于谈论古代的，必定验证于现在；善于谈论气化的，必定能通晓万物；善于谈论应变的，就会采取与天地同一的步骤；善于谈论化与变的，就会通达自然界变化莫测的道理。除了先生，还有谁能够说清楚这些至理要道呢？于是选择了一个好日子，把它藏在书室里，每天早晨取出来攻读，这篇文章称为《气交变》。黄帝非常珍重它，非斋戒沐浴不敢看，更不肯轻易传人。

五常政大论篇第七十

【原文】

黄帝问曰：太虚寥廓，五运回薄①，衰盛不同，损益相从，愿闻平气何如而名？何如而纪也？岐伯对曰：昭乎哉问也！木曰敷和，火曰升明，土曰备化，金曰审平，水曰静顺。

帝曰：其不及奈何？岐伯曰：木曰委和，火曰伏明，土曰卑监，金曰从革，水曰涸流。帝曰：太过何谓？岐伯曰：木曰发生，火曰赫曦，土曰敦阜，金曰坚成，水曰流衍。

帝曰：三气之纪，愿闻其候。岐伯曰：悉乎哉问也！敷和之纪，木德周行，阳舒阴布，五化宣平，其气端，其性随，其用曲直②，其化生荣，其类草木，其政发散，其候温和，其令风，其藏肝，肝其畏清，其主目，其谷麻，其果李，其实核，其应春，其虫毛，其畜犬，其色苍，其养筋，其病里急支满，其味酸，其音角，其物中坚，其数八。

升明之纪，正阳而治，德施周普，五化均衡，其气高，其性速，其用燔灼，其化蕃茂，其类火，其政明曜，其候炎暑，其令热，其脏心，心其畏寒，其主舌，其谷麦，其果杏，其实络，其应夏，其虫羽，其畜马，其色赤，其养血，其病瞤瘛，其味苦，其音征，其物脉，其数七。

备化之纪，气协天休，德流四政，五化齐修，其气平，其性顺，其用高下，其化丰满，其类土，其政安静，其候溽蒸，其令湿，其脏脾，脾其畏风，其主口，其谷稷，其果枣，其实肉，其应长夏，其虫倮，其畜牛，其色黄，其养肉，其病否③，其味甘，其音宫，其物肤，其数五。

审平之纪，收而不争④，杀而无犯，五化宣明，其气洁，其性刚，其用散落，其化坚敛，其类金，其政劲肃，其候清切，其令燥，其脏肺，肺其畏热，其主鼻，其谷稻，其果桃，其实壳，其应秋，其虫介，其畜鸡，其色白，其养皮毛，其病咳，其味辛，其音商，其物外坚，其数九。

静顺之纪，藏而勿害，治而善下，五化咸整，其气明，其性下，其用沃衍，其化凝坚，其类水，其政流演，其候凝肃，其令寒，其脏肾，肾其畏湿，其主二阴，其谷豆，其果栗，其实濡，其应冬，其虫鳞，其畜彘，其色黑，其养骨髓，其病厥，其味咸，其音羽，其物濡，其数六。

故生而勿杀，长而勿罚，化而勿制，收而勿害，藏而勿抑，是谓平气。

委和之纪，是谓胜生。生气不政，化气乃扬，长气自平，收令乃早。凉雨时降，风云并兴，草木晚荣，苍干雕落，物秀而实，肤肉内充。其气敛，其用聚，其动软戾拘缓，其发惊骇，其脏肝，其果枣李，其实核壳，其谷稷稻，其味酸辛，其色白苍，其畜犬鸡，其虫毛介，其主雾露凄沧，其声角商。其病摇动注恐，从金化也，少角与判商同，上角与正角同，上商与正商同；其病支废痈肿疮疡，其甘虫，邪伤肝也，上宫与正宫同。萧飔肃杀则炎赫沸腾，眚于三，所谓复也。其主飞蠹蛆雉，乃为雷霆。

伏明之纪，是谓胜长。长气不宣，脏气反布，收气自政，化令乃衡，寒清数举，暑令乃薄。承化物生，生而不长，成实而稚，遇化已老，阳气屈伏，蛰虫早藏。其气郁，其用暴，其动彰伏变易，其发痛，其脏心，其果栗桃，其实络濡，其谷豆稻，其味苦咸，其色玄丹，其畜马彘，其虫羽鳞，其主冰雪霜寒，其声征羽。其病昏惑悲忘，从水化也，少征与少羽同，上商与正商同，邪伤心也。凝惨凛冽，则暴雨霖霪，眚于九，其主骤注雷霆震惊，沉衿淫雨。

卑监之纪，是谓减化。化气不令，生政独彰，长气整，雨乃愆，收气平，风寒并兴，草木荣美，秀而不实，成而秕也。其气散，其用静定，其动疡涌分溃痈肿。其发濡滞，其脏脾，其果李栗，其实濡核，其谷豆麻，其味酸甘，其色苍黄，其畜牛犬，其虫倮毛，其主飘怒振发，其声宫角，其病留满否塞，从木化也，少宫与少角同，上宫与正宫同，上角与正角同，其病飧泄，邪伤脾也。振拉飘扬则苍干散落，其眚四维，其主败折虎狼，清气乃用，生政乃辱。

从革之纪，是谓折收。收气乃后，生气乃扬，长化合德。火政乃宣，庶类以蕃。其气扬，其用躁切，其动铿禁瞀厥，其发咳喘，其脏肺，其果李杏，其实壳络，其谷麻麦，其味苦辛，其色白丹，其畜鸡羊，其虫介羽，其主明曜炎烁，其声商征，其病嚏咳鼽衄，从火化也，少商与少征同，上商与正商同，上角与正角同，邪伤肺也。炎光赫烈，则冰雪霜雹，眚于七，其主鳞伏彘鼠，岁气早至，乃生大寒。

涸流之纪，是谓反阳，脏令不举，化气乃昌，长气宣布，蛰虫不藏，土润水泉减，草木条茂，荣秀满盛。其气滞，其用渗泄，其动坚止，其发燥槁，其脏肾，其果枣杏，其实濡肉，其谷黍稷，其味甘咸，其色黅玄，其畜彘牛，其虫鳞倮，其主埃郁昏翳，其声羽宫，其病痿厥坚下，从土化也，少羽与少宫同，上宫与正宫同，其病癃闷⑤，邪伤肾也，埃昏骤雨则振拉摧拔，眚于一，其主毛显狐貉，变化不藏。

故乘危而行，不速而至，暴虐无德，灾反及之，微者复微，甚者复甚，气之常也。

发生之纪，是谓启陈⑥，土疏泄，苍气达，阳和布化，阴气乃随，生气淳化，万物以荣。其化生，其气美，其政散，其令条舒，其动掉眩巅疾，其德鸣靡启坼，其变振拉摧拔，其谷麻稻，其畜鸡犬，其果李桃，其色青黄白，其味酸甘辛，其象春，其经足厥阴少阳，其脏肝脾，其虫毛介，其物中坚外坚，其病怒，太角与上商同，上征则其气逆，其病吐利。不务其德则收气复，秋气劲切，甚则肃杀，清气大至，草木雕零，邪乃伤肝。

赫曦之纪，是谓蕃茂，阴气内化，阳气外荣，炎暑施化，物得以昌。其化长，其气高，其政动，其令鸣显，其动炎灼妄扰，其德暄暑郁蒸，其变炎烈沸腾，其谷麦豆，其畜羊彘，其果杏栗，其色赤白玄，其味苦辛咸，其象夏，其经手少阴太阳，手厥阴少阳，其脏心肺，其虫羽鳞，其物脉濡，其病笑疟疮疡血流狂妄目赤，上羽与正征同，其收齐，其病痓，上征而收气后也。暴烈其政，脏气乃复，时见凝惨，甚则雨水霜雹切寒，邪伤心也。

敦阜之纪，是谓广化，厚德清静，顺长以盈，至阴内实，物化充成，烟埃朦郁，见于厚土，大雨时行，湿气乃用，燥政乃辟，其化圆，其气丰，其政静，其令周备，其动濡积并蓄，其德柔润重淖，其变震惊飘骤崩溃，其谷稷麻，其畜牛犬，其果枣李，其色黅玄苍，其味甘咸酸，其象长夏，其经足太阴阳明，其脏脾肾，其虫倮毛，其物肌核，其病腹满四肢不举，大风迅至，邪伤脾也。

坚成之纪，是谓收引，天气洁，地气明，阳气随，阴治化，燥行其政，物以司成，收气繁布，化洽不终。其化成，其气削，其政肃，其令锐切，其动暴折疡疰[7]，其德雾露萧飔，其变肃杀雕零，其谷稻黍，其畜鸡马，其果桃杏，其色白青丹，其味辛酸苦，其象秋，其经手太阴阳明，其藏肺肝，其虫介羽，其物壳络，其病喘喝，胸凭[8]仰息。上征与正商同，其生齐，其病咳，政暴变，则名木不荣，柔脆焦首，长气斯救，大火流，炎烁且至，蔓将槁，邪伤肺也。

流衍之纪，是谓封藏，寒司物化，天地严凝，藏政以布，长令不扬。其化凛，其气坚，其政谧，其令流注，其动漂泄沃涌，其德凝惨寒雰，其变冰雪霜雹，其谷豆稷，其畜彘牛，其果栗枣，其色黑丹黅，其味咸苦甘，其象冬，其经足少阴太阳，其藏肾心，其虫鳞倮，其物濡满，其病胀，上羽而长气不化也。政过则化气大举，而埃昏气交，大雨时降，邪伤肾也。故曰：不恒其德，则所胜来复，政恒其理，则所胜同化，此之谓也。

帝曰：其久病者，有气从不康，病去而瘠[9]，奈何？岐伯曰：昭乎哉圣人之问也！化不可代，时不可违。夫经络以通，血气以从，复其不足，与众齐同，养之和之，静以待时，谨守其气，无使顷移，其形乃彰，生气以长，命曰圣王。故《大要》曰：无代化，无违时，必养必和，待其来复，此之谓也。帝曰：善。

【注释】

①五运回薄：回，轮回运转之义。薄，同迫，及、至之义。指五运往返循环，运动不息。②其用曲直：指其用刚柔并济。③否：通"痞"，即痞塞不通。④收而不争：争，夺也。收而不夺。⑤癃闷：癃，小便不利；闷，大便不通。⑥启陈：与《四气调神大论》中"发陈"同义。⑦疡疰：指疡溃湿注。疰，同注。⑧凭：满也。⑨瘠：瘦弱状。

【译文】

黄帝问道：宇宙深远辽阔，五运循环不息。其中有盛衰的不同，也有损益的差别，你能给我讲讲五运中平气的情况吗？它们是怎样命名的？怎样定其标志的？岐伯答道：你问得真有意义！所谓平气，木称为『敷和』，散布着温和之气，使万物荣华；火称为『升明』，明朗而有盛长之气，使万物繁茂；土称为『备化』，具备着生化万物之气，使万物具备形体；金称为『审平』，发着宁静和平之气，使万物结实；水称为『静顺』，有着寂静和顺之气，使万物归藏。

黄帝问：如何是五运不及？岐伯说：如果不及，木称为『委和』，无阳和之气，使万物萎靡不振；火称为『伏明』，少温暖之气，使万物暗淡无光；土称为『卑监』，无生化之气，使万物萎弱无力；金称为『从革』，无坚硬之气，使万物质松无弹力；水称为『涸流』，无封藏之气，使万物干枯。

黄帝问：如果太过的会怎么样？岐伯回答说：如果太过，木称为『发生』，过早地散布温和之气，使万物提早发育；火称为『赫曦』，散布着强烈的火气，使万物烈焰不安；土称为『敦阜』，有着浓厚坚实之气，反使万物不能成形；金称为『坚成』，有着强硬之气，使万物刚直；水称为『流衍』，有溢满之气，使万物漂流不能归宿。

黄帝问：以上三气所标志的年份，可以给我讲讲它们的不同情况吗？岐伯回答说：你所问的真精细极了！敷和的年份，木的德性布达于四方上下，阳气舒畅，阴气散布，五行的气化都能发挥其正常的功能。其气正直，其性顺从万物，其作用如树木枝干的曲直自由伸展，其生化能使万物繁荣，其属类是草木，其权力是发散，其气候是温和，其权力的表现是风，应于人的内脏是肝；肝畏惧清凉的金气（金克木），肝开窍于目，所以主于目，在谷类是麻，果类是李，其所充实的是核，所应的时令是春，其所应的动物，在虫类是毛虫，在畜类是犬，其在颜色是苍，其所充养的是筋，如发病则为里急而胀满，其在五味是酸，在五音是角，在物体来说是属于中坚的一类，其在五行成数是八。

在升明的年份，南方火运正常行令，其德性普及四方，使五行气化平衡发展。其气上升，其性急速，其作用是燃烧，其在生化能使繁荣茂盛，其属类是火，其权力是使光明显耀，其气候炎暑，其权力的表现是热，应于人体内脏是心；心畏惧寒冷的水气（水克火），心开窍于舌，所以主于舌，其在谷类是麦，果类是杏，其所充实的是络，所应的时令是夏，所应的动物，在虫类是羽虫，在畜类是马，其在颜色是赤，其所充养的是血，如发病则为身体抽搐掣动，其在五味是苦，在五音是徵，在物体来说属于络脉一类，其在五行成数是七。

在备化的年份，天地的气化协调和平，其德怀流布于四方，使五行气化都能完善地发挥其作用。其气和平，其性和顺，其作用能高能下，其生化能使万物成熟丰满，其属类是土，其权力是使之安静，其气候是湿热交蒸，其权力的表现是湿，应于人体内脏是脾；脾畏惧风（木克土），脾开窍于口，所以主于口，其在谷类是稷，果类是枣，其所充实的是肉，其所应的时令是长夏，所应的动物，在虫类是倮虫，在畜类是牛，在颜色是黄，其充养的是肉，若发病则为痞塞，在五味是甘，在五音是宫，在物体来说是属于肌肤一类，在五行生数是五。

在审平的年份，金的所化虽主收束，但无剥夺的现象，虽主肃杀，但无残害的情况，五行的气化都得宣畅清明。其气洁净，其性刚强，其作用是成熟散落，其生化能使万物结实收敛，其属类是金，其权力是为清劲严肃，其气候清凉，其权力的表现是燥，应于人体的内脏是肺；肺畏火热（火克金），肺开窍于鼻，所以主于鼻，其在谷类是稻，果类是桃，所充实的是壳，其所应的时令是秋，所应的动物，在虫类是介虫，在畜类是鸡，在颜色是白，其充养的是皮毛，如发病则为咳嗽，在五味是辛，在五音是商，在物体来说是属于外面包裹的一类，在五行成数是九。

在静顺的年份，脏气能纳藏而无害于万物，其德性平顺而下行，五行的气化都得完整。其气明静，其性向下，其作用为水流灌溉，其生化为凝固坚硬，其属类为水，其权力是流动不息，其气候严寒阴凝，其权力的表现是寒，应于人体的内脏是肾；肾怕温土（土克水），肾开窍于二阴，所以主于二阴，在谷类是豆，果类是栗，所充实的是液汁，其所应的时令是冬，其应于动物，在虫类是鳞虫，在畜类是猪，其颜色是黑，其充养的是骨髓，如发病则为厥，在五味是咸，在五音是羽，在物体来说是属于流动的液体一类，在五行成数是六。

因此生长化收藏的规律不容破坏，万物生时而不杀伤，长时而不削罚，化时而不制止，收时而不残害，藏时而不抑制，这称作平气。

在委和的年份，称为胜生。生气不能很好地行使职权，化气于是发扬（土不畏木），长气自然平静（木不能生火），收令于是提早（金胜水），而凉雨不时下降，风云经常起发，草木不能及时繁荣，并且易于干枯凋落，万物早秀早熟，皮肉充实。其气收敛，其作用拘束，不得曲直伸展，在人体的变动是筋络拘挛无力，或者易于惊骇，其应于内脏为肝，在果类是枣、李，所充实的是核和壳，在谷类是稷、稻，在五味是酸、辛，在颜色是白而苍，在畜类是犬和鸡，在虫类是毛虫介虫，所主的气候是雾露寒冷之气，在声音为角、商，若发生病变则摇动和恐惧，这是由于木运不及而从金化的关系。所以少角等同于判商。若逢厥阴风木司天，则不及的木运得司天之助，也可以成为平气，所以委和逢上角，则其气化可与正角相同。若逢阳明燥金司天，则木运更衰，顺从金气用事，而成为金之平气，所以逢上商便和正商相同。在人体可发生四肢痿弱、痈肿、疮疡、生虫等病，这是由于邪气伤肝的关系。如正当太阴湿土司天，因土不畏，亦能形成土气用事，而成为土之平气，所以逢上宫则和正宫相同。故委和的年份，起初是一片萧飋肃杀的景象，但随之则为火热蒸腾，其灾害应于三（东方），这是由于金气克木，迫使火气前来报复。当火气来复，主多飞虫、蠹虫、蛆虫和雉，木郁火复，发为雷霆。

在伏明的年份，称为胜长。长气不得发扬，藏气反见布散，收气也擅自行使职权，化气平定而不能发展，寒冷之气常现，暑热之气衰薄，万物虽承土的化气而生，但因火运不足，既生而不能成长，虽能结实，然而很小，及至生化的时候，已经衰老，阳气屈伏，蛰虫早藏。火气郁结，所以当其发作时，必然横暴，其变动每隐现多变，在人体病发为痛，其应于内脏为心，其在果类为栗和桃，其所充实的是络和液汁，在谷类为豆和稻，在五味为苦和咸，在颜色为玄和丹，在畜类为马和猪，在虫类是羽虫鳞虫，在气候主冰雪霜寒，在声音为徵、羽，若发生病变则为精神昏乱，悲哀易忘，这是火运不及而从水化的关系。所以少徵和少羽相同。若逢阳明燥金司天，因金不畏火，形成金气用事，而成为金之平气，所以伏明逢上商则与正商相同。故所发之病，是由于邪气伤心，火运衰，所以有阴凝惨淡、寒风凛冽的现象，但随之而暴雨淋漓不止，其灾害应于九（南方），这是土气来复，以致暴雨下注，雷霆震惊，乌云蔽日，阴雨连绵。

在卑监的年份，称为减化。土的化气不得其令，而木的生气独旺，长气自能完整如常，雨水不能及时下降，收气平定，风寒并起，草木虽繁荣美丽，但秀而不能成实，所成的只是空壳或不饱满的一类东西。其气散漫，其作用不足而过于静定，在人体的变动为病发疮疡，脓多、溃烂、痈肿，并发展为水气不行，其所应的内脏是脾，在果类是李和栗，所充实的是液汁和核，在谷类是豆和麻，在五味是酸、甘，在颜色是苍、黄，在畜类是牛和犬，在虫类是倮虫毛虫，因木胜风动，有振动摧折之势，在声音为宫、角，在人体发病为胀满否塞不通，这是土运不及而从木化的关系。所以少宫和少角相同。若逢太阴湿土司天，虽土运不及，但得司天之助，也可成为平气，所以监逢上宫则和正宫相同。若逢厥阴风木司天，则土运更衰，顺从木气用事，而成为木之平气，所以逢上角则和正角相同。在发病来讲，消化不良的泄泻，是邪气伤脾的关系。土衰木胜，所以见风势振动，摧折飘扬的现象，随之而草木干枯调落，其灾害应于中宫而通于四方。由于金气来复，所以又主败坏折伤，有如虎狼之势，清气发生作用，生气便被抑制而不能行使权力。

在从革的年份，称为折收。收气衰弱，生气得以发扬，长气和化气合而相得，火于是得以施行其权力，万物繁盛。

其气发扬，其作用急躁，在人体的变动发病为咳嗽失音、烦闷气逆，发展为咳嗽气喘，其所应的内脏是肺，在果类为李和杏，所充实的是壳和络，在谷类是麻和麦，在五味是苦与辛，在颜色为白和朱红，在畜类为鸡和羊，在虫类是介虫羽虫。因为金虚火胜，主有发光灼热之势，在声音为商、徵，在人体的病变为喷嚏、咳嗽、鼻塞流涕、衄血，这是因金运不及而从火化的关系。所以少商和少徵相同。若逢阳明燥金司天，则金运虽不及，得司天之助，也能变为平气，所以从革逢上商就和正商相同。若逢厥阴风木司天，因金运不及，木不畏金，亦能形成木气用事而成为木之平气，所以送上角便和正角相同。共病变是由于邪气伤于肺脏。因金衰火旺，所以火势炎热，但随之见冰雪霜雹，其灾害应于七（西方）。这是水气来复，故主如鳞虫之伏藏，猪、鼠之阴沉，冬藏之气提早而至，于是发生大寒。

在涸流的年份，称为反阳。藏气衰弱，不能行使其封藏的权力，化气因而昌盛，长气反见宣行而布达于四方，蛰虫应藏而不藏，土润泽而泉水减少，草木条达茂盛，万物繁荣秀丽而丰满。其气不得流畅，故其作用为暗中渗泄，其变动为症结不行，发病为干燥枯槁，其应内脏为肾，在果类为枣、杏，所充实的是汁液和肉，在谷类是黍和稷，在五味是甘、咸，在颜色是黄、黑，在畜类是猪、牛，在虫类是鳞虫倮虫，水运衰，土气用事，故主有尘土昏郁的现象，在声音为羽、宫，在人体的病变为痿厥和下部的症结，这是水运不及而从土化的关系。所以少羽和少宫相同。若逢土气司天，则水运更衰，顺从土气用事，所以涸流逢上宫与正宫相同。其病见大小便不畅或闭塞不通，是邪气伤于肾脏。因水运不及，故尘埃昏蔽，或骤然下雨，但随之反见大风振动，摧折倒拔，其灾害应于一（北方），这是木气来复，所以又见毛虫狐狢，善于变动而不主闭藏。

所以当运气不及的年份，所胜与所不胜之气，就乘其衰弱而行令，好像不速之客，不招自来，暴虐而毫无道德，结果反而它自己受到损害，这是子来报复的关系。凡施行暴虐轻微的所受到的报复也轻，厉害的所受到的报复也厉害，这种有胜必有复的情况，是运气中的一种常规。

在发生的年份，称为启陈。土气疏松虚薄，草木之青气发荣，阳气温和布化于四方，阴气随阳气而动，生气淳厚，化生万物，万物因之而欣欣向荣。其变化为生发，万物得其气则秀丽，其权力为散布，其权力的表现为舒展畅达，其在人体的变动是眩晕和巅顶部的疾病，其正常的性能是风和日暖，使万物奢靡华丽，推陈出新，若变动为狂风振怒，把树木摧折拔倒，其在谷类为麻、稻，在畜类是鸡、犬，在果实为李、桃，在颜色为青、黄、白三色杂见，在五味为酸、甘、辛，其象征为春天，其在人体的经络是足厥阴足少阳，在内脏为肝、脾，在虫类为毛虫介虫，在物体属内外坚硬的一类，若发病则为怒。这是木运太过，是为太角，木太过则相当于金气司天，故太角与上商同。若逢上徵，正当火气司天，木运太过亦能生火，火性上逆，木旺克土，故病发气逆、吐泻。木气太过失去了正常的性能，则金之收气来复，以致发生秋令劲切的景象，甚则有肃杀之气，气候清凉，草木凋零，若为人们的病变，则邪气伤在肝脏。

在赫曦的年份，称为蕃茂。少阴之气从内而化，阳气发扬在外，炎暑的气候施行，万物得以昌盛。其生化之气为成长，火气的性质是上升的，其权力是闪烁活动，其权力的表现为显露声色，其变动能使烧灼发热，并且因为过热而撩乱烦扰，其正常的性能是暑热郁郁蒸，其变化则为热度高张如烈火，其在谷类为麦、豆，在畜类为羊、猪，在果类为杏、栗，在颜色为赤、白、黑，在五味为苦、辛、咸，其象征为夏天，在人体的经脉是手少阴、手太阳和手厥阴、手少阳，在内脏为心、肺，在虫类为羽虫鳞虫，在人体属脉络和津液，在人体的病变是因为心气实则笑，伤于暑则疟疾、疮疡、失血、发狂、目赤。火运太过，若逢太阳寒水司天，水能胜火，适得其平，故赫曦逢上羽，则和正徵相同。水运既平，金不受克，所以收令得以正常，因水气司天，火受水制，所以在人发病为痓。若火运太过又逢火气司天，二火相合，则金气受伤，故逢上徵则收气不能及时行令。由于火运行令，过于暴烈，水之藏气来复，以致时见阴凝惨淡的景象，甚至雨水霜雹，转为寒冷，若见病变，多是邪气伤于心脏。

在敦阜的年份，称为广化。其德性浑厚而清静，使万物顺时生长乃至充盈，土的至阴之气充实，则万物能生化而成形，土运太过，故见土气蒸腾如烟，笼罩于山丘之上，大雨常下，湿气用事，燥气退避。其化圆满，其气丰盛，其权力则为静，其权力的表现是周密而详备，其变动则湿气积聚，其性能柔润，使万物不断得到润泽，其变化则为暴雨骤至、雷霆震动、山崩堤溃，在谷类为稷、麻，在畜类为牛、犬，在果类为枣、李，在颜色为黄、黑、青，在五味是甘、咸、酸，其象征为长夏，在人体的经脉是足太阴、足阳明，在内脏是脾、肾，在虫类是倮虫毛虫，在物体属于人体肌肉和植物果核的一类，在病变为腹中胀满，四肢沉重，举动不便，由于土运太过，木气来复，所以大风迅速而来，其所见的疾病，多由邪气伤于脾脏。

在坚成的年份，称为收引。天高气爽洁净，地气亦清静明朗，阳气跟随阴气而生化，因为阳明燥金之气当权，于是万物都成熟，但金运太过，故秋收之气旺盛四布，以致长夏的化气未尽而顺从收气行令。其化是提早收成，其气是削伐，其权力过于严厉肃杀，它权力的表现是尖锐锋利而刚劲，其在人体之变动为强烈的折伤和疮疡、皮肤病，其正常的性能是散布雾露凉风，其变化则为肃杀凋零的景象，在谷类是稻、黍，在畜类是鸡、马，在果类是桃、杏，它的颜色是白、青、丹，它化生的五味是辛、酸、苦，其象征为秋天，在人体上相应的经脉是手太阴、手阳明，在内脏是肺与肝，化生的虫类是介虫羽虫，生成物体是属于皮壳和筋络的一类，如果发生病变，大都为气喘有声而呼吸困难。若遇金运太过而逢火气司天的年份，因为火能克金适得其平，所以说上徵与正商相同。金气得到抑制，则木气不受克制，生气就能正常行令，发生的病变为咳嗽。金运太过的年份剧变暴虐，各种树木受到影响，不能发荣，使得草类柔软脆弱都会焦头，但继之火气来复，好像夏天的气候前来相救，故炎热的天气又流行，蔓草被烧灼而渐至枯槁，人们发生的病变，多由邪气伤于肺脏。

在流行的年份，称为封藏。寒气执掌万物的变化，天地间严寒阴凝，闭藏之气行使其权力，火的生长之气不得发扬。其化为凛冽，其气则坚凝，其权力为安静，它权力的表现是流动灌注，其活动则或为漂浮，或为下泻，或为灌溉，或为外溢，其性能是阴凝惨淡、寒冷雾气，其气候的变化为冰雪霜雹，在谷类为豆、稷，在畜类是猪、牛，在果类为栗、枣，显露的颜色是黑、朱红与黄，化生的五味是咸、苦、甘，其象征为冬天，在人体相应的经脉是足少阴、足太阳，在内脏是肾和心，化生的虫类为鳞虫倮虫，生成物体属充满液汁肌肉的一类，如果发生病变是胀。若逢水气司天，水运更太过，二水相合，火气更衰，故流衍逢上羽，火生长之气更不能发挥作用。如果水行太过，则土气来复，而化气发动，以致地气上升，大雨不时下降，人们发生的病变，由于邪气伤于肾脏。

所以说：以上论太过的年份，其所行使的权力，失去了正常的性能，横施暴虐，而欺侮被我所胜者，但结果必有胜我者前来报复，若行使政令平和，合乎正常的规律，即使所胜的也能同化。就是这个意思。

黄帝问：病了很久的人，气机虽然已经调顺而身体还没有康复，疾病虽然离开而形体依然瘦弱，对他们应该如何调护？岐伯回答说：您所问的真精细啊！要知道天地之气化，是不可用人力来代行的，四时运行的规律，是不可以违反的。若经络已经畅通，血气已经和顺，要恢复正气的不足，使与平常人一样，必须注意保养，协调阴阳，耐心等待天时，谨慎守护真气，不使有所消耗，它的形体就可以壮实，生气就可以长养，这就是圣王的法度。所以《大要》上说：不要以人力来代替天地之气化，不要违反四时的运行规律，必须善于调养，协调阴阳，等待真气的恢复，讲得就是这个意思。黄帝道：说得好。

六元正纪大论篇第七十一

【原文】

黄帝问曰：六化六变①，胜复淫治，甘苦辛咸酸淡先后，余知之矣。夫五运之化，或从天气，或逆天气，或从天气而逆地气，或从地气而逆天气，或相得，或不相得，余未能明其事。欲通天之纪，从地之理，和其运，调其化，使上下合德，无相夺伦，天地升降，不失其宜，五运宣行，勿乖其政，调之正味，从逆奈何？岐伯稽首再拜对曰：昭乎哉问也。此天地之纲纪，变化之渊源，非圣帝孰能穷其至理欤！臣虽不敏，请陈其道，令终不灭，久而不易。

帝曰：天地之数，终始奈何？岐伯曰：悉乎哉问也！是明道也。数之始，起于上而终于下，岁半之前，天气主之，岁半之后，地气主之，上下交互，气交主之，岁纪毕矣。故曰位明气月可知乎，所谓气也。帝曰：余司其事，则而行之，不合其数何也？岐伯曰：气用有多少，化洽有盛衰，衰盛多少，同其化也。帝曰：愿闻同化何如？岐伯曰：风温春化同，热曛昏火夏化同，胜与复同，燥清烟露秋化同，云雨昏暝埃长夏化同，寒气霜雪冰冬化同，此天地五运六气之化，更用盛衰之常也。

帝曰：五运行同天化者，命曰天符，余知之矣。愿闻同地化者何谓也？岐伯曰：太过而同天化者三，不及而同天化者亦三，太过而同地化者三，不及而同地化者亦三，此凡二十四岁也。帝曰：愿闻其所谓也。岐伯曰：甲辰甲戌太宫下加太阴，壬寅壬申太角下加厥阴，庚子庚午，太商下加阳明，如是者三。癸巳癸亥少征下加少阳，辛丑辛未少羽下加太阳，癸卯癸酉少征下加少阴，如是者三。戊子戊午太征上临少阴，戊寅戊申太征上临少阳，丙辰丙戌太羽上临太阳，如是者三。丁巳丁亥少角上临厥阴，乙卯乙酉少商上临阳明，己丑己未少宫上临太阴，如是者三。除此二十四岁，则不加不临也。帝曰：加者何谓？岐伯曰：太过而加同天符，不及而加同岁会也。帝曰：临者何谓？

岐伯曰：太过不及，皆曰天符，而变行有多少，病形有微甚，生死有早晏耳。

帝曰：夫子言用寒远寒，用热远热，余未知其然也，愿闻何谓远？岐伯曰：热无犯热，寒无犯寒，从者和，逆者病，不可不敬畏而远之，所谓时兴与六位也。帝曰：温凉何如？岐伯曰：司气以热，用热无犯，司气以寒，用寒无犯，司气以凉，用凉无犯，司气以温，用温无犯，间气同其主无犯，异其主则小犯之，是谓四畏②，必谨察之。帝曰：善。其犯者何如？岐伯曰：天气反时，则可依时，及胜其主则可犯，以平为期，而不可过，是谓邪气反胜者。故曰：无失天信③，无逆气宜，无翼其胜，无赞其复，是谓至治。

帝曰：善。五运气行主岁之纪，其有常数乎？岐伯曰：臣请次之。

甲子甲午岁，上少阴火，中太宫土运，下阳明金，热化二，雨化五，燥化四，所谓正化日也。其化上咸寒，中苦热，下酸热，所谓药食宜也。

乙丑乙未岁，上太阴土，中少商金运，下太阳水，热化寒化胜复同，所谓邪气化日也。灾七宫，湿化五，清化四，寒化六，所谓正化日也。其化上苦热，中酸和，下甘热，所谓药食宜也。

丙寅丙申岁，上少阳相火，中太羽水运，下厥阴木。火化二，寒化六，风化三，所谓正化日也。其化上咸寒，中咸温，下辛温，所谓药食宜也。

丁卯丁酉岁，上阳明金，中少角木运，下少阴火，清化热化胜复同，所谓邪气化日也。灾三宫，燥化九，风化三，热化七，所谓正化日也。其化上苦小温，中辛和，下咸寒，所谓药食宜也。

戊辰戊戌岁，上太阳水，中太征火运，下太阴土。寒化六，热化七，湿化五，所谓正化日也。其化上苦温，中甘和，下甘温，所谓按药食宜也。

己巳己亥岁，上厥阴木，中少宫土运，下少阳相火，风化清化胜复同，所谓邪气化日也。灾五宫，风化三，湿化五，火化七，所谓正化日也。其化上辛凉，中甘和，下咸寒，所谓药食宜也。

庚午庚子岁，上少阴火，中太商金运，下阳明金，热化七，清化九，燥化九，所谓正化日也。其化上咸寒，中辛温，下酸温，所谓药食宜也。

辛未辛丑岁，上太阴土，中少羽水运，下太阳水，雨化风化胜复同，所谓邪气化日也。灾一宫，雨化五，寒化一，所谓正化日也。其化上苦热，中苦和，下苦热，所谓药食宜也。

壬申壬寅岁，上少阳相火，中太角木运，下厥阴木，火化二，风化八，所谓正化日也。其化上咸寒，中酸和，下辛凉，所谓药食宜也。

癸酉癸卯岁，上阳明金，中少征火运，下少阴火，寒化雨化胜复同，所谓邪气化日也。灾九宫，燥化九，热化二，所谓正化日也。其化上苦小温，中咸温，下咸寒，所谓药食宜也。

甲戌甲辰岁，上太阳水，中太宫土运，下太阴土，寒化六，湿化五，正化日也。其化上苦热，中苦温，下苦温，药食宜也。

乙亥乙巳岁，上厥阴木，中少商金运，下少阳相火，热化寒化胜复同，邪气化日也。灾七宫，风化八，清化四，火化二，正化度也。其化上辛凉，中酸和，下咸寒，药食宜也。

丙子丙午岁，上少阴火，中太羽水运，下阳明金，热化二，寒化六，清化四，正化度也。其化上咸寒，中咸热，下酸温，药食宜也。

丁丑丁未岁，上太阴土，中少角木运，下太阳水，清化热化胜复同，邪气化度也。灾三宫，雨化五，风化三，寒化一，正化度也。其化上苦温，中辛温，下甘热，药食宜也。

戊寅戊申岁，上少阳相火，中太征火运，下厥阴木，火化七，风化三，正化度也。其化上咸寒，中甘和，下辛凉，药食宜也。

己卯己酉岁，上阳明金，中少宫土运，下少阴火，风化清化胜复同，邪气化度也。灾五宫，清化九，雨化五，热化七，正化度也，其化上苦小温，中甘和，下咸寒，药食宜也。

庚辰庚戌岁，上太阳水，中太商金运，下太阴土。寒化一，清化九，雨化五，正化度也。其化上苦热，中辛温，下甘热，药食宜也。

辛巳辛亥岁，上厥阴木，中少羽水运，下少阳相火，雨化风化胜复同，邪气化度也。灾一宫，风化三，寒化一，火化七，正化度也。其化上辛凉，中苦和，下咸寒，药食宜也。

壬午壬子岁，上少阴火，中太角木运，下阳明金。热化二，风化八，清化四，正化度也。其化上咸寒，中酸凉，下酸温，药食宜也。

癸未癸丑岁，上太阴土，中少征火运，下太阳水，寒化雨化胜复同，邪气化度也。灾九宫，雨化五，火化二，寒化一，正化度也。其化上苦温，中咸温，下甘热，药食宜也。

甲申甲寅岁，上少阳相火，中太宫土运，下厥阴木。火化二，雨化五，风化八，正化度也。其化上咸寒，中咸和，下辛凉，药食宜也。

乙酉乙卯岁，上阳明金，中少商金运，下少阴火，热化寒化胜复同，邪气化度也。灾七宫，燥化四，清化四，热化二，正化度也。其化上苦小温，中苦和，下咸寒，药食宜也。

丙戌丙辰岁，上太阳水，中太羽水运，下太阴土。寒化六，雨化五，正化度也。其化上苦热，中咸温，下甘热，药食宜也。

丁亥丁巳岁，上厥阴木，中少角木运，下少阳相火，清化热化胜复同，邪气化度也。灾三宫，风化三，火化七，正化度也。其化上辛凉，中辛和，下咸寒，药食宜也。

戊子戊午岁，上少阴火，中太征火运，下阳明金。热化七，清化九，正化度也。其化上咸寒，中甘寒，下酸温，药食宜也。

己丑己未岁，上太阴土，中少宫土运，下太阳水，风化清化胜复同，邪气化度也。灾五宫，雨化五，寒化一，正化度也。其化上苦热，中甘和，下甘热，药食宜也。

庚寅庚申岁，上少阳相火，中太商金运，下厥阴木。火化七，清化九，风化三，正化度也。其化上咸寒，中辛温，下辛凉，药食宜也。

辛卯辛酉岁，上阳明金，中少羽水运，下少阴火，雨化风化胜复同，邪气化度也。灾一宫，清化九，寒化一，热化七，正化度也。其化上苦小温，中苦和，下咸寒，药食宜也。

壬辰壬戌岁，上太阳水，中太角木运，下太阴土。寒化六，风化八，雨化五，正化度也。其化上苦温，中酸和，下甘温，药食宜也。

癸巳癸亥岁，上厥阴木，中少征火运，下少阳相火，寒化雨化胜复同，邪气化度也。灾九宫，风化八，火化二，正化度也。其化上辛凉，中咸和，下咸寒，药食宜也。

凡此定期之纪，胜复正化，皆有常数，不可不察。故知其要者，一言而终，不知其要，流散无穷，此之谓也。

帝曰：善。五运之气，亦复岁乎？岐伯曰：郁极乃发，待时而作者也。帝曰：请问其所谓也？岐伯曰：五常之气，太过不及，其发异也。帝曰：愿卒闻之。岐伯曰：太过者暴，不及者徐，暴者为病甚，徐者为病持。帝曰：太过不及，其数何如？岐伯曰：太过者其数成，不及者其数生，土常以生也。

帝曰：其发也何如？岐伯曰：土郁之发，岩谷震惊，雷殷气交，埃昏黄黑，化为白气，飘骤高深，击石飞空，洪水乃从，川流漫衍，田牧土驹。化气乃敷，善为时雨，始生始长，始化始成。故民病心腹胀，肠鸣而为数后，甚则心痛胁䐜，呕吐霍乱，饮发注下，胕肿身重。云奔雨府，霞拥朝阳，山泽埃昏。其乃发也，以其四气。云横天山，浮游生灭，怫之先兆。

金郁之发，天洁地明，风清气切，大凉乃举，草树浮烟，燥气以行，霿雾数起，杀气来至，草木苍干，金乃有声。故民病咳逆，心胁满引少腹善暴痛，不可反侧，嗌干面尘色恶。山泽焦枯，土凝霜卤，怫乃发也，其气五。夜零白露，林莽声凄，怫之兆也。

水郁之发，阳气乃辟，阴气暴举，大寒乃至，川泽严凝，寒雾结为霜雪，甚则黄黑昏翳，流行气交，乃为霜杀，水乃见祥。故民病寒客心痛，腰脽痛，大关节不利，屈伸不便，善厥逆，痞坚腹满。阳光不治，空积沉阴，白埃昏暝，而乃发也，其气二火前后。太虚深玄，气犹麻散，微见而隐，色黑微黄，怫之先兆也。

木郁之发，太虚埃昏，云物以扰，大风乃至，屋发折木，木有变。故民病胃脘当心而痛，上支两胁，鬲咽不通，食饮不下，甚则耳鸣眩转，目不识人，善暴僵仆。太虚苍埃，天山一色，或气浊色，黄黑郁若，横云不起，雨而乃发也，其气无常。长川草偃，柔叶呈阴，松吟高山，虎啸岩岫，怫之先兆也。

火郁之发，太虚曛翳，大明不彰，炎火行，大暑至，山泽燔燎，材木流津，广厦腾烟，土浮霜卤，止水乃减，蔓草焦黄，风行惑言，湿化乃后。故民病少气，疮疡痈肿，胁腹胸背，面首四肢䐜愤胪胀，疡痱呕逆，瘈疭骨痛，节乃有动，注下温疟，腹中暴痛，血溢流注，精液乃少，目赤心热，甚则瞀闷懊侬，善暴死。刻终大温，汗濡玄府，其乃发也，其气四。动复则静，阳极反阴，湿令乃化乃成。华发水凝，山川冰雪，焰阳午泽，怫之先兆也。有怫之应而后报也，皆观其极而乃发也，木发无时，水随火也。谨候其时，病可与期，失时反岁，五气不行，生化收藏，政无恒也。

黄帝问曰：妇人重身，毒之何如？岐伯曰：有故无殒，亦无殒也。帝曰：愿闻其故何谓也？岐伯曰：大积大聚，其可犯也，衰其太半而止，过者死。

帝曰：善。郁之甚者治之奈何？岐伯曰：木郁达之，火郁发之，土郁夺之，金郁泄之，水郁折之，然调其气，过者折之，以其畏④也，所谓泻之。帝曰：假者何如？岐伯曰：有假其气，则无禁也。所谓主气不足，客气胜也。帝曰：至哉圣人之道！天地大化运行之节，临御之纪，阴阳之政，寒暑之令，非夫子孰能通之！请藏之灵兰之室，署曰《六元正纪》，非斋戒不敢示，慎传也。

【注释】

①六化六变：六化，指六气的正常变化；六变，指六气的异常变化。②四畏：寒热温凉。③天信：客主气运，至必应时，谓之天信。④畏：指相制之药。

【译文】

黄帝说道：六气的正常生化和异常变化，胜气复气等淫邪致病及其主治方法，甘苦辛咸酸淡诸气味所化的情况，我都知道了。关于五运主岁的气化，或与司天之气相顺，或与司天之气相逆，或与司天之气相顺而与在泉之气相逆，或与在泉之气相顺而与司天之气相逆，或岁运与司天相生，或岁运与司天相制，这其中的道理我还没完全明白。我想通晓司天在泉的要领和道理，并据此以协调运气之所化，使上下之功德能相互应合，不致破坏正常的秩序，天地升降的正常规律，不失其宜，五运之气的布化运行，不致违背其应时的政令，根据运气的顺逆情况，调之以五味，应当如何做？岐伯再次跪拜回答道：这个问题提得很高明啊！这是有关天气和地气问题的一个总纲，是万物变化的本源，若非圣明之帝，谁能够穷尽这些至理要道呢！我对这个问题虽然体会不深，愿意讲述其中的道理，使它永远不至灭绝，能长期流传而不被更改。

黄帝说：司天在泉之气数的开始和终止的情况是怎样的？岐伯说：你问的很详细啊！这是属于阐明气象变化规律的问题。司天在泉之数，开始于司天，终止于在泉，岁半以前，司天主其气，岁半以后，在泉主其气，天气地气相交之处，气交主其气，作为一年气数的纲领，乃尽于此。所以说司天在泉所主之方位既然明白了，六气之应于十二月，可以知道吗？就是六气分主六步的气数。黄帝说：我负责这件事情，并按照这些原则去运用它，有时与实际的气数不完全符合，是什么原因呢？岐伯说：岁气有太过不及的差别，四时主治的气化也有盛衰的不同，盛衰的多少与春、夏、长夏、秋、冬之气化相同。黄帝说：同化是怎样的？岐伯说：风温与春季之气化同，热曛昏火与夏季之气化同，胜气与复气的同化也是一样的，燥清烟露与秋季之气化同，云雨昏暝埃与长夏之气化同，寒气霜雪冰与冬季之气化同，这就是天地间五运六气之所化及运气互有胜衰的一般情况。

黄帝说：五运值年与司天之气同化的，叫作『天符』，我已经知道了。请谈谈五运与在泉之气同化的情况。岐伯说：岁运太过而与司天之气同化的有三，岁运不及而与司天之气同化的也有三，岁运太过而与在泉之气同化的有三，岁运不及而与在泉之气同化的也有三，属于这类情况的共有二十四年。黄帝说：请你把上述情况进一步加以说明。岐伯说：甲辰甲戌年中运太宫，为土运太过，下加太阴湿土在泉，壬寅壬申年中运太角，为木运太过，下加厥阴风木在泉。庚子庚午年中运太商，为金运太过，下加阳明燥金在泉，像这种情况的有三。癸巳癸亥年中运少征，为火运不及，下加少阳相火在泉，辛丑辛未年中运少羽，为水运不及，下加太阳寒水在泉，癸卯癸百年中运少征，为火运不及，下加少阴君火在泉，像这种情况的也有三。戊子、戊午年中运太征，为火运太过，上临少阴君火司天，戊寅戊申年中运太征，为火运太过，上临少阳相火司天，丙辰丙戌年中运太羽，为水运太过，上临太阳寒水司天，像这种情况的有三。丁巳丁亥年中运少角，为木运不及，上临厥阴风木司天，乙酉乙卯年中运少商，为金运不及，上临阳明燥金司天，己丑己未年中运少宫，为土运不及，上临太阴湿土司天，像这种情况的也有三。除此二十四年之外的，就是中运与司天在泉不加不临的年份。黄帝说：加是什么意思呢？岐伯说：岁运太过而与在泉相加的是『同天符』，岁运不及而与在泉相加的是『同岁会』。黄帝说：临是什么意思呢？岐伯说：凡是岁运太过或不及与司天相临的，都叫做『天符』，由于运气变化有太过不及的不同，病情变化则有轻微与严重的差异，生死转归也有早晚的区别。

黄帝说：你讲的『用寒远寒，用热远热』，我不太理解，还想听听怎样叫做『远』。岐伯说：用热性药品者不要触犯主时之热，用寒性药品者，不要触犯主时之寒，适从这一原则时，就可以平和，违背这一原则时，就能导致疾病，所以对主时之气不可不畏而忌之，这就是所说的应时而起的六步之气的方位。黄帝说：温凉之气，次于寒热，应当怎样呢？岐伯说：主时之气为热的，用热性药品时不可触，主时之气为寒的，用寒性药品时不可触犯，主时之气为凉的，用凉性药品时不可触犯，主时之气为温的，用温性药品时不可触犯，间气与主气相同的，不可触犯，间气与主气不同的，可以稍稍触犯之，由于寒热温凉四气，不可随意触犯，所以谓之『四畏』，必须谨慎地加以考察。黄帝说：好。在什么情况下则可以触犯呢？岐伯说：天气与主时之气相反的，可以主时之气为依据，客气胜过主气的，则可以触犯之，以达到平衡协调为目的，而不可使之太过，这是指邪气胜过主气者而言。所以说不要误了气候的常时，不要违背了六气之所宜，不可帮助胜气，不可赞助复气，这才是最好的治疗原则。

黄帝说：不错。五运之气的运行与主岁之年，有没有规律？岐伯说：让我把它排列出来，讲给你听吧：

甲子年、甲午年：

上为少阴君火司天；中为太宫土运太过；下为阳明燥金在泉。司天之气数为热化二，中运之气数为雨化五，在泉之气数为燥化四，凡不出现胜气的，就是所说的正化日。其气化致病时，司天热化所致宜用咸寒，中运雨化所致宜用苦热，在泉燥化所致宜用酸温，这就是所说的适宜的药食性味。

乙丑年、乙未年：

上为太阴浊土司天；中为少商金运不及；下为太阳寒水在泉。金运不及，则可出现热化的胜气与寒化的复气，丑年与未年相同，凡出现胜气复气的，就是所说的邪化日。灾变发生在西方七宫。司天之气数为湿化五，中运之气数为清化四，在泉之气数为寒化六，若不出现胜气复气的，就是所说的正化日。其气化致病时，司天湿化所致宜用苦热，中运清化所致宜用酸和，在泉寒化所致宜用苦热。这就是所说的适宜的药食性味。

丙寅年、丙申年：

上为少阳相火司天；中为太羽水运太过；下为厥阴风木在泉。司天之气数为火化二，中运之气数为寒化六，在泉之气数为风化三，凡不出现胜气复气的，就是所说的正化日。其气化致病时，司天热化所致宜用咸寒，中运寒化所致宜用咸温，在泉风化所致宜用辛温，这就是所说的适宜的药食性味。

丁卯年（属于岁会年）、丁酉年：

上为阳明燥金司天；中为少角木运不及；下为少阴君火在泉。木运不及，则可出现清化的胜气与热化的复气，卯年与酉年相同，凡出现胜气复气的，就是所说的邪化日。灾变发生在东方三宫。司天之气数为燥化九，中运之气数为风化三，在泉之气数为热化七，若不出现胜气复气的，就是所说的正化日。其气化致病时，司天燥化所致宜用苦小温，中运风化所致宜用辛和，在泉热化所致宜用咸寒，这就是所说的适宜的药食性味。

戊辰年、戊戌年：

上为太阳寒水司天；中为太征火运太过；下为太阴湿土在泉。司天之气数为寒化六，中运之气数为热化七，在泉之气数为湿化五，凡不出现胜气复气的，就是所谓正化日。其气化致病时，司天寒化所致宜用苦温，中运热化所致宜用甘和，在泉湿化所致宜用甘温，这就是所说的适宜的药食性味。

己巳年、己亥年：

上为厥阴风木司天；中为少宫土运不及；下为少阳相火在泉。土运不及，则可出现风化的胜气与清化的复气，巳年与亥年相同，凡出现胜气复气的，就是所说的邪化日。灾变发生在中央五宫。司天之气数为风化三，中运之气数为湿化五，在泉之气数为火化七，若不出现胜气复气的，就是所说的正化日。其气化致病时，司天风化所致宜用辛凉，中运湿化所致宜用甘和，在泉火化所致宜用咸寒，这就是所说的适宜的药食性味。

庚午年、庚子年（二年俱为同天符）：

上为少阴君火司天；中为太商金运太过；下为阳明燥金在泉。司天之气数为热化七，中运之气数为清化九，在泉之气数为燥化九，凡不出现胜气复气的，就是所说的正化日。其气化致病时，司天热化所致宜用咸寒，中运清化所致宜用辛温，在泉燥化所致宜用酸温，这就是所说的适宜的药食性味。

辛未年、辛丑年（二年俱为同岁会）：

上为太阴湿土司天；中为少羽水运不及；下为太阳寒水在泉。水运不及，则可出现雨化的胜气与风化的复气，未年与丑年相同，凡出现胜气复气的，就是所说的邪化日。灾变发生在北方一宫。司天之气数为雨化五，中运之气数为寒化一，在泉的气数为寒化一，若不出现胜气复气的，就是所说的正化日。其气化致病时，司天热化所致宜用苦热，中运寒化所致宜用苦和，在泉寒化所致宜用甘热，这就是所说的适宜的药食性味。

壬申年、壬寅年（二年俱为同天符）：

上为少阳相火司天；中为太角木运太过；下为厥阴风木在泉。司天之气数为火化二，中运之气数为风化八，在泉之气数亦为风化八，凡不出现胜气复气的，就是所说的正化日。其气化致病时，司天火化所致宜用咸寒，中运风化所致宜用酸和，在泉风化所致宜用辛凉，这就是所说的适宜的药食性味。

癸酉年、癸卯年（二年俱为同岁会）：

上为阳明燥金司天；中为少征火运不及；下为少阴君火在泉，火运不及，则可出现寒化的胜气与雨化的复气，酉年与卯年相同，凡出现胜气复气的，就是所说的邪化日。灾变发生在南方九宫。司天之气数燥化九，中运之气数为热化二，在泉之气数为热化二，凡不出现胜气复气的，就是所说的正化日。其气化致病时，司天燥化所致宜用苦小温，中运热化所致宜用咸温，在泉热化所致宜用咸寒，这就是所说的适宜的药食性味。

甲戌年、甲辰年（二年既是岁会，又是同天符）：

上为太阳寒水司天；中为太宫土运太过；下为太阴湿土在泉。司天之气数为寒化六，中运之气数为湿化五，在泉之气数亦为湿化五，凡不出现胜气复气的，就是所说的正化日。其气化致病时，司天寒化所致宜用苦热，中运湿化所致宜用苦温，在泉湿化所致宜用苦温，这就是所说的适宜的药食性味。

乙亥年、乙巳年：

上为厥阴风木司天；中为少商金运不及；下为少阴相火在泉。金运不及，则可出现热化的胜气与寒化的复气，亥年与巳年相同，凡出现胜气复气的，就是所说的邪化日。灾变发生在西方七宫。司天之气数为风化八，中运之气数为清化四，在泉之气数为火化二，若不出现胜气复气的，就是所说的正化日。其气化致现时，司天热化所致宜用凉，中运清化所致宜用酸和，在泉火化所致宜用咸寒，这就是所说的适宜的药食性味。

丙子年（为岁会年）、丙午年：

上为少阴君火司天；中为太羽水运太过；下为阳明燥金在泉。司天之气数为热化二，中运之气数为寒化六，在泉之气数为清化四，凡不出现胜气复气的，就是所说的正化日。其气化致病时，司天热化所致宜用咸寒，中运寒化所致宜用咸温、在泉清化所致宜用酸温，这就是所说的适宜的药食性味。

丁丑年、丁未年：

上为太阴湿土司天；中为少角木运不及；下为太阳寒水在泉。木运不及，则可出现清化的胜气和热化的夏气，丑年与未年相同，凡出现胜气复气的，就是所说的邪化日。灾变发生在东方三宫。司天之气数为雨化五，中运之气数为风化三，在泉之气数为寒化一，若不出现胜气复气的，就是所说的正化日。其气化致病时，司天雨化所致宜用苦温，中运风化所致宜用辛温，在泉寒化所致宜用甘热，这就是所说的适宜的药食性味。

戊寅年、戊申年（二年俱为天符年）：

上为少阳相火司天；中为太征火运太过；下为厥阴风木在泉。司天之气数为火化七，中运之气数为火化七，在泉之气数为风化三，凡不出现胜气复气的，就是所说的正化日。其气化致病时，司天火化所致宜用咸寒，中运火化所致宜用甘和，在泉风化所致宜用辛凉，这就是所说的适宜的药食性味。

己卯年、己酉年：

上为阳明燥金司天；中为少宫土运不及；下为少阴君火在泉。土运不及，则可出现风化的胜气和清化的复气，卯年与酉年相同，凡出现胜气复气的，就是所说的邪化日。灾变发生在中央五宫。司天之气数为清化九，中运之气数为雨化五，在泉之气数为热化七，若不出现胜气复气的，就是所说的正化日。其气化致病时，司天清化所致宜用苦小温，中运雨化所致宜用甘和，在泉热化所致宜用咸寒，这就是所说的适宜的药食性味。

庚辰年、庚戌年：

上为太阳寒水司天；中为太商金运太过；下为太阴湿土在泉。司天之气数为寒化一，中运之气数为清化九，在泉之气数为雨化五，凡不出现胜气复气的，就是所说的正化日。其气化致病时，司天寒化所致宜用苦热，中运清代所致宜用辛温，在泉雨化所致宜用甘热，这就是所说的适宜的药食性味。

辛巳年、辛亥年：

上为厥阴风木司天；中为少羽水运不及；下为少阳相火在泉。水运不及，则可出现雨化的胜气与风化的复气，巳年与亥年相同，凡出现胜气复气的，就是所说的邪化日。灾变发生在北方一宫。司天之气数为风化三，中运之气数为寒化一，在泉之气数为火化七，若不出现胜气复气的，就是所说的正化日。其气化致病时，司天风化所致宜用辛凉，中运寒化所致宜用苦和，在泉火化所致宜用咸寒，这就是所说的适宜的药食性味。

壬午年、壬子年：

上为少阴君火司天；中为太角木运太过；下为阳明燥金在泉。司天之气数为热化二，中运之气数为风化八，在泉之气数为清化四，凡不出现胜气复气的，就是所说的正化日。其气化致病时，司天热化所致宜用咸寒，中运风化所致宜用酸凉，在泉清化所致宜用酸温，这就是所说的适宜的药食性味。

癸未年、癸丑年：

上为太阴湿土司天；中为少徵火运不及；下为太阳寒水在泉。火运不及，则可出现寒化的胜气与雨化的复气，未年与丑年相同，凡出现胜气复气的，就是所说的邪化日。灾变发生在北方九宫。司天之气数为雨化五，中运之气数为火化二，在泉之气数为寒化一，若不出现胜气复气的，就是所说的正化日，其气化致病时，司天雨化所致宜用苦温，中运火化所致宜用咸温，在泉寒化所致宜用甘热，这就是所说的适宜的药食性味。

甲申年、甲寅年：

上为少阳相火司天；中为太宫土运太过；下为厥阴风木在泉。司天之气数为火化二，中运之气数为雨化五，在泉之气数为风化八，凡不出现胜气复气的，就是所说的正化日。其气化致病时，司天火化所致宜用咸寒，中运雨化所致宜用咸和，在泉风化所致宜用辛凉，这就是所说的适宜的药食性味。

乙酉年（为太一天符年），乙卯年（为天符年）：

上为阳明燥金司天；中为少商金运不及；下为少阴君火在泉。金运不及，则可出现热化的胜气和寒化的复气，酉年与卯年相同，凡出现胜气复气的，就是所说的邪化日。灾变发生在西方七宫。司天之气数为燥化四，中运之气数为清化四，在泉之气数为热化二，若不出现胜气复气的，就是所说的正化日。其气化致病时，司天燥化所致宜用苦小温，中运清化所致宜用苦和，在泉热化所致宜用咸寒，这就是所说的适宜的药食性味。

丙戌年、丙辰年（二年俱为天符年）：

上为太阳寒水司天；中为太羽水运太过；下为太阴湿土在泉。司天之气数为寒化六，中运之气数为寒化六，在泉之气数为雨化五，凡不出现胜气复气的，就是所说的正化日。其气化致病时，司天寒化所致宜用苦热，中运寒化所致宜用咸温，在泉雨化所致宜用甘热，这就是所说的适宜的药食性味。

丁亥年、丁巳年（二年俱为天符年）：

上为厥阴风木司天；中为少角木运不及；下为少阳相火在泉。木运不及，则可出现清化的胜气和热化的复气，亥年与巳年相同，凡出现胜气复气的，就是所说的邪化日。灾变发生在东方三宫。司天之气数为风化三，中运之气数为风化三，在泉之气数为火化七，若不出现胜气复气的，就是所说的正化日。其气化致病时，司天风化所致宜用辛凉，中运风化所致宜用辛和，在泉火化所致宜用咸寒，这就是所说的适宜的药食性味。

戊子年（为天符年）、戊午年（为太一天符年）：

上为少阴君火司天；中为太征火运太过；下为阳明燥金在泉。司天之气数为热化七，中运之气数为热化七，在泉之气数为清化九，凡不出现胜气复气的，就是所说的正化日。其气化致病时，司天热化所致宜用咸寒，中运热化所致宜用甘寒，在泉清化所致宜用酸温，这就是所说的适宜的药食性味。

己丑年、己未年（二年俱为太一天符年）：

上为太阴湿土司天；中为少宫土运不及；下为太阳寒水在泉。土运不及，则可出现风化的胜气和清化的复气，丑年与未年相同，凡出现胜气复气的，就是所说的邪化日。灾变发生在中央五宫。司天之气数为雨化五，中运之气数为雨化五，在泉之气数为寒化一，若不出现胜气复气的，就是所说的正化日。其气化致病时，司天雨化所致宜用苦热，中运雨化所致宜用甘和，在泉寒化所致宜用甘热，这就是所说的适宜的药食性味。

庚寅年、庚申年：

上为少阳相火司天；中为太商金运太过；下为厥阴风木在泉。司天之气数为火化七，中运之气数为清化九，在泉之气数为风化三，凡不出现胜气复气的，就是所说的正化日。其气化致病时，司天火化所致宜用咸寒，中运清化所致宜用辛温，在泉风化所致宜用辛凉，这就是所说的适宜的药食性味。

辛卯年、辛酉年：

上为阳明燥金司天；中为少羽水运不及；下为少阴君火在泉。水运不及，则可出现雨化的胜气与风化的复气，卯年与酉年相同，凡出现胜气复气的，就是所说的邪化日。灾变发生在北方一宫。司天之气数为清化九，中运之气数为寒化一，在泉之气数为热化七，若不出现胜气复气的，就是所说的正化日。其气化致病时，司天清化所致宜用苦小温，中运寒化所致宜用苦和，在泉热化所致宜用咸寒，这就是所说的适宜的药食性味。

壬辰年、壬戌年：

上为太阳寒水司天；中为太角木运太过；下为太阴湿土在泉。司天之气数为寒化六，中运之气数为风化八，在泉之气数为雨化五，凡不出现胜气复气的，就是所说的正化日。其气化致病时，司天寒化所致宜用苦温，中运风化所致宜用酸和，在泉雨化所致宜用甘温，这就是所说的适宜的药食性味。

癸巳年、癸亥年（二年俱为同岁会年）：

上为厥阴风木司天；中为少征火运不及；下为少阳相火在泉。火运不及，则可出现寒化的胜气与雨化的复气，巳年与亥年相同，凡出现胜气复气的，就是所说的邪化日。灾变发生在南方九宫。司天之气数为风化八，中运之气数为火化二，在泉之气数为火化二，若不出现胜气复气的，就是所说的正化日。其气化致病时，司天风化所致宜用辛凉，中运火化所致宜用咸和，在泉火化所致宜用咸寒，这就是所说的适宜的药食性味。

凡此五运六气之定期值年，胜气复气及正化邪化的不同变化，都有一定的规律可循，不可不加以考察。所以说，有关五运六气的问题，只要掌握了它的要领，一句话就可以结束，不能掌握它的要领，则漫无边际，就是这个意思。

黄帝说：好！五运之气也会有复气之年吗？岐伯说：五运之气郁到极点，就要暴发，不过需要等待一定的时机才能发作。黄帝说：请问其中的道理是什么呢？岐伯说：五运之气的太过年和不及年，其复气的发作是不一样的。黄帝说：我想请你详尽地讲讲。岐伯说：太过者，发作急暴，不及者，发作徐缓，急暴者，致病严重，徐缓者，致病持续。黄帝说：太过与不及的气化之数是怎样的呢？岐伯说：气太过的，其气化之数为五行的成数，气不及的，其气化之数为五行的生数，惟有土运，不管太过不及，其气化之数，皆为生数。

黄帝说：给我讲讲五气郁而发作的情况。岐伯说：土气郁发而发作的情况是，山谷惊动，雷声震于气交，尘埃黄黑昏暗，湿气蒸发则化为白气，急风骤雨降于高山深谷，山崩石陷，撞击横飞，山洪暴发，大水随之而至，河流湖泊泛滥漫衍，土质破坏，水去之后，田土荒芜，只可牧畜而已。土郁发作，则土之化气得以敷布，喜降应时之雨，万物开始生长化成。湿气过胜则使人体水湿的运化受到影响，所以人们易患心腹部胀满，肠鸣，大便频数，甚则心痛，胁部胀满，呕吐霍乱，水饮发作，大便泄下如注，浮肿身重等病。云气奔向雨府，早霞映贯于朝阳之处，尘埃昏暗，山泽不清，这就是土郁开始发作的现象，发作时间多在四气之时。发现云雾横贯于天空与山谷，或聚或散，忽生忽灭，浮动不定，乃是土郁将发的先兆。

金气郁而发作的情况是这样的：天气清爽，地气明净，风清凉，气急切，凉气大起，草木之上轻浮着云烟，燥所流行，时常有雾气弥漫，肃杀之气至，草木干枯凋落，发为秋声。燥气过胜则气化受到影响，所以人们易患咳嗽气逆，心与胁部胀满牵引少腹部，经常急剧疼痛，不能转动，咽喉干燥，面色如烟尘而难看等病。山泽干枯，地面凝聚着如霜一样的卤碱，这就是金郁开始发作的现象，发作时间多在五气之时。发现夜间降下白露，丛林深处风声凄凉，乃是金郁将发的先兆。

水气郁而发作的情况是这样的：阳气退避，阴气骤起，大寒的气候乃至，川流湖泽，被严寒冻结，寒冷的雾气结为霜雪，甚则雾气黄黑昏暗遮蔽，流行于气交，而为霜雪肃杀之气，水乃预先发现某些征兆。所以人们易患寒气侵犯人体而心痛，腰部与臀部疼痛，大关节活动不灵，屈伸不便，多厥逆，腹部痞满坚硬等病。阳气不得主治，阴气聚积于空中，白埃昏暗，这就是水郁开始发作的现象，发作时间，多在君火与相火主时的前后。发现太空之气散乱如麻，深远昏暗，隐约可见，颜色黑而微黄，乃是水郁将发的先兆。

木气郁而发作的情况是这样的：在空中尘埃昏暗，云雾飘动，大风乃至，屋被刮坏，树木折断，草木之类发生变化。所以人们易患胃脘当心处疼痛，向上支撑两胁，咽喉膈塞不通，食饮难以咽下，甚则耳鸣，头目眩晕旋转，两眼辨不清人物，多突然僵直仆倒等病。太空中尘埃苍茫，天空和山脉同样颜色，或呈现浊气，色黄黑郁滞不散，云虽横于空中，而雨水不降，这就是木郁开始发作的现象，发作的时间不固定。发现平野中的草皆低垂不起，柔软的树叶子皆背面翻转向外，高山之松，被风吹作响，虎叫于山崖峰峦之上，乃是木郁将发的先兆。

火气郁而发作的情况是这样的：太空中有黄赤之气遮蔽，太阳光不甚明亮，火炎流行，大暑乃至，高山湖泽似被大火烧燎一样，木材流出液汁，广大的厦屋烟气升腾，地面上浮现出霜卤样物质，不流动的水减少，蔓草类焦枯干黄，风热炽盛，人们言语惑乱，湿之化气，乃后期而至。所以人们易患少气，疮疡痈肿，胁腹胸背，头面四肢，胀满而不舒适，生疮疡与痱子，呕逆，筋脉抽搐，骨节疼痛而抽动，泄泻不止，温疟，腹中急剧疼痛，血外溢流注不止，精液乃少，目赤，心中烦热，甚则昏晕烦闷懊侬等病，容易突然死亡。每日在百刻终尽之后，阳气来复，气候大温，汗湿汗孔，这就是火郁开始发作的现象，发作的时间，多在四气之时。事物动极则静，阳极则阴，热极之后，湿气乃化乃成。花开之时又见水结成冰，山川出现冰雪，则火乃被郁，而于午时，见有阳热之气生于湖中，乃是火郁将发的先兆。五气之郁，必有先兆，而后乃发生报复之气，都是在郁极的时候，开始发作，木郁的发作，没有固定的时间，水郁的发作，在君、相二火主时的前后。细心地观察时令，发病的情况是可以预测的，失于正常的时令及岁气运行的规律，则五行之气运行错乱，生长化收藏的政令，也就不正常了。

黄帝问道：在妇女怀孕时，如果用毒药攻伐时，会出现什么情况？岐伯回答说：只要有应攻伐的疾病存在，则母体不会受伤害，胎儿也不会受伤害。黄帝说：我想听听这是什么道理呢？岐伯说：身虽有妊，而有大积大聚这种病，是可以攻伐的，但是在积聚衰减一大半时，就要停止攻伐，攻伐太过了就要引起死亡。

黄帝说：讲得好。郁病之严重者，应当如何治疗呢？岐伯说：肝木郁的，应当舒畅条达之；心火郁的，应当发散之；脾土郁的，应当劫夺之；肺金郁的，应当渗泄之；肾水郁的，应当折抑之。这样去调整五脏的气机，凡气太过的，就要折服其气，因为太过则畏折，就是所谓泻法。黄帝说：假借之气致病，应当怎样治疗呢？岐伯说：如果主气不足而有假借之气时，就不必要遵守『用寒远寒，用热远热』等禁忌法则了。这就是所谓主气不足，客气胜之而有非时之气的意思。

黄帝感叹道：圣人的理论真伟大呀！这些有关天地的变化，运行的节律，运用的纲领，阴阳的治化，寒暑的号令的事，不是先生谁能知道它！我将把它藏在灵兰室中，署名叫《六元正纪》，不经过洗心斋戒，不敢随意将其展示，不是诚心实意想学的人，不轻易传授给他。

刺法论篇第七十二

【原文】

黄帝问曰：升降不前[1]，气交有变，即成暴[2]郁，余已知之。如何预救生灵[3]，可得却[4]乎？

岐伯稽首再拜对曰：昭乎哉问！臣闻夫子[5]言，既明天元，须穷法刺[6]，可以折郁扶运，补弱全真，泻盛蠲[7]余，令除斯苦。

帝曰：愿卒闻之。

岐伯曰：升之不前，即有甚凶也。木欲升而天柱窒抑之[8]，木欲发郁，亦须待时[9]，当刺足厥阴之井[10]。火欲升而天蓬窒抑之，火欲发郁，亦须待时，君火相火同刺包络之荥。土欲升而天冲窒抑之，土欲发郁，亦须待时，当刺足太阴之俞。金欲升而天英窒抑之，金欲发郁，亦须待时，当刺手太阴之经。水欲升而天芮窒抑之，水欲发郁，亦须待时，当刺足少阴之合。

帝曰：升之不前，可以预备，愿闻其降，可以先防。

岐伯曰：既明其升，必达其降也。升降之道，皆可先治也。木欲降而地皛窒抑之[11]，降而不入[12]，抑之郁发，散而可得位，降而郁发，暴如天间之待时也[13]，降而不下[14]，郁可速矣，降可折其所胜也[15]，当刺手太阴之所出[16]，刺手阳明之所入[17]。

火欲降而地玄窒抑之，降而不入，抑之郁发，散而可矣，当折其所胜，可散其郁，当刺足少阴之所出，刺足太阳之所入。

土欲降而地苍窒抑之，降而不下，抑之郁发，散而可入，当折其胜，可散其郁，当刺足厥阴之所出，刺足少阳之所入。

金欲降而地彤窒抑之，降而不下，抑之郁发，散而可入，当折其胜，可散其郁，当刺心包络所出，刺手少阳所入也。

水欲降而地阜窒抑之，降而不下，抑之郁发，散而可入，当折其土，可散其郁，当刺足太阴之所出，刺足阳明之所入。

帝曰：五运之至，有前后与升降往来，有所承抑之[18]，可得闻乎刺法？

岐伯曰：当取其化源[19]也。是故太过取之，不及资之[20]。太过取之，次抑其郁[21]，取其运之化源，令折郁气；不及扶资，以扶运气，以避虚邪也。资取之法，令出《密语》。

黄帝问曰：刚柔二干[22]，失守其位，使天运之气皆虚乎[23]？与民为病，可得平乎？

岐伯曰：深乎哉问！明其奥旨，天地迭移[24]，三年化疫，是谓根之可见，必有逃门[25]。

假令甲子，刚柔失守，刚未正，柔孤而有亏[26]，时序不令，即音律非从[27]，如此三年，变大疫也。详其微甚，察其浅深，欲至而可刺，刺之，当先补肾俞，次三日，可刺足太阴之所注。又有下位己卯不至，而甲子孤立者[28]，次三年作土疠[29]，其法补泻，一如甲子同法也。其刺以毕，又不须夜行及远行，令七日洁，清净斋戒，所有自来。肾有久病者，可以寅时面向南，净神不乱思，闭气不息七遍，以引颈咽气顺之，如咽甚硬物，如此七遍后，饵舌下津令无数。

假令丙寅，刚柔失守[30]，上刚干失守，下柔不可独主之，中水运非太过[31]，不可执法而定之，布天有馀，而失守上正，天地不合，即律吕音异[32]，如此即天运失序，后三年变疫。详其微甚，差有大小，徐至即后三年，至甚即首三年，当先补心俞，次五日，可刺肾之所入。又有下位地甲子[33]，辛巳柔不附刚，亦名失守，即地运皆虚，后三年变水疠，即刺法皆如此矣。其刺如毕，慎其大喜欲情于中，如不忌，即其气复散也，令静七日，心欲实，令少思。

假令庚辰，刚柔失守[34]，上位失守，下位无合，乙庚金运，故非相招[35]，布天未退，中运胜来[36]，上下相错，谓之失守，姑洗林钟[37]，商音不应也，如此则天运化易，三年变大疫。详其天数，差有微甚，微即微，三年至，甚即甚，三年至，当先补肝俞，次三日，可刺肺之所行。刺毕，可静神七日，慎勿大怒，怒必真气却散之。又或在下地甲子、乙未失守者，即乙柔干，即上庚独治之，亦名失守者，即天运孤主之，三年变疠，名曰金疠，其至待时也，详其地数之等差，亦推其微甚，可知迟速尔。诸位乙庚失守，刺法同，肝欲平，即勿怒。

假令壬年，刚柔失守[38]，上壬未迁正，下丁独然，即虽阳年，亏及不同[39]，上下失守，相招其有期，差之微甚，各有其数也[40]，律吕二角，失而不和，同音有日[41]，微甚如见，三年大疫。当刺脾之俞，次三日，可刺肝之所出也。刺毕，静神七日，勿大醉歌乐，其气复散，又勿饱食，勿食生物，欲令脾实，气无滞饱，无久坐，食无太酸，无食一切生物，宜甘宜淡。又或地下甲子，丁酉失守其位，未得中司，即气不当位，下不与壬奉合者，亦名失守，非名合德[42]，故柔不附刚，即地运不合，三年变疠，其刺法一如木疫之法。

假令戊申，刚柔失守[43]，戊癸虽火运，阳年不太过也[44]，上失其刚，柔地独主[45]，其气不正，故有邪干，迭移其位，差有浅深，欲至将合，音律先同[46]，如此天运失时，三年之中，火疫至矣，当刺肺之俞。刺毕，静神七日，勿大悲伤也，悲伤即肺动，而真气复散也，人欲实肺者，要在息气也[47]。又或地下甲子，癸亥失守者，即柔失守位也，即上失其刚也，即亦名戊癸不相合德者也，即运与地虚，后三年变疠，即名火疠。

是故立地五年，以明失守，以穷法刺，于是疫之与疠，即是上下刚柔之名也，穷归一体也，即刺疫法，只有五法，即总其诸位失守，故只归五行而统之也。

黄帝问曰：十二藏之相使，神失位，使神彩[48]之不圆[49]，恐邪干犯，治之可刺，愿闻其要。

岐伯稽首再拜曰：悉乎哉问！至理道真宗，此非圣帝，焉究斯源，是谓气神合道[50]，契符上天[51]。心者，君主之官，神明出焉，可刺手少阴之源[52]。肺者，相傅之官，治节出焉，可刺手太阴之源。肝者，将军之官，谋虑出焉，可刺足厥阴之源。胆者，中正之官，决断出焉，可刺足少阳之源。膻中者，臣使之官，喜乐出焉，可刺心包络所流[53]。脾为谏议之官，知周出焉[54]，可刺脾之源。胃为仓廪之官，五味出焉，可刺胃之源。大肠者，传道之官，变化出焉，可刺大肠之源。小肠者，受盛之官，化物出焉，可刺小肠之源。肾者，作强之官，伎巧出焉，刺其肾之源。三焦者，决渎之官，水道出焉，刺三焦之源。膀胱者，州都之官，精液藏焉[55]，气化则能出矣，刺膀胱之源。凡此十二官者，不得相失也。是故刺法有全神养真之旨，亦法有修真之道，非治疾也。故要修养和神也。道贵常存，补神固根，精气不散，神守不分，然即神守而虽不去，亦能全真。人神不守，非达至真，至真之要，在乎天玄[56]，神守天息[57]，复入本元，命曰归宗[58]。

【注释】

①升降不前：岁气的左右四间气，随着岁支的变动而变动，旧岁在泉的右间气升为新岁的司天之左间，故为升；旧岁司天的右间，降为新岁在泉的左间，故为降。不前，指未表现出本气主岁的司天、在泉之气的作用。②暴：剧烈。③生灵：指人类。④却：退却、免去之意。明张介宾：『却，言预却其气，以免病也。』⑤夫子：指僦贷季。唐王冰：『夫子者，祖师僦贷季也。』明张介宾：『夫子，岐伯之师僦贷季也。』⑥『既明天元』二句：谓已懂得天地六元之气的变化规律，还必须精通穷究针刺治疗方法。天元，指天地六元之气，即风、寒、暑、湿、燥、火六气。详见《素问·六元正纪大论》。法刺：当作『刺法』。郭霭春：『马注本《类经》卷二十八第三十七引并作「刺法」。』⑦蠲：祛除。⑧天柱：指金星的别称。⑨『木欲发郁』二句：指木气的郁发，一定是在木气得位之时发作。明张介宾：『木郁欲发，亦必待其得位之时而后作。』⑩井：指大敦穴。⑪地晶、地玄、地苍、地彤、地阜：也是金、水、木、火、土五星的别名。即金星为地晶，水星为地玄，木星为地苍，火星为地彤，土星为地阜。明马莳：『地晶，西方金司；地玄，北方水司；地苍，东方木司；地彤，南方火司；地阜，中央土司。』⑫『降而不入』三句：欲降而不得入，抑而成郁，待郁气散才能得位。明张介宾：『丑未岁，厥阴当降为地之左间，而金胜窒之，降不得入，则郁发为变，必待郁散，木乃得位也。』⑬暴如天间之待时：此言气郁发作，其暴烈的程度如同司天间气应升不升时的郁气待时发作的情况

一样。明张介宾：『言与司天之间气同也。』⑭『降而不下』二句：应降而不能降，则郁滞可急速形成。清高士宗：『如当降而终不降，是降而不下矣，降而终不下，则不能待时，郁可速发矣。』明张介宾解为治法，云：『可速者，当速治之谓。』亦通，但以高注为允。⑮降可折其所胜也：欲使其降，可折减其所胜之气。明张介宾：『治降之法，当折其所胜，如木郁则治金，金郁则治火之类也。』与上文升之不前，治其本经者异。余仿此。⑯所出：即井穴，指脉气所发出之处。《灵枢·九针十二原》：『所出为井。』手太阴之井穴是少商，足少阴是涌泉，足厥阴是大敦，心包络是中冲，足太阴是隐白等。⑰所入：即合穴。指脉气所入而内行之处。《灵枢·九针十二原》：『所入为合。』手阳明之合穴是曲池，足太阳是委中，足少阳是阳陵泉，手少阳是天井，足阳明是足三里。下文『所入』指手足三阴经的合穴。⑱『五运之至』三句：五运有太过不及的不同，运太过者气候提前到来，运不及者气候推迟到来，五运与六气值年时，运和气互相影响，所以五运的太过不及与六气的升降往来，存在着相承相抑的关系，文中所说的升降不前，就是对此的具体说明。明张介宾：『五运之气，各有所承所制也。』⑲取其化源：治其六气生化之本源。明张介宾：『取，治也。化源，气化之本源也。此取字，总言当治之谓，与下文资取之取不同。』⑳『太过取之』二句：岁运太过者，所致的病症应采取泻法；岁运不及所致病症的治法应予以资助扶植。明张介宾：『治化源之法，亦盛者当写，虚者当补也。』可见，此皆属『取其化源』的具体措施。㉑次抑其郁：按照升降的次序，抑制其郁滞的发作。明张介宾：『次抑其郁者，在取其致抑之化源，则郁气可折矣。』㉒刚柔二干：指十天干。天干中单数为阳干，其气刚强为刚干，即甲、丙、戊、庚、壬；天干中双数为阴干，其气柔弱为柔干，即乙、丁、己、辛、癸。明张介宾：『十干五运，分属阴阳。阳干气刚，甲、丙、戊、庚、壬也。阴干气柔，乙、丁、己、辛、癸也。故曰刚柔二干。』㉓天运之气皆虚：指司天、在泉与中运之气皆不足。㉔『天地迭移』三句：司天在泉之气的不断更替变换，发生刚柔失守的情况，经三年左右，造成时疫流行，这是因司天在泉之气的更换而失守，是导致疾病发生的根源。明张介宾：

『根，致病之本也。』㉕逃门：指有避免时疫所伤的门路、办法。明张介宾：『逃门，即治之之法。』逃，《广韵》：『避也，去也。』㉖『刚未正』二句：刚柔失守，司天之气未能迁正，则在泉之柔气便孤立而空虚。㉗『时序不令』二句：四时次序失于常令的寒温，则对应的律吕不能相从。此言刚柔失调，阳律与阴吕不能相从。㉘『下位己卯不至』二句：下位指在泉，甲子年己卯在泉，己卯不能迁正，而使司天的甲子阳刚之气孤立无配。明张介宾：『若己卯之柔不至于下，则甲子之刚亦孤立于上。』㉙土疠：土运之年，因在泉不迁正而酿成的疠病流行。明张介宾：『疠，杀疠也，即瘟疫之类。』清高士宗：『天气病则为疫，地气病则为疠，疫病气而疠病形也。』后文水疠、金疠、木疠、火疠义同。㉚『丙寅』二句：指丙寅年，若司天之气不得迁正，则上配司天之刚干丙，不能与下配在泉之阴干辛配合，就是刚柔失守。㉛中水运非太过：丙年本为水运太过，但由于司天不得迁正，丙之水运不能得到应有的气化，所以就不属于太过。㉜律吕音异：阳律阴吕之音不相协调。音律分阴阳，阳者为律，阴者为吕。㉝下位地甲子：指在泉的年干支。下位地，即在泉。甲子，在此泛指干支。以下诸『甲子』皆属此意。㉞『庚辰』二句：指庚辰年，如果司天之气不得迁正，则上配司天之刚干庚，不能与下配的在泉之阴干乙配合，就是刚柔失守。明张介宾：『乙庚皆金运也，辰戌年太阳司天，必太阴在泉，太阴属丑未而配于金运，刚乙未为在泉之化，庚刚乙柔。设有不正，则失守矣。』㉟『乙庚金运』二句：指太阳司天不迁正，司天之刚干庚不守于上。上位刚干失守，则下位之柔干亦不能相合，刚柔失守，上下不能相互呼应招引。㊱『布天未退』二句：上一年己卯为阳明燥金司天，少阴君火在泉，本年庚辰中运属金，如果上一年司天的燥金之气未退位，则在泉的少阴君火就会在本年制胜中运之金。故明张介宾：『上年己卯天数不退，则其在泉之火，来胜今年中运也。』㊲姑洗林钟：庚辰属金运太过，为太商，应于阳律姑洗，配司天；乙未属金运不及，应于阴吕林钟，即在泉。明张介宾：『庚辰阳律，太商也，其管姑洗。乙未阴吕，少商也，其管林钟。』清高士宗：『姑洗，阳律也。林钟，阴律也。』㊳『壬年』二句：指壬午年，如果司天之气不得迁正，则上配司天刚干壬，不能与下配的在泉之阴干丁配合，就是刚柔失守。㊴『即虽阳年』二句：壬属木运太过，因壬年的司天不能迁正，属丁之年的在泉单独迁正，木运不能气化，必见亏虚。所以虽是阳年，却不同于阳年为太过的规律。㊵『上下失守』四句：司天不得迁正，上刚与下柔各守其位，虽有相合之期的远近迟速之数，应根据差异的大小不同而定。明张介宾：『招，合也。得位之日，即其相招之期，微者远，甚者速，数有不同耳。』㊶『律吕二角』三句：阳律太角，阴吕少角，如果壬丁失守，司天在泉不能同时迁正，则律吕二角不能相合，待到上下同时迁正之日，律吕二角就协调同音。㊷合德：指司天之干支与在泉的干支，能按时就位，阴阳相会，刚柔相配，上下相合，共同发挥应有的作用。德，得也。此指司天、在泉之气所产生的作用得到体现。㊸『戊申』二句：指戊申年，如果司天之气不得迁正，则上配司天的刚干戊，不能与下配的在泉之阴干癸配合，就是刚柔失守。㊹『戊癸虽火运』二句：戊癸化火，戊年为火运太过之年，但由于司天不得迁正，配司天之刚干戊失于上守，火运不能得到应有的气化，那也就不是太过之运了。㊺『上失其刚』二句：如果上一年丁未司天之气太过有余，太阴湿土不得退位，则本年戊申不得守于上，则上失其刚，而癸亥阴柔之干独主于下，所以说柔地独主。㊻音律先同：指戊申年如果不发生司天不迁正时，刚柔相会，那么上戊申阳律太徵与下癸亥阴吕少徵首先表现出气和音协而和同。㊼息气：即深吸气后进行闭气。明张介宾：『肺主气，息气乃可以补肺，即闭气存神之道。』息，止也。㊽神彩：显现于外表的精神、神气、光彩。㊾不圆：失去丰满充实的状态。明张介宾：『一有失位，则神光亏缺，是谓不圆。』㊿气神合道：指人身精气神要合乎正常规律。清高士宗：『人身气神，合于天道。』51契符上天：符合司天之气。契，合也。52可刺手少阴之源：即通过刺治手少阴心经的原穴，达到补益心气的作用。明马莳：『凡刺各经之原者，皆所以补之也。』源，在此同原，即原穴。53可刺心包络所流：即取手厥阴心包经的荥穴。清高士宗：『手少阴心既刺其源，故心包络，刺其所流。』流，在此义同『溜』，即荥穴。54『谏议之官』二句：脾主思虑，有协助心主意志的作用，且志意周于万物。55精液藏焉：

指膀胱有贮藏津液的功能。因津液亦为人身之精微，生命赖以生存的物质，故亦曰『精液』。与《素问·灵兰秘典论》中之津液义同。㊻天玄：即人身之精。明张介宾：『玄者，水之色。天玄者，天一之义。以至真之要，重在精也。』㊼神守天息：即胎息。明马莳：『儿在母腹，息通天元，人能绝想念，亦如此，命曰返天息。』又，明张介宾：『天息者，鼻息通乎天也。守息则气存，气存则神存，故曰神守天息。』㊽归宗：谓返其本来的元气。

【译文】

黄帝说道：现在我已知道岁气的左右间气不得升降，气交发生反常的变化，会变为暴烈的邪气，怎样进行预防、挽救人类的疾患，可以得到一种却退郁气的办法呢？岐伯再次跪拜问答说：您问的很高明！我听老师说，既明白了天地六元之气的变化，还必须深知刺法，它可以折减郁气，扶助运气，补助虚弱，保全真气，泻其盛气，除去余邪，使其消除此种疾苦。黄帝说：我想听你详尽地讲讲。岐伯说：气应升而不得升时，便有严重的凶灾。厥阴风木欲升为司天之左间，遇金气过胜，而天柱阻抑之，用木气郁，木之郁气欲发，必须等到木气当位之时，在人体则应当刺足厥阴之井穴大敦，以泻木郁。火欲升为司天之左间，遇水气过胜，而天蓬阻抑之，则火气郁，火之郁气欲发，必须等到火气当位之时，在人体则不管君火还是相火，同样应当刺心包络手厥阴之荥穴劳宫，以泻火郁。太阴湿土欲升为司天之左间，遇水气过胜，而天冲阻抑之，则土气郁，土气欲发，必须等到土气当位之时，在人体则应当刺足太阴之俞太白穴，以泻土郁。阳明燥金欲升为司天之左间，遇火气过胜，而天英阻抑之，则金气郁，金之郁气欲发，必须行到金气当位之时，在人体则应当刺手太阴之经经渠穴，以泻金郁。太阳寒水欲升为司天之左间，遇土气过胜，而天芮阻抑之，则水气郁，水之郁气欲发，必须等到土气当位之时，在人体则应当刺足少阴之合阴谷穴，以泻水郁。

黄帝问：岁气之间气应升而不能升的，可以预防，那么岁气之间气应降而不降的，是不是也可以事先防备呢？岐伯回答说：既然明白气升的道理，也必然能通达气降的道理。间气升降不前所致的疾患，都可以预先调治。厥阴风木欲降为在泉之左间，遇金气过胜，而地晶阻抑之，则木欲降而不得入，木被抑则发为郁气，待郁气散则木可降而得位，气应降而不得降之郁气发作，其暴烈程度和司天间气应升不升之郁气待时发作相同，应降不得降，能够很快地形成郁气，降则可以折减其胜气，在人体则应当针刺手太阴之井穴少商与手阳明之合穴曲池。火欲降为在泉之左间，遇水气过胜，而地玄阻抑之，则火欲降而不得入，火被抑则发为郁气，待郁气散则火气可入，应当折减其胜气，可以散其郁气，在人体则应当针刺足少阴之井穴涌泉与足太阳之合穴委中。太阴湿土欲降为在泉之左间，遇木气过胜而地苍阻抑之，则土欲降而不能下，土被抑则发为郁气，待郁气散则土气可入，应当折减其胜气，可以散其郁气。在人体则应当针刺足厥阴之井穴大敦与足少阳之合穴阳陵泉。阳明燥金欲降为在泉之左间，遇火气过胜而地形阻抑之，则金欲降而不能下，金被抑则发为郁气，待郁气散金气可入，应当折减其胜气，可以散其郁气，在人体则应当针刺手厥阴心包络之井穴中冲与手少阳之合穴天井。太阳寒水欲降为在泉之左间，遇土气过胜而地阜阻抑之，则土欲降而不能下，水被抑则发为郁气，待郁气散则水气可入，应当折减其胜气，可以散其郁气，在人体则应当针刺足太阴之井穴隐白与足阳明之合穴足三里。

黄帝问：关于五运之太过不及，气至有先后，与天气升降往来，互有相承相抑的问题，它们致病时所运用的针刺法则是什么？岐伯回答说：应当取六气生化之源。所以气太过者取治之，气不及者资助之。太过取之，应据其致郁之次第以抑其郁气，取治于运气生化之源，以折减其郁气。不及资之，是用以助运气之不足，避免虚邪之气。具体的资取之法出自《密语》。

黄帝问：刚干与柔干，失守其司天在泉之位，能使司天与中运之气都虚吗？给人们造成的疾病，能够使其平和吗？岐伯回答说：你提的这个问题很深奥啊！需要明白其奥妙的意义，司天在泉之气，逐年更迭迁移，若刚柔失守，其气被窒，三年左右，化而为疫，因此说，认识了它的根本所在，必定能有避去疫病的法门。

若在甲子年刚柔失守，司天之刚气不得迁正，在泉之柔气也必孤立而亏虚，四时的气候，失去正常的秩序，相应的音律，不能相从，这样，在三年左右，就要变为较大的疫病。应审察其程度的微甚与浅深，当其将要发生而可刺之时，用针刺之，土疫易伤水脏，当先取背部之肾俞穴，以补肾水，隔三日，再刺足太阴脉之所注太白穴，以泻土气。又有在泉之气卯不能迁正，而司天甲子阳刚之气，则孤立无配，三年左右，也可发作土疠，其补泻方法，和上述甲子司天不得迁正致疫之法是一样的。针刺完毕，不可夜行或远行，七日内，务须洁净，素食养神。凡是原来肾脏有久病的人，可以在寅时，面向南方，精神集中，消除杂念，闭住气息，吸而不呼，连作七次，伸直颈项，用力咽气，要像咽很硬的东西那样，这样连作七遍，然后吞咽舌下的津液，不拘其数。

若在丙寅年刚柔失守，司天的刚干失守其位，不得迁正，在泉的柔干不能独主其令，由于司天之气不迁正，故丙虽阳干，则水运不为太过，不可拘执常法以论定。司天之气虽属有余，但不得迁正则上失其位，天地上下，不相配合，阳律阴吕其音各异，这样，就是天气运行失去正常的秩序，其后三年左右，就要变为疫病。审察其程度的微甚和差异的大小，徐缓的可在三年后发生疾病，严重的可在头三年发生疫病，水疫易伤心火，当先取背部的心俞穴，以补心火，隔五日，再刺肾足少阴脉气所入的阴谷穴，以泻肾水。又有在泉干支辛巳不能迁正附于上刚的，也叫作失守，就会使运与在泉之气都虚，其后三年左右，变成水疫，其补泻刺法，也和上述司天不得迁正致疫的刺法相同。针刺完毕，慎无大喜情动于中，如不加以禁忌，就会使气再度耗散。应使其安静七日，心要忠实，不可有过多的思念。

若在庚辰年刚柔失守，司天之位失守，在泉之位无所配合，乙庚为金运，刚柔失守，上下不能相招，上年阳明燥金司天之气不退，其在泉之火，来胜今年中运之金，司天在泉，其位相错，叫作失守，使太商阳律之姑洗与少商阴吕之林钟，不能相应，这样，则天运变化失常，三年左右，就要变为较大的疫气。审察其天运的变化规律，及差异的微甚，差异微的疫气微，三年左右乃至，差异甚的疫气甚，也在三年左右疫气至，金疫易伤肝木，当先取背部肝俞穴，以补肝木，隔三日，再刺肺手太阴脉气所行的经渠穴，以泻肺金。针刺完毕，可安静神志七日，慎不可大怒，大怒则使真气散失。又或在泉干支乙未失守，不得迁正，即下乙柔干不至，上庚刚干独治，也叫作失守，即司天与中运独治之年，三年左右，变为疠气，名叫金疠，其发作须等待一定的时机，审察其在泉变化规律的差异，推断其疠气之微甚，即可知道发病的迟速。凡是乙庚刚柔失位，其刺法都相同，肝应保持平和，不可发怒，以伤其气。

若在壬午年刚柔失守，配司天之壬不得迁正，配在泉之丁，孤独无配，壬虽阳年，不得迁正则亏，不同于正常之气，上下失守，则其相应当有一定的时间，其差异的微甚，各有一定之数，太角的阳律与少角的阴吕相失而不能配合，待上下得位之时，则律吕之音相同有日，根据其微甚的差异，三年左右便可发生较大的疫气，木疫易伤脾土，当先取背部的脾俞穴，以补脾土，隔三日，再刺肝足厥阴脉气所出的大敦穴，以泻肝木。行刺完毕，安静神志七日，不可大醉及歌唱娱乐，使其气再度消散，也不要过饱或吃生的食物，要使脾气充实，不可滞塞饱满，不可久坐不动，食物不可太酸，不可吃一切生的食物，宜于食甘淡之味。又或在泉干支丁酉，不得迁正，失守其位，不能与中运司天之气相应，即下位不能奉合于上，也叫作失守，不能叫作合德，因而为柔不附刚，即在泉之气，与中运不合，三年便可变为疫疠，其针刺方法，与上述针刺木疫之法相同。

若在戊申年刚柔失守，戊癸虽然是火运阳年，若刚柔失守，则阳年也不属火运太过，司天之气不得迁正，上失其刚，在泉之柔，独主无配，岁气不正，因而有邪气干扰，司天在泉之位，更迭变移，其差异有深浅，刚柔之位，将欲应合，阳律与阴吕必先应而同，像这样天运失去正常时位的，在三年之中，火疫就要发生，火疫易伤肺金，应取背部的肺俞穴，以补肺金。针刺完毕，安静神志七日，且不可大悲伤，悲伤则动肺气，使真气再度散失，人们要使肺气充实，重要的方法是闭气养神。又或在泉干支癸亥失守，不得迁正，则司天之刚气无配，也叫作戊癸不能合德，也就是运与在泉之气俱虚，三年之后变为疠气，名叫火疠。

所以用五运之气，分立五年，以明刚柔失守之义，以尽针刺之法，于是可知疫与疠，就是根据上下刚柔失守而定名的，虽有二名，全归一体，就是刺疫的方法，也只有上述五法，也就是汇总了诸刚柔之位失守的治法，全归之于五行而统之。

黄帝问道：十二个脏器是相互联系、相互起作用的，若脏腑的神气，失守其位，就会使神彩不能丰满，恐怕为邪气侵犯，可以用刺法治疗，你能讲讲刺法的要点吗？岐伯再次跪拜回答说：你问得很详尽啊！问及这些至要的道理，真正的宗旨，若不是圣明的帝王，岂能深究这些根源。这就是所谓精、气、神，合乎一定的自然规律，符合司天之气。心之职能比如君主，神明由此而出，可以刺手少阴脉的原穴『神门』。肺的职能，比如相傅，治理与调节的作用，由此而出，可以刺手太阴脉的原穴『太渊』。肝的职能，比如将军，深谋远虑，由此而出，可以刺足厥阴脉的原穴『太冲』。胆的职能，比如中正，临事决断，由此而出，可以刺足少阳脉的原穴『丘墟』。膻中的职能，比如臣使，欢喜快乐，由此而出，可以刺心包络脉所流的荥穴『劳宫』。脾的职能，比如谏议，智慧周密，由此而出，可以刺脾足太阴脉的原穴『太白』。胃的职能，比如仓廪，饮食五味，由此而出，可以刺足阳明脉的原穴『冲阳』。大肠的职能，比如传导，变化糟粕，由此而出，可以刺大肠手阳明脉的原穴『合谷』。小肠的职能，比如受盛，化生精微，由此而出，可以刺小肠太阳脉的原穴『腕骨』。肾的职能，比如作强，才能技巧，由此而出，可以刺肾足少阴脉的原穴『太溪』。三焦的职能，比如决渎，水液隧道，由此而出，可以刺三焦手少阳脉的原穴『阳池』。膀胱的职能，比如州都，为精液储藏之处，通过气化，才找排出，可以刺膀胱足太阳脉的原穴『京骨』。以上这十二脏器的职能，不得相失，因此刺法有保全神气调养真元的意义，也具有修养真气的道理，并不只能单纯治疗疾病，所以一定要修养与调和神气。调养神气之道，贵在持之以恒，补养神气，巩固根本，使精气不能离散，神气内守而不得分离，只有神守不去，才能保全真气，若人神不守，就不能达到至真的境界至真的要点，在于天玄之气，神能守于天息，复入本元之气，这称作归宗。

本病论篇第七十三

【原文】

黄帝问曰：天元九室[1]，余已知之，愿闻气交，何名失守[2]？

岐伯曰：谓其上下升降，迁正退位[3]，各有经论[4]，上下各有不前[5]，故名失守也。是故气交失易位[6]，气交乃变[7]，变易非常[8]，即四时失序，万化不安[9]，变民病也。

帝曰：升降不前，愿闻其故，气交有变，何以明知？

岐伯曰：昭乎问哉！明乎道矣。气交有变，是为天地机[10]，但欲降而不得降者，地室刑之[11]。又有五运太过，而先天而至者，即交不前，但欲升而不得其升，中运抑之；但欲降而不得其降，中运抑之[12]。于是有升之不前，降之不下者，有降之不下，升而至天者，有升降俱不前，作如此之分别，即气交之变。变之有异常，各各不同，灾有微甚者也[13]。

帝曰：愿闻气交遇会胜抑[14]之由，变成民病，轻重何如？

岐伯曰：胜相合，抑伏使然[15]。是故辰戌之岁，木气升之，主逢天柱，胜而不前[16]。又遇庚戌，金运先天，中运胜之，忽然不前。木运升天[17]，金乃抑之，升而不前，即清生风少，肃杀于春，露霜后降，草木乃萎。民病温疫早发，咽嗌乃干，四肢满[18]，肢节皆痛。久而化郁，即大风摧拉，折陨鸣紊。民病卒中偏痹，手足不仁。

是故巳亥之岁，君火升天，主窒天蓬[19]，胜之不前。又厥阴木迁正，则少阴未得升天，水运以至其中者[20]。君火欲升，而中水运抑之[21]。升之不前，即清寒后作，冷生旦暮。民病伏阳，而内生烦热，心神惊悸，寒热间作。日久成郁，即暴热乃至，赤风肿翳[22]，化疫，温疠暖作[23]，赤气彰而化火疫，皆烦而躁渴，渴甚，治之以泄之可止。

是故子午之岁，太阴升天，主窒天冲，胜之不前[24]；又或遇壬子，木运先天而至者，中木运抑之也[25]。升天不前，即风埃四起，时举埃昏，雨湿不化。民病风厥涎潮[26]，偏痹不随，胀满。久而伏郁，即黄埃化疫也，民病夭亡，脸肢府黄疸满闭[27]，湿令弗布，雨化乃微[28]。

是故丑未之年，少阳升天，主窒天蓬，胜之不前[29]。又或遇太阴未迁正者，即少阳未升天也，水运以至者[30]。升天不前，即寒雰反布，凛冽如冬，水后涸，冰再结，暄暖乍作，冷后布之，寒暄不时[31]。民病伏阳在内，烦热生中，心神惊骇，寒热间争。以成久郁，即暴热乃生，赤风气瞳翳，化成郁疠，乃化作伏热内烦，痹而生厥，甚则血溢。

是故寅申之年，阳明升天，主窒天英，胜之不前[32]。又或遇戊申戊寅，火运先天而至[33]。金欲升天，火运抑之，升之不前，即时雨不降，西风数举，咸卤燥生[34]。民病上热，喘嗽血溢。久而化郁，即白埃翳雾[35]，清生杀氣，民病胁满悲伤，寒鼽嚏嗌干，手拆[36]皮肤燥。

是故卯酉之年，太阳升天，主窒天芮，胜之不前[37]。又遇阳明未迁正者，即太阳未升天也，土运以至[38]。水欲升天，土运抑之，升之不前，即湿而热蒸，寒生两间[39]。民病注下，食不及化。久而成郁，冷来客热，冰雹卒至。民病厥逆而哕，热生于内，气痹于外，足胫酸疼，反生心悸懊热[40]，暴烦而后厥。

黄帝曰：人气不足，天气如虚，人神失守，神光[41]不聚，邪鬼[42]干人，致有夭亡，可得闻乎？

岐伯曰：人之五脏，一脏不足，又会[43]天虚，感邪之至也。人忧愁思虑即伤心，又或遇少阴司天，天数不及，太阴作接间至[44]，即谓天虚也，此即人气天气同虚也。又遇惊而夺精，汗出于心，因而三虚[45]，神明失守，心为君主之官，神明出焉，神失守位，即神游上丹田[46]，在帝太一帝君泥丸宫下[47]，神既失守，神先不聚，却遇火不及之岁，有黑尸鬼[48]见之，令人暴亡。

人饮食劳倦即伤脾，又或遇太阴司天，天数不及，即少阳作接间至，即谓之虚也，此即人气虚而天气虚也。又遇饮食饱甚，汗出于胃，醉饱行房，汗出于脾，因而三虚，脾神失守。脾为谏议之官，智周出焉[49]，神既失守，神光失位而不聚也，却遇土不及之年，或己年或甲年失守，或太阴天虚，青尸鬼见之，令人卒亡。

人久坐湿地，强力入水即伤肾，肾为作强之官，伎巧出焉，因而三虚，肾神失守。神志失位，神光不聚，却遇水不及之年，或辛不会符，或丙年失守，或太阳司天虚，有黄尸鬼至，见之令人暴亡。

人或恚怒，气逆上而不下，即伤肝也，又遇厥阴司天，天数不及，即少阴作接间至，是谓天虚也，此谓天虚人虚也。又遇疾走恐惧，汗出于肝。肝为将军之官，谋虑出焉，神位失守，神光不聚，又遇木不及年，或丁年不符，或壬年失守，或厥阴司天虚也，有白尸鬼见之，令人暴亡也。

已上五失守者，天虚而人虚也，神游[50]失守其位，即有五尸鬼干人，令人暴亡也，谓之曰尸厥。人犯五神易位，即神光不圆也[51]，非但尸鬼，即一切邪犯者，皆是神失守位故也。此谓得守者生，失守者死[52]，得神者昌，失神者亡[53]。

【注释】

①九室：指九星运行阻滞不畅。即《素问·刺法论》所指五星在天之五室与在地之五室合为十室，此言九室，乃应九宫九星之数。室，阻抑。②何名失守：此指客气六步的迁正退位失常。名，名称概念。失守，六步之气升降运动失常。③『上下升降』二句：是对客气中司天、在泉、左右间气各种正常运动的概括。上下升降，指客气的司天、在泉、左右四间气的正常运动。上，指司天。下，指在泉。升，指旧岁在泉之右间气升为新岁的司天之左间气。降，指旧岁司天之右间气下降为新岁的在泉之左间气。④经论：常论，常理。经，常理，规范。又，清高士宗：『各有经以论之也。』⑤上下各有不前：一年六步气位中，必有一气升天，作为司天之左间气；一气入地，作为在泉的左间气；有一气迁正为司天，一气迁正为在泉。有一气退位为司天之右间，一气退位为在泉之右间。这些情况统称为『上下』。但因

升降迁退都有可能不到位而失其守位，此即『上下各有不前』。⑥气交失易位：指天地之气的升降运行失常，客气六步气位发生变异。⑦气交乃变：指天地之气的上下运动规律紊乱。⑧非常：超越常规。⑨万化不安：万物的生长化收藏的运动规律受到干扰。⑩天地机：指气交之变是天地运动变化的关键。机，机要，关键。清高士宗：『天地机，旋转者也。』明张介宾：『气交之变，吉凶之症也，故谓天地机。』⑪地窒刑之：即《素问·刺法论》所谓木欲降而地气晶窒抑之，火欲降而地玄窒抑之，土欲降而地苍窒抑之，金欲降而地彤窒抑之，水欲降而地阜窒抑之。刑，指胜气不退，对被抑窒的气产生制约作用，有如刑罚。⑫『但欲升而不得其升』四句：指阳平之年，中运太过，抑制了客气。如甲岁土运太过，可抑太阳寒水气的升降。⑬灾有微甚者也：天星窒于上则升之不前，地星窒于下则降之不下，中运又有太过阻抑，因气的交变情况不同，所造成的灾害必有轻重之别。⑭遇会胜抑：明张介宾：『六气有遇、有会、有胜、有抑，则抑伏者为变。』⑮抑伏使然：胜气相会，必致抑窒而伏，这是造成气交有变的原因。⑯『辰戌之岁』四句：辰戌年为太阳寒水司天，厥阴风木之气应从旧年的在泉右间（五之气），上升为司天的左间（四之气），如果遇到天柱金气偏胜的窒抑，则木气升之不前。因此节论木气升之不前的问题，与木运无关，且无『木运升天』之说，故以后文律之，当为『木欲升天』。⑰木运升天：运，当作『欲』。⑱四肢满：此症与木气升之不前发病规律不合，据金刻本，当为『两胁满』。⑲天蓬：水星之别称。水星在天称天蓬，在地为地玄。⑳『又厥阴木迁正』三句：凡辛巳、辛亥年，水运不及，厥阴风木司天，少阴君火应从旧岁的在泉右间，升为新岁的司天左间，如果逢水运之气先时而至，也可以使少阴君火升之不前。㉑中水运抑之：指辛巳、辛亥年，虽为水运不及之年，但不及的水运亦可阻抑四之气（司天左间）少阴君火，使其不能升迁司天之正位。㉒赤风肿翳：热风聚集掩盖。肿，《释名》：『肿，钟也。寒热气所钟聚也。』又，一作瞳。翳，《扬子方言》：『翳，掩也。』有遮蔽之义。㉓温疠暖作：指温疠病在气候温暖时发作。㉔『子午之岁』四句：子午年为少阴君火司天，太阴湿土之气应从旧岁的在泉右间，升为新岁的司天左间，若遇天冲木气太过，土气受抑而升之不前。天冲，木星别称。木星在天名天冲，在地曰地苍。㉕『又或遇壬子』三句：壬子年木运太过，少阴君火司天，太阴湿土之气应从旧岁的在泉右间，上升为新岁司天左间，木运太过，先天时而至，木胜抑土，太阴湿土之气升之不前。运，原作『遇』，据马注本改。㉖涎潮：涎液上涌如潮。㉗脸肢府黄疸满闭：明张介宾：『脸为阳明之经，四肢皆主于脾，府言大肠小肠皆属于胃，故为黄疸满闭等。』㉘『湿令弗布』二句：太阴湿土受抑，湿气不能布化行令，雨水减少。㉙『丑未之年』四句：丑未年太阴湿土司天，少阳相火之气应从旧岁的在泉右间，上升为新岁的司天左间，如果遇到天蓬水气太过，水胜制火，则少阳相火之气升之不前。天蓬，水星别号，在天为天蓬，在地为地玄。㉚『又或遇太阴未迁正者』三句：凡辛丑、辛未年，水运不及，太阴湿土司天，少阳相火之气应从旧岁的在泉右间，上升为新岁的司天左间，如果太阴湿土尚未迁正，不足的水运也可制火，则少阳相火也必然出现升之不前。㉛寒暄不时：忽冷忽热，发作不时。㉜『寅申之年』四句：寅申年少阳相火司天，阳明燥金之气应从旧岁的在泉右间，上升为新岁的司天左间，如果遇到天英火气太过，火胜制金，则燥金之气升之不前。㉝『又或遇戊申戊寅』二句：戊申、戊寅年为火运太过，寅申少阳相火司天，阳明燥金之气应从旧岁的在泉右间，上升为新岁的司天左间，在此二年，火运太过，先天时而至，火胜制金，阳明燥金之气必然升天受阻。㉞咸卤燥生：因阳明燥金之气不升而成郁气发作，气候干燥，使卤硝生于地面。明张介宾：『燥金气郁于地，故时雨不降，硝咸卤见而燥生。』㉟白埃翳雾：言尘雾之气障目。白埃，尘埃。翳，遮掩。㊱手拆：因肃杀之气大行，气候干燥，手的皮肤皲裂脱皮。㊲『卯酉之年』四句：卯酉年阳明燥金司天，太阳寒水之气应从旧岁的在泉右间，上升为新岁的司天左间，如果逢天芮土气太过，土胜制水，则太阳寒水之气升之不前。天芮，土星别名。土星在天为天芮，在地为地阜。㊳『又遇阳明未迁正者』三句：凡己卯、己酉年，土运不及，卯酉阳明燥金司天，太阳寒水之气应从旧岁的在泉右间，上升为司天的左间，如果在太阳寒水之气还未升天之时，不及的土运已至，土能制水，此种情况下，太阳寒水之气也会升之不前。㊴两间：指天地之间。《宋史》胡安国传：『至刚可以塞两间，一怒可以安天下矣。』又，清高士宗：『寒生两间，寒兼湿也。』㊵懊热：心中烦热。懊，烦闷。㊶神光：明张介宾：『神光，神明也。』又，《黄帝内经素问校注》：『或为气功者所见之光。』似以后者为得。㊷邪鬼：即病邪。后文『五鬼』，即五种病邪。㊸会：遇、逢的意思。㊹太阴作接间至：明张介宾：『少阴司天之年，太阴尚在左间，若少阴不足，则太阴作接者，未当至而至矣。』㊺三虚：即人气之虚，天气虚，心气虚。明张介宾：『先有忧愁之伤，又有少阴不及，再遇惊而夺精。』㊻上丹田：道家谓人身脐下三寸为丹田。又，《抱朴子・地真篇》认为丹田有三：脐下为下丹田，心下为中丹田，两眉之间为上丹田。又，明张介宾认为，『人之脑为髓海，是渭上丹田。』㊼帝太一帝君泥丸宫：明张介宾：『太乙帝君所居，亦曰泥丸君，总众神者也。』《黄庭内景经》：『脑神精根字泥丸。』可见经义在于强调脑在一身之主宰功能。㊽黑尸鬼：明张介宾：『尸鬼者，魄之阴气，阳脱阴孤，其人必死，故尸鬼见也。』可知尸鬼是人体阴阳离决的危状。㊾『脾为谏议之官』二句：此说与《素问・灵兰秘典论》不同，将脾与胃功能分而论之，又是一家之言。智周，谓智能周全，考虑全面。明张介宾：『脾神失守，言智乱也。』从病理反证脾主智周的功能。㊿神游：明张介宾：『神游者，神气虽游，未离于身，尚不即死，若脉绝身冷，口中涎塞，舌短卵缩，则无及矣，否则速救可苏也。』(51)神光不圆：指五脏神明运转不达。与上文『神光不聚』义近，亦可从气功师所见的光解之。(52)『得守则生』二句：明张介宾：『得守则神全，失守则神散。神全则灵明圆聚，故生。神散则魂魄分离，故死。』(53)『得神者昌』二句：明张介宾：『阳气为神，阳盛则神全，阴气为鬼，阳衰则鬼见。阴阳合气，命之曰人。其生在阳，其死在阴，故曰得神者昌，得其阳也。失神者亡，失其阳也。』

【译文】

黄帝问：有关天元之气窒抑的种种情况，我已经都知道了，还想听听有关气交的变化，怎样叫失守呢？岐伯说：

说的是司天在泉迁正退位与左右间气升降的问题，司天在泉的迁正与退位，各有经文论述之，左右间气各有升降不前的反常现象，所以叫作失守。由于气交失守，不能移易其时位，气交就要发生非常的变化，也就是四时节令失去正常的秩序，万物生化不得平安，人就会生病。

黄帝说：关于升降不前的问题，我想听听它的原因，气交发生变化，怎样才能晓得呢？岐伯说：你提的问题很高明啊！必须明白其中的道理。气交所以发生一定的变化，乃是天地运转固有的机理，气欲降而不得降的，是由于地之五气室抑相胜所致。又有五运之气太过，先天时而至，使气交升降不前。岁气但欲升而不能升，是受中运的阻抑，但欲降而不得降，也是受中运的阻抑。于是有升之不前的，有降之不下的，有降之不下而升者至天的，有升降俱不得前进的，做出这样的分别，乃是由于在气交的各种变化中，异常的变化，各不相同，因此，发生的灾害也就有轻有重了。

黄帝问：气交相遇相会相胜相抑的原因是什么，它们演变为疾病时，病情的轻重是怎样的呢？岐伯回答说：气交有胜气相会时，就可以抑伏而使气交有变。因此在辰戌之年，厥阴风木应从上年在泉的右间，升为本年司天的左间，若遇到天柱金气过胜，是木气升之不前。又若遇到庚戌年，金运之气先天时而至，中运之胜气，乃使木气忽然什之不前。木气欲升天，金气抑制之，升而不前，则发生清凉之气，风气反而减少，肃杀之气行于春季，露霜再次降下，草木因而枯萎。人们易患温疫早发，咽喉干燥，两胁胀满，肢节皆痛等病。木气不升，久而化为郁气，郁极则发，就要出现大风摧拉折损，鸣声紊，人们易患卒中，半身麻痹，手足不仁等病。

所以在巳亥之年，少阴君火应从上年在泉的右间，升为本年司天的左间，若遇到天蓬水气过胜，则君火升之不前。又若遇到厥阴司天，未得迁居于正位，则少阴君火也就不能升于司天的左间，这是由于水运在中间阻抑所致。少阴君火欲升为司天的左间，受到水运的阻抑，而升之不前，则清凉寒冷的气候再度发作，早晚都有冷气发生。人们易患阳气伏郁于内，而生烦热，心神惊悸，寒热交作等病。君火不升，久而化为郁气，郁极则发，就要出现暴热发作，火热之风气聚积覆盖于上，化为疫气，温疠逢温暖之时乃作，由于火气暴露化为火疫，则可发生心烦而躁动口渴等症，渴甚的，可以泻其火热，则诸症可止。

所以在子午年，太阴湿土应从上年在泉的右间，升为本年司天的左间，若遇到天冲木气过胜，则上气升之不前。又若遇到壬子年，木运之气先天时而至，中运木气阻抑土气。土气升天不前，则风土埃尘四起，时常有埃尘昏暗，雨湿之气不得布化。人们易患风厥，涎液上涌，半身麻痹不遂，腹部胀满等病。土气不升，久而化为郁气，郁极则发，就要发生土气尘埃化为疫病，人们患病容易猝然死亡，易患面部四肢六腑胀满闭塞黄疸等病，湿气不能布化，雨水就要减少。

所以此在丑未年，少阳相火应从上年在泉的右间，升为本年司天的发间，若遇到天蓬水气过胜，则少阳相火升之不前。又或遇到太阴司天，未得迁居于正位，则少阳相火也就不能升于司天的左间，这是由于水运已至而阻抑所致。少阳之气欲升为司天的左间，受到水运的阻抑升之不前，则寒冷的雾露反而布化，气候凛冽如似冬季，河水又干涸，冰冻再次凝结，突然出现温暖的气候，接着就有寒气的布化，忽冷忽热，发作不时。人们易患阳气伏郁在内，烦热生于心中，心神惊骇，寒热交作等病。相火不繁荣昌盛，久而化为郁气，郁极则发，就要出现暴热之气，风火之气聚积覆盖于上，化为疫疠，变为伏热内烦，肢体麻痹而厥逆，甚则发生血液外溢的病变。

所以在寅申年，阳明燥金应从上年在泉的右间，升为本年司天的左间，若遇到天英火气过胜，则金气升之不前。又或遇到戊申戊寅年，火运之气则先天时而至。金气欲升为司天之左间，中运之火阻抑之，金气升之不前，则应时之雨不得降下，西风频作，土地干燥，咸卤发生。人们易患上部热病，气喘咳嗽，血液外溢等病。燥气不升，久而化为郁气，郁极则发，就要发生白色埃雾，笼罩天空，清冷而生肃杀之气，人们易患胁下胀满，喜悲伤，伤寒鼻塞喷嚏，咽喉干燥，手部皲裂，皮肤干燥等病。

所以在卯酉年，太阳寒水应从上年在泉的右间，升为本年司天的左间，若遇到天芮土气过胜，则太阳寒水升之不前。又或遇到阳明司天，未得迁居于正位，则太阳寒水也就不能升于可天的左间。土运应时而至。寒水之气欲升于司天的左间，受到土运的阻抑，升之不前，则湿热相蒸，寒气发生于大地之间。人们易患泄泻如注，食谷不化等病。寒水不升，久而化为郁气，郁极则发，冷气又胜过客热之气，冰雹突然降下。人们易患厥逆呃逆，热病生于内，阳气痹于外，足胫酸疼，反而发生心悸懊侬烦热，暴烦而又厥逆等病。

黄帝问：人的正气若不足，天气也不正常，则神志失守，神光不得聚敛，邪气伤人，然后导致暴亡，请给我讲讲这里面的道理。岐伯说：人的五脏，只要有一脏不足，又遇上岁气不及，就要感受邪气。人若过度忧愁思虑就要伤心，又或遇少阴司天之年，天气不及，则间气太阴接之而至，这就是所谓天虚。也就是人气与天气同虚。又遇因惊而劫夺精气，汗出而伤心之液，因而形成三虚，则神明失守。

心是全身的主人，神明由此而出，神明失守其位，则游离于上丹田，也就是泥丸宫下，神既失守而不得聚敛，却又遇到火运不及之年，必有水疫之邪气发病，会使人突然死亡。人若饮食不节，劳倦过度就要伤脾，又或遇太阴司天之年，天气不及，则间气少阳接之而至，这就是所谓天虚，也就是人气虚与天气虚。又遇饮食过饱，汗出伤胃之液，或醉饱行房，汗出伤脾之液，因而形成三虚，则脾之神志失守。脾的职能比之于议，智谋周密自此而出，神既失守其位而不得聚敛，却又遇土运不及之年，或己年或甲年失守其位而天地不能合德，或太阴司天不及之年，必有土疫之邪气发病，使人突然死亡。人若久坐湿地，或强力劳动而又入水则必伤肾脏。肾的职能是作强，一切技巧都由此而出，由于人虚加以天气虚，因而形成三虚，使肾的神志失守，神志失守其位而不得聚敛，却又遇水运不及之年，或上辛与下丙不相符合，或上丙与下辛失守其位，或太阳司天不及之年，必有土疫邪气发病，使人突然死亡。

人或忿怒，气上逆而不下，就要伤肝。又或遇厥阴司天，天气不及，则间气少阴接之而至，这就是所谓天虚，也就是天虚与人虚。又或遇急走恐惧，则汗出而伤肝之液。肝的职能，比之于将军，人的谋虑自此而出，神志失守其位，而不聚敛，又遇木运不及之年，或丁年上丁与下壬不相符合，或上壬与下丁失守其位，或厥阴司天天气不及，必有金疫邪气发病，使人突然死亡。上述五种失守其位，乃是由于天气虚与人气虚，致使神志游离失守其位，便会有五疫之邪伤人，使人突然死亡，名叫尸厥。人犯了五脏神志易位，就会使神光不圆，不但是疫邪，一切邪气伤人，都是由于神志失守其位的原因。因此，神志内守的可以生，神志失守的会死亡，得神者就安康，而失神者会死亡。

至真要大论篇第七十四

【原文】

黄帝问曰：五气交合，盈虚更作，余知之矣。六气分治，司天地者，其至何如？岐伯再拜对曰：明乎哉问也！天地之大纪，人神之通应也。帝曰：愿闻上合昭昭，下合冥冥奈何？岐伯曰：此道之所主，工之所疑也。

帝曰：愿闻其道也。岐伯曰：厥阴司天，其化以风；少阴司天，其化以热；太阴司天，其化以湿；少阳司天，其化以火；阳明司天，其化以燥；太阳司天，其化以寒。以所临脏位，命其病者也。

帝曰：六气之复何如？岐伯曰：悉乎哉问也！厥阴之复，少腹坚满，里急暴痛，偃木飞沙，倮虫不荣，厥心痛，汗发呕吐，饮食不入，入而复出，筋骨掉眩清厥，甚则入脾，食痹而吐。冲阳绝，死不治。

少阴之复，燠热内作，烦躁鼽嚏，少腹绞痛，火见燔焫，嗌燥，分注时止，气动于左，上行于右，咳，皮肤痛，暴喑心痛，郁冒不知人，乃洒淅恶寒，振慄谵妄，寒已而热，渴而欲饮，少气骨痿，隔肠不便，外为浮肿哕噫，赤气后化，流水不冰，热气大行，介虫不复，病疿胗疮疡，痈疽痤痔，甚则入肺，咳而鼻渊。天府绝，死不治。

太阴之复，湿变乃举，体重中满，食饮不化，阴气上厥，胸中不便，饮发于中，咳喘有声，大雨时行，鳞见于陆，头顶痛重，而掉瘛尤甚，呕而密默，唾吐清液，甚则入肾，窍泻无度。太溪绝，死不治。

少阳之复，大热将至，枯燥燔爇，介虫乃耗，惊瘛咳衄，心热烦躁，便数憎风，厥气上行，面如浮埃，目乃瞤瘛，火气内发，上为口糜呕逆，血溢血泄，发而为疟，恶寒鼓栗，寒极反热，嗌络焦槁，渴引水浆，色变黄赤，少气脉萎，化而为水，传为胕肿，甚则入肺，咳而血泄。尺泽绝，死不治。

阳明之复，清气大举，森木苍干，毛虫乃厉，病生胠胁，气归于左，善太息，甚则心痛否满，腹胀而泄，呕苦咳哕，烦心，病在膈中，头痛，甚则入肝，惊骇筋挛。太冲绝，死不治。

太阳之复，厥气上行，水凝雨冰，羽虫乃死。心胃生寒，胸膈不利，心痛否满，头痛善悲，时眩仆，食减，腰脽反痛，屈伸不便，地裂冰坚，阳光不治，少腹控睾，引腰脊，上冲心，唾出清水，及为哕噫，甚则入心，善忘善悲。神门绝，死不治。

帝曰：善，治之奈何？岐伯曰：厥阴之复，治以酸寒，佐以甘辛，以酸泻之，以甘缓之。少阴之复，治以咸寒，佐以苦辛，以甘泻之，以酸收之，辛苦发之，以咸软之。太阴之复，治以苦热，佐以酸辛，以苦泻之，燥之，泄之。少阳之复，治以咸冷，佐以苦辛，以咸软之，以酸收之，辛苦发之，发不远热，无犯温凉，少阴同法。阳明之复，治以辛温，佐以苦甘，以苦泻之，以苦下之，以酸补之。太阳之复，治以咸热，佐以甘辛，以苦坚之。治诸胜复，寒者热之，热者寒之，温者清之，清者温之，散者收之，抑者散之，燥者润之，急者缓之，坚者软之，脆者坚之，衰者补之，强者泻之，各安其气，必清必静，则病气衰去，归其所宗，此治之大体也。

帝曰：善。气之上下何谓也？岐伯曰：身半以上，其气三矣，天之分也，天气主之。身半以下，其气三矣，地之分也，地气主之。以名命气，以气命处，而言其病。半，所谓天枢也。故上胜而下俱病者，以地名之，下胜而上俱病者，以天名之。所谓胜至，报气屈伏而未发也，复至则不以天地异名，皆如复气为法也。

帝曰：胜复之动，时有常乎？气有必乎？岐伯曰：时有常位，而气无必也。帝曰：愿闻其道也。岐伯曰：初气终三气，天气主之，胜之常也。四气尽终气，地气主之，复之常也。有胜则复，无胜则否。帝曰：善。复已而胜何如？岐伯曰：胜至则复，无常数也，衰乃止耳。复已而胜，不复则害，此伤生也。帝曰：复而反病何也？岐伯曰：居非其位，不相得也，大复其胜则主胜之，故反病也，所谓火燥热也。帝曰：治之何如？岐伯曰：夫气之胜也，微者随之，甚者制之。气之复也，和者平之，暴者夺之，皆随胜气，安其屈伏，无问其数，以平为期，此其道也。

帝曰：善。客主之胜复奈何？岐伯曰：客主之气，胜而无复也。帝曰：其逆从何如？岐伯曰：主胜逆，客胜从，天之道也。

帝曰：胜复之变，早晏何如？岐伯曰：夫所胜者，胜至已病，病已愠愠，而复已萌也。夫所复者，胜尽而起，得位而甚，胜有微甚，复有少多，胜和而和，胜虚而虚，天之常也。帝曰：胜复之作，动不当位，或后时而至，其故何也？岐伯曰：夫气之生，与其化衰盛异也。寒暑温凉盛衰之用，其在四维①。故阳之动，始于温，盛于暑；阴之动，始于清，盛于寒。春夏秋冬，各差其分。故《大要》曰：彼春之暖，为夏之暑，彼秋之忿，为冬之怒，谨按四维，斥候皆归，其终可见，其始可知，此之谓也。帝曰：差有数乎？岐伯曰：又凡三十度也。帝曰：其脉应皆何如？岐伯曰：差同正法，待时而去也。《脉要》曰：春不沉，夏不弦，冬不涩，秋不数，是谓四塞。沉甚曰病，弦甚曰病，涩甚曰病，数甚曰病，参见曰病，复见曰病，未去而去曰病，去而不去曰病，反者死。故曰：气之相守司也，如权衡之不得相失也。夫阴阳之气，清静则生化治，动则苛疾起，此之谓也。

帝曰：幽明何如？岐伯曰：两阴交尽故曰幽，两阳合明故曰明，幽明之配，寒暑之异也。帝曰：分至何如？岐伯曰：气至之谓至，气分之谓分，至则气同，分则气异，所谓天地之正纪也。

帝曰：夫子言春秋气始于前，冬夏气始于后，余已知之矣。然六气往复，主岁不常也，其补泻奈何？岐伯曰：上下所主，随其攸利，正其味，则共要也，左右同法。《大要》曰：少阳之主，先甘后咸；阳明之主，先辛后酸；太阳之主，先咸后苦；厥阴之主，先酸后辛；少阴之主，先甘后咸；太阴之主，先苦后甘。佐以所利，资以所生，是谓得气。

帝曰：何谓逆从？岐伯曰：逆者正治，从者反治，从少从多，观其事也。帝曰：反治何谓？岐伯曰：热因寒用，寒因热用②，塞因塞用，通因通用，必伏其所主，而先其所因，其始则同，其终则异，可使破积，可使溃坚，可使气和，可使必已。帝曰：善。气调而得者何如？岐伯曰：逆之从之，逆而从之，从而逆之，疏气令调，则其道也。

帝曰：善。病之中外何如？岐伯曰：从内之外者，调其内；从外之内者，治其外；从内之外而盛于外者，先调其内而后治其外；从外之内而盛于内者，先治其外而后调其内；中外不相及，则治主病。

帝曰：善。火热复，恶寒发热，有如疟状，或一日发，或间数日发，其故何也？岐伯曰：胜复之气，会遇之时，有多少也。阴气多而阳气少，则其发日远；阳气多而阴气少，则其发日近。此胜复相薄，盛衰之节，疟亦同法。

帝曰：论言治寒以热，治热以寒，而方士不能废绳墨而更其道也。有病热者寒之而热，有病寒者热之而寒，二者皆在，新病复起，奈何治？岐伯曰：诸寒之而热者取之阴，热之而寒者取之阳，所谓求其属也。帝曰：善。服寒而反热，服热而反寒，其故何也？岐伯曰：治其王气，是以反也。帝曰：不治王而然者何也？岐伯曰：悉乎哉问也！不治五味属也。夫五味入胃，各归所喜攻，酸先入肝，苦先入心，甘先入脾，辛先入肺，咸先入肾，久而增气，物化之常也。气增而久，夭之由也。

帝曰：善。方制君臣何谓也？岐伯曰：主病之谓君，佐君之谓臣，应臣之谓使，非上下三品之谓也。帝曰：三品何谓？岐伯曰：所以明善恶之殊贯也。

帝曰：善。病之中外③何如？岐伯曰：调气之方，必别阴阳，定其中外，各守其乡④。内者内治，外者外治，微者调之，其次平之，盛者夺之，汗之下之，寒热温凉，衰之以属，随其攸利，谨道如法⑤，万举万全，气血正平，长有天命。

帝曰：善。

【注释】

①四维：在此指春、夏、秋、冬四时。②热因寒用，寒因热用：联系上下文，本句当改为『热因热用，寒因寒用』。③病之中外：指邪自外来、病发于外与邪自内生、病发于内者。④各守其乡：守，守持、把握之义。乡，部位。

⑤谨道如法：谨，谨慎，此作顺从解。道，规律。如，遵从。法，法则。

【译文】

黄帝说：我现在知道了五运相互交合主岁，太过不及交替为用，还想知道六气分治在一年中，主管司天在泉，它们气来的时候是怎样的？岐伯再拜而回答说：您问得真英明！这是自然变化的基本规律，人体的机能活动是与天地变化相适应的。

黄帝道：人体与司天在泉之气相适应的情况是怎样的？岐伯说：这是受自然规律所主宰的，是一般医生容易疑惑难明的。

黄帝道：我希望知道其中的道理。岐伯说：厥阴司天，气从风化；少阴司天，气从热化；太阴司天，气从湿化；少阳司天，气从火化；阳明司天，气从燥化；太阳司天，气从寒化。根据客气所临的脏位，来确定其疾病。

黄帝道：六气报复引起人体发病等情况是怎样的？岐伯说：问得真详细啊！厥阴风气之复，则发为少腹部坚满，腹胁之内拘急暴痛，树木倒卧，尘沙飞扬，倮虫不得繁荣；发生厥心痛，多汗，呕吐，饮食不下，或食入后又吐出，筋骨抽痛，眩晕，手足逆冷，甚至风邪入脾，食入痹阻不能消化，必吐出而后已。如果冲阳脉绝，多属不治的死症。

少阴火气之复，则懊侬烦热从内部发生，烦躁，鼻塞流涕，喷嚏，少腹绞痛；火势盛而燔的，咽喉干燥，大便时泄时止，动气生于左腹部而向上逆行于右侧，咳嗽，皮肤痛，突然失音，心痛，昏迷不省人事，继则洒淅恶寒，振栗寒战，谵语妄动，寒罢而发热，口渴欲饮水，少气，骨软萎弱，肠道梗塞而大便不通。肌肤浮肿，呃逆，嗳气；少阴火热之气后化，因此流水不会结冰，热气流行过甚，介虫不蛰伏，病多痱疹，疮疡，痈疽，痤，痔等外症，甚至热邪入肺，咳嗽，鼻渊。如果天府脉绝，多是不治的死症。

太阴湿气之复，则湿气变化而大行，于是发生身体沉重，胸腹满闷，饮食不消化，阴气上逆，胸中不爽，水饮生于内，咳喘有声；大雨时常下降，洪水淹没了田地，鱼类游行于陆地，人们病发头顶痛而重，抽痛瘛疭更加厉害，呕吐，神情默默，口吐清水，甚则湿邪入肾，泄泻频甚而不止。如果太溪脉绝，多是不治的死症。

少阳热气之复，则大热将至，干燥灼热，介虫亦死亡。病多惊恐瘛疭，咳嗽，衄血，心热烦躁，小便频数，怕风，厥逆之气上行，面色如蒙浮尘，眼睛因而瞤动不宁，火气内生则上为口糜，呕逆，吐血，便血，发为疟疾，则恶寒鼓栗，寒极转热，咽喉部干槁，渴而善饮，小便变为黄赤，少气，脉萎弱，气蒸热化则为水病，传变成为浮肿，甚则邪气入肺，咳嗽，便血。如果尺泽脉绝，多是不治的死症。

阳明燥气之复，则清肃之气大行，树木苍老干枯，兽类因之多发生疫病。人们的疾病生于胠胁，燥气偏于左侧，善于叹息，甚则心痛痞满，腹胀而泄泻，呕吐苦水，咳嗽，呃逆，烦心，病在膈中，头痛，甚则邪气入肝，惊骇，筋挛。如果太冲脉绝，多是不治的死症。

太阳寒气之复，则寒气上行，水结成雨与冰雹，禽类因此死亡。人们的病是心胃生寒气，胸膈不宽，心痛痞满，头痛，容易伤悲，时常眩仆，纳食减少，腰臀部疼痛，屈伸不便，地裂坼，冰厚而坚，阳光不温暖，少腹痛牵引睾丸并连腰脊，逆气上冲于心。以致唾出清水或呃逆嗳气，甚则邪气入心，善忘善悲。如果神门脉绝，多是不治的死症。

黄帝道：对。如何治疗呢？岐伯说：厥阴复气所致的病，治用酸寒，佐以甘辛，以酸泻其邪，以甘缓其急；少阴复气所致的病，治用咸寒，佐以苦辛，以甘泻其邪，以酸味收敛，辛苦发散，以咸耎坚；太阴复气所致的病，治用苦热，佐以酸辛，以苦泻其邪、燥其湿、渗其湿；少阳复气所致的病，治用咸冷，佐以苦辛，以咸味软坚，以酸味收敛，以辛苦发汗，发汗之药不必避忌热天，但不要触犯温凉的药物，少阴复气所致的病，用发汗药物时与此法相同；阳明复气所致的病，治用辛温，佐以苦甘，以苦味渗泄，以苦味通下，以酸味补虚；太阳复气所致的病，治用咸热，佐以甘辛，以苦味坚其脆弱。

凡治各种胜气复气所致之病，寒的用热，热的用寒，温的用清，清的用温，气散的用收敛，气抑的用发散，燥的使用润泽，急的使用缓和，坚硬的使用柔软，脆弱的使用坚固，衰弱的补，亢盛的泻。用各种方法安定正气，使其清静安宁，于是病气衰退，各归甚类属，自然无偏胜之害。这是治疗上的基本方法。

黄帝道：对。气有上下之分，讲得是什么？岐伯说：身半以上，其气有三，是人身应天的部分，所以是司天之气所主持的；身半以下，其气亦有三，是人身应地的部分，所以是在泉之所主持的。用上下来指明它的胜气和复气，用气来指明人身部位而说明疾病。『半』就是指天枢。所以上部的三气胜而下部的三气都病的，以地气之名来命名人身受病的脏气；下部的三气胜而上部的三气都病的，以天气之名来命名人身受病的脏气。以上所说，是指胜气已经到来，而复气尚屈伏未发者而言；若复气已经到来，则不能以司天在泉之名以区别之，当以复气的情况为准则。

黄帝道：胜复之气的运动，有一定的时候吗？到时候是否一定有胜复之气呢？岐伯说：四时有一定的常位，而胜复之气的有无，却不是必然的。

黄帝道：希望知道这里面的道理。岐伯说：初之气至三之气，司天之气所主，是胜气常见的时位；四之气到终之气，是在泉气之所主，是复气常见的时位。有胜气才有复气，没有胜气就没有复气。

黄帝道：对。复气已退而又有胜气发生，是怎样的？岐伯说：有胜气就会有复气，没有一定的次数限制，气衰减才会停止。因之复气之后又有胜气发生，而胜气之后没有相应的复气发生，就会有灾害，这是由于生机被伤的缘故。

黄帝道：复气反而致病，又是什么道理呢？岐伯说：复气所至之时，不是它时令的正位，与主时之气不相融洽。所以大复其胜，而反被主时之气所胜，因此反而致病。这是指火、燥、热三气来说的。

黄帝道：治疗之法有哪些？岐伯说：六气之胜所致的，轻微的随顺它，严重的制止它；复气所致的，和缓的平调它，暴烈的削弱它。都宜随着胜气来治疗其被抑伏之气，不论其次数多少，总以达到和平为目的。这是治疗的一般规律。

黄帝道：对。客气与主气的胜复是怎样的？岐伯说：客气与主气二者之间，只有胜没有复。黄帝道：其逆与顺怎样区别？岐伯说：主气胜是逆，客气胜是顺，这是自然规律。

黄帝道：胜气复气的变化，时间的早晚先后如何？岐伯说：大凡所胜之气，胜气到来就发病，待病气积聚之时，而复气就开始萌动了。复气，是胜气终了的时候开始的，得其气之，时位则加剧。胜气有轻重，复气也有多少，胜气和缓，复气也和缓，胜气虚，复气也虚，这是自然变化的常规。

黄帝道：胜复之气的发作，萌动之时不当其时位，或后于时位而出现，是什么缘故？岐伯说：因为气的发生和变化，盛和衰有所不周。寒暑温凉盛衰的作用，表现在辰戌丑未四季月之时。故阳气的发动，始于温而盛于暑；阴气的发动，始于凉而盛于寒。春夏秋冬四季之间，有一定的时差。故《大要》说：因春天的温暖，成为夏天的暑热，因秋天的肃杀，成为冬天的凛冽。谨慎体察四季月的变化，伺望气候的回归，如此可以见到气的结束，也可以知道气的开始。就是这个意思。

黄帝道：四时之气的差分一定吗？岐伯说：大多是三十天。黄帝道：其在脉象上的反应是怎样的？岐伯说：时差与正常时相同，待其时过而脉亦去。《脉要》说：春脉无沉象，夏脉无弦象，冬脉无涩象，秋脉无数象，是四时生气闭塞。沉而太过的是病脉，弦而太过的是病脉，涩而太过的是病脉，数而太过的是病脉，参差而见的是病脉，去而复见的是病脉，气未去而脉先去的是病脉。气去而脉不去的是病脉，脉与气相反的是死脉。所以说：气与脉之相守，像权衡之器一样不可有所差失。大凡阴阳之气，清静则生化就正常，扰动则导致疾病发生。就是这个道理。

黄帝道：幽和明是什么意思？岐伯说：太阴、少阴两阴交尽，叫做幽；太阳、少阳两阳合明，叫做明。幽和明配合阴阳，就有寒暑的不同。

黄帝道：分和至是什么意思？岐伯说：气来叫做至，气分叫做分；气至之时其气同，气分之时其气就异。所以春分秋分的二分和夏至冬至的二至，是天地正常气化纪时的纲领。

黄帝道：我已经知道了春秋之气开始在前，冬夏之气开始于后。但六气往复运动，主岁之时又非固定不变，它们补泻方法是怎样的？岐伯说：根据司天、在泉之气所主之时，随其所宜，正确选用药味，是治疗上的主要关键。左右间气的治法与此相同。《大要》说：少阳主岁，先甘后咸；阳明主岁，先辛后酸；太阳主岁，先咸后苦；厥阴主岁，先酸后辛；少阴主岁，先甘后咸；太阴主岁，先苦后甘。佐以所宜的药物，助其生化之源泉，就掌握了治疗六气致病的规律。

黄帝道：什么叫逆从？岐伯说：逆就是正治法，从就是反治法。反治药的多少，要根据病情而定。

黄帝道：反治的情况是怎样的？岐伯说：就是热因寒用，寒因热用，塞因塞用，通因通用。要制伏疾病的本质，必先探求发病的原因。反治法开始时药性与病性似乎相同，但最终其药性与病性是相反的。可以用来破除积滞，消散坚块，调畅气机，使疾病痊愈。黄帝道：对。

调畅气机而病得痊愈的是怎样的呢？岐伯说：或用逆治，或用从治，或先逆后从，或先从后逆，疏通气机，使其调达，这就是调气的治法。黄帝道：对。

病有内脏与体表相互影响的，如何治疗？岐伯说：从内脏影响到体表的，先治其内脏病；从体表影响到内脏的，先治其体表病；从内脏影响到体表而偏重于体表的，先治其内脏病，后治其体表病；从体表影响到内脏而偏重于内脏的，先治其体表病，后治其内脏病；内脏与体表没有相互影响的，就治其发病部位所主之病。黄帝道：对。

火热之病，反复恶寒发热，有如疟疾之状，或一天一发，或间隔数天一发，这是什么缘故？岐伯说：因为胜复之气相遇的时候，阴阳之气有多少的关系。阴气多而阳气少，则发作的间隔时日就长；阳气多而阴气少，则发作的间隔时日就短。这是胜气与复气的相互搏斗，也是寒热盛衰的关键。疟疾的原理也是这样。

黄帝道：医论上讲，治寒证当用热药，治热证当用寒药，医工是不可以违背这些准则而改变其规律的。但是有些热病，服寒药后而更热；有些寒病，服热药后而更寒。不但原有的寒与热证仍旧存在，而且更有新病增加，这应该怎样治疗呢？岐伯说：凡是用寒药而反热的，应该滋其阴，用热药而反寒的，应该补其阳，这就是探求其根本而治的方法。黄帝说：对。

服寒药而反热，服热药而反寒，是什么原因呢？岐伯说：仅注意治疗其亢盛之气，而忽略了虚弱之根本，所以有相反的结果。

黄帝道：有的并非由于治疗亢盛之气所造成的，是什么道理？岐伯说：问得真详尽啊！没有治疗亢盛之气，那就是由于不知道五味所属的关系。大凡五味入胃之后，各归入所喜的脏。所以酸味先入肝，苦味先入心，甘味先入脾，辛味先入肺，咸味先入肾。服用日久便能增强各脏之气，这是药物在人体气化的一般规律；若使脏气增强过久，又是导致死亡的原因。黄帝道：对。

方剂的制度分君臣，是什么意思？岐伯说：主治疾病的药叫做君，辅助君药的叫做臣，应顺臣药的叫做使，并不是指上、中、下三品的意思。

黄帝问：三品指什么？岐伯回答说：三品是用来说明药性有毒无毒的分类法。黄帝说：原来如此。疾病的在内在外怎样分别治疗？岐伯说：调治病气的方法，必须辨别阴阳，确定它在内还是在外，根据病之所在，在内的治内，在外的治外。轻微的增强它，较盛的平静它，亢盛的劫夺它，在表的汗之，在里的下之，根据寒热温凉的不同属性，而衰减其所属的病证，随其所宜为准。谨慎地遵守如上的法则，可以万治万全，使气血和平，确保他的天年。黄帝说：讲得不错。

著至教论篇第七十五

【原文】

黄帝坐明堂[1]，召雷公而问之曰：子知医之道乎？雷公对曰：诵而未能解，解而未能别，别而未能明，明而未能彰，足以治群僚[2]不足治侯王。愿得受树天之度，四时阴阳合之，别星辰与日月光，以彰经术，后世益明，上通神农，著至教疑[3]于二皇。帝曰：善！无失之，此皆阴阳表里上下雌雄相输应也，而道上知天文，下知地理，中知人事，可以长久，以教众庶，亦不疑殆，医道论篇，可传后世，可以为宝。

雷公曰：请受道，讽诵用解。帝曰：子不闻《阴阳传》乎！曰：不知。曰：夫三阳天为业，上下无常，合而病至，偏害阴阳，雷公曰：三阳莫当[4]，请闻其解。帝曰：三阳独至者，是三阳并至，并至如风雨，上为巅疾，下为漏病，外无期，内无正，不中经纪，诊无上下，以书别[5]。雷公曰：臣治疏愈，说意而已[6]。帝曰：三阳者，至阳也，积并则为惊，病起疾风，至如礔砺，九窍皆塞，阳气滂溢，干嗌喉塞，并于阴，则上下无常，薄为肠澼，此谓三阳直心，坐不得起，卧者便身全。三阳之病，且以知天下，何以别阴阳，应四时，合之五行。

雷公曰：阳言不别，阴言不理，请起受解，以为至道。帝曰：子若受传，不知合至道以惑师教，语子至道之要。病伤五脏，筋骨以消，子言不明不别，是世主学尽矣[7]。肾且绝，惋惋日暮，从容不出，人事不殷[8]。

【注释】

①堂：古代天子宣明政教之堂。②群僚：指百官。③疑：通『拟』，相似之义。④三阳莫当：指三阳为害，其病势迅猛而不可阻挡。⑤诊无上下，以书别：书，志也，即标志之义。诊断上也无上下的标志作区别。⑥臣治疏愈，说意而已：疏愈，很少治愈。说意，言谈治病的道理。⑦是世主学尽矣：是，这，此之义。主学，指医学。尽，失传。

⑧人事不殷：指精神萎靡，懒于人事。

【译文】

黄帝坐在明堂，召见雷公并问他说：你懂得医学的道理吗？雷公回答说：我诵读医书不能全理解，有的虽能粗浅的理解，但不能分析辨别，有的虽能分析辨别，但不能深入了解其精奥，有的虽了解其精奥，但不能加以阐发和应用，所以我的医术，只足以治疗一般官吏的病，不足以治疗侯王之疾。我很希望你能给我关于树立天之度数，如何合之四时阴阳，测日月星辰之光等方面的知识，以进一步阐发其道理，使后世更加不通，其统机可以上通于神农，并让这些精确的道理得到发扬，其功可比拟于二皇。黄帝说：好。不要忘掉，这些都是阴阳表里上下雌雄相互联系相互应合的道理，就医学而言，必须上通天文，下通地理，中知人事，才能长久流传下去，用以教导群众，也不致产生疑惑，只有这样的医学论篇，才能传于后世，而作为宝贵的遗产。

雷公说：请您把这些道理传授给我，好方便我背诵和理解。黄帝说：你知道《阴阳传》这部书吗？雷公说：不知道。黄帝说：三阳之气，主护卫人一身之表，以适应天气的变化，若人之上下经脉的循行失其常度，则内外之邪相合而病至，必使阴阳有所偏盛而为害。雷公说：『三阳莫当』这句话，应当怎样理解？黄帝说：所谓三阳独至，实为三阳之气合并而至，并至则阳气过盛，其病来疾如风雨，犯于上则发为头巅部疾病，犯于下则发为大小便失禁的漏病。由于这种病变化无常，外无明显的气色变化等症状可察，内无一定的症象可以预期，其病又不符合于一肌的发病规律，所以在诊断时，也就无法记录分辨其病变的属上属下。雷公说：我治疗这类病，很少治愈，请你详细解释一下，以解除我的疑惑。黄帝说：三阳是极盛之阳，若三阳之气积并而至，则发而为惊，病起迅如疾风，病至猛如霹雳，九窍皆因之闭塞，因阳气滂溃盈溢，而咽干喉塞。若并于阴，则为盛阳之气内薄于脏，病亦上下无常，如果迫于下，则发为肠澼。若三阳之气直冲心膈，使人坐而不得起，卧下觉得舒适，这是三阳积并而至之病。由此而知，欲通晓人与天地相应的关系，必须知道如何辨别阴阳，及其上应天之四时，下合地之五行等道理。

雷公说：这些道理，明显地讲，我不能辨别．隐晦地讲，我更不太理解，您能再解释一下其中的精微，使我可以更好地领会吗？黄帝说：你受老师的传授，若不知与至道相合，反而会对老师的传授产生疑惑，我现在告诉你至道的要点。若人患病伤及了五脏，筋骨日渐削瘦，如果像你所说的那样不能辨别，世上的医学岂不失传了吗。例如肾气将绝，则终日心中惋惋不安，欲静处不欲外出，更不欲频繁的人事往来。

示从容论篇第七十六

【原文】

帝曰：子别试通五脏之过，六府之所不和，针石之败，毒药所宜，汤液滋味，具言其状，悉言以对，请问不知。

雷公曰：肝虚肾虚脾虚，皆令人体重烦冤，当投毒药刺灸砭石汤液，或已或不已，愿闻其解。帝曰：公何年之长而问之少，余真问以自谬也。吾问子窈冥[1]，子言《上下篇》以对，何也？夫脾虚浮似肺，肾小浮似脾，肝急沉散似肾，此皆工之所时乱也，然从容得之。若夫三脏土木水参居，此童子之所知，问之何也？

雷公曰：于此有人，头痛筋挛骨重，怯然少气，哕噫腹满，时惊不嗜卧，此何脏之发也？脉浮而弦，切之石坚，不知其解，复问所以三脏者，以知其比类也。帝曰：夫从容之谓也。夫年长则求之于府，年少则求之于经，年壮则求之于脏。今子所言皆失，八风菀熟，五脏消烁，传邪相受。夫浮而弦者，是肾不足也。沉而石者，是肾气内著也。怯然少气者，是水道不行，形气消索[2]也。咳嗽烦冤者，是肾气之逆也。一人之气，病在一脏也。若言三脏俱行，不在法也。

雷公曰：于此有人，四支解惰，咳喘血泄，而愚诊之，以为伤肺，切脉浮大而紧，愚不敢治，粗工下砭石，病愈多出血，血止身轻，此何物也？帝曰：子所能治，知亦众多，与此病失矣。譬以鸿飞，亦冲于天。夫圣人之治病，循法守度，援物比类，化之冥冥[3]，循上及下，何必守经。今夫脉浮大虚者，是脾气之外绝，去胃外归阳明也。夫二火不胜三水，是以脉乱而无常也。四支解堕，此脾精之不行也。咳喘者，是水气并阳明也。血泄者，脉急血无所行也。若夫以为伤肺者，由失以狂也。不引比类，是知不明也。夫伤肺者，脾气不守，胃气不清，经气不为使，真脏坏决，经脉傍绝，五脏漏泄，不衄则呕，此二者不相类也。譬如天之无形，地之无理，白与黑相去远矣。是失吾过矣。以子知之，故不告子，明引比类《从容》，是以名曰诊轻④，是谓至道也。

【注释】

①窈冥：深奥的理论。②消索：散尽。③冥冥：幽深莫测。④诊轻：《太素》『轻』作『经』甚是。

【译文】

黄帝说：你试用《脉经》上、下篇以外，以素所通晓的理论，来解释五脏之所病，六腑之所不和，针石治疗之所败，毒药治疗之所宜，以及汤液滋味等方面的内容，并具体说明其症状，详细地作出回答，如果有不知道的地方，请提出来问我。雷公说：肝虚、肾虚、脾虚都能使人身体沉重和烦闷，当施以毒药、刺灸、砭石、汤液等方法治疗后，有的治愈，有的不愈，想知道这应如何解释。黄帝说：你已经年长了，为什么提的问题这么幼稚呢？这是由于我的发问而招来的错误回答。我本来想问你比较深奥的道理，而你却以《脉经》上、下篇的内容来回答我，是什么缘故呢？脾脉本宜微软，今病而现虚浮，与肺脉相似，肾脉本应微沉，今病而现小浮，与脾脉相似，肝脉本应微弦，今病而现急沉散，与肾脉相似，这些都是医生时常易于混淆的，然而如能从容不迫地去诊视，还是可以分辨清楚的。至于脾、肝、肾三脏，分属于土、木、水，三者均居膈下，部位相近，这是小孩子都知道的，你问它有什么意义呢？

雷公说：现在有这样的病人，头痛，筋脉拘挛，骨节沉重，畏怯少气，哕噫腹满，时常惊骇，不欲卧，这是哪一脏所发的病呢？其脉象浮而弦，重按则坚硬如石，我不知应如何解释，故再问三脏，以求能知如何比类辨析。黄帝说：这应从容进行分析。一般来说，老年人的病，应从六腑来探求；少年人的病，应从经络来探求；壮年人的病，应从五脏来探求。现在你只讲脉症，不谈致病的根由，如外而八风之郁热，内而五脏的消烁，以及邪传相受的次第等，这样就失去了对疾病全面的理解。脉浮而弦的，是肾气不足；脉沉而坚硬如石的，是肾气内著而不行；畏怯少气的，是因为水道不行，而形气消散；咳嗽烦闷的，是肾气上逆所致。这是一人之气，其病在肾一脏，如果说是三脏俱病，是不符合诊病法则的。

雷公问：现在有这样的病人，四肢懈怠无力，气喘咳嗽而血泄，根据我的诊断，我认为是伤肺，诊其脉浮大而紧，我未敢治疗，一个粗率的医生治之以砭石，病愈，但出血多，血止以后，身体觉得轻快，这是什么病呢？黄帝说：你所能治的和能知道的病，已是很多的了，但对这个病的诊断却错了。医学的道理是非常深奥的，好比鸿雁的飞翔，虽亦能上冲于天，却得不到浩渺长空的边际。所以圣人治病，遵循法度，引物比类，掌握变化于冥冥莫测之中，察上可以及下，不一定拘泥于常法。今见脉浮大而虚，这是脾气外绝，去胃而外归于阳明经。由于二火不能胜三水，所以脉乱而无常。四肢懈怠无力，是脾精不能输布的缘故。气喘咳嗽，是水气泛滥于胃所致。血泄，是由于脉急而血行失其常度。假如把本病诊断为伤肺，是错误的狂言。诊病不能引物比类，是知之不明。如果肺气受伤，则脾气不能内守，致胃气不清，经气也不为其所使，肺脏损坏，则治节不通，致经脉有所偏绝，五脏之气俱漏泄，不衄血则呕血，病在肺在脾，二者是不相类同的。如果不能辨别，就如天之无形可求，地之无位可理，黑白不分，未免相距太远了。这个失误怪我，我以为你已经知道了，所以没有告诉你，由于诊病必须明晓引物比类，以求符合《从容》篇的说法，所以叫做真经，这里面讲得都是至真至确的道理。

疏五过论篇第七十七

【原文】

帝曰：凡未诊病者，必问尝贵后贱，虽不中邪，病从内生，名曰脱营。尝富后贫，名曰失精，五气留连，病有所并。医工诊之，不在脏腑，不变躯形，诊之而疑，不知病名。身体日减，气虚无精，病深无气，洒洒然时惊，病深者，以其外耗于卫，内夺于荣。良工所失，不知病情，此亦治之一过也。

凡欲诊病者，必问饮食居处，暴乐暴苦，始乐后苦，皆伤精气，精气竭绝，形体毁沮。暴怒伤阴，暴喜伤阳，厥气上行，满脉去形。愚医治之，不知补泻，不知病情，精华日脱，邪气乃并，此治之二过也。

善为脉者，必以比类奇恒从容知之，为工而不知道，此诊之不足贵，此治之三过也。

诊有三常，必问贵贱，封君败伤①，及欲侯王。故贵脱势，虽不中邪，精神内伤，身必败亡。始富后贫，虽不伤邪，皮焦筋屈，痿躄为挛。医不能严，不能动神，外为柔弱，乱至失常，病不能移，则医事不行，此治之四过也。

凡诊者必知终始，有知余绪，切脉问名，当合男女②。离绝菀结，忧恐喜怒，五脏空虚，血气离守，工不能知，何术之语。尝富大伤，斩筋绝脉，身体复行，令泽不息。故伤败结积，留薄归阳，脓积寒炅。粗工治之，亟刺阴阳，身体解散，四支转筋，死日有期，医不能明，不问所发，唯言死日，亦为粗工，此治之五过也。

凡此五者，皆受术不通，人事不明也。故曰：圣人之治病也，必知天地阴阳，四时经纪，五脏六府，雌雄表里，刺灸砭石，毒药所主，从容人事，以明经道，贵贱贫富，各异品理，问年少长，勇怯之理，审于分别，知病本始，八正九候，诊必副矣。

治病之道，气内为宝，循求其理，求之不得，过在表里③。守数据治，无失俞理，能行此术，终身不殆。不知俞理，五脏菀熟[4]，痈发六腑，诊病不审，是谓失常。谨守此治，与经相明，《上经》《下经》，揆度阴阳，奇恒五中[5]，决以明堂[6]，审于终始[7]，可以横行。

【注释】

①封君败伤：封君，指封君拜侯；败伤，指削去官职。②当合男女：要符合男女各自的特殊情况。③过在表里：过，病变。表里，指表里不协调。④菀熟：指郁而发热。⑤奇恒五中，五中，又称五内，指五脏。指五脏的正常与异常。⑥决以明堂：明堂，指鼻部。以明堂为决断的标志。⑦审于终始：审查疾病的发病原因和发病过程。

【译文】

黄帝说：在未诊病前，应问病人的生活改变情况，如果是先贵后贱，虽然没有感受外邪，也会病从内生，这种病叫『脱营』。如果是先富后贫，发病叫做『失精』，由于五脏之气留连不运，积并而为病。医生诊察这种病，病的初期，由于病不在脏腑，形体也无改变，医生常诊而疑之，不知是什么病。日久则身体逐渐消瘦，气虚而精无以生，病势深重则真气被耗，阳气日虚；因洒洒恶寒而心怯时惊，其所以病势日益深重，是因为在外耗损了卫气，在内劫夺了营血。这种病即便是技术高明的医生，若不问明病人的情况，不知其致病原因，更不能治愈，这是诊治上的第一个过失。

在诊治疾病时，一定要问病人的饮食和居住环境，以及精神上是否有突然的欢乐、忧苦，或先乐后苦等情况，因为突然苦乐都能损伤精气，使精气竭绝，形体败坏。暴怒则伤阴，暴喜则伤阳，阴阳俱伤，则使人气厥逆而上行，充满于经脉，而神亦浮越，去离于形体。技术低劣的医生，在诊治这种疾病时，既不能恰当地运用泻治法，又不了解病情，致使精气日渐耗散，邪气得以积并，这是诊治上的第二个过失。

善于诊脉的医生，必将病之奇恒，比类辨别，从容分析，得知其病情，如果医生不懂得这个道理，他的诊治技术就没有什么可贵之处，这是诊治上的第三个过失。

诊病时有三种情况是必须注意的，即必须问其社会地位的贵贱、是否曾有被削爵失势之事，以及是否有欲作侯王的妄想。因为原来地位高贵，失势以后，其情志必抑郁不伸，这种人，虽然未中外邪，但由于精神已经内伤，身体必然败亡。先富后贫的人，虽未伤于邪气，也会发生皮毛焦枯，筋脉拘屈，足痿弱拘挛不能行走。对这类病人，医生如果不能严肃地对其进行开导，不能动其思想，改变其精神面貌，而一味地对其柔弱顺从，任其发展下去，则必然乱之而失常，致病不能变动，医治也不发生效果，这是诊治上的第四个过失。

凡诊治疾病，必须了解其发病初期和现在的病情，又要知其病之本末，在诊脉问证时，应结合男女在生理及脉症上的特点。如因亲爱之人分离而怀念不绝，致情志郁结难解及忧恐喜怒等，都可使五脏空虚，血气离守，医生如不知道这些道理，还有什么诊治技术可言。尝富之人，一旦失去财势，必大伤其心神，致筋脉严重损伤，形体虽然仍能够行动，但津液已不再滋生了。若旧伤败结，致血气留聚不散，郁而化热，归于阳分，久则成脓，脓血蓄积，使人寒热交作。粗率的医生治疗这种病，由于他不了解病系劳伤脓积，而多次刺其阴阳经脉，使其气血更虚，致身体懈散，四肢转筋，死期已不远了，医生对此既不能明辨，又不问其发病原因，只是说病已危重，这是粗率的医生，此为诊治上的第五个过失。

上面讲的五种过失，都是由于医生的学术不精，事理不明所造成的。因此说：圣人的治病，必知自然界阴阳的变化，四时寒暑的规律，五脏六腑之间的关系，经脉之阴阳表里，刺灸、砭石、毒药治病之所宜，能周密详审人情事理，明确诊治之常道，从病人的贵贱贫富，区分其体制，裁及发病的各自特点，问其年龄之长幼，知其性情勇怯之理，审察病色出现的部位，以知其病之本始，并结合四时八风正气及三部九候脉象进行分析，所以他的诊疗技术是全备的。

治病的道理，应重视病人元气的强弱，从其元气的强弱变化中，探求其病，如果求之不得，其病便是在阴阳表里之间。治病时应遵守气血多少及针刺深浅等常规，不要失去取穴的理法，能这样来进行医疗，则终生可不发生差错。如果不知取穴的理法，而妄施针石，可使五脏积热，痈发于六腑。若诊病不能详审周密，便是失常，若能谨守这些诊治法则，自会与经旨相明，能通晓《上经》、《下经》之义及如何揆测度量阴阳的变化，诊察奇恒之疾和五脏之病，而取决于明堂之色，审知疾病的始终等道理，便可随心所欲而横行天下了。

徵四失论篇第七十八

【原文】

帝曰：子年少智未及耶，将言以杂合耶？夫经脉十二，络脉三百六十五，此皆人之所明知，工之所循用也。所以不十全者，精神不专，志意不理，外内相失，故时疑殆。诊不知阴阳逆从之理，此治之一失矣。

受师不卒，妄作杂术，谬言为道，更名自功，妄用砭石，后遗身咎，此治之二失也。

不适贫富贵贱之居，坐之薄厚[1]，形之寒温，不适饮食之宜，不别人之勇怯，不知比类，足以自乱，不足以自明，此治之三失也。

诊病不问其始，忧患饮食之失节，起居之过度，或伤于毒，不先言此，卒持寸口，何病能中，妄言作名，为粗所穷，此治之四失也。

是以世人之语者，驰千里之外，不明尺寸之论，诊无人事。治数之道，从容之葆[2]，坐持寸口，诊不中五脉，百病所起，始以自怨，遗师其咎。是故治不能循理，弃术于市，妄治时愈，愚心自得。呜呼！窈窈冥冥[3]，熟知其道？道之大者，拟于天地，配于四海，汝不知道之谕，受以明为晦。

【注释】

①坐之薄厚：高注本『坐』作『土』。土之薄厚，即指脾胃功能的强弱。②葆：通『宝』。③窈窈冥冥：形容医学理论微妙精深。

【译文】

黄帝说：这是由于你年岁轻，智力不足，考虑不及呢，还是对众人的学说缺乏分析呢？经脉有十二，络脉有三百六十五，这是人们所明白知道的，也是医生所遵循应用的。治病所以不收到十全的疗效，是由于精神不能专一，志意不够条理，不能将外在的脉症与内在病情综合一起分析，所以时常发生疑惑和危殆。

诊病如果不知道阴阳逆从的道理，这是治病失败的第一个原因。随师学习没有卒业，学术未精，乱用杂术，以错误为真理，变易其说，而自以为功，乱施砭石，给自己遗留下过错，这是治病失败的第二个原因。治病不能适宜于病人的贫富贵贱生活特点、居处环境的好坏、形体的寒温，不能适合饮食之所宜，不区别个性的勇怯，不知道用比类异同的方法进行分析，这种做法，只能扰乱自己的思想，不足以自明，这是治病失败的第三个原因。诊病时不问病人开始发病情况及是否曾有过忧患等精神上刺激，饮食是否失于节制，生活起居是否超越正常规律，或者是否曾伤于毒，如果诊病时不首先问清楚这些情况，便仓促去诊视寸口，那就不能诊中病情，只能是乱言病名，使病为这种粗率医疗作风所困，这是治病失败的第四个原因。

因此社会上的一些医生，虽学道于千里之外，但却不明白尺寸的道理，诊治疾病，不知参考人事。更不知诊病之道应以能做到比类从容为最宝贵的道理，只知诊察寸口。这种做法，既诊不中五脏之脉，更不知疾病的起因。于是开始埋怨自己的学术不精，继而归罪于老师传授不明。因此治病如果不能遵循医理，必为群从所不信任，乱治中偶然治愈疾病，不知是侥幸，反自鸣得意。唉！医道之精微深奥，有谁能彻底了解其中的道理？医道之大，可比拟于天地，配于四海，你若不能通晓道之教谕，那么你接受的道理，即使很明白，最终也晦暗不明。

阴阳类论篇第七十九

【原文】

帝曰：三阳为经，二阳为维，一阳为游部，此知五脏终始。三阳为表，二阴为里，一阴至绝，作朔晦[1]，却具合以正其理。雷公曰：受业未能明。

帝曰：所谓三阳者，太阳为经，三阳脉至手太阴，弦浮而不沉，决以度，察以心，合之阴阳之论。所谓二阳者，阳明也，至手太阴，弦而沉急不鼓，炅至以病皆死。一阳者，少阳也，至手太阴，上连人迎，弦急悬不绝，此少阳之病也，专阴则死。

三阴者，六经之所主也，交于太阴，伏鼓不浮，上空志心。二阴至肺，其气归膀胱，外连脾胃。一阴独至，经绝，气浮不鼓，钩而滑。此六脉者，乍阴乍阳，交属相并，缪通五脏，合于阴阳，先至为主，后至为客。

雷公曰：请问短期[2]。黄帝不应。雷公复问。黄帝曰：在经论中。雷公曰：请闻短期。黄帝曰：冬三月之病，病合于阳者，至春正月脉有死征，皆归出春。冬三月之病，在理已尽，草与柳叶皆杀，春阴阳皆绝，期在孟春。春三月之病，曰阳杀，阴阳皆绝，期在草干。夏三月之病，至阴不过十日，阴阳交，期在溓水[3]。秋三月之病，三阳俱起，不治自已。阴阳交合者，立不能坐，坐不能起。三阳独至，期在石水[4]。二阴独至，期在盛水[5]。

【注释】

①朔晦：夏历的每个月的第一天称朔；夏历的每个月的最后一天称为晦。②短期：不能长寿而死，即指死亡在日期。③溓水：溓水，水结薄冰之时，意指初冬。④石水：王冰：『石水者，谓冬月水冰如石之时也。』⑤盛水：指雨水节。

【译文】

黄帝道：三阳为经，二阳为维，一阳为游部，懂得这些，可以知道五脏之气运行的终始了。三阳为表，二阴为里，一阴为阴气之最终，是阳气的开始，有如朔晦的交界，都符合于天地阴阳终始的道理。雷公说：我还没有明白其中的意义。黄帝道：所谓『三阳』，是指太阳，其脉至于手太阴寸口，见弦浮不沉之象，应当根据常度来判断，用心体察，并参合阴阳之论，以明好坏。所谓『二阳』，就是阳明，其脉至于手太阴寸口，见弦而沉急，不鼓击于指，火热大至之时而有此病脉，大都有死亡的危险。『一阳』就是少阳，其脉至于手太阴寸口，上连人迎，见弦急悬而不绝，这是少阳经的病脉，如见有阴而无阳的真脏脉象，就要死亡。『三阴』为手太阴肺经，肺朝百脉，所以为六经之主，其气交于太阴寸口，脉象沉伏鼓动而不浮，是太阴之气陷下而不能上升，以致心志空虚。『二阴』是少阴，其脉至于肺，其气归于膀胱，外与脾胃相连。『一阴』是厥阴，其脉独至于太阴寸口，经气已绝，故脉气浮而不鼓，脉象如钩而滑。以上六种脉象，或阳脏见阴脉，或阴脏见阳脉，相互交错，会聚于寸口，都和五脏相通，与阴阳之道相合。如出现此种脉象，凡先见于寸口的为主，后见于寸口的为客。

雷公问：疾病的死亡日期您能给我讲讲吗？黄帝没有回答。雷公又问。黄帝道：在医书上有说明。雷公又说：我想听您讲讲。黄帝道：冬季三月的病，如病症脉象都属阳盛，则春季正月见脉有死征，那么到出春交夏，阳盛阴衰之时，便会有死亡的危险。冬季三月的病，根据天理，势必将尽，草和柳叶都枯死了，如果到春天阴阳之气都绝，那么其死期就在正月。春季三月的病，各为『阳杀』。阴阳之气都绝，死期在冬天草木枯干之时。夏季三月的病，若不愈，到了至阴之时，那么其死期在至阴后不超过十日；若脉见阴阳交错，则死期在初冬结薄冰之时。秋季三月的病，表现了手足三阳的脉证，不给治疗也会自愈。若是阴阳交错合而为病，则立而不能坐，坐而不能起。若三阳脉独至，则独阳无阴，死期在冰结如石之时。二阴脉独至，则独阴无阳，死期在正月雨水节。

方盛衰论篇第八十

【原文】

雷公请问：气之多少[1]，何者为逆，何者为从。黄帝答曰：阳从左，阴从右，老从上，少从下。是以春夏归阳为生，归秋冬为死，反之则归秋冬为生，是以气多少逆皆为厥。

问曰：有余者厥耶？答曰：一上不下，寒厥到膝，少者秋冬死，老者秋冬生。气上不下，头痛巅疾，求阳不得，求阴不审，五部隔无征，若居旷野，若伏空室，绵绵乎属不满日。

是以少气之厥，令人妄梦，其极至迷。三阳绝，三阴微，是为少气。是以肺气虚则使人梦见白物，见人斩血借借，得其时则梦见兵战。肾气虚，则使人梦见舟船溺人，得其时，则梦伏水中，若有畏恐。肝气虚，则梦见菌香生草，得其时，则梦伏树下不敢起。心气虚，则梦救火阳物，得其时，则梦燔灼。脾气虚，则梦饮食不足，得其时，则梦筑垣盖屋。此皆五脏气虚，阳气有余，阴气不足。合之五诊，调之阴阳，以在《经脉》。

诊有十度：度人脉，度脏，度肉，度筋，度俞，度阴阳气尽，人病自具，脉动无常，散阴颇阳，脉脱不具[2]，诊无常行[3]，诊必上下，度民君卿。受师不卒，使术不明，不察逆从，是为妄行，持雌失雄[4]，弃阴附阳，不知并合，诊故不明，传之后世，反论自章[5]。

是以诊有大方，坐起有常，出入有行，以转神明，必清必静，上观下观，司八正邪，别五中部，按脉动静，循尺滑涩，寒温之意，视其大小，合之病能，逆从以得，复知病名，诊可十全，不失人情。故诊之，或视息视意，故不失条理，道甚明察，故能长久。不知此道，失经绝理，亡言妄期[6]，此谓失道。

【注释】

①气之多少：多少，指盛衰。此指阴阳之气的盛衰。②脉脱不具：谓脉不显明。③诊无常行：谓诊无固定常规。④持雌失雄：『雌雄』喻阴阳，此谓偏于补阴而伐阳。⑤章：通『彰』。⑥亡言妄期：妄说病情，妄期死生。

【译文】

雷公问道：气的盛衰，什么是逆？什么是顺呢？黄帝回答道：阳气主升，其气从左而右；阴气主降，其气从右而左。老年之气先衰于下，其气从上而下；少年之气先盛于下，其气从下而上。因此春夏之病见阳症阳脉，以阳归阳，则为顺为生，若见阴症阴脉，如秋冬之令，则为逆为死。反过来说，秋冬之病见阴症阴脉，以阴归阴，则为顺为生。

所以不论气盛或气衰，逆则都成为厥。

雷公又问：气有余也能成厥吗？黄帝答道：阳气一上而不下，阴阳两气不相顺接，则足部厥冷至膝，少年在秋冬见此病则死，而老年在秋冬见此症却可生。阳气上而不下，则上实下虚，为头痛巅顶疾患，这种厥病，谓其属阳，本非阳盛，谓其属阴，则又非阴盛，五脏之气隔绝，没有显著症象可察，好像置身于旷野，伏居于空室，无所见闻，而病势绵绵一息，视其生命，已不满一天了。

因此，气虚的厥，使人梦乡荒诞；厥逆盛极，则梦多离奇迷乱。三阳之脉悬绝，三明阴脉细微，就是所谓少气之候。肺气虚则梦见白色悲惨的事物，或梦见人被杀流血，尸体狼藉，当金旺之时，则梦见战争。肾气虚则梦见舟船翻覆而淹死人，当水旺之时，则梦见自己伏于水中，好像遇到很恐惧害怕的事。肝气虚则梦见菌香草木，当木旺之时，则梦见自己伏于树下不敢起来。心气虚则梦救火和雷电，当火旺之时，则梦大火燔灼。脾气虚则梦饮食不足，得其土旺之时，则梦作垣盖屋。这些都是五脏气虚，阳气有余，阴气不足所致。当与五脏参看、互验，调其阴阳，这部分内容已在《经脉》篇中讲过了。

诊法有十度，就是衡量人的脉度、脏度、肉度、筋度、俞度，揆度它的阴阳虚实，这样，对病情就可以得到全面了解。脉息之动本无常体，或则出现阴阳散乱而有偏颇，或则脉象搏动不明显，所以诊察时也就没有固定的常规。诊病时必须知道病人身份的上下，是平民还是君卿。如果对老师的传授不能全部接受，医术不高明，不仅不能辨别逆从，而且会使诊治带有盲目性和片面性，看到了一面，看不到另一面，抓住了一点，放弃了另一点，不知道结合全面情况，加以综合分析，所以诊断就不能明确，如以这种诊断方法传授给后人的话，在实际工作中自会明显地暴露出它的错误。

所以，诊病有一定的方法，医生应该注意起坐有常，一举一动，保持很好的品德；思维敏捷，头脑清静，上下观察，分别四时八节之邪，辨别邪气中于五脏的何部；触按其脉息的动静，探切尺部皮肤滑涩寒温的概况；视其大小便的变化，与病状相参合，从而知道是逆是顺，同时也知道了病名，这样诊察疾病，可以十不失一，也不会违背人情。所以诊病之时，或视其呼吸，或看其神情，都能不失于条理，技术高明，能保持永久不出差错；如果不知道这些，违反了原则和真理，乱谈病情，妄下结论，这是不符合治病救人的医道的。

解精微论篇第八十一

【原文】

黄帝在明堂，雷公请曰：臣授业传之，行教以经论，从容形法，阴阳刺灸，汤药所滋，行治有贤不肖，未必能十全。若先言悲哀喜怒，燥湿寒暑，阴阳妇女，请问其所以然者，卑贱富贵，人之形体所从，群下通使，临事[1]以适道术，谨闻命矣。请问有毚愚仆漏[2]之问，不在经者，欲闻其状。帝曰：大矣。

公请问：哭泣而泪不出者，若出而少涕，其故何也？帝曰：在经有也。复问：不知水所从生，涕所出也。帝曰：若问此者，无益于治也，工之所知，道之所生也。

夫心者，五脏之专精也，目者其窍也，华色者其荣也，是以人有德也，则气和于目，有亡，忧知于色[3]。是以悲哀则泣下，泣下水所由生。水宗[4]者积水也，积水者至阴也，至阴者肾之精也。宗精之水所以不出者，是精持之也。辅者裹之，故水不行也。夫水之精为志，火之精为神，水火相感，神志俱悲，是以目之水生也。故谚言曰：心悲名曰志悲，志与心精，共凑[5]于目也。是以俱悲则神气传于心精，上不传于志而志独悲，故泣出也。泣涕者脑也，脑者阴也，髓者骨之充也，故脑渗为涕。志者骨之主也，是以水流[6]而涕从之者，其行类也。夫涕之与泣者，譬如人之兄弟，急则俱死，生则俱生，其志以早悲，是以涕泣俱出而横行也。夫人涕泣俱出而相从者，所属之类也。

雷公曰：大矣。请问人哭泣而泪不出者，若出而少，涕不从之何也？帝曰：夫泣不出者，哭不悲也。不泣者，神不慈也。神不慈则志不悲，阴阳相持，泣安能独来。夫志悲者惋[7]，惋则冲阴，冲阴则志去目，志去则神不守精，精神去目，涕泣出也。

且子独不诵不念夫经言乎，厥则目无所见。夫人厥则阳气并于上，阴气并于下。阳并于上，则火独光也[8]；阴并于下，则足寒，足寒则胀[9]也。夫一水不胜五火[10]，故目眦盲。是以冲风[11]，泣下而不止。夫风之中目也，阳气内守于精，是火气燔目，故见风则泣下也。有以比之，夫火疾风生乃能雨，此之类也。

【注释】

①临事：谓临症。②羞愚仆漏：仆，有本作『朴』字；漏，即『陋』字。羞愚朴陋，即愚昧浅陋。③忧知于色：其忧伤从面色上表现出来。④水宗：水的源头。⑤凑：聚合。⑥水流：泪水。⑦惋：悲哀忧愁。⑧火独光也：是指阳亢。⑨足寒则胀：阴中无阳故胀满。⑩五火：当为二火。⑪冲风：迎风。冲，向着，面对着。

【译文】

黄帝在明堂里，雷公向他请教说：我用您传给我的医道，教我的学生，教的内容是经典所论，从容形法，阴阳刺灸，汤药所滋。但他们在临症上，因有贤愚之别，所以未必能十全。说到教的方法，是先告诉给他们悲哀喜怒，燥湿寒暑，阴阳妇女等方面的问题，再叫他们回答为什么会这样的道理，并向他们讲述卑贱富贵及人之形体的适从等，使他们通晓这些理论，再通过临症适当地运用，这些在过去我已经听您讲过了。现在我还有一些很愚陋的问题，在经典中找不到，希望您给我讲讲。黄帝道：你钻研的问题真是深远而博大啊！

雷公问：有哭泣而泪涕皆出，或泪出而很少有鼻涕的，这是怎么回事？黄帝道：在医经中有记载。雷公又问：眼泪是怎样产生的？鼻涕是从哪里来的？黄帝道：你问这些问题，对治疗上没有多大帮助，但也是医生应该知道的，因为它也是医学中的基本知识。心为五脏之专精，两目是它的外窍，光华色泽是它的外荣。所以一个人在心里有得意的事，则神气和悦于两目；假如心有所失意，则表现忧愁之色。因此悲哀就会哭泣，泣下的泪是水所产生的。水的来源，是体内积聚的水液；积聚的水液，是至阴；所谓至阴，就是肾藏之精。来源于肾精的水液，平时所以不出，是受着精的约制。水之精为志，火之精为神，水火相互交感，神志俱悲，因而泪水就出来了。所以俗语说：心悲叫做志悲，因为肾志与心精，同时上凑于目，所以心肾俱悲，则神气传于心精，而不传于肾志，肾志独悲，水失去了精的约制，故而泪水就出来了。哭泣而涕出的，其故在脑，脑属阴，髓充于骨并且藏于脑，而鼻窍通于脑，所以脑髓渗漏而成涕。肾志是骨之主，所以泪水出而鼻涕也随之而出，是因为涕泪是同类的关系。涕之与泪，譬如兄弟，危急则同死，安乐则共存，肾志先悲而脑髓随之，所以涕随泣出而涕泪横流。涕泪所以俱出而相随，是由于涕泪同属水类的缘故。雷公说：你讲的道理真博大！

请问有人哭泣而眼泪不出的，或虽出而量少，并且鼻涕不一块出的，这是怎么回事？黄帝道：哭而没有眼泪，是内心上并不悲伤。不出眼泪，是心神没有被感动；神不感动，则志亦不悲，心神与肾志相持而不能相互交感，眼泪怎么能出来呢？大凡志悲就会有凄惨之意。凄惨之意冲动于脑，则肾志去目凄；肾志去目，则神不守精；精和神都离开了眼睛，眼泪和鼻涕才能出来。你难道没有读过或没有想到医经上所说的话吗？厥则眼睛一无所见。当一个人在厥的时候，阳气并走于上部，阴气并走于下部，阳并于上，则上部亢热，阴并于下则足冷，足冷则发胀。因为一水不胜五火，所以眼目就看不见了。所以迎风就会流泪不止，因风邪中于目而流泪，是由于阳气内守于精，也就是火气燔目的关系，所以遇到风吹就会流泪了。打个比方来说：火热之气炽甚而风生，风生而有雨，与这个情况是类似的。

下部　《黄帝内经·灵枢》

《黄帝内经灵枢经》叙

【原文】

昔黄帝作《内经》十八卷，《灵枢》九卷，《素问》九卷，乃其数焉[1]，世所奉行[2]唯《素问》耳。越人[3]得其一二而述《难经》，皇甫谧次[4]而为《甲乙》，诸家之说，悉[5]自此始，其间或有得失，未可为后世法。则谓如《南阳活人书》[6]称：咳逆者，哕也[7]。谨按《灵枢经》曰：新谷气入于胃，与故寒气相争，故曰哕。举而并之，则理可断矣。又如《难经》第六十五篇，是越人标指《灵枢·本输》之大略，世或以为流注。谨按《灵枢经》曰：所言节者，神气之所游行出入也，非皮肉筋骨也[8]。又曰：神气者，正气也[9]。神气之所游行出入者，流注也，井荥输经合者，本输也[10]。举而并之，则知相去不啻[11]天壤之异。但是《灵枢》不传久矣，世莫能究。

夫为医者，在读医书耳，读而不能为医者有矣，未有不读而能为医者也。不读医书，又非世业，杀人尤毒于梃刃[12]。是故古人有言曰：为人子而不读医书，由[13]为不孝也。

仆[14]本庸昧，自髫迄壮，潜心斯道[15]，颇涉其理，辄不自揣[16]，参对诸书，再行校正家藏旧本《灵枢》九卷，共八十一篇，增修音释，附于卷末，勒[17]为二十四卷。庶[18]使好生之人，开卷易明，了无差别。除已具状经所属申明外，准使府指挥依条申转运司选官评定，具书送秘书省[19]、国子监[20]。今崧专访请名医，更乞参详，免误将来。利益无穷，功实有自。

时宋绍兴乙亥仲夏望日，锦官[21]史崧题。

【注释】

①迺：『乃』的异体字。②奉行：犹言相继流传。《说文》：『奉，承也。』《广雅·释诂四》：『承，继也。』

③越人：即扁鹊（秦越人）。④次：编次，编撰。⑤悉：尽，都，全。⑥南阳活人书：《宋史》卷二百零七《艺文志》：『朱肱《南阳活人书》二十卷。』⑦『咳逆者』二句：又见《南阳活人书》卷二十一。原文为：『咳逆者，仲景所谓哕者是也。』⑧『所言节者』三句：语见《灵枢·九针十二原》。⑨『神气者』二句：语见《灵枢·小针解》。⑩『神气之所游行出入者』四句：此二十一字，今本《灵枢经》不载，疑为衍文。⑪不啻：不但，不只。⑫梃刃：刀杖。梃，棍棒。刃，即刀。⑬由：通『犹』。⑭仆：自谦之辞。⑮『自髫迄壮』二句：谓自己从儿童时代到成年，一直认真用心地钻研医学道理。髫，指儿童时期，即少年。斯，这，指《灵枢经》。⑯揣：揣度，判断。⑰勒：刻印；汇总。⑱庶：副词，表希望。⑲秘书省：《宋史》卷一百六十四：『秘书省，掌古今经籍图书国史天文历数之事。』⑳国子监：古代官事机构。《宋史》卷一百三十一：『国子监，宋三学之外复设小学教谕，又置书库官。掌印经史群书。』㉑锦官：今四川省成都市。《成都县志》载：『史崧，成都人。』

【译文】

黄帝曾经写了《内经》十八卷，其中包括《灵枢》九卷、《素问》九卷，这便是该十八卷的卷数了。但世人遵行的《内经》只有《素问》罢了。秦越人选取其中很少的一部分理论而编著了《难经》，皇甫谧又将其整理编定成《针灸甲乙经》。后世各家的医学理论，全都是在此基础上发展起来的。然而其中有时难免存在着这样那样的错误，不能成为后世医家必须遵循的法则。就如人们常说的《南阳活人书》中『咳逆者，哕也』的说法，我谨慎地查考《灵枢经》中写道：『新谷气入于胃，与故寒气相争，故曰哕。』如果把这两种说法拿出来放在一起比较一番，那么其中的是非曲直就能决断了。再如《难经》第六十五篇，它本来是秦越人揭示《灵枢·本输》篇基本问题的内容，后世有人却认为它是讲述腧穴中气血流注运行情况的。我慎重地查考《灵枢经》中写道：『所言节者，神气之所游行出入也，非皮肉筋骨也。』其中又说道：『神气者，正气也。神气之所游行出入者，流注也。井、荥、输、经、合者，本输也。』如果把这两种观点提出来放在一起做比较，便能认识它们之间的距离不止是天上地下的差别。只可惜《灵枢》失传的时代已经很久了，因而后世没有谁能够深究其中的道理。

要想成为医生，就要多读医书。读了医书不一定能成为医生，但是不读医书却能做医生的人是没有的。如果不认真研读医书，而又不是世代相承地从事济世活人的医学事业的人，在临床上对病人造成的伤害比用刀杖伤人还要厉害。因此，古人说过这样的话：做儿女的人如果不读医书，仍然是对父母不孝的。

我的禀赋本来平庸愚昧，但从幼年到壮年，一直专心深入地钻研医学这门技术，尽管深感已经涉猎了医学的道理，但常常对自己的所学不敢自以为是，因而便参考查核了各种有关书籍，对我家珍藏的旧本《灵枢》九卷，共计八十一篇的内容进行反复校勘修正，增添了注音和释义，并把它附在每卷之末，然后刻印成一部二十四卷的著作。我希望这样做能使爱护生命的人们，在打开书卷阅读之时心中容易明白，不致出现任何丝毫的差错。这项工作完成之后，我除了写成文状向有关主管部门做过说明以外，还打算恳请政府指挥依据条例向转运司申请，选定官员，详细审定，呈上公文送到秘书省和国子监。现在，我专门访求聘请名医，请他们进一步仔细参核，以免贻误今后的读者，从而给人们带来无穷无尽的益处，由此可见，这一功绩确实是有其来历的。

时在绍兴乙亥年夏历五月十五，成都史崧序。

九针十二原第一

【原文】

黄帝问于岐伯曰：余子[1]万民，养百姓[2]，而收其租税。余哀其不给，而属有疾病。余欲勿使被毒药，无用砭石，欲以微针通其经脉，调其血气，营其逆顺出入之会。令可传于后世，必明为之法。令终而不灭，久而不绝，易用难忘，为之经纪[3]。异其章，别其表里，为之终始。令各有形，先立《针经》。愿闻其情。岐伯答曰：臣请推而次之，令有纲纪，始于一，终于九焉。请言其道。小针之要，易陈而难入，粗守形，上守神，神乎，神，客在门，未睹其疾，恶知其原。刺之微在速迟，粗守关，上守机[4]，机之动，不离其空，空中之机，清静而微，其来不可逢，其往不可追。知机之道者，不可挂以发，不知机道，叩之不发，知其往来，要与之期，粗之暗乎，妙哉工独有之。往者为逆，来者为顺，明知逆顺，正行无问，逆而夺之，恶得无虚？追而济之，恶得无实？迎之随之，以意和之，针道毕矣。凡用针者，虚则实之，满则泄之，宛[5]陈则除之，邪胜则虚之。

九针之名，各不同形：一曰镵针，长一寸六分；二曰圆针，长一寸六分；三曰鍉针，长三寸半；四曰锋针，长一寸六分；五曰铍针，长四寸，广二分半；六曰圆利针，长一寸六分；七曰毫针，长三寸六分；八曰长针，长七寸；九曰大针，长四寸。镵针者，头大末锐，去泻阳气。圆针者，针如卵形，揩摩分间[6]，不得伤肌肉，以泻分气。鍉针者，锋如黍粟之锐，主按脉勿陷，以致其气。锋针者，刃三隅，以发痼疾。铍针者，末如剑锋，以取大脓。圆利针者，尖如氂，且圆且锐，中身微大，以取暴气。毫针者，尖如蚊虻喙，静以徐往，微以久留之而养，以取痛痹。长针者，锋利身薄，可以取远痹。大针者，尖如梃，其锋微圆，以泻机关之水也。九针毕矣。

夫气之在脉也，邪气在上，浊气在中，清气在下，故针陷脉则邪气出，针中脉则浊气出，针太深则邪气反沉，病益。

故曰：皮肉筋脉各有所处，病各有所宜，各不同形，各以任其所宜。无实实，无虚虚，损不足而益有余，是谓重病，病益甚。取五脉者死，取三脉者框⑦；夺阴者死，夺阳者狂，针害毕矣。刺之而气不至，无问其数；刺之而气至，乃去之，勿复针。针各有所宜，各不同形，各任其所为。刺之要，气至而有效，效之信，若风之吹云，明乎若见苍天，刺之道毕矣。

黄帝曰：愿闻五藏六府所出之处。岐伯曰：五藏五腧，五五二十五腧；六府六腧，六六三十六腧。经脉十二，络脉十五，凡二十七气，以上下，所出为井，所溜为荥，所注为腧，所行为经，所入为合，二十七气所行，皆在五腧也。节之交，三百六十五会，知其要者，一言而终，不知其要，流散无穷。所言节者，神气之所游行出入也，非皮肉筋骨也。睹其色，察其目，知其散复；一其形，听其动静，知其邪正。右主推之，左持而御之，气至而去之。凡将用针，必先诊脉，视气之剧易，乃可以治也。五藏之气已绝于内，而用针者反虚其外，是谓重竭，重竭必死，其死也静，治之者辄反其气，取腋与膺；五藏之气已绝于外，而用针者反实其内，是谓逆厥，逆厥则必死，其死也躁，治之者反取四末。刺之害中而不去则精泄；不中而去则致气。精泄则病益甚而恇，致气则生为痈疡。五藏有六府，六府有十二原，十二原出于四关，四关主治五藏。五藏有疾，当取之十二原，十二原者，五藏之所以禀三百六十五节之会也。五藏有疾也，应出十二原，而原各有所出，明知其原，睹其应，而知五藏之害矣。阳中之少阴，肺也，其原出于太渊，太渊二。阳中之太阳，心也，其原出于大陵，大陵二。阴中之少阳，肝也，其原出于太冲，太冲二。阴中之至阴，脾也，其原出于太白，太白二。阴中之太阴，肾也，其原出于太溪，太溪二。膏之原，出于鸠尾，鸠尾一。肓之原，出于脖胦，脖胦一。凡此十二原者，主治五藏六府之有疾者也。

【注释】

①子：怜爱之意。②百姓：这里指百官。③经纪：直者为经，周者为纪，指规矩准绳。在文中的意思为有条理

的理论。④机：经气运行变化的情况。⑤宛：同『菀』。见《素问》注。⑥指摩分间：分下当有『肉』字。⑦框：虚弱。

【译文】

黄帝问岐伯说：我怜爱万民，亲养百姓，并向他们征收租税。我哀怜他们生活尚难自给，还不时为疾病所苦。我想不采用服药物和砭石的治法，而是用微针，以疏通经脉，调理气血，增强经脉气血的逆顺出入来治疗疾病。要想使这种疗法在后世能代代相传，必须明确提出针刺大法，要想它永不失传，便于运用而又不会被忘掉，就必须建立条理清晰的体系，分出不同的篇章，区别表里，以明确气血终而复始地循环于人身的规律。要把各种针具的形状及相应的用途加以说明，我认为应首先制定针经。希望听您讲讲这方面的情况。岐伯答道：请让我按次序，从小针开始，直到九针，讲讲其中的道理。小针治病，容易掌握，但要达到精妙的地步却很困难。低劣的医生死守形迹，高明的医生则能根据病情的变化来加以针治。神奇啊！气血循行于经脉，出入有一定的门户。病邪也可从这些门户侵入体内。没有认清疾病，怎么能了解产生疾病的原因呢？针刺的奥妙，在于针刺的快慢。医生仅仅死守四肢关节附近的固定穴位，而针治高手却能观察经气的动静和气机变化，经气的循行，不离孔空，孔空里蕴含的玄机，是极微妙的。当邪气充盛时，不可迎而补之，当邪气衰减时，不可追而泻之。懂得气机变化的机要而施治的，不会有毫发的差失，不懂得气机变化道理的，就如扣弦上的箭，不能及时准确地射出一样。所以必须掌握经气的往来顺逆之机，才能把握住针刺的正确时间。劣医昏昧无知，只有大医才能体察它的奥妙。正气去者叫做逆，正气来复叫做顺，明白逆顺之理，就可以大胆直刺而不必犹豫不决了。正气已虚，反用泻法，怎么会不更虚呢？邪气正盛，反用补法，怎么会不更实呢？迎其邪而泻，随其去而补，用心体察其中的奥妙，针刺之道也就到此而止了。在用针刺法治病时，正气虚弱则应用补法，邪气盛实则用泻法，气血瘀结的给予破除，邪气胜的则用攻下法。

九针的形状依据名称的不同而各有不同：第一种叫做镵针，长一寸六分；第二种叫圆针，长一寸六分；第三种叫鍉针，长三寸半；第四种叫锋针，长一寸六分；第五种叫铍针，长四寸，宽二分半；第六种叫圆利针，长一寸六分；第七种叫毫针，长三寸六分；第八种叫长针，长七寸；第九种叫大针，长四寸。镵针，头大而针尖锐利，浅刺可以泻肌表阳热；圆针，针形如卵，用以在肌肉之间按摩，不会损伤肌肉，却能疏泄肌肉之间的邪气；鍉针，其锋如黍粟粒一样微圆，用于按压经脉，不会陷入皮肤内，所以可以引正气祛邪气；锋针，三面有刃，可以用来治疗顽固的旧疾；铍针，针尖像剑锋一样锐利，可以用来刺痈排脓；圆利针，针尖像长毛，圆而锐利，针的中部稍粗，可以用来治疗急性病；毫针，针形像蚊虻的嘴，可以轻缓地刺入皮肉，轻微提插而留针，正气可以得到充养，邪气尽散，出针养神，可以治疗痛痹；长针，针尖锐利，针身细长，可以用来治疗日月已久的痹症；大针，针尖像折断后的竹茬，其锋稍圆，可以用来泻去关节积水。关于九针的情况大致就是如此了。

邪气侵入人体的经脉时，阳邪的气常停留在上部，浊恶的气常停留在中部，清朗的气常停留在下部。所以针刺筋骨陷中的孔穴，阳邪就能得以外出，针刺阳明经合穴，就会使浊气得以外出。但如果病在表浅而针刺太深，反而会引邪进入内里，这样病情就会加重。所以说：皮肉筋脉，各有其所在的部位，病症也各有其适宜的孔穴。九针的形状不同，各有其施治相适的孔穴，应根据病情的不同而适当选用。不要实症用补法，也不要虚症用泻法，那样会导致损不足而益用余，反而会加重病情。精气虚弱的病人，误泻五脏腧穴，可致阴虚而死；阳气不足的病人，误泻三阳经腧穴，可致正气衰弱而精神错乱。误泻了阴经，耗尽了脏气的会死亡；损伤了阳经，则会使人发狂，这就是用针不当的害处。如果刺后未能得其气，不问息数多少，都必须等待经气到来；如已得气就可去针，不必再刺。九针各有不同的功用，针形也不一样，必须根据病情的不同加以选用，这是针刺的要点。总之，是针下得气，即为有效，疗效显著的，就如风吹云散，明朗如见到青天那样，针刺的道理就是这样了。黄帝说：希望听你讲讲五脏六腑经气所出的情况。

岐伯回答说：五脏经脉，各有井、荥、输、经、合五个腧穴，五五则有二十五个腧穴。六腑经脉，各有井、荥、输、原、经、合六个腧穴，六六共三十六个腧穴。脏腑有十二条经脉，每经又各有一络，加上任、督脉二络和脾之大络，便有十五络了。十二经加十五络，这二十七脉之气在全身循环周转，经气所出的孔穴，叫做『井』，如同初出的山间泉水；经气所流过的孔穴，叫做『荥』，即像刚出泉源的微小水流，说明经气尚很微弱；经气所灌注的孔穴，叫做『输』，即像水流汇聚，而能转输运行，其气也在逐渐盛大了；经气所行走的孔穴，叫做『经』，像水流已经成渠，脉气正当旺盛；经气所进入的地方，叫做『合』，像百川汇流入海，经气已就入合于内了。这二十七条经脉，都出入流注运行于井、荥、输、经、合五腧。人体关节的相交，共有三百六十五处，知道了这些要妙，就可以一言以蔽之了，否则就不能把握住头绪。所谓人体关节部位，是指神气游行出入的地方，不是指皮肉筋骨的局部形态。观察病人的气色和眼神，可以了解正气的消散和复还的情况。辨别病人形体的强弱，听他的声音，可以了解邪正虚实的情况，然后就可以右手进针，左手扶针，刺入后，待针下得气即应出针。在用针之前，必先诊察病人脉象，知道了脏气的虚实，才可以进行治疗。如果五脏之气在里面已经竭绝了，反用针补在外的阳经，阳愈盛阴愈虚了，这就叫重竭。重竭必定致人死亡，但临死时病者的表现是安静的，这是因为医者违反了经气，误取腋部和胸部的腧穴，使脏气尽汇于外而造成的。如果五脏之气在外面已经虚绝，却反而用针补在内的阴，阴愈盛阳愈虚，这叫逆厥。逆厥也必然致人死亡，但在临死时病者会表现得很烦躁，这是误取四肢末端的穴位，促使阳气衰竭而造成的。针刺已刺中病邪要害而不出针，反而会使精气耗损；没有刺中要害，即行出针就会使邪气留滞不散。精气外泄，病情就会加重而使人虚弱，邪气留滞则会发痈疡。五脏有六腑，六腑有十二原穴，十二原穴出于肘膝四关，四关原穴可以主治五脏的疾病。所以五脏有病，应取十二原穴。十二原穴，是五脏禀受全身三百六十五节气的部位，所以五脏有病，就会反应到十二原穴，而十二原穴也各有所属的内脏，明白了原穴的性质，观察它们的反应，就可以知道五脏的病变情况。心肺居于膈上，属阳位，但肺是阳部的阴脏，故为阳中之少阴。其原穴出于太渊，左右共二穴。心为阳部的阳脏，所以是阳中之太阳，其原穴出于大陵，左右共二穴。肝、脾、肾居于膈下，属于阴位。肝是阴部的阳脏，为阴中少阳，其原穴出于太冲，左右共二穴。脾是阴部的阴脏，为阴中之至阴，其原穴出于太白，左右共两穴。肾是阴部的阴脏，为阴中之太阴，其原穴出于太溪，左右共二穴。膏的原穴为鸠尾，只有一穴。肓的原穴是气海，也只有一穴。以上十二原穴，是脏腑之气输注的地方，所以能治五脏六腑的病。

本输第二

【原文】

黄帝问于岐伯曰：凡刺之道，必通十二经络之所终始，络脉之所别处，五腧[1]之所留，六府之所与合，四时之所出入，五藏之所溜处[2]，阔数之度，浅深之状，高下所至。愿闻其解。

岐伯曰：请言其次也。肺出于少商，少商者，手大指端内侧也，为井木；溜于鱼际，鱼际者，手鱼也，为荥；注于太渊，太渊，鱼后一寸陷者中也，为腧；行于经渠，经渠，寸口中也，动而不居，为经；入于尺泽，尺泽，肘中之动脉也，为合，手太阴经也。心出于中冲，中冲，手中指之端也，为井木；溜于劳宫，劳宫，掌中中指本节之内间也[3]，为荥；注于大陵，大陵，掌后高骨之间方下者也，为腧；行于间使，间使之道，两筋之间，三寸之中也，有过则至，无过则止，为经；入于曲泽，曲泽，肘内廉下陷者之中也，屈而得之，为合，手少阴也。

肝出于大敦，大敦者，足大指之端及三毛之中也，为井木；溜于行间，行间，足大指间也，为荥；注于太冲，太冲，行间上二寸陷者之中也，为腧；行于中封，中封，内踝之前一寸半陷者之中，使逆则宛，使和则通，摇足而得之，为经；入于曲泉，曲泉，辅骨之下，大筋之上也，屈膝而得之，为合，足厥阴也。

脾出于隐白，隐白者，足大指之端内侧也，为井木；溜于大都，大都，本节之后下陷者之中也，为荥；注于太白，太白，骨之下也，为腧；行于商丘，商丘，内踝之下陷者之中也，为经；入于阴之陵泉，阴之陵泉，辅骨之下陷者之中也，伸而得之，为合，足太阴也。

肾出于涌泉，涌泉者，足心也，为井木；溜于然谷，然谷，然骨之下者也，为荥；注于太溪，太溪，内踝之后，跟骨之上陷中者也，为腧；行于复留，复留，上内踝二寸，动而不休，为经；入于阴谷，阴谷，辅骨之后，大筋之下，小筋之上也，按之应手，屈膝而得之，为合，足少阴经也。

膀胱出于至阴，至阴者，足小指之端也，为井金；溜于通谷，通谷，本节之前外侧也，为荥；注于束骨，束骨，本节之后陷者中也，为腧；过于京骨，京骨，足外侧大骨之下，为原；行于昆仑，昆仑，在外踝之后，跟骨之上，为经；入于委中，委中，腘中央，为合，委而取之，足太阳也。

胆出于窍阴，窍阴者，足小指次指之端也，为井金；溜于侠溪，侠溪，足小指次指之间也，为荥；注于临泣，临泣，上行一寸半陷者中也，为腧；过于丘墟，丘墟，外踝之前下陷者中也，为原；行于阳辅，阳辅，外踝之上，辅骨之前，及绝骨之端也，为经；入于阳之陵泉，阳之陵泉，在膝外陷者中也，为合，伸而得之，足少阳也。

胃出于厉兑，厉兑者，足大指内次指之端也，为井金；溜于内庭，内庭，次指外间也，为荥；注于陷谷，陷谷者，中指内间[4]上行二寸陷者中也，为腧；过于冲阳，冲阳，足上五寸陷者中也，为原，摇足而得之；行于解溪，解溪，上冲阳一寸半陷者中也，为经；入于下陵，下陵，膝下三寸，胻骨外三里也，为合；复下三里三寸为巨虚上廉，复下上廉三寸为巨虚下廉也，大肠属上，小肠属下，足阳明胃脉也，大肠小肠，皆属于胃，是足阳明也。

三焦者，上合手少阳，出于关冲，关冲者，手小指次指之端也，为井金；溜于液门，液门，小指次指之间也，为荥；注于中渚，中渚，本节之后陷者中也，为腧；过于阳池，阳池，在腕上陷者之中也，为原；行于支沟，支沟，上腕三寸，两骨之间陷者中也，为经；入于天井，天井，在肘外大骨之上陷者中也，为合，屈肘乃得之；三焦下腧，在于足太阳之前，少阳之后，出于腘中外廉，名曰委阳，是太阳络也。手少阳经也。三焦者，足少阳、太阴[5]（一本作阳）之所将，太阳之别也，上踝五寸，别入贯腨肠，出于委阳，并太阳之正，入络膀胱，约下焦，实则闭癃，虚则遗溺，遗溺则补之，闭癃则泻之。

小肠者，上合手太阳，出于少泽，少泽，小指之端也，为井金；溜于前谷，前谷，在手外廉本节前陷者中也，为荥；

注于后溪，后溪者，在手外侧本节之后也，为腧；过于腕骨，腕骨，在手外侧腕骨之前，为原；行于阳谷，阳谷，在锐骨之下陷者中也，为经；入于小海，小海，在肘内大骨之外，去端半寸陷者中也，伸臂而得之，为合，手太阳经也。

大肠上合手阳明，出于商阳，商阳，大指次指之端也，为井金；溜于本节之前二间，为荥；注于三间，三间在本节之后，为腧；过于合谷，合谷，在大指歧骨之间，为原；行于阳溪，阳溪在两筋间陷者中也，为经；入于曲池，在肘外辅骨陷者中，屈臂而得之，为合，手阳明也。

是谓五藏六府之腧，五五二十五腧，六六三十六腧也。六府皆出足之三阳，上合于手者也。

【注释】

①五腧：据考输、俞、腧三字相通。五输即井、荥、腧、经、合五穴。②溜处：溜，与「流」相通用。形容气血运行，流动不息之意。③中指本节之内间：根据上下文应当无「内」字。④上中指内间：《太素》无「上」字。⑤足少阳太阴：太阴，一本作「太阳」。

【译文】

黄帝问岐伯说：针刺的秘诀，在于精通十二经络的循行起点和终点。络脉别出的地方，井、荥、输、经、合五输穴留止的部位，六腑与五脏的表里关系，四时对经气出入的影响，五脏之气的流行灌注，经脉、络脉、孙脉的宽窄程度、浅深情况，上至头面、下至足胫的联系。关于这些，我希望你给我讲一下。

岐伯说：请让我按次序来说明。肺所属经脉的血气，出于少商穴，少商在手大指端外侧，为井穴，属木；流行于鱼际穴，鱼际在手鱼的边缘，为荥穴；灌注于太渊穴，太渊在手鱼后一寸的凹陷中，为输穴；经行于经渠穴，经渠在腕后寸口中有脉动而不停之处，为经穴；汇入于尺泽穴，尺泽在肘中有动脉处，为合穴。这是手太阴经的五输穴。

心脏出于中冲穴，中冲在中指之端，为井穴，属木；流行于劳宫穴，劳宫在中指本节后手掌中间，为荥穴；灌注于大陵穴，大陵在掌后腕与臂两骨之间的凹陷中，为输穴；经行于间使穴，间使在掌后三寸两筋之间。当本经有病时，在这一部位上会出现反应，无病时就无反应，为经穴；汇入于曲泽穴，曲泽在肘内侧，屈肘时才能取得，为合穴。这是手少阴经的五输穴。

肝脏出于大敦穴，大敦在足大趾尖端及三毛之中，为井穴，属木；流行于行间穴，行间在足大趾次趾之间，为荥穴；灌注于太冲穴，太冲在行间穴上二寸凹陷之中，为输穴；经行于中封穴，中封在内踝前一寸半凹陷之中，令患者足尖逆而上举，可见有宛宛陷窝，再令患者将足恢复自如，则进针可通，或令患者将足微摇而取得，为经穴；汇入于曲泉穴，曲泉在膝内辅骨之下，大筋之上，屈膝取之即得，为合穴。这是足厥阴经的五输穴。

脾脏出于隐白穴，隐白在足大趾端内侧，为井穴，属木；流行于大都穴，大都在本节之后的凹陷中，为荥穴；灌注于太白穴，太白在本节后核骨之下，为输穴；经行于商丘穴，商丘在内踝之下凹陷中，为经穴；汇入于阴陵泉穴，阴陵泉在膝内侧辅骨之下的凹陷中，伸足取之即得，为合穴。这是足太阴经的五输穴。

肾脏出于涌泉穴，涌泉在足底心，为井穴，属木；流行于然谷穴，然谷在足内踝前大骨下陷中，为荥穴；灌注于太溪穴，太溪在内踝骨后，跟骨之上凹陷中，跳动不止，为输穴；经行于复溜穴，复溜在内踝上二寸，为经穴；汇入于阴谷穴，阴谷在内辅骨之后，大筋之下，小筋之上，按之应手，屈膝取之即得，为合穴。这是足少阴经的五输穴。

膀胱出于至阴穴，至阴在足小趾端外侧，为井穴，属金；流行于通谷穴，通谷在小趾本节之前外侧，为荥穴；灌注于束骨穴，束骨在本节之后的凹陷中，为输穴；过于京骨穴，京骨在足外侧大骨之下，为原穴；经行于昆仑穴，昆仑在足外踝之后，跟骨之上，为经穴；汇入于委中穴，委中在膝弯中央，为合穴，可以屈而取之。这是足太阳经脉的六输穴。

胆出于窍阴穴，窍阴在足小趾侧的次趾尖端，为井穴，属金；流行于侠溪穴，侠溪在足小趾与四趾之间，为荥穴；流注于临泣穴，临泣由侠溪再向上行一寸半处凹陷中，为输穴；过于丘墟穴，丘墟在外踝骨前之下凹陷中，为原穴；经行于阳辅穴，阳辅在外踝之上四寸余，辅骨的前方，绝骨的上端，为经穴；汇入于阳陵泉穴，阳陵泉在膝外侧凹陷中，为合穴，伸足取之而得。这是足少阳经的六输穴。

胃出于厉兑穴，厉兑在足大趾侧的次趾之端，为井穴，属金；流行于内庭穴，内庭在次趾外侧与中趾之间，为荥穴；灌注于陷谷穴，陷谷在中趾的内侧上行二寸的凹陷中，为输穴；过于冲阳穴，冲阳在足背上自趾缝向上约五寸的凹陷中，为原穴，摇足而取得之；经行于解溪穴，解溪在冲阳之上一寸半凹陷中，为经穴；汇入于下陵穴，下陵就是在膝下三寸，胻骨外缘的三里穴，为合穴；再从三里下三寸，是上巨虚穴，大肠属之，自上巨虚再下三寸，为下巨虚穴，小肠属之。由于大肠小肠，在体内连属于胃腑之下，因而在经脉上也有连属足阳明胃脉之处。这是足阳明经的六输穴。

三焦，上合手少阳经脉，其血气出于关冲穴，关冲在无名指之端，为井穴，属金；流行于液门穴，液门在小指与次指之间，为荥穴；灌注于中渚穴，中渚在无名指本节后之凹陷中，为输穴；过于阳池穴，阳池在腕上凹陷中，为原穴；经行于支沟穴，支沟在腕后三寸的两骨间凹陷中，为经穴；汇入于天井穴，天井在肘外大骨上的凹陷中，为合穴，屈肘取之即得；三焦之气输于下部者，在足太阳经之前，足少阳经之后，出于膝腘窝外缘，名叫委阳，是足太阳经的大络，又是手少阳的经脉。三焦虽属手少阳经，在下则有足少阳、少阴二经之输给。所以又自足太阳经别出在外踝上五寸处，别入通过腿肚，出于委阳，与足太阳经的正脉相并，入腹内联络膀胱，约束着下焦。其气实则为小便不通，气虚则为遗尿；遗尿当用补法，小便不通当用泻法。

小肠，上合手太阳经脉，其血气出于少泽穴，少泽在手小指外侧端，为井穴，属金；流行于前谷穴，前谷在手外侧本节前的凹陷中，为荥穴；灌注于后溪穴，后溪在手上外侧小指本节的后方，为输穴；过于腕骨穴，腕骨在手外侧腕骨之前，为原穴；经行于阳谷穴，阳谷在腕后锐骨前下方的凹陷中，为经穴；汇入于小海穴，小海在肘内侧大骨之外，距离骨尖半寸处的凹陷中，伸臂取之即得，为合穴。这是手太阳经的六输穴。

大肠，上合手阳明经脉，其血气出于商阳穴，商阳在食指内侧端，为井穴，属金；流行于二间穴，二间在食指本节之前，称为荥穴；灌注于三间穴，三间在本节之后，为输穴；过于合谷穴，合谷在大指岐骨之间，为原穴；经行于阳溪穴，阳溪在大指本节后，腕上两筋之间的凹陷中，为经穴；汇入于曲池穴，曲池在肘外侧辅骨的凹陷处，屈臂取之即得，为合穴。这是手阳明经的六输穴。

上面讲的，就是五脏六腑的输穴，五脏阴经五五二十五个腧穴，六腑阳经六六三十六个腧穴。而六腑的血气，都出行于足三阳经脉，又上合于手。

小针解第三

【原文】

所谓『虚则实之』者，气口虚而当补之也。『满则泄之』者，气口盛而当泻之也。『宛陈则除之』者，去血脉也。『邪胜则虚之』者，言诸经有盛者，皆泻其邪也。『徐而疾则实』者，言徐内而疾出也。『疾而徐则虚』者，言疾内而徐出也。『言实与虚，若有若无』者，言实者有气，虚者无气也。『察后与先，若亡若存』者，言气之虚实，补泻之先后也，察其气之已下与尚存也。『为虚与实，若得若失』者，言补者佖然①若有得也，泻则怳然②若有失也。

『夫气之在脉也，邪气在上』者，言邪气之中人也高，故邪气在上也。『浊气在中』者，言水谷皆入于胃，其精气上注于肺，浊溜于肠胃，言寒温不适，饮食不节，而病生于肠胃，故命曰浊气在中也。『清气在下』者，言清湿地气之中人也，必从足始，故曰清气在下也。『针陷脉则邪气出』者，取之上。『针中脉则浊气出』者，取之阳明合也。『针太深则邪气反沉』者，言浅浮之病，不欲深刺也，深则邪气从之入，故曰反沉也。『皮肉筋脉各有所处』者，言经络各有所主也。

取五脉者死，言病在中，气不足，但用针尽大泻其诸阴之脉也。取三阳之脉者③，言尽泻三阳之气，令病人恇然不复也。『夺阴者死』，言取尺之五里，五往者也。『夺阳者狂』，正言也。『睹其色，察其目，知其散复，一其形，听其动静』者，言上工知相五色于目，有知调尺寸小大缓急滑涩，以言所病也。『知其邪正』者，知论虚邪与正邪之风也。『右主推之，左持而御之』者，言持针而出入也。『气至而去之』者，言补泻气调而去之也。『调气在于终始一』者，持心也。『节之交三百六十五会』者，络脉之渗灌诸节者也。

所谓『五藏之气已绝于内』者，脉口气内绝不至，反取其外之病处与阳经之合，有留针以致阳气，阳气至则内重竭，重竭则死矣，其死也，无气以动，故静。

所谓五藏之气已绝于外者，脉口气外绝不至，反取其四末之输，有留针以致其阴气，阴气至则阳气反入，入则逆，逆则死矣，其死也，阴气有余，故躁。所以察其目者，五藏使五色[4]修明，修明则声章[5]，声章者，则言声与平生异也。

【注解】

①佖然：盛满的意思。②悗然：突然的意思。③取三阳之脉者：当作『取三阳脉惬者』。④五色：即眼睛各部位显示五脏之颜色。⑤章：为显著之意。章作『彰』。

【译文】

『虚则实之』讲的是气口脉气虚的应当用补法。『满则泄之』，是说气口脉气盛的应当用泄法。『宛陈则除之』，是说应排除络脉中的久积的瘀血。『邪胜则虚之』，是说经脉中邪气盛时，应当用泻法，使邪气随针外泄。『徐而疾则实』，是说慢进针而快出针的补法。『疾而徐则虚』，是说快进针而慢出针的泻法。『言实与虚，若有若无』，是说用补法可以使正气恢复，用泻法可以使邪气消失。『察后与先，若亡若存』，是说根据气的虚实，来决定补泻手法的先后，再观察邪气是否已退，或是邪气仍滞留。『为虚为实，若得若实』，是说用补法要使患者感觉充实而似有所得，用泻法则要使患者感到轻松而若有所失。

『气之在脉，邪气在上』讲的是邪气侵入经脉后，风热之邪多伤在人的头部，所以说『邪气在上』。『浊气在中』，是说水谷入胃后，它的精微之气上注于肺，浊气滞留于肠胃，如果寒温不适，饮食不节，肠胃就会发生疾病，浊气也就不能下行了，所以说『浊气在中』。『清气在下』，是说清冷潮湿之气伤人，多从足部开始，所以说『清气在下』。『针陷脉则邪气出』，是指风热等邪气伤了人的上部，应取头部的腧穴治疗。『针中脉则浊气出』，是指肠胃的浊气引发的疾病，应取足阳明胃经的合穴足三里治疗。『针太深则邪气反沉』，是说邪气轻浅的病，不宜深刺，如果刺得太深了，反而会使邪气随针深入，所以说为『反沉』。『皮肉筋脉，各有所处』，是说皮肉筋脉各有一定的部位，经络也因而各有主治。

『取五脉者死』讲的是病在内脏而元气不足的，反而用针尽力大泻五脏的腧穴，是会致人死亡的。『取三阳之脉』，是说尽泻手足三阳六腑的腧穴，会使病人精神怯弱，而且不易复元。『夺阴者死』，是说针刺尺部的五里穴，泻到五次，则脏阴之气必泻尽而死。『夺阳者狂』，是说大泻三阳之气，会至狂证。『睹其色，察其目，知其散复，一其形，听其动静』，是说医生中的高手，懂得从眼睛观察五色变化，并能细察脉象的大小、缓急，滑涩，从而了解到发病的原因。『知其邪正』，是说知道病人所感受的是虚邪之风还是正邪之风。

『右主推之，左持而御之』说的是针刺时用右手推以进针，左手护持针身的进针出针的运用手法。『气至而去之者』，是说运用补泻手法，等气机调和时，就应该去针。『调气在于终始一者』，是说在运针调气的时候，要始终专心一意，使心神不外驰。『节之交三百六十五会』，是说周身三百六十五穴，都是络脉气血渗灌各部的通会之处。

『五脏之气，已绝于内』说的是五脏的精气内虚了，气口脉便虚浮无根，按切也感觉不到。对这种阴虚证，治疗时，反取患者体表的病处和阳经的合穴，又留针以补充阳气，阳气得到了补充，则阴气就会更加内竭，五脏精气竭而再竭，那么人将必死无疑。由于阴不生阳，无气以动，所以死时又表现得十分安静。

『五脏之气，已绝于外』说的是气口脉象沉微，轻取的感觉好像没有了，这就是五脏阳气衰竭的现象。对这种病，在针治时，反而取用四肢末稍的腧穴，并留针以补阴气，使阴气盛而阳气内陷，阳气内陷就会发生厥逆的病，厥逆则会导致死亡。死亡时，由于阴气有余，所以会出现烦躁现象。察目是因为五脏的精气能使眼睛和面部五色洁明，精气内盛，所以发出的声音就会宏亮。声音宏亮，听起来就与平常不一样了。

邪气脏腑病形第四

【原文】

黄帝问于岐伯曰：邪气之中人也奈何？岐伯答曰：邪气之中人高也。黄帝曰：高下有度乎？岐伯曰：身半以上者，邪中之也；身半以下者，湿中之也。故曰：邪之中人也，无有常，中于阴则溜[1]于府，中于阳则溜于经。黄帝曰：阴之与阳也，异名同类，上下相会，经络之相贯，如环无端。邪之中人，或中于阴，或中于阳，上下左右，无有恒常，其故何也？岐伯曰：诸阳之会，皆在于面。中人也方乘虚时及新用力，若饮食汗出腠理开，而中于邪。中于面则下阳明，中于项则下太阳，中于颊则下少阳，其中于膺背两胁亦中其经。黄帝曰：其中于阴奈何？岐伯答曰：中于阴者，常从臂胻始。夫臂与胻，其阴皮薄，其肉淖泽[2]，故俱受于风，独伤其阴。黄帝曰：此故伤其藏乎？岐伯答曰：身之中于风也，不必动藏。故邪入于阴经，则其藏气实，邪气入而不能客，故还之于府。故中阳则溜于经，中阴则溜于府。黄帝曰：邪之中人藏奈何？岐伯曰：愁忧恐惧则伤心。形寒寒饮则伤肺，以其两寒相感，中外皆伤，故气逆而上行。有所堕坠，恶血留内，若有所大怒，气上而不下，积于胁下，则伤肝。有所击仆，若醉入房，汗出当风，则伤脾。有所用力举重，若入房过度，汗出浴水，则伤肾。黄帝曰：五藏之中风奈何？岐伯曰：阴阳俱感，邪乃得住。黄帝曰：善哉。

黄帝曰：请问脉之缓急、小大、滑涩之病形何如？岐伯曰：臣请言五藏之病变也。心脉急甚者为瘛疭[3]；微急为心痛引背，食不下。缓甚为狂笑；微缓为伏梁[4]在心下，上下行，时唾血。大甚为喉介；微大，为心痹引背，善泪出。小甚为善哕，微小为消瘅。滑甚为善渴；微滑为心疝引脐，小腹鸣。涩甚为喑；微涩为血溢，维厥耳鸣，颠疾。

肺脉急甚，为癫疾；微急，为肺寒热，怠惰，咳唾血，引腰背胸，若鼻息肉不通。缓甚，为多汗；微缓为痿瘘，偏风，头以下汗出不可止。大甚为胫肿；微大，为肺痹，引胸背，起恶日光。小甚，为泄，微小，为消瘅。滑甚为息贲上气，微滑，为上下出血。涩甚为呕血；微涩为鼠瘘，在颈支腋之间，下不胜其上，其应善酸矣。

肝脉急甚者为恶言；微急为肥气在胁下，若覆杯。缓甚为善呕，微缓为水瘕痹也。大甚为内痈，善呕衄；微大为肝痹，阴缩，咳引小腹。小甚为多饮，微小为消瘅。滑甚为㿉疝，微滑为遗溺。涩甚为溢饮，涩微为瘈挛筋痹。

脾脉急甚为瘈疭；微急为膈中，食饮入而还出，后沃沫[5]。缓甚为痿厥；微缓为风痿，四肢不用，心慧然若无病。大甚为击仆；微大为疝气，腹里大脓血在肠胃之外。小甚为寒热，微小为消瘅。滑甚为㿉癃，微滑为虫毒，蛔蝎，腹热。涩甚为肠㿉；微涩为内㿉，多下脓血。

肾脉急甚为骨癫疾；微急为沉厥奔豚[6]，足不收，不得前后。缓甚为折脊；微缓为洞，洞者，食不化，下嗌还出。大甚为阴痿；微大为石水，起脐已下至小腹腄腄然，上至胃脘，死不治。小甚为洞泄，微小为消瘅。滑甚为癃㿉；微滑为骨痿，坐不能起，起则目无所见。涩甚为大痈，微涩为不月，沉痔。

黄帝曰：病之六变者，刺之奈何？岐伯答曰：诸急者多寒；缓者多热；大者多气少血；小者血气皆少；滑者阳气盛，微有热；涩者多血少气，微有寒。是故刺急者，深内而久留之。刺缓者，浅内而疾发针，以去其热。刺大者，微泻其气，无出其血。刺滑者，疾发针而浅内之，以泻其阳气而去其热。刺涩者，必中其脉，随其逆顺而久留之，必先按而循之，已发针，疾按其痏[7]，无令其血出，以和其脉。诸小者，阴阳形气俱不足，勿取以针而调以甘药也。

黄帝曰：余闻五藏六府之气，荥输所入为合，令何道从入，入安连过[8]，愿闻其故。岐伯答曰：此阳脉之别入于内，属于府者也。黄帝曰：荥输与合，各有名乎？岐伯答曰：荥输治外经，合治内府。黄帝曰：治内府奈何？岐伯曰：取之于合。黄帝曰：合各有名乎？岐伯答曰：胃合于三里，大肠合入于巨虚上廉；小肠合入于巨虚下廉，三焦合入于委阳，膀胱合入于委中央，胆合入于阳陵泉。黄帝曰：取之奈何？岐伯答曰：取之三里者，低跗取之；巨虚者，举足取之；委阳者，屈伸而索之；委中者，屈而取之；阳陵泉者，正竖膝予之，齐下至委阳之阳取之；取诸外经者，揄申而从之[9]。

黄帝曰：愿闻六府之病。岐伯答曰：面热者足阳明病，鱼络血者手阳明病，两跗之上脉竖陷者足阳明病，此胃脉也。大肠病者，肠中切痛而鸣濯濯，冬日重感于寒即泄，当脐而痛，不能久立，与胃同候，取巨虚上廉。胃病者，腹䐜胀，胃脘当心而痛，上支两胁，膈咽不通，食饮不下，取之三里也。小肠病者，小腹痛，腰脊控睾而痛，时窘之后，当耳前热，若寒甚，若独肩上热甚，及手小指次指之间热，若脉陷者，此其候也，手太阳病也，取之巨虚上廉。三焦病者，腹气满，小腹尤坚，不得小便，窘急，溢则水留，即为胀，候在足太阳之外大络，大络在太阳少阳之间，亦见于脉，取委阳。膀胱病者，小腹偏肿而痛，以手按之，即欲小便而不得，肩上热。若脉陷，及足小指外廉及胫踝后皆热。若脉陷，取委中央。胆病者，善太息，口苦，呕宿汁，心下淡淡[10]，恐人将捕之，嗌中吩吩然数唾，在足少阳之本末，亦视其脉之陷下者灸之，其寒热者取阳陵泉。

【注释】

①溜：同『流』，即流传的意思。②淖泽：湿润柔软之意。③瘛疭：手足抽搐之义。④伏梁：腹部包块，突起如大臂，如伏在心下至脐的横梁间，因此名之。⑤后沃沫：大便泻下冷沫。⑥奔豚：为肾之积。发自少腹，上至心下，状如豚奔，或上或下，疼痛难忍。⑦痏：痏，指针孔而言。⑧入安连过：手足三阳脉气与那些脏腑经脉相连属。⑨揄申而从之：牵引四肢取穴。⑩淡淡：跳动的样子。

【译文】

黄帝问岐伯说：邪气是如何侵犯人体的？岐伯回答说：邪气侵犯人体的部位有上有下。

黄帝又问：部位的上下有一定的常规吗？岐伯说：上半身发病，是受了风寒等外邪所致；下半身发病，是受了湿邪所致。这是一般情况。所以说，邪气侵犯人体，发病没有固定的规律。例如邪气伤了阴经，也会流传到属阳的六腑；邪气侵犯了阳经，也可能就在本经的通路上发病。

黄帝说：经络虽有阴阳之分，但都属于整体的经络系统，内连脏腑，外络肢节，上下会通，经脉与络脉相互贯通，如环无端。外邪伤人，有的侵袭阴经，有的侵袭阳经，部位或上下，或左右，没有固定的地方，这是什么道理呢？

岐伯说：手足三阳经，都会聚于头面。邪气中伤于人，一般都是乘正气虚弱之时，以及在劳累之后，或者饮食汗出，腠理开泄的时候，都容易被邪气侵袭。邪气侵袭了面部，会沿着阳明经脉下传；邪气侵袭项部，则沿太阳经脉下传；邪气侵袭颊部，则沿少阳经脉下传，邪气侵犯了胸膺、脊背和两胁，也都分别在阳明经、太阳经、少阳经所过之处发病。

黄帝问：请给我讲讲邪气侵入阴经的情况？岐伯回答说：邪气侵入阴经，通常是从手臂和足胫部开始。臂与足胫部内侧的皮肤较薄，肌肉比较柔软，所以身体各部虽然同样受风，而仅仅损害这些部位的内侧。

黄帝又问：这种邪气久留能伤及五脏吗？岐伯说：身体感受了风邪，不一定会伤及五脏。因为邪气侵入阴经时，若五脏之气充实，邪气就不能入里停留，而还归于六腑。所以外邪侵袭于阳经，能在本经上发病；外邪侵袭于阴经，能溜注到六腑而发病。

黄帝说：邪气侵犯人体而伤及五脏是怎样的？岐伯说：愁忧恐惧等精神因素能伤心。形体受寒与吃寒冷的饮食能伤肺，因为两种寒邪同时感受，皮毛与肺都受损，所以发生咳喘等肺气上逆的病变。如跌仆堕坠，瘀血留于内，又因大怒，肝气上逆，瘀血阻滞于胁下，就会伤肝。如因击仆损伤，或醉后入房，汗出当风，就会伤脾。如用力举重，再加房劳过度，或出汗后浴于水中，就会伤肾。

黄帝问：请给我讲讲五脏为风邪所伤的情况？岐伯回答说：一定要脏气先伤于内，再感外邪。在内外俱伤的情况下，风邪才能内侵入脏。黄帝说：你说得很好！

黄帝说：缓、急、小、大、滑、涩这些脉象，所主的病状是怎样的呢？岐伯说：让我谈五脏的具体病变。心脉急甚是手足抽搐；微急是心痛牵引到脊背，饮食不下。心脉缓甚为心神失常的狂笑；微缓为久积之伏梁，在心下，上下走动，常有唾血。心脉大甚为喉中如有物梗阻；微大为心痹作痛引背，时时泪出。心脉小甚为呃逆；微小为消谷善饥的消瘅病。心脉滑甚为消渴；微滑为心疝痛引脐部，小腹鸣响。心脉涩甚为瘖不能言；微涩为出血，四肢厥逆，耳鸣，头顶疾病。

肺脉急甚主癫疾；微急为肺有寒热，倦怠乏力，咳嗽咳血，牵引胸部和腰背部作痛，或鼻中息肉阻塞。肺脉缓甚为多汗；微缓为痿瘘，半身不遂，头部以下汗出不止。肺脉大甚为足胫肿；微大为肺痹，牵引胸背胀痛，怕见日光。肺脉小甚为泄泻；微小为消瘅。肺脉滑甚为咳喘气逆；微滑在上为衄血，在下为泄血。肺脉涩甚为呕血；微涩为鼠瘘，发于颈项与腋下，下肢软弱难以支撑躯体，四肢酸甚。

肝脉急甚主口出愤怒的语言；微急为肥气病，位于胁下，形状好像覆着的杯子一样。肝脉缓甚为呕吐，微缓为水积胸胁而小便不通。肝脉大甚为内有痈肿，经常呕吐和衄血；微大为肝痹病，阴器收缩，咳嗽牵引小腹作痛。肝脉小甚为多饮，微小为消谷善饥的消瘅病。肝脉滑甚为阴囊肿大的㿗疝病；微滑为遗尿病。肝脉涩甚为水肿；微涩为筋脉瘈挛不舒的筋痹病。

脾脉急甚主四肢抽搐；微急为食入而吐的膈中病，大便多泡沫。脾脉缓甚为四肢痿软无力，四肢厥冷；微缓为风痿病，四肢痿废不用，但神志清楚，和无病的人一样。脾脉大甚为猝然仆倒的病；微大为痞气病，腹中多脓血而在肠胃之外。脾脉小甚为寒热病；微小为内热消瘅。脾脉滑甚为阴囊肿大的㿗疝和小便不通的癃闭病；微滑为肠中有蛔虫等寄生虫病，腹中发热。脾脉涩甚为大肠脱出的肠㿉病；微涩是肠内溃脓，故大便下脓血。

肾脉急甚为邪深至骨的骨癫疾；微急为下肢沉重逆冷，发为奔豚，两足伸而不能屈，大小便不通。肾脉缓甚为腰脊痛如折；微缓为洞泄病，洞泄的症状是饮食不化，食入之后即从大便排出。肾脉大甚为阴痿不起；微大为石水病，从脐以下至小腹部胀满下坠，上至胃脘不适，预后不良。肾脉小甚为洞泄病；微小为消瘅病。肾脉滑甚为小便不通，或为癀疝；微滑为骨痿病，可坐而不能起立，起立则目眩视物不清。肾脉涩甚为大的痈肿；微涩为月经不行，或痔疾日久不愈。

黄帝说：五脏病变出现的六种脉象，应用何种方法针刺？岐伯说：凡是脉象紧急的多是有寒邪；脉象缓的多属热；脉象大的多属气有余而血不足；脉小的多属气血两不足；脉滑的是阳盛微有热；脉涩的是血瘀气虚，微有寒象。因此，在针刺时，对出现急脉的病变应深刺，留针的时间要长；对出现缓脉的病变要浅刺，出针要快，以散其热；对出现大脉的病变，要用轻泻的刺法，微泻其气，不要出血；对出现滑脉的病变，要用浅刺而快出针的方法，以泻亢盛的阳气，而泄其热；对出现涩脉的病变，针刺时必须刺中其脉，根据经气的逆顺方向行针，留针时间要长，并按摩以导引脉气，出针后要很快按住针孔，不要出血，使经脉中气血调和；凡出现小脉的，是阴阳气血俱虚，不宜用针刺治疗，可用甘味药来调治。

黄帝说：我听说五脏六腑之气，都出于井穴，经过荥穴、输穴而入归于合穴。其气血是从何道注入的，进入后又和哪些脏腑经脉有连属的关系？希望听你讲讲其中的道理。岐伯说：这是手足阳经从别络进入内部而连属于六腑的。黄帝说：荥穴、输穴与合穴，在治疗上各有一定的作用吗？岐伯说：荥穴、输穴的脉气浮浅，可以治外经的病，合穴的脉气深入，可以治疗内腑的病。黄帝说：对人体内部的腑病应如何治疗？岐伯说：要取阳经的合穴。黄帝说：合穴各有名称吗？岐伯说：足阳明胃经的合穴在三里；手阳明大肠经的脉气，循足阳明胃脉合于巨虚上廉；手太阳小肠经的脉气，循足阳明胃脉合于巨虚下廉；手少阳三焦经合于足太阳经之委阳穴；足太阳膀胱经合于委中；足少阳胆经合于阳陵泉。黄帝说：合穴怎样取法呢？岐伯说：三里穴要使足背低平而取；巨虚穴要举足而取；委阳穴要先屈后伸下肢而取；委中穴要屈膝而取；阳陵泉穴要正身蹲坐使两膝齐平，向下在委阳的外侧取之。凡取治外在经脉的病，要牵引伸展四肢，来寻找穴位。

黄帝说：希望你给我讲讲六腑病变的情况。岐伯说：足阳明经脉行于面，面部发热就是足阳明经的病变；手阳明经脉行于鱼际之后，故手鱼血脉郁滞或有瘀斑是手阳明经的病；两足背的冲阳脉，出现坚实挺竖或虚软下陷现象的，是足阳明经的病，这是胃的经脉。大肠病的症状，肠中如刀割样疼痛，水气在肠中通过发出濯濯之声，冬天再受了寒邪，就会引起泄泻，当脐部疼痛，不能久立。大肠与胃密切相关，故可以取胃经的上巨虚穴治疗。胃病的症状，腹部胀满，胃脘当中疼痛，向上至两胁支撑作胀，胸膈和咽部阻塞不通，饮食不下。治疗当取足三里穴。小肠病的症状，小腹作痛，腰脊牵引至睾丸疼痛，大小便窘急，耳前发热，或寒甚，或肩上热甚，手小指与无名指间热甚，或络脉虚陷不起，这都属于小肠病的证候。手太阳小肠经的病，可以取胃经的下巨虚穴治疗。三焦病的症状，腹中胀满，小腹部胀得更甚，小便不通而有窘迫感，水溢于皮下为水肿，或停留在腹部为水胀病。三焦病也可以观察是太阳经外侧大络的变化，大络在太阳经与少阳经之间，为三焦的下腧委阳穴，三焦有病，亦可见到脉的异常，治疗时取委阳穴。膀胱病的症状，小腹部肿胀疼痛，用手按小腹，即有尿意，但又解不出，肩上发热，或络脉虚陷不起，以及足小趾外侧和踝部、小腿上发热。若络脉虚陷不起，治疗时可以取膀胱经的合穴委中。胆病的症状，常常吸长气，口苦，呕吐苦水，心跳不安，恐惧，如有人将捕捉他一样，咽中如物梗阻，常想吐出来。在足少阳经起点至终点的循行通路上，也可以出现络脉陷下的情况，可以用灸的方法治疗；如胆病而有寒热现象的，可取足少阳经的合穴阳陵泉刺治。

黄帝内经

线装国学经典

第三册

李楠 编译

根结第五

【原文】

岐伯曰：天地相盛，寒暖相移，阴阳之道，孰少孰多？阴道偶，阳道奇，发于春夏，阴气少，阳气多，阴阳不调，何补何泻？发于秋冬，阳气少，阴气多，阴气盛而阳气衰，故茎叶枯槁，湿雨下归，阴阳相移，何泻何补？奇邪离经[①]，不可胜数，不知根结[②]，五藏六府，折关败枢[③]，开合而走，阴阳大失，不可复取。九针之玄，要在终始，故能知终始，一言而毕，不知终始，针道咸绝。太阳根于至阴，结于命门，命门者目也。阳明根于厉兑，结于颡大，颡大者钳耳也。少阳根于窍阴，结于窗笼，窗笼者耳中也。太阳为开，阳明为合，少阳为枢。故开折则肉节渎而暴病起矣，故暴病者取之太阳，视有余不足，渎者皮肉宛焦而弱[④]也。合折则气无所止息而痿疾起矣，故痿疾者取之阳明，视有余不足，无所止息者，真气稽留，邪气居之也。枢折即骨繇而不安于地，故骨繇[⑤]者取之少阳，视有余不足，骨繇者节缓而不收也，所谓骨繇者摇故也，当穷[⑥]其本也。太阴根于隐白，结于太仓。少阴根于涌泉，结于廉泉。厥阴根于大敦，结于玉英，络于膻中。太阴为开，厥阴为合，少阴为枢。故开折则仓廪无所输膈洞[⑦]，膈洞者取之太阴，视有余不足，故开折者气不足而生病也。合折即气绝而喜悲，悲者取之厥阴，视有余不足。枢折则脉有所结而不通，不通者取之少阴，视有余不足，有结者皆取之不足。足太阳根于至阴，溜于京骨，注入昆仑，入于天柱、飞扬也。足少阳根于窍阴，溜于丘墟，注于阳辅，入于天容、光明也。足阳明根于厉兑，溜于冲阳，注于下陵，入于人迎、丰隆也。手太阳根于少泽，溜于阳谷，注于少海，入于天窗、支正也。手少阳根于关冲，溜于阳池，注于支沟，入于天牖、外关也。手阳明根于商阳，溜于合谷，注于阳溪，入于扶突、偏历也。此所谓十二经者，盛络皆当取之。一日一夜五十营，以营五藏之精，不应数者，名曰狂生。所谓五十营者，五藏皆受气。持其脉口，数其至也，五十动而不一代者，五藏皆受气；四十动一代者，一藏无气；三十动一代者，二藏无气；二十动一代者，三藏无气；十动一代者，四藏无气；不满十动一代者，五藏无气。予之短期，要在终始。所谓五十动而不一代者，以为常也，以知五藏之期。予之短期者，乍数乍踈也。

黄帝曰：逆顺五体者，言人骨节之小大，肉之坚脆，皮之厚薄，血之清浊，气之滑涩，脉之长短，血之多少，经络之数，余已知之矣，此皆布衣匹夫之士也。夫王公大人，血食之君，身体柔脆，肌肉软弱，血气慓悍滑利，其刺之徐疾浅深多少，可得同之乎？岐伯答曰：膏粱菽藿⑧之味，何可同也。气滑即出疾，其气涩则出迟，气滑则针小而入浅，气涩则针大而入深，深则欲留，浅则欲疾。以此观之，刺布衣者深以留之，刺大人者微以徐之，此皆因气慓悍滑利也。黄帝曰：形气之逆顺奈何？岐伯曰：形气不足，病气有余，是邪胜也，急泻之。形气有余，病气不足，急补之。形气不足，病气不足，此阴阳气俱不足也，不可刺之，刺之则重不足，重不足则阴阳俱竭，血气皆尽，五藏空虚，筋骨髓枯，老者绝灭，壮者不复矣。形气有余，病气有余，此谓阴阳俱有余也，急泻其邪，调其虚实。故曰有余者泻之，不足者补之，此之谓也。故曰刺不知逆顺，真邪相搏。满而补之，则阴阳四溢⑨，肠胃充郭，肝肺内䐜，阴阳相错。虚而泻之，则经脉空虚，血气竭枯，肠胃慑辟⑩，皮肤薄者，毛腠夭膲，予之死期。故曰用针之要，在于知调阴与阳，调阴与阳，精气乃光，合形与气，使神内藏。故曰上工平气，中工乱脉，下工绝气危生。故曰下工不可不慎也。必审五藏变化之病，五脉之应，经络之实虚，皮之柔粗，而后取⑪之也。

【注解】

①奇邪离经：奇邪，即不正之气。离，有『罹』的意思，此为侵入。本句的意思为不正之邪侵入人体经脉流传不定。②根结：经脉的起始和终止的部位。③折关败枢：关，指开、阖。即折败关枢。④皮肉宛焦而弱：指肌肉消瘦干枯的意思。⑤骨繇：指骨节弛缓不收，摇摆不定。⑥穷：穷究，推究的意思。⑦膈洞：指膈塞、洞泄两种病症。

⑧膏粱菽藿：膏，指肥腻食物；粱，精细粮食；菽，豆类；藿，豆叶。⑨阴阳四溢：《甲乙经》作『阴阳血气四溢』。⑩慑辟：软弱无力，邪气充斥的意思。⑪取：治。

【译文】

岐伯说：天地之气互相感应，寒暖气候递相推移，阴阳的消长、寒热的盛衰、谁多谁少，都是有规律可循的。阴道为偶数，阳道为奇数。病发在春夏之季的，阴气少而阳气多，对阴阳不能调和所致的病，应该怎样用补法和泻法？病发在秋冬季的，阳气少而阴气多，此时由于阳气衰少阴气充盛，因此草木的茎叶枯萎凋落，水湿会下渗到根部，对于阴阳相移的病变，又应该怎样用补法和泻法呢？不正的邪气侵入经络，所发生的病变是难以胜数的，如果不知根结的意义，奇邪侵扰脏腑致使功能失常，枢机败坏，气走泄而阴阳大伤，这样病也就难治了。九针的功用发挥，主要在于经脉根结。因此知道了经脉根结，针刺的道理一说就清楚了。假如不知道经脉根结，针刺的道理就闭绝难通。

足太阳膀胱经起于足小拇趾外侧的至阴穴，结于面部的命门。所谓『命门』，就是内眼角的睛明穴。足阳明胃经起于足大拇趾和食趾端的厉兑穴，归结于额角的颡大。所谓『颡大』，就是钳束于耳的上方、额角部位的头维穴。足少阳胆经起于足小趾端的窍阴穴，结于耳部的窗笼。所谓『窗笼』，就是听会穴。太阳为开，阳明为合，少阳介于表里之间，可转输内外，如门户的枢纽，故称为枢。所以太阳之关失掉了机能，则肉节渎而发生暴疾。因此针治暴疾，可取用足太阳膀胱经，根据病的情况，判断应该泻有余，还是应该补不足。渎，是皮肉瘦小憔悴的意思。阳明之合失掉了功能，气就会无所止息，痿疾也就发生了。因此，针治痿疾，可取用足阳明胃经，根据病的情况，判断应该泻其有余，还是应该补其不足。无所止息，就是说如果正气运行不畅，邪气就会留在里面了。少阳之枢失掉了功能，就会发生骨繇病而站立不稳。因此，诊治骨繇病，可取用足少阳胆经，根据病的情况，判断应该泻其有余，还是应该补其不足。『骨繇』，是指骨节弛缓不收的意思。以上所说的病应该探明它的根源。

足太阴脾经从足大趾内侧的隐白穴起，归结于上腹部的太仓穴。足少阴肾经从足心的涌泉穴起，归结于喉部的廉泉穴。足厥阴肝经从足大趾外侧的大敦穴起，归结于胸部的玉英穴而络于膻中穴。太阴为开，厥阴为阖，少阳为枢。所以太阴之关失掉了功能，就会使脾运化功能降低而不能转输谷气，表现为上则膈气痞塞，下则洞泄不止。治膈塞洞泄的病，可取用足太阴脾经穴，根据病的情况而泻其有余，补其不足。太阴之开失掉了功能，主要是因为脾气不足而引起的。厥阴之阖失掉了功能，肝气就会弛缓，表现为时常悲哀。治疗悲的病，可取用足厥阴肝经穴，根据病的情况而泻其有余，补其不足。少阴之枢失掉了功能，肾经脉气就会结滞不通。治疗结滞不通的病，可取用足少阴肾经穴，根据病的情况而泻其有余，补其不足。凡是经脉结滞不通的，都可以用上面的方法刺治。

足太阳膀胱经起于本经井穴至阴，流注于原穴京骨，又注于经穴昆仑，上入于颈部的天柱穴，下入于足部的络穴飞扬。足少阳胆经起于本经井穴窍阴，流经原穴丘墟，然后注于经穴阳辅，在上入于颈部的天容穴，在下入于络穴光明。足阳明胃经起于本经井穴厉兑，流经原穴冲阳，然后注入经穴足三里，在上进入颈部的人迎穴，在下进入足部的络穴丰隆。手太阳小肠经起于本经井穴少泽，流经经穴阳谷，然后注入合穴少海，在上进入头部的天窗穴，在下进入臂部的络穴支正。手少阳三焦经脉起于本经井穴关冲，流经原穴阳池，注入经穴支沟，在上进人头部的天牖穴，在下进入络穴外关。手阳明大肠经起于本经井穴商阳，然后流经原穴合谷，注入经穴阳溪，在上进入颈部的扶突穴，在下进入络穴偏历。这就是手三阳、足三阳左右共十二条经脉的根源流向与注入的部位，有络脉盛满现象的，都应当用泻法刺这些穴位。

经脉的气在人体内不断运行，一昼夜为五十周，以营运五脏的精气。如果太过或不及，而不能与周行五十次的次数相应，人就会生病，这种情况称作『狂生』。所谓『五十营』，是说使五脏都能得到精气的营养，并可从诊切寸口脉象、计算脉搏跳动的次数，以测脏气的盛衰。如果脉跳动五十次而无歇止，说明五脏都能接受精气的营养而健全，若脉跳四十次而有一次歇止的，便说明其中一脏衰败了；脉跳三十次而有一次歇止的，是二脏衰败了；脉跳二十次而有一次歇止的，是三脏衰败了；脉跳十次而有一次歇止的，是四脏衰败了；脉跳动不满十次就歇止的，是因为五脏精气俱衰，说明病者死期将近。脉跳动五十次而不歇止的，是五脏正常的脉象，可以借以测知五脏的精气情况。至于预料一个人短期内是否死亡，则是从他脉象的忽快忽慢来断定的。

黄帝说：人形体的差异有五种情况，即是指其骨节大小的不同，肌肉坚脆的差别，皮肤厚薄、清浊的差异，气的运行也有滑有涩，经脉也有长有短，津血也有多有少，以及经络的数目等，这些我已经知道了，但这指的都是布衣之士，对于那些王公大人和终日食肉的人，他们往往身体脆弱，肌肉软弱，血气运行急速而滑利，在治疗时，手法的快慢，进针的深浅，取穴的多少，也可相同对待吗？岐伯回答说：吃肥甘美味的人与吃糠菜粗食的人，在针治时怎么会一样呢？对于他们，气滑的应出针快，气涩的应出针慢；气滑的应当用小针浅刺，气涩的应当用大针深刺，深刺的还应留针，浅刺的则出针要快。由此看来，针刺布衣之士应深刺并且要留针，针刺王公大人应浅刺并且要慢进针，因为他们的气行有慓悍与急滑的不同。

黄帝说：形气出现了有余或不足的差别，该如何治疗呢？岐伯说：形气不足，病气有余的，是邪气满实了，应当急用泻法以祛其邪；若形气有余，病气不足的，应当急用补法以抵御邪气；如果形气和病气俱不足，则是阴阳之气都已经不足了，不能用针刺这种病人，否则会更加不足，更加不足就会导致阴阳俱竭，气血耗尽，五脏空虚，筋骨枯槁，其结果是，老年人将要死亡，壮年人也难复原。假若形气有余，病气也有余，这就是阴阳都有余了，应该急用泻法祛其实邪，以调其虚实。所以说，凡是有余的应该用泻法，不足的应该用补法，就是这个道理。

因此凡是针刺，如果不懂得补泻逆顺的道理，就会导致正气与邪气的相互搏结。若邪气实却用了补法，就会导致阴阳气血满溢，邪气也会充塞大肠和胃，肝肺会发生胀满，阴阳之气也就错乱了。若正气虚却用了泻法，就会使经脉空虚，气血耗损枯竭，肠胃松弛无力，人也就会瘦得皮包骨，毫毛脱折枯焦，凭此便可以预见离死期不远了。

因此运用针法的要领，在于懂得调和阴阳。调和好了阴阳，精气就可以充足，形体与神气也可能相合，神气便能内藏而不会泄漏了，所以说，只有高明的医生才能够调理阴阳之气，使阴阳之气平衡。一般的医生常常扰乱经脉，低劣的医生则有可能耗绝精气而危害生命。所以说，针刺时，运用补泻手法不可不审慎，一定要审察五脏的病情变化，以及五脏的脉象与痛的感应情况，经络的虚实情况，皮肤的柔粗情况，才能够选取适当的经穴进行治疗。

寿夭刚柔第六

【原文】

黄帝问于少师曰：余闻人之生也，有刚有柔，有弱有强，有短有长，有阴有阳，愿闻其方。少师答曰：阴中有阴，阳中有阳，审知阴阳，刺之有方①，得病所始，刺之有理，谨度②病端，与时相应，内合于五藏六府，外合于筋骨皮肤。是故内有阴阳，外亦有阴阳。在内者，五藏为阴，六府为阳；在外者，筋骨为阴，皮肤为阳。故曰病在阴之阴者，刺阴之荥输；病在阳之阳者，刺阳之合；病在阳之阴者，刺阴之经；病在阴之阳者，刺络脉。故曰病在阳者命曰风，病在阴者命曰痹，阴阳俱病命曰风痹。病有形而不痛者，阳之类也；无形而痛者，阴之类也。无形而痛者，其阳完③而阴伤之也，急治其阴，无攻其阳；有形而不痛者，其阴完而阳伤之也，急治其阳，无攻其阴。阴阳俱动，乍有形，乍无形，加以烦心，命曰阴胜其阳，此谓不表不里，其形不久。

黄帝问于伯高曰：余闻形气病之先后，外内之应奈何？伯高答曰：风寒伤形，忧恐忿怒伤气。气伤藏，乃病藏；寒伤形，乃应形④；风伤筋脉，筋脉乃应。此形气外内之相应也。黄帝曰：刺之奈何？伯高答曰：病九日者，三刺而已。病一月者，十刺而已。多少远近，以此衰之⑤。久痹不去身者，视其血络，尽出其血。黄帝曰：外内之病，难易之治奈何？伯高答曰：形先病而未入藏者，刺之半其日；藏先病而形乃应者，刺之倍其日。此月内难易之应也。

黄帝问于伯高曰：余闻形有缓急，气有盛衰，骨有大小，肉有坚脆，皮有厚薄，其以立寿夭奈何？伯高答曰：形与气相任则寿，不相任则夭。皮与肉相果则寿，不相果则夭。血气经络胜形则寿，不胜形则夭。黄帝曰：何谓形之缓急？伯高答曰：形充而皮肤缓者则寿，形充而皮肤急者则夭。形充而脉坚大者顺也，形充而脉小以弱者气衰，衰则危矣。若形充而颧不起者骨小，骨小则夭矣。形充而大肉䐃坚而有分者肉坚，肉坚则寿矣；形充而大肉无分理⑥不坚者肉脆，肉脆则夭矣。此天之生命，所以立形定气⑦而视寿夭者。必明乎此立形定气，而后以临病人，决死生。黄帝曰：余闻寿夭，无以度之。伯高答曰：墙基⑧卑，高不及其地者，不及二十而死也。黄帝曰：形气之相胜，以至寿夭奈何？伯高答曰：平人而气胜形者寿；病而形肉脱，气胜形者死，形胜气者危矣。

黄帝曰：余闻刺有三变，何谓三变？伯高答曰：有刺营者，有刺卫者，有刺寒痹之留经者。黄帝曰：刺三变者奈何？伯高答曰：刺营者出血，刺卫者出气，刺寒痹者内热。黄帝曰：营卫寒痹之为病奈何？伯高答曰：营之生病也，寒热少气，血上下行。卫之生病也，气痛时来时去，怫忾贲响⑨，风寒客于肠胃之中。寒痹之为病也，留而不去，时痛而皮不仁。黄帝曰：刺寒痹内热奈何？伯高答曰：刺布衣者，以火焠之。刺大人者，以药熨之。黄帝曰：药熨奈何？伯高答曰：用淳酒二十升，蜀椒一斤，干姜一斤，桂心一斤，凡四种，皆㕮咀，渍酒中。用绵絮一斤，细白布四丈，并内酒中。置酒马矢煴中，盖封涂，勿使泄。五日五夜，出布绵絮，曝干之，干复渍，以尽其汁。每渍必晬其日，乃出干。干，并用滓与绵絮，复布为复巾，长六七尺，为六七巾。则用之生⑩桑炭炙巾，以熨寒痹所刺之处，令热入至于病所，寒复炙巾以熨之，三十遍而止。汗出以巾拭身，亦三十遍而止。起步内中，无见风，每刺必熨，如此病已矣，此所谓内热也。

【注释】

①刺之有方：针刺有一定的法度、规律。②度：揣度的意思。③阳完：指阳分尚未受病。④乃应形：应误当作『病』字。『作脏病脏』，『伤形病形』，上下相应。⑤以此衰之：依照这个标准进行计算。⑥分理：指肌肉的纹理。⑦立形定气：确立形体的刚柔强弱，决定气之属阴属阳。⑧墙基：张介宾注：『墙基者，面部四旁骨骼也。』⑨怫忾贲响：『怫忾』，杨上善曰：『怫忾，气盛满貌。贲响，腹胀貌。』胸腹胀满，肠胃响鸣。⑩生：点燃。

【译文】

黄帝问少师说：我听说人体的先天素质，有刚柔、强弱、长短、阴阳等不同，希望听你讲讲对这些不同体质的人的针刺方法。

少师答道：就人体的阴阳而论，阴中还有阴，阳中还有阳。首先要掌握阴阳的规律，才能很好运用针刺方法。同时还要了解发病的经过情况，用针才能合理。必须细心推测开始发病的因素，以及人体与四时气候的相应关系，在内与五脏六腑相合，在外与筋骨皮肤相合。所以体内有阴阳，体表亦有阴阳。在体内五脏为阴，六腑为阳；在体表筋骨为阴，皮肤为阳。因而临床治疗上，病在阴中之阴的五脏，可刺阴经的荥穴和输穴；病在阳中之阳的皮肤，可刺阳经的合穴；病在阳中之阴的筋骨，可刺阴经的经穴；病在阴中之阳的六腑，可刺络穴。因此，疾病的性质由于发病部位不同而异，病在体表，由于外感邪气引起的属阳，称为『风』；病在体内，由于病邪在内，使气血阻滞不畅的属阴，称为『痹』；如果表里阴阳俱病的，称为『风痹』。再从疾病的症状来分析，如果有外在形体的症状而没有内脏疼痛症状的，多属于阳症；没有外在形体的症状而见有内脏疼痛症状的，多属于阴症。由于体表无病而内脏受伤，当速治其里，不要误治其表；由于内脏无病而体表受伤的，当速治其表，不要误治其里。如果表里同时发病，症状忽见于体表，忽见于内脏，再加上病者心情烦躁不安，是内脏病甚于体表病，这就是病邪不单纯在表，也不单纯在里，属于表里同病，故预后不良。

黄帝问伯高说：我听说人的形体与脏气发病有先后，可以给我讲讲它们内外相应的情况吗？伯高回答说：风寒之邪，多伤于人的外在形体；忧恐忿怒等情志变化，多伤及内在脏气。凡七情之气伤脏，则病变部位应在内脏；外感寒邪伤形，则发生疾病应在形体；风邪直接伤及筋脉，则筋脉也就相应地发生病变。由此可见，病邪与所伤部位的形气，是内外相应的。

黄帝说：如何进行针刺治疗呢？伯高回答说：大抵病为九天，针治三次就会好；病已一月，针治十次可以好。病程的远近或时间的多少，都可根据这三天针一次的方法来计算之。至于邪气内阻，久而不愈之病，可仔细观察病人的血络，针刺血络出尽其恶血。

黄帝说：内外之病治疗上难易的情况是怎样的？伯高回答说：外形先受病而尚未伤及内脏的，针治次数可以根据已病的日数减半计算。如果内脏先受病而后相应及于外形的，针刺次数则应当加倍计算。这是说疾病部位有内外之分，而治疗上也有难易的区别。

黄帝问伯高说：我听说人的外形有缓急，正气有盛衰，骨骼有大小，肌肉有坚脆，皮肤有厚薄，从这些方面怎样来确定人的寿夭呢？伯高回答说：外形与正气相称的多长寿；不相称的多夭折。皮肤与肌肉相称的多长寿；不相称的多夭折。内在血气经络的强盛超过外形的多长寿；不能超过外形的多夭折。

黄帝说：给我讲讲形体缓急的情况？伯高回答说：外形壮实而皮肤舒缓的多长寿；外形虽盛而皮肤紧急的多夭折。外形壮实而脉象坚大有力的为顺；外形虽盛而脉象弱小无力的为气衰，气衰是危险的。假使外形虽盛而颧骨不突起者骨骼小，骨骼小的多夭折。如外形壮实，而大肉突起有分理者是肉坚实，肉坚实的人多长寿；外形虽盛而大肉无分理不坚实者是肉脆，肉脆的人多夭折。以上所说，虽是人的先天禀赋，但是可以根据这些形气的不同情况来衡量体质之强弱，从而推断其长寿或夭折。医工必须明白这些道理，而后临床时根据形气的情况，以决定预后的良与不良。

黄帝说：我已听过关于寿夭的区别，但究竟怎样来衡量呢？伯高回答说：凡是面部肌肉陷下，而四周骨骼显露的，不满三十岁就会死亡。如果再加上疾病的影响，不到二十岁就会有死亡的可能。

黄帝说：形与气相胜是如何决定寿夭的？伯高回答说：健康人正气胜过外形的就会长寿；病人肌肉已经极度消

瘦，虽然正气胜过外形，也终将不免要死亡；如果外形胜过正气，则是很危险的。

黄帝说：我听说刺法有三变，指的是什么？伯高回答说：指的是刺营分，刺卫分，刺寒痹稽留于经络三种。

黄帝说：这三种刺法是怎样的？伯高回答说：刺营分时要疏通其血，刺卫分时要调和其气，刺寒痹时要使热气纳于内。

黄帝说：营分、卫分、寒痹的病状如何？伯高回答说：营分病多出现寒热往来，呼吸少气，血上下妄行。卫有病则痛无定处，也不定时，胸腹会感到满闷或者窜动作响，这是风寒侵袭于肠胃所致。寒痹的病状，多由病邪久留而不解，因此时常感到筋骨作痛，甚或皮肤麻木不仁。

黄帝说：刺寒痹怎样才能使躯体内部产生热感？伯高回答说：对一般体质比较好的劳动者病人，可用烧红的火针刺治，而对养尊处优体质较差的病人，则多用药熨。

黄帝说：如何药熨呢？伯高回答说：用醇酒二十升，蜀椒一升，干姜、桂心各一斤（升）。共四种药，都嚼碎，浸在酒中。再用丝绵一斤，细白布四丈，一齐纳入酒中。把酒器加上盖，并用泥封固，不使泄气，放在燃着的马粪内煨，经过五天五夜。将细布与丝绵取出晒干，干后再浸入酒内，如此反复地将药酒浸干为度。每次浸的时间要一整天，然后拿出来再晒干。等酒浸干后，将布做成夹袋，每个长六到七尺，共做成六七个，将药渣与丝绵装入袋内。用时取生桑炭火，将夹袋放在上面烘热，熨敷于寒痹所刺的地方，使得热气能深透于病处。夹袋冷了再将其烘热。如此熨敷三十次，每次都使患者出汗。出汗后用手巾揩身，也需要三十遍。并令患者在室内行走，但不能见风。按照这样的方法，每次针治时，再加用熨法，病就会好了。这就是『内热』的方法。

官针第七

【原文】

凡刺之要，官针[1]最妙。九针之宜，各有所为，长短大小，各有所施也，不得其用，病弗能移。疾浅针深，内伤良肉，皮肤为痈；病深针浅，病气不泻，支为大脓[2]。病小针大，气泻太甚，疾必为害；病大针小，气不泄泻，亦复为败。失针之宜[3]，大者泻，小者不移，已言其过，请言其所施。

病在皮肤无常处者，取以镵针于病所，肤白勿取。病在分肉间，取以员针于病所。病在经络痼痹者，取以锋针，病在脉，气少当补之者，取以鍉针于井荥分输。病为大脓者，取以铍针。病痹气暴发者，取以员利针。病痹气痛而不去者，取以毫针。病在中者，取以长针。病水肿不能通关节者，取以大针。病在五藏固居者，取以锋针，泻于井荥分输，取以四时。凡刺有九，以应九变。一曰输刺；输刺者，刺诸经荥输藏腧也。二曰远道刺；远道刺者，病在上，取之下，刺府腧也。三曰经刺；经刺者，刺大经之结络经分也。四曰络刺；络刺者，刺小络之血脉也。五曰分刺；分刺者，刺分肉之间[4]也。六曰大泻刺[5]；大泻刺者，刺大脓以铍针也。七曰毛刺[6]；毛刺者，刺浮痹皮肤也。八曰巨刺；巨刺者，左取右，右取左。九曰焠刺，焠刺者，刺燔针则取痹也。

凡刺有十二节，以应十二经。一曰偶刺；偶刺者，以手直心若背[7]，直痛所，一刺前，一刺后，以治心痹，刺此者傍针之也。二曰报刺；报刺者，刺痛无常处也，上下行者，直内无拔针，以左手随病所按之，乃出针复刺之也。三曰恢刺；恢刺者，直刺傍之，举之前后，恢筋急[8]，以治筋痹也。四曰齐刺，齐刺者，直入一，傍入二，以治寒气小深者。或曰三刺；三刺者，治痹气小深者也。五曰扬刺，扬刺者，正内一，傍内四，而浮之，以治寒气之博大者也。六曰直针刺，直针刺者，引皮乃刺之，以治寒气之浅者也。七曰输刺；输刺者，直入直出，稀发针而深之，以治气盛而热者也。八曰短刺：短刺者，刺骨痹，稍摇而深之，致针骨所，以上下摩骨也。九曰浮刺：浮刺者，傍入而浮之，以治肌急而寒者也。十曰阴刺：阴刺者，左右率刺之，以治寒厥，中寒厥，足踝后少阴也。十一曰傍针刺：傍针刺者，入直刺傍刺各一，以治留痹久居者也。十二曰赞刺：赞刺者，直入直出，数发针而浅之出血，是谓治痈肿也。

脉之所居深不见者刺之，微内针而久留之，以致其空脉气也。脉浅者勿刺，按绝其脉乃刺之，无令精出，独出其邪气耳。所谓三刺则谷气出者，先浅刺绝皮，以出阳邪；再刺阴邪出者，少益深，绝皮致肌肉，未入分肉间也；已入分肉之间，则谷气出。故刺法曰：始刺浅之，以逐邪气而来血气；后刺深之，以致阴气之邪；最后刺极深之，以下谷气。此之谓也。故用针者，不知年之所加，气之盛衰，虚实之所起，不可以为工也。

凡刺有五，以应五藏。一曰半刺：半刺者，浅内而疾发针，无针伤肉，如拔毛状，以取皮气，此肺之应也。二曰豹文刺：豹文刺者，左右前后针之，中脉为故，以取经络之血者，此心之应也。三曰关刺：关刺者，直刺左右，尽筋上，以取筋痹，慎无出血，此肝之应也，或曰渊刺，一曰岂刺。四曰合谷刺：合谷刺者，左右鸡足，针于分肉之间，以取肌痹⑨，此脾之应也。五曰输刺：输刺者，直入直出，深内之至骨，以取骨痹，此肾之应也。

【注解】

①官针：「官」有用之义，是动词。旧注为公认的符合标准的针具，似不合。②支为大脓：支，太素卷作「反」字，当从。③失针之宜：失，《甲乙经》作「夫」字。④分肉之间：「分肉」指肌肉间赤白相分。「之间」指肌肉与肌肉之间的凹陷处。⑤大泻刺：谓针刺脓疡，排脓放血。⑥毛刺：皮肤浅刺。⑦直心若背：直，当也。本句意为正当胸背。⑧恢筋急：恢复筋脉拘急。⑨肌痹：《太素·卷二十五》：「寒湿之气，客于肌中，名曰肌痹。」

【译文】

针刺的要点，在于正确选用符合规格的针具。九针依据其各自的长、短、大、小，分别有不同的功用。

如果用法不当，病就难除。病在浅表的却针刺过深，就会损伤里面的好肉，发生痈肿。病在深部的却针刺过浅，病邪就不能排除，反而会形成大的脓疡。病轻浅却用大针，会使元气外泻而加重病情；疾病深重却用小针，邪气得不到排泄，治疗也就得不到效果了。不正确的用针往往是宜用小针却因误用了大针而泄去了正气，应用大针却误用了小针而使病邪得不到排除。这里已经说了错用针具的害处，那就让我再谈九针的正确用法。

病在皮肤而没有固定的地方，可以用镵针针刺病变部位，但皮肤苍白的就不能针刺了。病在肌肉间的，可以用圆针揩病变部位。病在经络，日久成痹的，应用锋针治疗。病在经脉，而气又不足的，当用补法，以鍉针按压井、荥、输等穴位。对患严重脓疡的，应当用铍针排脓治疗。痹症急性发作的，应当用圆利针治疗。患痹症而疼痛又日久不止的，可以用毫针治疗。病已入里的，应当用长针刺治。患水肿并且关节不通利的，应当用大针刺治。病在五脏而固留不去的，可用锋针，在井荥输等穴用泻法刺治，并依据四时与腧穴的关系进行选穴。

针刺有九种方法：第一种叫做输刺，是针刺十二经四肢的井、荥、输、经、合等各穴，以及背部两侧的脏腑俞穴。第二种叫做远道刺，是说病在上部的，从下部取穴，针刺足三阳经的腑俞穴。第三种叫做经刺，就是针刺在深部经脉触到的硬结或压痛。第四种叫络刺，就是刺皮下浅部的小络脉。第五种叫分刺，就是针刺肌肉的间隙。第六种叫做大泻刺，就是用铍针刺肠疡。第七种叫毛刺，就是针刺皮肤浅表的痹症。第八种叫做巨刺，就是左侧的病刺右侧的穴，右侧的病刺左侧的穴。第九种叫做焠刺，就是用火针治痹症。

针刺有十二种方法，是为了适应十二经的病变。第一种叫偶刺，偶刺是用手对着胸部或背部，当痛处，一针刺前胸，一针刺后背，以治疗心痹的病。但刺时，针尖要向两旁倾斜。第二种叫报刺，报刺就是用针刺治痛无定处的病。方法是垂直行针，用左手按其痛处然后将针拔出。再进针。第三种叫恢刺，恢刺就是直刺筋脉的旁边，提插运捻向前向后，以治筋痹。第四种叫做齐刺，齐刺就是在病点正中直刺一针，左右两旁再各刺一针，以治寒邪小而深者。此法又叫三刺，三刺可以治疗痹气小而深的病。第五种叫扬刺，扬刺就是在病点正中刺一针，在病变周围刺四针，用浅刺法，以治寒气广泛的病。第六种叫做直针刺，直针刺就是用手捏起皮肤，将针沿皮直刺而入，以治寒气较浅的病。第七种叫做输刺，输刺就是将针直入直出，取穴少却又刺得深，以治气盛而有热的病。第八种叫做短刺，短刺可以治疗骨痹病，方法是慢慢进针，同时稍稍摇动针体，使针渐渐深入骨部，然后再上下提插摩擦骨部。第九种叫浮刺，浮刺是在病点旁浮浅的斜刺，以治疗肌肉挛急而寒的病。第十种叫阴刺，阴刺为左右都刺，以治寒厥病，凡中寒厥的，应刺足内踝后面的太溪穴。第十一种叫傍针刺，傍针刺就是在病点直刺一针，旁边也刺一针，以治久而不愈的痹症。第十二种叫赞刺，赞刺就是直入直出，快速进出针并浅刺出血，以治疗痈肿。

经脉所在的部位，如果深而难见，针刺时要轻轻地进入而长时间留针，以疏导孔中的脉气。脉浅的不要刺，要先按绝经脉气，才可以进针，不使精气外泄，只使其邪气排出。

所谓经过三刺就使谷气流通的针法，是指先浅刺皮肤，以宣泄阳邪；如果再刺就会使阴邪排出，稍微深刺，透过皮肤而接近肌肉，但没有刺到肌肉之间；当刺达肌肉之间时，谷气就会流通，针感也就出现了。所以刺法讲：开始应当浅刺，以驱逐浅表的邪气，而让血气流通；然后再深刺，以使阴邪外泄，最后深刺到深处，以疏导谷气。这就叫三刺。所以用针的人，如果不知道每年运气的变化、气的盛衰所引起的疾病的虚实状况，就不能成其为医者。

还有五种刺法，可以与五脏有关的病变相应。第一叫半刺，半刺就是下针浅而很快出针，不刺伤肌肉，就像拔除毫毛一般，以祛除皮毛间的邪气，这是相应于肺脏的刺法。

第二叫豹文刺，豹文刺就是在病变部位的左右前后下针，以刺中络脉使其出血为度，以消散经络间的瘀血，这是相应于心脏的刺法。

第三叫关刺，关刺就是直刺四肢关节的附近，以治疗筋痹，但应当注意刺时不能出血，这是相应于肝脏的刺法，也叫渊刺，又叫岂刺。

第四叫合谷刺，合谷刺就是将针深刺到分肉之间，左右各斜刺一针，就像鸡足的样子，以治疗肌痹，这是相应于脾脏的刺法。

第五叫输刺，输刺指的是直接进针又直接出针，将针深刺到骨部，以治疗骨痹，这是相应于肾脏的刺法。

本神第八

【原文】

黄帝问于岐伯曰：凡刺之法，先必本于神[1]。血、脉、营、气、精神，此五藏之所藏也，至其淫泆离藏[2]则精失、魂魄飞扬、志意恍乱、智虑[3]去身者，何因而然乎？天之罪与？人之过乎？何谓德[4]、气[5]、生、精、神、魂、魄、心、意、志、思、智、虑？请问其故。岐伯答曰：天之在我者德也，地之在我者气也，德流气薄而生者也。故生之来谓之精，两精相搏谓之神，随神往来者谓之魂，并精而出入者谓之魄，所以任物者谓之心，心有所忆谓之意，意之所存谓之志，因志而存变谓之思，因思而远慕谓之虑，因虑而处物谓之智。故智者之养生也，必顺四时而适寒暑，和喜怒而安居处，节阴阳而调刚柔，如是则僻邪不至，长生久视[6]。是故怵惕[7]思虑者则伤神，神伤则恐惧流淫[8]而不止。因悲哀动中者，竭绝而失生。喜乐者，神惮散而不藏。愁忧者，气闭塞而不行。盛怒者，迷惑而不治。恐惧者，神荡惮而不收。

心怵惕思虑则伤神，神伤则恐惧自失，破䐃脱肉，毛悴色夭，死于冬。脾愁忧而不解则伤意，意伤则悗乱，四支不举，毛悴色夭，死于春。肝悲哀动中则伤魂，魂伤则狂忘不精[9]，不精则不正[10]当人，阴缩而挛筋，两胁骨不举，毛悴色夭，死于秋。肺喜乐无极则伤魄，魄伤则狂，狂者意不存人，皮革焦，毛悴色夭，死于夏。肾盛怒而不止则伤志，志伤则喜忘其前言，腰脊不可以俯仰屈伸，毛悴色夭，死于季夏。恐惧而不解则伤精，精伤则骨酸痿厥，精时自下。是故五藏，主藏精者也，不可伤，伤则失守而阴虚，阴虚则无气，无气则死矣。是故用针者，察观病人之态，以知精神魂魄之存亡得失之意，五者以伤，针不可以治之也。

肝藏血，血舍魂，肝气虚则恐，实则怒。脾藏营，营舍意，脾气虚则四支不用，五藏不安，实则腹胀经溲不利[11]。心藏脉，脉舍神，心气虚则悲，实则笑不休。肺藏气，气舍魄，肺气虚则鼻塞不利少气，实则喘喝胸盈仰息。肾藏精，精舍志，肾气虚则厥[12]，实则胀，五藏不安。必审五藏之病形，以知其气之虚实，谨而调之也。

【注释】

①神：即神气。各种精神意志活动的总称。②淫泆离藏：淫泆，失常、过度的意思。本句的意思为七情为度，任情放恣，则可使五脏精气散失。③智虑：是意、志、思、虑、智的省称，即指思维活动。④德：指自然界的空气、日光、雨霜。⑤气：指地面上谷物、水分等生活必须条件。⑥长生久视：视，活也。长生久视，意即生命长久。⑦怵惕：怵，恐惧。惕，惊恐不安。即恐惧的意思。⑧流淫：此指滑精带下等。⑨不精：精神不能专一。⑩不正：指神志狂乱，举动失常。⑪经溲不利：经，《甲乙经》作『泾』，为大便，溲为小便。经溲不利，即大、小便不通利。⑫厥：逆，即反。

【译文】

黄帝问岐伯道：大凡针刺的方法，必须先以人的生命活动为根本。因为血、脉、营、气、精、神，这些都属五脏所藏的维持生命活动的物质和动力。如果七情过度，使其与内脏分离，那么精气就随之而散失，魂魄不定而飞扬，意志无主而恍乱，思考决断能力丧失，这是什么原因造成的呢？究竟是天生的灾难，还是人为的过失呢？什么叫德、气、生、精、神、魂、魄、心、意、志、思、智、虑？请给我讲讲这里面的道理。岐伯回答说：天所赋予人的是『德』（如自然界的气候、日光雨露等），地所赋予人的是『气』（如地面上的物产）。因此，由于天之德下流与地之气上交，阴阳相结合，使万物化生，人才能生存。人之生命的原始物质，叫做精；男女交媾，两精结合而成的生机，叫做神；随从神气往来的精神活动，叫做魂；从乎精的先天本能，叫做魄；脱离母体之后，主宰生命活动的，叫做心；心里忆念而未定的，叫做意；主意已考虑决定，叫做志；根据志而反复思考，叫做思；思考范围由近及远，叫做虑；通过考虑而后毅然处理，叫做智。所以聪明的人保养身体，必定是顺从四时节令变化，来适应气候的寒暑，不让喜怒过度，注意正常的饮食起居，节制阴阳的偏颇，调剂刚柔的活动。能坚持这样做，四时不正的邪气也难以侵袭，从而能够获致长寿而不易衰老。

恐惧和思虑太过能损伤心神，神伤而恐惧的情绪时时流露于外，阴气流失而不能固摄。因悲哀太甚，内伤肝脏，能使正气耗竭以至绝灭而死亡。喜乐过度，使神气涣散而不守。忧愁太甚，使气机闭塞不通。大怒以后，能使神志昏迷。恐惧太甚，也使神气散失而不收。

心若恐惧和思虑太过会伤及所藏之神，神伤便会时时恐惧，不能自主，久而大肉瘦削，皮毛憔悴，气色枯夭，死亡在冬季。脾因忧愁不解而伤及所藏之意，意伤便会胸膈烦闷，手足无力举动，皮毛憔悴，气色枯夭，死亡在春季。肝因悲哀太过而伤及所藏的魂，魂伤便会狂妄而不能精明，举动失常，同时使人前阴萎缩，筋脉拘挛，两胁不能舒张，皮毛憔悴，气色枯夭，死亡在秋季。肺因喜乐太过而伤及所藏的魄。魄伤便会形成癫狂，语无伦次，皮毛肌肤憔悴，气色枯夭，死亡在夏季。肾因大怒不止而伤及所藏的志，志伤便会记忆力衰退，腰脊不能俯仰转动，皮毛憔悴，气色枯夭，死亡在夏季。又因恐惧不解而伤精，精伤则骨节酸软痿弱，四肢发冷，精液时时外流。所以说，五脏都主藏精，不能损伤，伤则所藏之精失守而为阴不足，阴不足则正气的化源断绝，人无正气则死。因此，用针治病，应当仔细察看病人的神情与病态，从而了解其精、神、魂、魄、意、志有无得失的情况，如果五脏之精已经耗伤，就不可以妄用针刺治疗。

肝脏主藏血，血中舍魂。所以肝气虚容易恐惧，肝气实容易发怒。脾脏主藏营，营中舍意，脾气虚则四肢不能运动，五脏缺乏营气而不能发挥正常的功能，脾气实则发生腹中胀满，大小便不利。心脏主藏脉，脉中舍神，心气虚易产生悲感，心气实则嬉笑不止。肺脏主藏气，气中舍魄，肺气虚则发生鼻塞呼吸不利，短气，肺气实则喘促胸满，仰面呼吸。肾脏主藏精，精中舍志，肾气虚则四肢厥冷，肾气实则小腹作胀。五脏发生病变，必须审察其病状，进一步分析其病症属虚还是属实，然后谨慎地进行调治。

终始第九

【原文】

凡刺之道，毕于终始，明知终始，五藏为纪，阴阳定矣。阴者主藏，阳者主府，阳受气于四末，阴受气于五藏。故泻者迎之，补者随之，知迎知随，气可令和。和气之方，必通阴阳，五藏为阴，六府为阳，传之后世，以血为盟，敬之者昌，慢之者亡，无道行私，必得夭殃。谨奉天道，请言终始，终始者，经脉为纪，持其脉口人迎，以知阴阳有余不足，平与不平，天道毕矣。所谓平人者不病，不病者，脉口人迎应四时也，上下相应而俱往来也，六经之脉不结动①也，本末之寒温之相守司②也，形肉血气必相称也，是谓平人。少气者，脉口人迎俱少而不称尺寸也。如是者，则阴阳俱不足，补阳则阴竭，泻阴则阳脱。如是者，可将以甘药，不可饮以至剂。如此者弗灸，不已者因而泻之，则五藏气坏矣。人迎一盛，病在足少阳，一盛而躁，病在手少阳。人迎二盛，病在足太阳，二盛而躁，病在手太阳。人迎三盛，病在足阳明，三盛而躁，病在手阳明。人迎四盛，且大且数，名曰溢阳③，溢阳为外格。脉口一盛，病在足厥阴，厥阴一盛而躁，在手心主。脉口二盛，病在足少阴，二盛而躁，在手少阴。脉口三盛，病在足太阴，三盛而躁，在手太阴。脉口四盛，且大且数者，名曰溢阴，溢阴为内关④，内关不通死不治。人迎与太阴脉口俱盛四倍以上，命曰关格⑤，关格者与之短期。

人迎一盛，泻足少阳而补足厥阴，二泻一补，日一取之，必切而验之，踈取之上，气和乃止。人迎二盛，泻足太阳，补足少阴，二泻一补，二日一取之，必切而验之，疏取之上，气和乃止。人迎三盛，泻足阳明而补足太阴，二泻一补，日二取之，必切而验之，踈取之上，气和乃止。脉口一盛，泻足厥阴而补足少阳，二补一泻，日一取之，必切而验之，踈而取之，气和乃止。脉口一盛，泻足少阴而补足太阳，二补一泻，二日一取之，必切而验之，踈取之上，气和乃止。

脉口三盛，泻足太阴而补足阳明，二补一泻，日二取之，必切而验之，疏而取之上，气和乃止。所以日二取之者，太阳主胃[6]，大富于谷气，故可日二取之也。人迎与脉口俱盛三倍以上，命曰阴阳俱溢，如是者不开，则血脉闭塞，气无所行，流淫于中，五藏内伤。如此者，因而灸之，则变易而为他病矣。

凡刺之道，气调而止，补阴泻阳，音气益彰，耳目聪明，反此者气血不行。所谓气至而有效者，泻则益虚，虚者脉大如其故而不坚也，坚如其故者，适虽言故，病未去也。补则益实，实者脉大如其故而益坚也，夫如其故而不坚者，适虽言快，病未去也。故补则实，泻则虚，痛虽不随针，病必衰去。必先通过十二经脉之所生病，而后可得传于终始矣。故阴阳不相移，虚实不相倾，取之其经。

凡刺之属，三刺[7]至谷气[8]，邪僻妄合，阴阳易居，逆顺相反，沉浮异处，四时不得，稽留淫泆，须针而去。故一刺则阳邪出，再刺则阴邪出，三刺则谷气至，谷气至而止。所谓谷气至者，已补而实，已泻而虚，故以知谷气至也。邪气独去者，阴与阳未能调，而病知愈也。故曰补则实，泻则虚，痛虽不随针，病必衰去矣。阴盛而阳虚，先补其阳，后泻其阴而和之。阴虚而阳盛，先补其阴，后泻其阳而和之。三脉动于足大指之间，必审其实虚。虚而泻之，是谓重虚，重虚病益甚。凡刺此者，以指按之，脉动而实且疾者疾泻之，虚而徐者则补之，反此者病益甚。其动也，阳明在上，厥阴在中，少阴在下。膺腧中膺，背腧中背。肩膊虚者，取之上。重舌，刺舌柱以铍针也。手屈而不伸者，其病在筋，伸而不屈者，其病在骨，在骨守骨，在筋守筋。补须一方实，深取之，稀按其痏，以极出其邪气；一方虚，浅刺之，以养其脉，疾按其痏，无使邪气得入。邪气来也紧而疾，谷气来也徐而和。脉实者，深刺之，以泄其气；脉虚者，浅刺之，使精气无得出，以养其脉，独出其邪气。刺诸痛者，其脉皆实。故曰：从腰以上者，手太阴阳明皆主之；从腰以下者，足太阴阳明皆主之。病在上者下取之，病在下者上取之，病在头者取之足，病在足者取之腘。病生于头者头重，生于手者臂重，生于足者足重，治病者先刺其病所从生者也。春气在毛，夏气在皮肤，秋气在分肉，冬气在筋骨，刺此病者各以其时为齐[9]。故刺肥人者，以秋冬之齐；刺瘦人者，以春夏之齐。病痛者阴也，痛而以手按之不得者阴也，深刺之。病在上者阳也，病在下者阴也。痒者阳也，浅刺之。病先起阴者，先治其阴而后治其阳；病先起阳者，先治其阳而后治其阴。刺热厥者，留针反为寒；刺寒厥者，留针反为热。刺热厥者，二阴一阳；刺寒厥者，二阳一阴。所谓二阴者，二刺阴也；一阳者，一刺阳也。久病者邪气入深，刺此病者，深内而久留之，间日而复刺之，必先调其左右，去其血脉，刺道毕矣。

凡刺之法，必察其形气，形肉未脱，少气而脉又躁，躁厥者，必为缪刺之，散气可收，聚气可布。深居静处，占神往来，闭户塞牖，魂魄不散，专意一神，精气之分，毋闻人声，以收其精，必一其神，令志在针，浅而留之，微而浮之，以移其神，气至乃休。男内女外，坚拒勿出，谨守勿内，是谓得气。

凡刺之禁：新内勿刺，已刺勿内。已醉勿刺，已刺勿醉。新怒勿刺，已刺勿怒。新劳勿刺，已刺勿劳。已饱勿刺，已刺勿饱。已饥勿刺，已刺勿饥。已渴勿刺，已刺勿渴。大惊大怒，必定其气，乃刺之。乘车来者，卧而休之，如食顷乃刺之。出行来者，坐而休之，如行十里顷乃刺之。凡此十二禁者，其脉乱气散，逆其营卫，经气不次，因而刺之，则阳病入于阴，阴病出为阳，则邪气复生，粗工勿察，是谓伐身，形体淫泆，乃消脑髓，津液不化，脱其五味，是谓失气也。

太阳之脉，其终也，戴眼反折[10]瘛疭，其色白，绝皮[11]乃绝汗，绝汗则终矣。少阳终者，耳聋，百节尽纵，目系绝，目系绝一日半则死矣，其死也，色青白乃死。阳明终者，口目动作，喜惊妄言，色黄，其上下之经盛而不行则终矣。少阴终者，面黑齿长而垢，腹胀闭塞，上下不通而终矣。厥阴终者，中热嗌干，喜溺心烦，甚则舌卷卵上缩而终矣。太阴终者，腹胀闭不得息，气噫善呕，呕则逆，逆则面赤，不逆则上下不通，上下不通则面黑皮毛焦而终矣。

【注释】

①结动：结，指脉结代；动，指脉疾动。②相守司：指相互协调配合。③溢阳：阳气盛极充斥于外。④内关：阴气盈溢于内，关闭阳气而不得入，故称内关。⑤关格：阴阳俱盛不相协调，内外阴阳相互格拒，为关格。⑥太阳主胃：阳，《甲乙经》作『阴』字。太阴主胃，太阴属脾，与胃为表里，故言太阴主胃。⑦三刺：指针刺皮肤、分肉三种不同深浅的刺法。⑧谷气：在此指正气。⑨各以其时为齐：分别根据四时阴阳变化作为针刺深浅的准则。⑩反折：即弓角反张。⑪绝皮：绝，穿越，指真气越出皮。

【译文】

针刺的原理，全都包括在古经《终始》篇里，要清楚地了解经气运行起止来去的道理，就必须以五脏为纲纪，以确定阴经阳经的关系。阴经主五脏，阳经主六腑。阳经承接四肢中运行的脉气，阴经承接五脏中运行的脉气。所以，在采用泻法刺治时要迎而守之，采用补法刺治时要随而济之。掌握了迎随补泻的要领，就可以使脉气调和。而调和脉气的要点，在于了解阴阳规律，五脏为阴，六腑为阳。如果要将这些道理传授给后世，传授时应歃血明誓，也只有如此，才能发扬光大。如果不加重视，这些道理就会逐渐消亡，如果不按这些方法去做，就会造成天祸。

谨慎地顺应天地间阴阳盛衰的道理，以掌握针刺终始的含义。所谓终始，就是以十二经脉为纲纪，诊察寸口和人迎两处，以了解人体阴阳的虚实盛衰，以及阴阳的平衡情况。这样也就大致掌握了阴阳盛衰的规律。所谓平人，就是平常无病的人。平人的脉口和人迎两处的脉象是和四时的阴阳变化相和的，脉气也上下相应，往来不息，六经的脉搏既无结涩和不足，也没有动疾有余的现象产生，内脏之本和肢体之末，在四时寒温变化时，就能相互协调，形肉和血气也能互为协调。这就是平常无病的人。

气短的人，脉口和人迎都会表现出虚弱无力的脉象，与两手的寸、尺两脉也不相称。这种情况，属于阴阳都不足的症象。治疗时，如果补阳，就会导致阴气衰竭，泻阴又会导致阳气脱泄。因此，只能用甘缓的药剂加以调补，如果还不能痊愈则可服用能快速起效的药物。像这样的病，切勿用艾灸治疗，如果因不能快速产生疗效，而用泻法，那么五脏的精气就会受到损害。

若人迎脉比寸口大一倍，这表明病在足少阳胆经，大一倍而又同时出现躁动症状的，病在少阳三焦经。人迎脉比寸口大两倍的，病在足太阳膀胱经，大两倍而又同时有躁动症状的，病在手太阳小肠经。人迎脉比寸口脉大三倍的，病在足阳明胃经，大三倍而又同时有躁动症状的，病在手阳明大肠经。人迎脉比寸口大四倍的，并且脉象又大又快的，叫溢阳，溢阳是因为六阳盛极，而不能与阴气相交，所以称为外格。

若寸口脉比人迎大一倍的，这表明病在足厥阴肝经，大一倍而又同时有躁动症状的，病在手厥阴心包络经。寸口脉比人迎大两倍，病在足少阴肾经，大两倍而又同时有躁动症状的，病在手少阴心经。寸口脉比人迎大三倍，病在足太阴脾经，大三倍而又同时有躁动症状的，病在手太阴肺经。寸口脉比人迎大四倍，并且脉象又大又快的，叫做溢阴。溢阴是因为六阴盛极，而不能与阳气相交，所以称为内关。内关是阴阳隔绝的死症。人迎与寸口脉都比平常的大四倍以上的，叫做关格。出现了关格的脉象，人也就接近死期了。

人迎脉比寸口脉大一倍的，治法为泻足少阳胆经，而补足厥阴肝经。用二泻一补法，每日针刺一次，施针时，还必须切人迎与寸口脉，以测病势的进退，如果表现为躁动不安的，应取上部的穴位，直到脉气调和了才能停止针刺。人迎脉比寸口脉大两倍，就应该泻足太阴膀胱经，补足少阴肾经。用二泻一补法，每两日针刺一次，施针时，还应切人迎与寸口脉，以测病势的进退，如果同时有躁动不安的情况的，应取用上部的穴位，直到脉气调和了才能停止针刺。人迎脉比寸口脉大三倍的，就应该泻足阳明胃经，补足太阴脾经，用二泻一补法，每日针刺二次，施针时，还应切人迎与寸口脉，以测病势的进退，如果表现为躁动不安的，就取上部的穴位，直到脉气调和了，才能停止针刺。

寸口脉比人迎脉大一倍的，治法为泻足厥阴肝经，以补足少阳胆经，用二泻一补法，每日针刺一次，施针时，还应切寸口与人迎脉，以测病势的进退，如果有躁动不安的情况的，就应取上部的穴位，直到脉气调和了，才能停止针刺。寸口脉比人迎脉大两倍的，应该泻足少阴肾经，以补足太阳膀胱经。用二泻一补法，每两日针刺一次，施针时，还应切寸口与人迎脉，以测病势的进退，如果有躁动不安的情况的，应取上部的穴位，直到脉气调和了，才能停止针刺。寸口脉比人迎脉大三倍的，应该泻足太阴脾经，以补足阳明胃经，用二泻一补法，每日针刺两次，施针时，还应切寸口与人迎脉，以测病势的进退，如果有躁动不安的情况的，应取上部的穴位，直到脉气调和了，才能停止针刺。每日针刺两次的原因是什么呢？因为太阴主胃，当谷气充盛时，人就气多血多，所以可以每日刺两次。人迎和寸口脉的脉象都比平常大三倍以上的，叫做阴阳俱溢。这样的病，如果不加以疏理，血脉就会闭塞，气血也不能流通，流溢于肉里，就会损伤五脏。在这种情况下，如果妄用了灸法，就会导致变易，而引发其他的疾病。

针刺的目的都是使阴阳调和。补阴泻阳，就是补五脏不足的正气，泻六淫邪气，这样人才能声音清朗，元气充盛，耳聪目明。如果泻阴补阳，就会导致气血不畅。所谓针下得气而有了疗效，是说实证因为用了泻法，证候便由实转虚，这种虚证的脉象虽然与原来的大小相同，但已变得虚软不坚了；如果脉象仍然坚实，病人虽已感到轻快，但疾病也并未去除。如果虚证用了补法，证候就会由虚转实，这种实证的脉象虽然与原来同样大小，却比先前坚实有力；如果经过针刺，脉象还像以前那样大，却虚软而不坚实，患者虽然觉得舒服，但疾病也未除去。所以应正确运用补泻的手法，以使补能充实正气，泻能祛除邪气，病痛虽不能随着出针而立即除去，但病势却必然会减轻。必须先了解十二经脉的机理，才能领悟终始章的深刻涵义。阴经阳经各有固定的循行部位，与脏腑也有确定的配属关系，补虚泻实的原则也不能互为颠倒。针治也应按经取穴。

一般若适于用针刺的病，都应当用三刺法，使针下获得谷气流通的感觉。由于邪气侵入经脉后会与血气相温和，会扰乱阴阳之气原有的位置，使气血运行的逆顺方向倒置，脉象的沉浮异常，与四时不相应，邪气就会滞留体内而淫溢流散。这些病变，都可用针刺治疗。初刺是刺皮肤，以使浅表的阳邪排出；二刺是刺肌肉，以使阴分的邪气排出；三刺是刺分肉，以使谷气流通而能得气，但得气后就可以出针了。所谓谷气至，是说在用了补法之后，会感觉到正气充实了，在用了泻法之后，会感觉到病邪被排出了。也因此知道谷气已到了。经过针刺，邪气被排出后，虽然阴阳血气还没有得以完全调和，但已察觉病痊愈。所以准确地使用补法，正气就可得到充实；准确使用泻法，邪气就会衰退，病痛虽然不会随着出针而立即痊愈，但病势必定会减轻的。

阴经的邪气旺盛，阳经的正气虚弱，须先补充阳经的正气，再泻去阴的邪气，以调和其有余和不足。阴经的正气虚弱了，阳经的邪气盛了，应该先补阴经的正气，再泻去阳经的邪气，从而调和它的有余和不足。

足阳明经、足厥阴经、足少阴经三脉，都搏动于足大拇趾与食指之间，针刺时应当察视三经的实虚。如果虚证误用了泻法，叫重虚，虚而更虚，病情就免不了会加重。凡是刺治这类病证，可以先切其脉搏，脉的搏动坚实而急速的，就立即用泻法；脉的搏动虚弱而缓慢的，就用补法，如果用了相反的针法，那么病情就会加重。至于三经动脉，足阳明经在足跗之上，足厥阴经在足跗之内，足少阴经在足附之下。

阴经有病的，应刺胸部的腧穴；阳经有病的，应刺背部的腧穴；肩膊部出现虚证的，应当取上肢经脉的腧穴。对于重舌（舌下所生的一肿物，形状像小舌——译注。）的患者，应当用铍针，刺舌下根柱部，以排出恶血。手指弯曲而不能伸直的，即筋病；手伸直而不能弯曲的，属骨病。而病在骨的就应当治骨，病在筋的就应当治筋。

用针刺的方法补泻时，应该注意的问题是：脉象坚实有力的，就用深刺的方法，出针后也不要很快按住针孔，以利其尽量泻去邪气；脉象虚弱乏力的，就用浅刺的方法，以养护所取的经脉，出针时，则应迅速按住针孔，以防止邪气的侵入。邪气来时，针下会感觉到坚紧而疾速。谷气来时，针下会感觉徐缓而柔和。脉气盛实的，应当用深刺的方法，向外泻去邪气；脉气虚弱的，就应当用浅刺的方法，使精气不至于外泄，而养其经脉，仅将邪气泄出。

针刺各种疼痛的病症，大多用深刺的方法，因为痛证的脉象都坚实有力。

腰以上的病，可取手太阴、手阳明二经的穴位针治；腰以下的病，可取足太阴、足阳明二经的穴位刺治；病在上部的，可以取下部的穴位。病在下部的，可以取上部的穴位；病在头部的，可以取足部的穴位；病在足部的，可以取腘窝部的穴位；病在头部的，会觉得头很沉重；病患于手部的，会觉得臂很沉重；病在足部的，会觉得足很沉重。取穴刺治时，应先找出最先发病的部位，然后再行针刺。

春天的邪气伤人的毫毛，夏天的邪气伤人的皮肤，秋天的邪气伤人的肌肉，冬天的邪气伤人的筋骨。治疗与时令相关的病，针刺的深浅，应该因季节的变化而有所不同。针刺肥胖的人，应采取秋冬所用的深刺法，针刺瘦弱的人，应采取春夏所用的浅刺法。有疼痛症状的病人，多属阴证，疼痛而用按压的方法却不确定痛处的，也属于阴证，都应当用深刺的方法。病在上部的属阳证，病在下部的属阴证。身体发痒的人，说明病邪在皮肤，属阳证，应采用浅刺的方法。

病起于阴经的，应当先治疗阴经，然后再治阳经；病起于阳经的，应当先治疗阳经，然后再治疗阴经。刺治热厥的病，进针后应当留针，以使热象转寒；刺治寒厥的病，进针后应当留针，以使寒象转热。刺治热厥的病，应当刺阴经二次，刺阳经一次；刺治寒厥的病，应当刺阳经二次，刺阴经一次。二阴的意思，是指在阴经针刺二次；一阳的意思，是指在阳经针刺一次。久病的人，病邪的侵入必定已经很深，针刺这类疾病，必须深刺而且留针时间要长，每隔一日应当再针刺一次。还必须先确定邪气在左右的偏盛情况，刺之以使其调和，并去掉血络中的瘀血。针刺的道理大体就如此了。

针刺前，应注意查看病人形体的强弱和元气盛衰的情况。如果形体肌肉并不显得消瘦，只是元气衰少而脉象躁动的，这种脉象躁动而厥的病，必须用缪刺法，使耗散的真气可以收敛，积聚的邪气可以散去。针刺时，刺者应如深居幽静一样，静察病人的精神活动，又如同紧闭的门窗一样，心神贯注，听不到外界的声响，以使精神内守，专一地进行针刺。或用浅刺而留针的方法，或用轻微浮刺的方法，以转移病人的注意力，直到针下得气为止。针刺之后，应使阳气内敛，阴气外散，持守正气而不让其泄出，谨守邪气而不让其侵入，这就是得气的含义。

针刺的禁忌是这样的：行房事不久的不可针刺，针刺后不久的不可行房事；正当醉酒的人不可针刺，已经针刺的不能紧接着就醉酒；正发怒的人不可以针刺，针刺后的人不能发怒；刚刚劳累的人不能针刺，已经针刺的人不要过度劳累；饱食之后不可以针刺，已经针刺的人不能食得过饱；饥饿的人不可以针刺，已经针刺的人不要受饥饿；正渴的时候不可以针刺，已经针刺的人不要受渴。异常惊恐的人，应待其情绪安定之后，才可以针刺。乘车前来的人应该让他躺在床上休息大约一顿饭的时间再给他针刺。步行前来的病人，应叫他坐下休息大约走十里路所需的时间，才可以针刺。以上这十二种情况，大多会脉象紊乱，正气耗散，营卫失调，经脉之气不能依次运行，如果此时草率地针刺，就会使阳经的病侵入内脏，阴经的病传致阳经，使邪气重新得以滋生。粗医不体察这些禁忌而用针刺，可以说是在摧残病人的身体，使其全身酸痛无力，脑髓消耗，津液不能输布，丧失了化生五味的精微，而造成真气消亡，这就是所说的失气。

手足太阳二经脉气将绝的时候，病人会出现双眼上视而不能转动，角弓反张，手足抽搐，面色苍白，皮包败绝，汗水暴下，绝汗一出，人也就快死亡了。手足少阳二经脉气将绝时，病人会出现耳聋，周身关节松弛无力，目系脉气竭绝而眼珠不能转动，目系已经竭绝，过一日半的时间就会死亡了，临死时会面色青白。手足阳明二经脉气将绝时，病人会出现口眼抽动、歪斜，易惊恐，胡言乱语，面色黄，三脉躁动，脉气不行，这时人也就要死亡了。手足少阴二经脉气将绝时，病人会出现面色发黑，牙齿变长且多污垢，腹部胀满，气机阻塞，上下不通等证，这时就接近死亡了。手足厥阴二经脉气将绝之时，病人会出现胸中发热，咽喉干燥，小便频数，心烦，甚至舌卷，阴囊上缩等证，并很快会死亡。手足太阴二经脉气将绝的时候，病人会出现腹部胀闷、呼吸不利，嗳气，喜呕吐，呕吐时气机上逆，气机上逆面色就会发赤，如果气不上逆就会上下不通，上下不通就会出现面色发黑，皮毛焦枯等症状，病到这种程度，离死亡也就不远了。

经脉第十

【原文】

雷公问于黄帝曰：禁脉之言[1]，凡刺之理，经脉为始，营其所行，制其度量，内次五脏，外别六府，愿尽闻其道。黄帝曰：人始生，先成精，精成而脑髓生，骨为干，脉为营，筋为刚，肉为墙，皮肤坚而毛发长，谷入于胃，脉道以通，血气乃行。雷公曰：愿卒闻经脉之始生。黄帝曰：经脉者，所以能决死生，处百病，调虚实，不可不通。

肺手太阴之脉，起于中焦，下络大肠，还循[2]胃口，上膈属肺，从肺系横出腋下，下循臑内，行少阴心主之前，下肘中，循臂内上骨下廉，入寸口，上鱼，循鱼际，出大指之端；其支者，从腕后直出次指内廉，出其端。是动[3]则病肺胀满膨膨而喘咳，缺盆中痛，甚则交两手而瞀，此为臂厥。是主肺所生病者，咳，上气喘渴，烦心胸满，臑臂内前廉痛厥，掌中热。气盛有余，则肩背痛风寒，汗出中风，小便数而欠。气虚则肩背痛寒，少气不足以息，溺色变。为此诸病，盛则泻之，虚则补之，热则疾之，寒则留之，陷下则灸之，不盛不虚，以经取之。盛者寸口大三倍于人迎，虚者则寸口反小于人迎也。

大肠手阳明之脉，起于大指次指之端，循指上廉，出合谷两骨之间，上入两筋之中，循臂上廉，入肘外廉，上臑外前廉，上肩，出髃骨[4]之前廉，上出于柱骨之会上，下入缺盆络肺，下膈属大肠；其支者，从缺盆上颈贯颊，入下齿中，还出挟口，交人中，左之右，右之左，上挟鼻孔。是动则病齿痛颈肿。是主津液所生病者，目黄口干，鼽衄，喉痹，肩前臑痛，大指次指痛不用。气有余则当脉所过者热肿，虚则寒栗不复。为此诸病，盛则泻之，虚则补之，热则疾之，寒则留之，陷下则灸之，不盛不虚，以经取之。盛者人迎大三倍于寸口，虚者人迎反小于寸口也。

胃足阳明之脉，起于鼻之交頞中，旁纳（一本作约字）太阳之脉，下循鼻外，入上齿中，还出挟口环唇，下交承浆，却循颐后下廉，出大迎，循颊车，上耳前，过客主人，循发际，至额颅；其支者，从大迎前下人迎，循喉咙，入缺盆，下膈属胃络脾；其直者，从缺盆下乳内廉，下挟脐，入气街中；其支者，起于胃口，下循腹里，下至气街中而合，以下髀关，抵伏兔，下膝膑中，下循胫外廉，下足跗，入中指内间；其支者，下廉三寸而别，下入中指外间；其支者，别跗上，入大指间，出其端。是动则病洒洒振寒，善呻数欠颜黑，病至则恶人与火，闻木声则惕然而惊，心欲动，独闭户塞牖而处，甚则欲上高而歌，弃衣而走，贲响腹胀，是为骭厥。是主血所生病者，狂疟温淫汗出，鼽衄，口喎唇胗，颈肿喉痹，大腹水肿，膝膑肿痛，循膺、乳、气街、股、伏兔、骭外廉、足跗上皆痛，中指不用。气盛则身以前皆热，其有余于胃，则消谷善饥，溺色黄。气不足则身以前皆寒栗，胃中寒则胀满。为此诸病，盛则泻之，虚则补之，热则疾之，寒则留之，陷下则灸之，不盛不虚，以经取之。盛者人迎大三倍于寸口，虚者人迎反小于寸口也。

脾足太阴之脉，起于大指之端，循指内侧白肉际，过核骨后，上内踝前廉，上踹内，循胫骨后，交出厥阴之前，上膝股内前廉，入腹属脾络胃，上膈，挟咽，连舌本，散舌下；其支者，复从胃，别上膈，注心中。是动则病舌本强，食则呕，胃脘痛，腹胀善噫，得后与气则快然如衰，身体皆重。是主脾所生病者，舌本痛，体不能动摇，食不下，烦心，心下急痛，溏、瘕、泄、水闭、黄疸，不能卧，强立股膝内肿厥，足大指不用。为此诸病，盛则泻之，虚则补之，热则疾之，寒则留之，陷下则灸之，不盛不虚，以经取之。盛者寸口大三倍于人迎，虚者寸口反小于人迎也。

心手少阴之脉，起于心中，出属心系，下膈络小肠；其支者，从心系上挟咽，系目系；其直者，复从心系却上肺，下出腋下，下循臑内后廉，行手太阴心主之后，下肘内，循臂内后廉，抵掌后锐骨之端，入掌内后廉，循小指之内出其端。是动则病嗌干心痛，渴而欲饮，是为臂厥。是主心所生病者，目黄胁痛，臑臂内后廉痛厥，掌中热痛。为此诸病，盛则泻之，虚则补之，热则疾之，寒则留之，陷下则灸之，不盛不虚，以经取之。盛者寸口大再倍于人迎，虚者寸口反小于人迎也。

小肠手太阳之脉，起于小指之端，循手外侧上腕，出踝中，直上循臂骨下廉，出肘内侧两筋之间，上循臑外后廉，出肩解，绕肩胛，交肩上，入缺盆络心，循咽下膈，抵胃属小肠；其支者，从缺盆循颈上颊，至目锐眦，却入耳中；其支者，别颊上䪼抵鼻，至目内眦，斜络于颧。是动则病咽痛颔肿，不可以顾，肩似拔，臑似折。是主液所生病者，耳聋目黄颊肿，颈颔肩臑肘臂外后廉痛。为此诸病，盛则泻之，虚则补之，热则疾之，寒则留之，陷下则灸之，不盛不虚，以经取之。盛者人迎大再倍于寸口，虚者人迎反小于寸口也。

膀胱足太阳之脉，起于目内眦，上额交巅；其支者，从巅至耳上角；其直者，从巅入络脑，还出别下项，循肩髆内，挟脊抵腰中，入循膂，络肾属膀胱；其支者，从腰中下挟脊贯臀，入腘中；其支者，从髆内左右，别下贯胛，挟脊内，过髀枢，循髀外从后廉下合腘中，以下贯踹内，出外踝之后，循京骨，至小指外侧。是动则病冲头痛，目似脱，项如拔，脊痛腰似折，髀不可以曲，腘如结，踹如裂，是为踝厥。是主筋所生病者，痔疟狂癫疾，头囟项痛，目黄泪出鼽衄，项背腰尻腘踹脚皆痛，小指不用。为此诸病，盛则泻之，虚则补之，热则疾之，寒则留之，陷下则灸之，不盛不虚，以经取之。盛者人迎大再倍于寸口，虚者人迎反小于寸口也。

肾足少阴之脉，起于小指之下，邪走足心，出于然谷之下，循内踝之后，别入跟中，以上踹内，出腘内廉，上股内后廉，贯脊属肾络膀胱；其直者，从肾上贯肝膈，入肺中，循喉咙，挟舌本；其支者，从肺出络心，注胸中。是动则病饥不欲食，面如漆柴，咳唾则有血，喝喝而喘，坐而欲起，目䀮䀮如无所见，心如悬若饥状，气不足则善恐，心惕惕如人将捕之，是为骨厥。是主肾所生病者，口热舌干，咽肿上气，嗌干及痛，烦心心痛，黄疸肠澼，脊股内后廉痛，痿厥嗜卧，足下热而痛。为此诸病，盛则泻之，虚则补之，热则疾之，寒则留之，陷下则灸之，不盛不虚，以经取之。灸则强食生肉，缓带披发，大杖重履而步。盛者寸口大再倍于人迎，虚者寸口反小于人迎也。

心主手厥阴心包络之脉，起于胸中，出属心包络，下膈，历络三焦；其支者，循胸出胁，下腋三寸，上抵腋，下循臑内，行太阴少阴之间，入肘中，下臂行两筋之间，入掌中，循中指出其端；其支者，别掌中，循小指次指出其端。是动则病手心热，臂肘挛急，腋肿，甚则胸胁支满，心中憺憺大动，面赤目黄，喜笑不休。是主脉所生病者，烦心心痛，掌中热。为此诸病，盛则泻之，虚则补之，热则疾之，寒则留之，陷下则灸之，不盛不虚，以经取之。盛者寸口大一倍于人迎，虚者寸口反小于人迎也。

三焦手少阳之脉，起于小指次指之端，上出两指之间，循手表腕，出臂外两骨之间，上贯肘，循臑外上肩，而交出足少阳之后，入缺盆，布膻中，散落心包，下膈，循属三焦⑤；其支者，从膻中上出缺盆，上项，系耳后直上，出耳上角，以屈下颊出䪼；其支者，从耳后入耳中，出走耳前，过客主人前，交颊，至目锐眦。是动则病耳聋浑浑焞焞，嗌肿喉痹。是主气所生病者，汗出，目锐眦痛，颊痛，耳后肩臑肘臂外皆痛，小指次指不用。为此诸病，盛则泻之，虚则补之，热则疾之，寒则留之，陷下则灸之，不盛不虚，以经取之。盛者人迎大一倍于寸口，虚者人迎反小于寸口也。

胆足少阳之脉，起于目锐眦，上抵头角，下耳后，循颈行手少阳之前，至肩上，却交出手少阳之后，入缺盆；其支者，从耳后入耳中，出走耳前，至目锐眦后；其支者，别锐眦，下大迎，合于手少阳，抵于䪼，下加颊车，下颈合缺盆以下胸中，贯膈络肝属胆，循胁里，出气街，绕毛际，横入髀厌中；其直者，从缺盆下腋，循胸过季胁，下合髀厌中，以下循髀阳，出膝外廉，下外辅骨之前，直下抵绝骨之端，下出外踝之前，循足跗上，入小指次指之间；其支者，别跗上，入大指之间，循大指歧骨内出其端，还贯爪甲，出三毛。是动则病口苦，善太息，心胁痛不能转侧，甚则面微有尘，体无膏泽，足外反热，是为阳厥。是主骨所生病者，头痛颔痛，目锐眦痛，缺盆中肿痛，胁下肿，马刀侠瘿，汗出振寒，疟，胸胁肋髀膝外至胫绝骨外踝前及诸节皆痛，小指次指不用。为此诸病，盛则泻之，虚则补之，热则疾之，寒则留之，陷下则灸之，不盛不虚，以经取之。盛者人迎大一倍于寸口，虚者人迎反小于寸口也。

肝足厥阴之脉，起于大指丛毛之际，上循足跗上廉，去内踝一寸，上踝八寸，交出太阴之后，上腘内廉，循股阴入毛中，过阴器，抵小腹，挟胃属肝络胆，上贯膈，布胁肋，循喉咙之后，上入颃颡，连目系，上出额，与督脉会于巅；其支者，从目系下颊里，环唇内；其支者，复从肝别贯膈，上注肺。是动则病腰痛不可以俯仰，丈夫㿉疝，妇人少腹肿，甚则嗌干，面尘脱色。是主肝所生病者，胸满呕逆飧泄，狐疝遗溺闭癃。为此诸病，盛则泻之，虚则补之，热则疾之，寒则留之，陷下则灸之，不盛不虚，以经取之。盛者寸口大一倍于人迎，虚者寸口反小于人迎也。

手太阴气绝则皮毛焦，太阴者行气温于皮毛者也，故气不荣则皮毛焦，皮毛焦则津液去皮节，津液去皮节者则爪枯毛折，毛折者则毛先死，丙笃丁死，火胜金也。手少阴气绝则脉不通，脉不通则血不流，血不流则毛色不泽，故其面黑如漆柴者，血先死，壬笃癸死，水胜火也。足太阴气绝者则脉不荣肌肉，唇舌者肌肉之本也，脉不荣则肌肉软，肌肉软则舌萎人中满，人中满则唇反，唇反者肉先死，甲笃乙死，木胜土也。足少阴气绝则骨枯，少阴者冬脉也，伏行而濡骨髓进也，故骨不濡则肉不能著也，骨肉不相亲则肉软却，肉软却故齿长而垢发无泽，发无泽者骨先死，戊笃己死，土胜水也。足厥阴气绝则筋绝，厥阴者肝脉也，肝者筋之合也，筋者聚于阴气，而脉络于舌本也，故脉弗荣则筋急，筋急则引舌与卵，故唇青舌卷卵缩则筋先死，庚笃辛死，金胜木也。五阴气俱绝则目系转，转则目运，目运者为志先死，志先死则一日半死矣。六阳气绝，则阴与阳相离，离则腠理发泄，绝汗乃出，故旦占夕死，夕占旦死。

经脉十二者，伏行分肉之间，深而不见；其常见者，足太阴过于外踝之上[6]，无所隐故也。诸脉之浮而常见者，皆络脉也。六经络手阳明少阳之大络，起于五指间，上合肘中。饮酒者，卫气先行皮肤，先充络脉，络脉先盛，故卫气已平，营气乃满，而经脉大盛。脉之卒然动者，皆邪气居之，留于本末；不动则热，不坚则陷且空，不与众同，是以知其何脉之动也。雷公曰：何以知经脉之与络脉异也？黄帝曰：经脉者常不可见也，其虚实也以气口知之，脉之见者皆络脉也。雷公曰：细子无以明其然也。黄帝曰：诸络脉皆不能经大节之间，必行绝道而出，入复合于皮中，其会皆见于外。故诸刺络脉者，必刺其结上，甚血者虽无结，急取之以泻其邪而出其血，留之发为痹也。凡诊络脉，脉色青则寒且痛，赤则有热。胃中寒，手鱼之络多青矣；胃中有热，鱼际络赤；其暴黑者，留久痹也；其有赤有黑有青者，寒热气也；其青短者，少气也。凡刺寒热者皆多血络，必间日而一取之，血尽而止，乃调其虚实；其青而短者少气，甚者泻之则闷，闷甚则仆不得言，闷则急坐之也。

手太阴之别，名曰列缺，起于腕上分间，并太阴之经直入掌中，散入于鱼际。其病实则手锐掌热，虚则欠㰦，小便遗数，取之去腕半寸，别走阳明也。手少阴之别，名曰通里，去腕一寸半，别而上行，循经入于心中，系舌本，属目系。其实则支膈，虚则不能言，取之掌后一寸，别走太阳也。手心主之别，名曰内关，去腕二寸，出于两筋之间，循经以上系于心包络心系。实则心痛，虚则为头强，取之两筋间也。手太阳之别，名曰支正，上腕五寸，内注少阴；其别者，上走肘，络肩髃。实则节弛肘废，虚则生肬，小者如指痂疥，取之所别也。手阳明之别，名曰遍历，去腕三寸，别入太阴；其别者，上循臂，乘肩髃，上曲颊遍齿；其别者，入耳合于宗脉。实则龋聋，虚则齿寒痹隔，取之所别也。手少阳之别，名曰外关，去腕二寸，外绕臂，注胸中，合心主。病实则肘挛，虚则不收，取之所别也。足太阳之别，名曰飞阳，去踝七寸，别走少阴。实则鼽窒头背痛，虚则鼽衄，取之所别也。足少阳之别，名曰光明，去踝五寸，别走厥阴，下络足跗。实则厥，虚则痿躄，坐不能起，取之所别也。足阳明之别，名曰丰隆，去踝八寸，别走太阴；其别者，循胫骨外廉，上络头项，合诸经之气，下络喉嗌。其病气逆则喉痹瘁喑，实则狂巅，虚则足不收胫枯，取之所别也。足太阴之别，名曰公孙，去本节之后一寸，别走阳明；其别者，入络肠胃。厥气上逆则霍乱，实则肠中切痛，虚则鼓胀，取之所别也。足少阴之别，名曰大钟，当踝后绕跟，别走太阳；其别者，并经上走于心包，下外贯腰脊。其病气逆则烦闷，实则闭癃，虚则腰痛，取之所别也。足厥阴之别，名曰蠡沟，去内踝五寸，别走少阳；其别者，径胫[7]上睾，结于茎。其病气逆则睾肿卒疝，实则挺长，虚则暴痒，取之所别也。任脉之别，名曰尾翳，下鸠尾，散于腹。实则腹皮痛，虚则痒搔，取之所别也。督脉之别，名曰长强，挟膂上项，散头上，下当肩胛左右，别走太阳，入贯膂。实则脊强，虚则头重，高摇之，挟脊之有过者，取之所别也。脾之大络，名曰大包，出渊腋[8]下三寸，布胸胁。实则身尽痛，虚则百节尽皆纵，此脉若罗络之血者，皆取之脾之大络脉也。凡此十五络者，实则必见，虚则必下，视之不见，求之上下，人经不同，络脉异所别也。

【注释】

①禁脉之言：脉，《类经》、《灵枢集注》均作「服」；《禁服》，古医书篇名。②还循：去而复返，称为「还」；循，沿着。③是动：指外邪侵犯本经。④髃骨：肩胛骨与锁骨相连接处。⑤循属三焦：循，当作「遍」字。⑥足太阴过于外踝之上：外，当作「内」字。⑦径胫：《甲乙经》作「循胫」。⑧渊腋：穴名。胆经的腧穴，此指腋窝的源头。

【译文】

雷公问黄帝道：《禁服》（原「服」字作「脉」，据《图经》及张注本改）章上说，针刺治病的原理，首先应当懂得经脉系统，因为它是全身气血运行的通道，它循行的路线和长短都有一定的标准，在内依次与五脏相联，在外分别与六腑相通。希望能听您详细地讲讲这里面的道理。

黄帝说：人在孕育之初，是先由男女会合而成精，然后由精发育而生脑髓，此后逐渐形成人体，以骨为支柱，以经脉作为营运气血的通道，以坚劲的筋夹约束骨胳，肌肉像墙一样卫护机体，到皮肤坚韧、毛发生长，人形即成，出生以后，水谷入胃，化生精微，脉道内外贯通，血气即可在脉中运行不止。

雷公说：希望听您讲讲经脉的起始循行情况。黄帝说：经脉用来决断疾病的预后，处治许多疾病，调节虚实，医者必须通晓。

手太阴肺经，起始于中脘部，向下联络大肠，回绕沿着胃下口到胃上口，上贯膈膜，连属肺脏，再从气管、喉咙横走腋下，沿上臂内侧下行，走在手少阴经和手厥阴经的前面，直下至肘内，然后顺着前臂内侧，经掌后高骨下缘，入寸口动脉处，行至鱼，沿手鱼边缘，出拇指尖端；它的支脉，从手腕后直走食指内侧尖端，与手阳明大肠经相接。

由于外邪侵犯本经而发生的病症，为肺部膨膨胀满，咳嗽气喘，缺盆部疼痛，严重的可见两手交叉按于胸部，视物模糊不清，这是臂厥病。本经所主的肺脏发生病变，可见咳嗽，呼吸迫促，喘声粗急，心中烦乱，胸部满闷，臑臂部内侧前缘疼痛厥冷，或掌心发热。本经气盛有余，可发生肩背疼痛，畏风寒，汗出等中风症，小便次数多而量少。本经气虚，可发生肩背疼痛，气短，小便颜色变得不正常。以上这些病症，属实的就用泻法，属虚的就用补法，属热的就用速刺法，属寒的就用留针法，脉虚陷的就用灸法，不实不虚的从本经取治；本经气盛，寸口脉比人迎脉大三倍；气虚，寸口脉反小于人迎脉。

手阳明大肠经，起始于食指尖端，沿食指的上缘，通过拇指、食指歧骨间的合谷穴，上入腕上两筋凹陷处，沿前臂上方至肘外侧，再沿上臂外侧前缘，上肩，出肩峰前缘，上出于大椎穴上，再向前入缺盆，联络肺，下膈，连属大肠；它的支脉，从缺盆上走颈部，通过颊部，入下齿龈，回转线至上唇，左右两脉交会于人中，左脉向右，右脉向左，上行夹于鼻孔两侧，与足阳明胃经相接。

由于外邪侵犯本经而发生的病症，表现为牙齿疼痛，颈部肿大。本腑所主的津液发生病变，可出现眼睛发黄，口中发干，鼻流清涕或出血，喉中肿痛，肩前及上臂作痛，食指疼痛不能运动。气有余的实症，为在本经脉循行所过的部位上发热而肿；气不足的虚症，为恶寒战栗，且难以回复温暖。这些病症，属实的就用泻法。属虚的就用补法，属热的就用速刺法，属寒的就用留针法，脉虚陷的就用灸法，不实不虚的从本经取治。本经气盛，人迎脉比寸口脉大三倍；气虚，人迎脉反小于寸口脉。

足阳明胃经，从鼻旁起，由此上行，左右相交于鼻梁凹陷处，缠束旁侧的足太阳经脉，至目下睛明穴，由此下行，沿鼻外侧，入上齿龈，复出环绕口唇，相交于任脉的承浆穴，退转沿腮下后方出大迎穴，沿耳下颊车上行至耳前，过足少阳经的客主人穴，沿发际至额颅部；它的支脉，从大迎前下走人迎穴，沿喉咙入缺盆，下膈膜，连属胃腑，联络与本经相表里的脾脏；其直行的经脉，从缺盆下走乳内侧，再向下挟脐，入毛际两旁的气冲部；另一支脉，从胃下口走腹内，下至气冲部与前直行的经脉会合，再由此下行，经大腿前方至髀关，直抵伏兔穴，下入膝盖中，沿胫骨前外侧至足背，入中趾内侧；又一支脉，从膝下三寸处分出，下行到足中趾的外侧；又一支脉，从足背斜出足厥阴的外侧，走入足大趾，直出大趾尖端，与足太阴脾经相接。

由于外邪侵犯本经而发生的病症，有发寒颤抖，好呻吟，频频打呵欠，额部暗黑，病发时厌恶见人和火光，听到木的声响就会惊怕，心跳不安，喜欢关闭门窗独居室内等症状，甚至会登高唱歌，脱掉衣服乱跑，且有肠鸣腹胀，这叫『骭厥』。由本腑所主的血发生病变，会出现因高热以致发狂抽搐，温病，汗自出，鼻流清涕或衄血，口唇生疮疹，颈肿，喉肿闭塞，因水停而腹肿大，膝盖部肿痛，沿胸侧、乳部、伏兔、足胫外缘、足背上均痛，足中趾不能屈伸。本经气盛，胸腹部都发热，胃热盛则消谷而易于饥饿，小便色黄；本经气不足则胸腹部感觉发冷，如胃中有寒，可发生胀满。这些病症，属实的就用泻法，属虚的就用补法，属热的就用速刺法，属寒的就用留针法，脉虚陷的就用灸法，不实不虚的从本经取治。本经气盛，人迎脉比寸口脉大三倍；气虚，人迎脉反小于寸口脉。

足太阴脾经，起于足大趾尖端，沿大趾内侧赤白肉分界处，经过大趾本节后的圆骨，上行至足内踝的前方，再上行入小腿肚内，沿胫骨后方，交出足厥阴之前，再向上行，经过膝、大腿内侧的前缘，入腹内，属脾络胃，再上穿过横膈膜，夹行咽喉，连舌根，散于舌下；它的支脉，从胃腑分出，上膈膜，注于心中，与手少阴经相接。

外邪侵犯足太阴脾经而导致的病症有，舌根运动不柔和，食后就呕吐，胃脘部疼痛，腹胀，多嗳气，如果解了大便或转矢气后，就觉得轻松如病减去一样，全身感觉沉重。本经所主的脾脏发生病变，会出现舌根疼痛，身体不能动摇，饮食不下，心烦，心下掣引作痛，大便稀薄或下痢，或小便不通，黄疸，不能安卧，勉强站立时，则大腿、膝内侧肿痛厥冷，足大趾不能活动。这些病症，属实的就用泻法，属虚的就用补法，属热的就用速刺法，属寒的就用留针法，脉虚陷的就用灸法，不实不虚的从本经取治。本经气盛，寸口脉比人迎脉大三倍；气虚，寸口脉反小于人迎脉。

手少阴心经，起于心中，再从心中出而联属于心系，下过膈膜，联络小肠；它的支脉，从心与他脏相联系的脉络上夹咽喉，而与眼球内连于脑的脉络相联系；直行的脉，又从心与他脏相联系的脉络上行至肺向下，横出腋下，沿上臂内侧的后缘，行手太阴经和手厥阴经的后面，下行肘内，沿臂内侧后缘达掌后小指侧高骨端，入手掌内后缘，沿小指内侧至尖端，与手太阳经相接。

外邪侵犯手少阴心经所发生的病症有，咽喉干燥，心痛，渴欲饮水，这是臂间经气厥逆的现象。本经所主的心脏发生病变，会出现眼睛发黄，胁肋胀满疼痛，上臂膊和小臂内侧后缘疼痛、厥冷，或掌心热痛。这些病症，属实的就用泻法，属虚的就用补法，属热的就用速刺法，属寒的就用留针法，脉虚陷的就用灸法，不实不虚的从本经取治。本经气盛，寸口脉比人迎脉大两倍；气虚，寸口脉反小于人迎脉。

手太阳小肠经，起于小指外侧的尖端，沿手外侧上至腕，过腕后小指侧高骨，直向上沿前臂骨的下缘，出肘后内侧两筋中间，再向上沿上臂外侧后缘，出肩后骨缝，绕行肩胛，相交于两肩之上，入缺盆，联络心，沿咽、食道下穿膈膜至胃，再向下连属于小肠；它的支脉，从缺盆沿颈上颊，至眼外角，转入耳内；又一支脉，从颊部别出走入眼眶下而达鼻部，再至眼内角，斜行络于颧骨部，与足太阳经相接。

外邪侵犯手太阳小肠经而发生的病症有，咽喉疼痛，颔部肿，头项难以转侧回顾，肩痛如拔，臂痛如折。本经所主的液发生的病变，会出现耳聋，眼睛发黄，颊肿，颈、颔、肩、臑、肘、臂后缘疼痛。这些病症，属实的就用泻法，属虚的就用补法，属热的就用速刺法，属寒的就用留针法，脉虚陷的就用灸法，不实不虚的从本经取治。本经气盛，人迎脉比寸口脉大两倍；气虚，人迎脉反小于寸口脉。

足太阳膀胱经，起于眼内角，上行额部，交会于头顶；它的支脉，从头顶到耳上角；直行的脉则从头顶入内络脑，复出下行项部，沿着肩胛骨内侧夹行于脊柱两旁，到达腰部，沿着脊旁肌肉深层行走，联络与本经相表里的肾脏，连属膀胱；又一支脉，从腰部夹脊下行，通过臀部，直入腘窝中；还有一支脉，从左右肩胛骨内分而下行，贯穿肩胛，夹行于脊内，过髀枢，沿着大腿外后侧向下行，与前一支脉会合于腘窝中，由此再向下，经过小腿肚，外出踝骨的后方，沿小趾本节后的圆骨至小趾外侧尖端，与足少阴经相接。

外邪侵犯足太阳膀胱经发生的病证有，气上冲而头痛，眼球疼痛像脱出似的，项部疼痛拟拔，脊背疼痛，腰痛似折，大腿不能屈伸，腘窝部似扎缚，小腿肚疼痛如裂，这叫做踝厥病。本经所主的筋发生病变，会出现痔疮，疟疾，狂病，癫病，囟门部及项部疼痛，眼睛发黄，流泪，鼻流清涕或出血，项、背、腰、尻、腘、骭及脚部都疼痛，足小趾不能活动。这些病症，属实的就用泻法，属虚的就用补法，属热的就用速刺法，属寒的就用留针法，脉虚陷的就用灸法，不实不虚的从本经取治。本经气盛，人迎脉比寸口脉大两倍；气虚，人迎反小于寸口脉。

足少阴肾经，起于足小趾下，斜走足心，出内踝前大骨的然谷穴下，沿内踝骨的后面转入足跟，由此上行经小腿肚内侧，出腘窝内侧，再沿大腿内侧后缘，贯穿脊柱，联属肾脏，联络与本脏相表里的膀胱；直行的经脉，从肾上行至肝，通过膈膜入肺，沿着喉咙而挟于舌根；它的支脉，从肺出联络心，注于胸中，与手厥阴经相接。

外邪侵犯足少阴肾经而发生的病证有，虽觉饥饿而不想进食，面色黑而无华，咳吐带血，喘息有声，刚坐下就想起来，两目视物模糊不清，心慌如悬像饥饿的样子；气虚就容易发生恐惧，心中惊悸好像有人捕捉他一样，这叫做骨厥。本经脉所主的肾脏发生病变，会出现口热，舌干，咽部肿，气上逆，喉咙发干而痛，心内烦扰且痛，黄疸，痢疾，脊背、大腿内侧后缘疼痛，足部痿软而厥冷，好睡，或足心发热而痛。这些病症，属实的就用泻法，属虚的就用补法，属热的就用速刺法，属寒的就用留针法，脉虚陷的就用灸法。不实不虚的从本经取治。使用灸法以后，应加强饮食营养，促使身体恢复，还要宽松腰带，散披头发，手拄结实的拐杖，足穿重履散步，使气血通畅。本经气盛，寸口脉比人迎脉大两倍；气虚，寸口脉反小于人迎脉。

手厥阴心包经，起于胸中，出属心包络，下膈膜，依次联络胸腹的上中下三部；它的支脉，从胸出胁，当腋缝下三寸处上行至腋窝，向下再循上臂内侧手太阴经和手少阴经中间入肘中，向下沿着前臂两筋之间入掌中，经中指直达尖端；又一支脉，从掌内沿无名指直达尖端，与手少阳经相接。

外邪侵犯手厥阴心包经而发生的病症有，手心发热，臂肘部拘挛，腋部肿，甚至胸胁胀满，心动过速，面赤，眼黄，嘻笑不止。本经所主的脉发生病变，会出现心烦，心痛，掌心发热。这些病症，属实的就用泻法，属虚的就用补法，属热的就用速刺法，属寒的就用留针法，脉虚陷的就用灸法，不实不虚的从本经取治。本经气盛，寸口脉比人迎脉大一倍；气虚，寸口脉反小于人迎脉。

手少阳三焦经，起于无名指尖端，上行出小指与无名指中间，沿手与腕的背面，出前臂外侧两骨中间，向上穿过肘，沿上臂外侧上肩，交出足少阳经的后面，入缺盆，布于两乳之间的膻中，与心包联络，下膈膜，依次联属于上、中、下三焦；它的支脉，从胸部的膻中上行，出缺盆，上走项，夹耳后，直上出耳上角，由此环曲下行，绕颊部至眼眶下；又一支脉，从耳后进入耳中，复出耳前，过足少阳经客主人穴的前方，与前一条支脉交会于颊部，向上行至眼外角，与足少阳经相接。

外邪侵犯手少阳三焦经而发生的病症，为耳聋轰轰作响，喉咙肿，喉痹。本经所主的气发生病变，出现自汗出，外眼角痛，颊痛，耳后、肩、臑、肘、臂外侧都疼痛，无名指不能运动。这些病症，属实的就用泻法，属虚的就用补法，属热的就用速刺法，属寒的就用留针法，脉虚陷的就用灸法，不实不虚的从本经取治。本经气盛，人迎脉比寸口脉大一倍；气虚，人迎脉反小于寸口脉。

足少阳胆经，起于眼外角，上行至额角，折向下转至耳后，沿颈走手少阳经前面至肩上，又交叉到手少阳经的后面，入于缺盆；它的支脉，从耳后入耳内，复出走耳前至眼外角后方；又一支脉，从眼外角，下走大迎，会合手少阳经，达眼眶下方，再下走颊车至颈，与本经前入缺盆之脉相合，然后下行至胸中，通过膈膜，与本经互为表里的肝脏相联络，连属于胆腑，再沿胁内下行，经气街，绕阴毛处，横入环跳部；直行的脉，从缺盆下腋，沿胸部过季胁，与前一支脉会合于环跳部，由此沿着大腿的外侧下行出膝外缘，向下入外辅骨之前，再直下至外踝上方三寸处的骨凹陷处，出外踝前，沿足背出足小趾与第四趾尖端；又一支脉，由足背走向足大趾，沿足大趾与次趾的骨缝，至大趾尖端，又返回穿入爪甲后的毫毛处，与足厥阴经相接。

外邪侵犯足少阳胆经所发生的病症为口苦，时常叹气，胸胁部作痛，不能转动翻身，病重的面色灰暗无光泽，全身皮肤枯槁，足外侧发热，这叫做阳厥。本经所主的骨发生病变，会出现头痛，下颔及外眼角痛，缺盆部肿痛，腋下肿，腋下或颈旁生瘰疬，自汗出而发冷，疟疾，胸、胁、肋、大腿、膝外侧直至胫骨、绝骨、外踝前以及诸关节皆痛，足第四趾不能运动。这些病症，属实的就用泻法，属虚的就用补法，属热的就用速刺法，属寒的就用留针法，脉虚陷的就用灸法，不实不虚的从本经取治。本经气盛，人迎脉比寸口脉大一倍；气虚，人迎脉反小于寸口脉。

足厥阴肝经，起于足大趾爪甲后毫毛处的边缘，沿足背上行至内踝前一寸，至踝上八寸，交出于足太阴经的后面，上走腘内缘，沿大腿内侧入阴毛中，左右交叉，环绕生殖器，向上达少腹，夹行于胃的两旁，连属肝脏，络于与本经相表里的胆腑，向上穿过膈膜，散布胁肋，再沿喉咙后面，绕到面部至上颚骨的上窍，连目系，出额部，与督脉相会于巅顶的百会；它的支脉，从目系下走颊内，环绕唇内；又一支脉，从肝别出穿过膈膜，注于肺中，与手太阴经相接。

外邪侵犯足厥阴肝经而发生的病症为腰痛不能俯仰，男子患㿉疝，妇女患少腹部肿胀，病重的可见咽喉发干，面色灰暗无光泽。本经所主的肝脏发生病变，会出现胸中满闷，呕吐气逆，腹泻完谷不化，疝病，遗尿或小便不通。这些病症，属实的就用泻法，属虚的就用补法，属热的就用速刺法，属寒的就用留针法，脉虚陷的就用灸法，不实不虚的从本经取治。本经气盛，寸口脉比人迎脉大一倍；气虚，寸口脉反小于人迎脉。

手太阴肺经的脉气竭绝，皮毛就会憔悴枯槁。手太阴肺能运行精气以温润皮毛。所以肺虚而不能运行精气以发挥营养作用，皮毛就憔悴枯槁；皮毛憔悴枯槁，是由于皮肤关节失去了津液的滋润；皮肤关节失去了津液的滋润，于是爪甲枯槁，毫毛折断脱落；毫毛折断脱落，是肺的精气先衰竭的症象。此种症象，丙日危重，丁日死亡，这是由于火克金的缘故。

手少阴心经的脉气竭绝，则脉道不通。手少阴经是心脏的经脉；心与血脉相配合。若脉道不通，血流就不畅；血流不畅，面色就失去润泽。故面色暗黑无光泽，是血脉先枯竭的症象。此种症象，壬日危重，癸日死亡，这是由于水克火的缘故。

足太阴脾经的脉气竭绝，经脉就不能输布水谷精微以营养肌肉。唇舌，是肌肉之本。经脉不能输布营养，就会使肌肉松软；肌肉松软则舌体萎缩，人中部肿满；人中部肿满，口唇就外翻；口唇外翻，是肌肉先衰萎的症象。此种症象，甲日危重，乙日死亡，这是由于木克土的缘故。

足少阴肾经的脉气竭绝，就会使骨枯槁。肾应于冬其脉伏行在深部而濡养骨髓。若骨髓得不到肾气濡养，肌肉就不能附着于骨；骨肉不能亲合而分离，肌肉就软弱萎缩；肌肉软缩，就显得齿长而多垢，头发也失去光泽；头发不光泽，是骨气先衰败的症象。此种症象，戊日危重，乙日死亡，这是由于土克水的缘故。

足厥阴肝经脉气竭绝，筋的功能就衰竭。足厥阴属肝脏的经脉；肝脉外合于筋；经筋会聚在阴器，而脉联络于舌根。如果肝脉不能营运精微以养筋，则筋就拘急；筋急牵引阴囊和舌根。所以出现口唇发青、舌体卷屈、阴囊上缩，是筋先败绝的症象。此种症象，庚日危重，辛日死亡，这是由于金克木的缘故。

五脏阴经的精气都竭绝，就会出现目系转动；目系转动则目眩，视物不清；目眩为神志先丧失；神志既丧，最远不超过一天半就要死亡。六腑阳经的精气败绝，阴气与阳气就两相分离；阴阳分离别腠理开发，精气外泄，可见汗出不止。所以早晨出现危象，预计晚上可能死亡，夜间出现危象，预计明晨可能死亡。

十二经脉均隐伏行于分肉之间，位置较深，从体表不易察见；通常能察见到的，只有手太阴经过手外踝之上气口部分，这是由于该处骨露皮薄无所隐蔽的缘故。其他各脉浮于表浅而能见到的，都是络脉。手六经的络脉以阳明、少阳二经为最大，此络分别起于五指间，向上汇合于肘关节之中。饮酒后，酒随卫气外达皮肤，先充于络脉，使络脉先盛满。所以卫气已经满盛，营气才能满盛以致经脉大盛。任何经脉突然发生异常搏动，都由于邪气留在脏腑（本）经脉（末）所致；如果邪气在经脉聚而不动，就可郁而化热，脉形坚硬，若脉不坚硬，是由邪气深使经气空虚，与一般人的脉象不同，这样就可以知道那一经脉有了变动的病态。

雷公说：如何辨别经脉与络脉的不同呢？黄帝说：经脉一般是不易看到的，它有了虚实的变化，可从寸口部位诊察得知。脉之显露可见到的，都是络脉。

雷公问：为什么会有这种区别呢？黄帝回答说：所有络脉都不能经过大的骨节之间，只在经脉所不到的间道出入联络，再结合到皮肤的浮络，会合后都显现在外面。因此，凡针刺各络脉时，必须刺在络脉有血液瘀结之处；若血聚甚多，虽天瘀结之络，也应急刺络脉，放出恶血，以泻其邪，否则留结体内，会发为痹痛之证。

一般诊察络脉颜色来判断疾病：络脉色青的，是寒邪凝滞而产生疼痛；络脉色红的，有热象。胃中有寒，手鱼部的络脉多见青色；胃中有热，手鱼部边缘的络脉多呈赤色。络脉显露黑色，是邪留日久的痹证；络脉颜色兼有赤、黑、青的，是寒热错杂的病证；络脉青色而部位短小的，是气虚证。针刺治疗时，对于寒热病，应该多刺浅表的血络，必须隔日一刺，把恶血泻尽为止，然后根据病情虚实进行调治；若络脉小而短的，是气虚的表现，对这种病人如用泻法，会引起昏闷烦乱，甚至突然跌倒，不能言语，在昏闷烦乱发生时，应立即扶病人坐起，施行急救。

手太阴经分出的络脉，叫做列缺。它起于手腕上的分肉之间，与本经经脉并行，直入手掌中，散于鱼际处。本络脉发病，邪实的见腕后高骨及手掌发热；正虚的见张口呵欠，小便不禁或频数。治疗时，取腕后一寸半的列缺穴。本络由此别出，联络手阳明经脉。

手少阴经分出的脉络，叫做通里。它起于腕上一寸处，别出上行，循本经入于心中，再上行联系舌根，联属目系。本络脉发病，邪实的见胸膈间有支撑不舒之感；正虚的见不能言语。治疗时，取掌后一寸处的通里穴。本络由此别出，联络手太阳经脉。

手厥阴心包经的别络，起点处的腧穴名叫内关。它起于腕上二寸处的两筋之间，本络由此别走于手少阳经。并循本经上行，系于心包，联络心系。本络脉发病，邪气实的见心痛；正气虚的见心中烦乱。治疗时，取腕上二寸处两筋间的内关穴。

手太阳经分出的络脉，叫做支正。它起于腕上五寸，向内注于手少阴心经；其别出的向上过肘，络于肩髃穴处。本络脉发病，邪实的见骨节弛缓，肘关节萎废不能运动；正虚的就会发生赘肉，小的赘肉数多如指间痂疥一样。治疗时，取本经别出的络穴支正。

手阳明经分出的络脉，叫做偏历。它起于腕上三寸处，别行走入手太阴经；其别而上行的沿臂上肩隅，再上行过颈到曲颊，偏络于齿根；另一别出的络脉，上入耳中，合于该部的主脉。本络脉发病，邪实的见龋齿，耳聋；正虚的见齿冷，膈间闭塞不通。治疗时，取本经别出的络穴偏历。

手少阳经分出的络脉，叫做外关。它起始于腕上二寸处，向外绕行于臂部，再上行注于胸中与手厥阴心包经相会合。本络脉发病，邪实的见肘关节拘挛；正虚的见肘部弛缓不收。治疗时，取本经别出的络穴外关。

足太阳经分出的络脉，叫做飞阳。它起于外踝上七寸处，别行走入足少阴经。本络脉发病，邪实的出现鼻塞不通，头与背部疼痛；正虚的出现鼻流清涕或出血。治疗时，取本经别出的络穴飞阳。

足少阳经分出的脉络，叫做光明。它起于外踝上五寸处，别行走入足厥阴经，向下络于足背。本络脉发病，邪实的见肢冷；正虚的见下肢痿软无力不能行走，坐而不能起立。治疗时，取本经别出的络穴光明。

足阳明经分出的络脉，叫做丰隆。它起于外踝上八寸处，别行走入足太阴经；其别出而上行的，沿着胫骨的外缘，络于头项，与该处其他各经经气会合，向下绕络于喉咽。本络脉发病，其病气上逆，出现喉痹和突然失音；邪实则神志失常而发生癫狂；正虚则两足弛缓不收，小腿肌肉枯萎。治疗时，取本经别出的络穴丰隆。

足太阴经分出的络脉，叫做公孙。它起于足大趾本节后一寸处，别行走入足阳明经；其别出而上行的入腹络于肠胃。本络脉发病，其厥气上逆则发为霍乱；邪气实则肠中疼痛如刀切；正气虚则腹胀如鼓。治疗时，取本经别出的络穴公孙。

足少阴经分出的络脉，叫做大钟。它起于足内踝的后面，环绕足跟别行走入足太阳经；其别出而行的络脉与本经向上的经脉相并，走入心包络下，然后向外贯穿腰脊。本络脉发病，其病气上逆发生心烦闷乱；邪气实则二便不通；正气虚则腰痛。治疗时，取本经别出的络穴大钟。

足厥阴经分出的络脉，叫做蠡沟。它起于内踝上五寸处，别行走入足少阳经；其别出而上行的络脉，沿小腿向上达于睾丸部，聚于阴茎。其病气上逆突然发为疝病睾丸肿大；邪气实则阴茎易于勃起；正气虚则阴部奇痒。治疗时，取本经别出的络穴蠡沟。

任经分出的络脉，叫做尾翳。由此别出下行，散布于腹部。本络脉发病，邪气实则腹部皮肤痛；正气虚则腹部皮肤作痒。治疗时，取本经别出的络穴尾翳。

督脉分出的络脉，叫做长强。由此别出挟脊膂上行到项部，散布于头上，再向下行于肩胛两旁，别行走入足太阳膀胱经，深入贯穿脊膂内。本络脉发病，邪气实则脊柱强直；正气虚则头部沉重。检查时，摇动患者的头项部，可以发现挟脊之脉有病变。取本经别出的络穴长强治疗。

足太阴脾经分出的络脉，叫做大包。从渊腑下三寸处，散布于胸胁部。如本络脉发病，邪气实则全身疼痛；正气虚则周身骨节弛纵无力。因这一络脉包罗诸络之血，若有瘀血，治疗时取本络脉的大包穴。

上述十五络脉，邪气猖盛时络脉明显可见，正气虚弱则脉络陷下而不易看见。虽然在外表看不见，但可在络脉循行部位的上下寻求。由于经脉随着人的体型而有所不同，所以络脉也有差异，必须灵活对待。

经别第十一

【原文】

黄帝问于岐伯曰：余闻人之合于天道也，内有五脏，以应五音五色五时五味五位也；外有六腑，以应六律，六律建[1]阴阳诸经而合之十二月、十二辰、十二节、十二经水、十二时、十二经脉者，此五脏六腑之所以应天道。夫十二经脉者，人之所以生，病之所以成，人之所以治，病之所以起[2]，学之所始，工之所止也[3]，粗之所易，上之所难也。请问其离合出入[4]奈何？岐伯稽首再拜曰：明乎哉问也！此粗之所过，上之所息也[5]，请卒言之。

足太阳之正，别入于腘[6]中，其一道下尻五寸[7]，别入于肛，属于膀胱，散之肾，循膂当心入散；直者，从膂上出于项，复属于太阳，此为一经也。足少阴之正，至腘中，别走太阳而合，上至肾，当十四椎[8]，出属带脉；直者，系舌本，复出于项，合于太阳，此为一合。成以诸阴之别[9]，皆为正也。

足少阳之正，绕髀入毛际，合于厥阴；别者，入季胁之间，循胸里属胆，散之上肝贯心，以上挟咽，出颐颔中，散于面，系目系，合少阳于目外眦也。足厥阴之正，别跗上，上至毛际，合于少阳，与别俱行，此为二合也。

足阳明之正，上至髀[10]，入于腹里，属胃，散之脾，上通于心，上循咽出于口，上頞䪼，还系目系，合于阳明也。足太阴之正，上至髀，合于阳明，与别俱行，上结于咽，贯舌中，此为三合也。

手太阳之正，指地[11]，别于肩解，入腋走心，系小肠也。手少阴之正，别入于渊腋两筋之间，属于心，上走喉咙，出于面，合目内眦，此为四合也。

手少阳之正，指天[12]，别于巅，入缺盆，下走三焦，散于胸中也。手心主之正，别于渊腋三寸，入胸中，别属三焦，出循喉咙，出耳后，合少阳完骨之下，此为五合也。

【注释】

①建：分主。②起：谓病愈。《史记·扁鹊列传》：『越人能使之起耳。』③止：调留心。杨上善曰：『止，留也。』④离合出入：离，出是指经别从经脉分出来；合，入是指阳经经别最后归于本经、阴经经别最后与阳经相合。⑤上之所息：息，《甲乙经》作『悉』。⑥胭：膝部的后面，正中处是委中穴。⑦下尻五寸：『尻』，此指承扶穴处。⑧顀：《甲乙经》作『椎』。⑨成以诸阴之别：成，《甲乙经》作『或』。⑩髀：大腿。⑪指地：自下而上行。⑫指天：『天』指上说，谓三焦经别始于头顶部。

【译文】

黄帝问岐伯道：我听说人与天地间的事物及其变化规律是相对应的。人体内属阴的五脏分别对应着五音、五色、五时、五味、五方；外有属阳的六腑以对应六律，六律分六阴六阳，合于人体诸经，以对应时令的十二月、十二辰、十二节、十二经水、十二时和十二经脉。这就是五脏六腑与天地间的事物及其变化规律相对应的情况，十二经脉在人体内是气血运行的通路，与人的生存，疾病的形成，以及人的健康，疾病的痊愈，都有着密切的关系。所以初学医者必须从十二经脉学起，就是知识渊博的医生，也要进一步研究它。粗劣的医生觉得经脉容易掌握，而高明的医生却认为经脉难以精通。

黄帝问岐伯道：经脉在人体内的离合出入是怎样的呢？岐伯恭敬地行礼后说：问得很高明啊！关于经脉的学问，粗劣的医生容易忽略，而高明的医生却尽心研究，让我详尽地说一下吧。

足太阳膀胱经的正经，一条别行进入于膝腘窝之中，与足少阴肾经的经脉相合而上行；另一条至尻下五寸处后，另行入肛门，入属于膀胱本腑，再散行于肾脏，沿脊柱内侧上行，至心脏而分散；其本经之外别行的一条直行经，由脊上出于颈部，再入属于足太阳本经经脉。足少阴肾经的正经，由膝腘窝中，另出一脉，与足太阳之经相会合，又上行至肾脏，当十四椎处，再外出而联属于带脉；其直行的，系于舌根，又出于颈部与足太阳膀胱经相合，这就是阴阳表里相配的第一合。诸阳经的正经，均流入诸阴经的别出经，称为别出的正经。

足少阳胆经的正经，上行绕过大腿外侧进入阴毛中，与足厥阴肝经相合。其另行的，注入季肋之间，再沿着胸里，入属于胆腑，又散行上至肝脏，通过心部，夹于咽喉，出于腮部与颔中，散布在面部，系于目系，与足少阳本经会合于眼外角处。足厥阴肝经的正经，由足背另行，上至阴毛中，与足少阳胆经相合，与其另行的经脉并行，这就是阴阳表里相配的第二合。

足阳明胃经的正经，上行至髀部，进入腹里，入属于胃腑，散行至脾脏，通过心，沿咽喉而由于口部，再上行至鼻柱的上部和眼眶的下部，环绕目系，与足阳明本经相会合。足太阴脾经的正经，上行至髀部，与足阳明经另行的正经合并后上行，上至咽喉部，贯入舌中，这就是阴阳表里相配的第三合。

手太阳小肠经的正经，从下而向上循行，并从肩后关节另行，进入腋下，经过心脏，下行入属于小肠本腑。手少阴心经的正经，另行而入腋下渊腋穴的两筋之间，入属心脏，再上行于喉咙，出于面部，与手太阳经的一条支脉会合于眼内角，这就是阴阳表里相配的第四合。

手少阳三焦经的正经，自上而下循行，起于巅部别行进入缺盆，向下行入三焦本腑，再散行于胸中。手厥阴心包经的正经，另起于渊腋下三寸处，进入胸中，再行入属于三焦，上沿喉咙，出于耳后，与手少阳三焦经会合于完骨之下，这就是阴阳表里相配的第五合。

手阳明大肠经的正经，起于手并上行到胸侧、乳部，然后另行出于肩髃穴处，进入大椎，再向下行至于大肠本腑。上属于肺脏，然后向上沿喉咙，出于缺盆，与手阳明本经相会合。手太阴肺经的正经，另行而入渊腋穴，行于手少阴经的前方，进入肺脏，散行至大肠，再上行出于缺盆，沿喉咙，再与手阳明大肠经相合，这就是阴阳表里相配的第六合。

经水第十二

【原文】

黄帝问于岐伯曰：经脉十二者，外合于十二经水，而内属于五脏六腑。夫十二经水者，其有大小、深浅、广狭、远近各不同，五藏六腑之高下、小大、受谷之多少亦不等，相应奈何？夫经水者，受水而行之；五脏者，合神气魂魄而藏之；六腑者，受谷气而行之，受气而扬之；经脉者，受血而营之。合而以治[1]奈何？刺之深浅，灸之壮数，可得闻乎？岐伯答曰：善哉问也！天至高，不可度，地至广，不可量，此之谓也。且夫人生于天地之间，六合之内，此天之高、地之广也，非人力之所能度量而至也。若夫八尺之士，皮肉在此，外可度量切循而得之，其死可解剖而视之，其脏之坚脆，腑之大小，谷之多少，脉之长短，血之清浊[2]，气之多少[3]，十二经脉之多血少气，与其少血多气，与其皆多血气，与其皆少血气，皆有大数[4]。其治以针艾，各调其经气，固其常有合乎？

黄帝曰：余闻之，快于耳，不解于心[5]，愿卒闻之。岐伯答曰：此人之所以参天地而应阴阳也，不可不察。足太阳外合清水，内属膀胱，而通水道焉。足少阳合于渭水，内属于胆。足阳明外合于海水，内属于胃。足太阴外合于湖水，内属于脾。足少阴外合于汝水，内属于肾。足厥阴外合于渑水，内属于肝。手太阳外合于淮水，内属于小肠，而水道出焉。手少阳外合于漯水，内属于三焦。手阳明外合于江水，内属于大肠。手太阴外合于河水，内属于肺。手少阴外合于济水，内属于心。手心主外合于漳水，内属于心包。凡此五脏六腑十二经水者，外有源泉而内有所禀，此皆内外相贯，如环无端，人经亦然。故天为阳，地为阴，腰以上为天，腰以下为地。故海以北者为阴，湖以北者为阴中之阴，漳以南者为阳，河以北者至漳者为阳中之阴，漯以南至江者为阳中之太阳，此一隅之阴阳也，所以人与天地相参也。

黄帝曰：夫经水之应经脉也，其远近浅深，水血之多少各不同，合而以刺之奈何？岐伯答曰：足阳明，五脏六腑之海也，其脉大血多，气盛热壮，刺此者不深弗散，不留不泻也。足阳明刺深六分，留十呼。足太阳深五分，留七呼。足少阳深四分，留五呼。足太阴深三分，留四呼。足少阴深二分，留三呼。足厥阴深一分，留二呼。手之阴阳，其受气之道近，其气之来疾，其刺深者皆无过二分，其留皆无过一呼。其少长大小肥瘦，以心撩⑥之，命曰法天之常。灸之亦然。灸而过此者得恶火，则骨枯脉涩；刺而过此者，则脱气⑦。

黄帝曰：夫经脉之大小，血之多少，肤之厚薄，肉之坚脆，及䐃之大小，可为量度乎？岐伯答曰：其可为度量者，取其中度也，不甚脱肉而血气不衰也。若失度之人，瘠瘦而形肉脱者，恶可以度量刺乎⑧。审切循扪按，视其寒温盛衰而调之。是谓因适而为之真也。

【注释】

①合而以治：谓用经水比喻经脉以治病。②血之清浊：人体血气有轻清与稠浊的区别。③气之多少：谓脏腑、经脉之气的强弱。④大数：大，《甲乙经》作「定」。定数，一定的标准。⑤快于耳，不解于心：杨上善注：「快于耳，浅知也；解于心，深识也。」不解于心，不能深刻地理解。⑥撩：通「料」。揣度，估算。⑦脱气：损伤正气。⑧恶可以度量刺乎：「恶」，作「何」解。本句是说不能用失度之人而确定针刺的浅深。

【译文】

黄帝问岐伯道：人体的十二经脉，外合于地面上十二条河流，内则连属于五脏六腑。这十二条河流，每条的大小、深浅、广狭和远近各不相同；五脏六腑也有上下、大小和容纳饮食多少的不同，两者是如何相应的呢？这十二经水，从其源受水而通行各处；五脏主管神、气、魂、魄等功能活动；六腑受纳水谷，经消化吸收水谷精气，输送布散于全身；经脉受纳血液，营运于周身。上述这些是如何运用在治疗上的？针刺的深浅，施灸壮数的多少，可以都给我讲讲吗？

岐伯回答说：你问得很好！天很高难以计算，地很广难以度量。人生活在天地之间，六合之内，这就说明天高地广，不是用人力所能计量准确的。但是人的身体，皮肉俱在，可从外部计算测量，用手指切按而获得各部的情况，死了以后可以通过解剖来观察内在的情况。其五脏的坚脆，六腑的大小，受谷的多少，经脉的长短，血液的清浊，气分的强弱，以及十二经脉的多血少气、少血多气、血气俱多、血气俱少，皆有一定的度数标准。若发生病变，用针灸治疗，以分别调和经气的虚实，那么针灸的深浅多少，本来和十二经水的深浅多少是可以相合的么？

黄帝说：我听了你的话，耳边甚觉快当，但心里仍是不解，希望你给我详细地讲一讲。

岐伯说：这是人与自然界相配合而与阴阳规律相适应的道理，不可不详细识别。足太阳经外合于清水，内联属于膀胱腑，主要功能是通利水道；足少阳经外合于渭，内联属于胆腑；足阳明经外合于海水，内联属于胃腑；足太阴经外合于湖水，内联属于脾脏；足少阴经外合于汝水，内联属于肾脏；足厥阴经外合于渑水，内联属于肝脏；手太阳经外合于淮水，内联属于小肠，水道由此而出；手少阳经外合于漯水，内联属三焦；手阳明经外合于江水，内联属于大肠；手太阴经外合于河水，内联属于肺脏；手少阴经外合于济水，内联属于心脏；手厥阴经外合于漳水，内联属于心包络。以上所说的五脏六腑和十二经水，显现于外各有源泉，在内各有禀承，这都是内外相互贯通，如圆环一样周而复始无有尽头，人的经脉循行也是如此。天气轻清属阳，地气重浊属阴；人体腰以上像天属阳，腰以下像地属阴。以十二经水分阴阳，海水以北属阴，湖水以北属阴中之阴；漳水以南属阳，河水以北至漳水之间属阳中之阴；漯水以南至江水之间属阳中之太阳。这是举大地一部分区域河流的阴阳属性，用来说明人与自然界密切相应的情况。

黄帝说：十二经水应于十二经脉，它们的远近深浅，水血多少各不相同，如果两者结合起来，应如何用于针刺治疗呢？岐伯回答说：足阳明胃，是五脏六腑气血来源的『海』，其经脉最大而多气多血，发病时热势必甚，所以不深刺则邪不能散，不留针则邪气不能泻。足阳明经，针刺六分深，留针呼吸十次的时间；足太阳经，针刺五分深，留针呼吸七次的时间；足少阳经，针刺四分深，留针呼吸五次的时间；足太阴经，针刺三分深，留针呼吸四次的时间；足少阴经，针刺二分深，留针呼吸三次的时间；足厥阴经，针刺一分深，留针呼吸二次的时间。手三阴三阳经脉，均循行于人体上半身，接受心肺气血的距离较近，针刺深度一般不超过二分，留针时间一般不超过一次呼吸。

但年岁有老少，身材有大小，体格有胖瘦的不同，医者必须心中有数，因人而施，这叫做顺从自然之理。灸法也是如此。如果施灸过度，变成『恶火』，就会骨髓枯槁，血脉凝涩；针刺过度，会发生正气虚脱的不良后果。

黄帝说：经脉的大小，血的多少，皮肤的厚薄，肌肉的坚脆，以及肉块的大小，都能定出计量标准的吗？岐伯回答说：可以进行计量的，要选择中等身材，以肌肉不甚消瘦，血气不甚衰弱的人为标准。如果被计量的人形体消瘦，以致肌肉脱削，怎么可以计量以作针刺的标准呢？所以必须通过切、循、扪、按等方法检查，根据证候的寒热虚实情况，来进行调治，这就叫做因人制宜的治疗方法。

经筋第十三

【原文】

足太阳之筋，起于足小指，上结于踝，邪①上结于膝，其下循足外侧，结于踵②，上循跟，结于腘；其别者，结于踹外，上腘中内廉，与腘中并上结于臀，上挟脊上项；其支者，别入结于舌本；其直者，结于枕骨，上头，下颜，结于鼻；其支者，为目上网，下结于烦③；其支者，从腋后外廉，结于肩髃；其支者，入腋下，上出缺盆，上结于完骨④；其支者，出缺盆，邪上出于烦。其病小指支跟肿痛，腘挛，脊反折，项筋急，肩不举，腋支缺盆中纽痛，不可左右摇。治在燔针劫刺⑤，以知为数，以痛为输，名曰仲春痹也。

足少阳之筋，起于小指次指，上结外踝，上循胫外廉，结于膝外廉；其支者，别起外辅骨，上走髀，前者结于伏兔之上，后者结于尻；其直者，上乘眇季胁，上走腋前廉，系于膺乳，结于缺盆；直者，上出腋，贯缺盆，出太阳之前，循耳后，上额角，交巅上，下走颔，上结于烦；支者，结于目眦为外维⑥。其病小指次指支转筋，引膝外转筋，膝不可屈伸，腘筋急，前引髀，后引尻，即上乘眇季胁痛，上引缺盆、膺乳，颈维筋急，从左之右，右目不开，上过右角，并跷脉而行，左络于右，故伤左角，右足不用，命曰维筋相交。治在燔针劫刺，以知为数，以痛为输，名曰孟春痹也。

足阳明之筋，起于中三指，结于跗上，邪外上加于辅骨，上结于膝外廉，直上结于髀枢，上循胁，属脊；其直者，上循骭，结于膝；其支者，结于外辅骨，合少阳；其直者，上循伏兔，上结于髀，聚于阴器，上腹而布，至缺盆而结，上颈，上挟口，合于烦，下结于鼻，上合于太阳，太阳为目上网，阳明为目下网；其支者，从颊结于耳前。其病足中指支，胫转筋，脚跳坚⑦，伏兔转筋，髀前踵，㿉疝。腹筋急，引缺盆及颊，卒口僻，急者目不合，热则筋纵目不开。颊筋有寒则急引颊移口，有热则筋弛纵缓，不胜收故僻。治之以马膏，膏其急者，以白酒和桂，以涂其缓者，以桑钩钩之，即以生桑灰[8]置之坎中，高下以坐等，以膏熨急颊，且饮美酒，噉美炙肉，不饮酒者，自强也，为之三拊[9]而已。治在燔针劫刺，以知为数，以痛为输，名曰季春痹也。

足太阴之筋，起于大指之端内侧，上结于内踝；其直者，络于膝内辅骨，上循阴股，结于髀，聚于阴器，上腹，结于脐，循腹里，结于肋，散于胸中；其内者，著于脊。其病足大指支，内踝痛，转筋痛，膝内辅骨痛，阴股引髀而痛，阴器纽痛，上引脐两胁痛，引膺中脊内痛。治在燔针劫刺，以知为数，以痛为输，命曰孟秋痹也。

足少阴之筋，起于小指之下，并足太阴之筋邪走内踝之下，结于踵，与太阳之筋合而上结于内辅之下，并太阴之筋而上循阴股，结于阴器，循脊内挟膂，上至项，结于枕骨，与足太阳之筋合。其病足下转筋，及所过而结者皆痛及转筋。病在此者主痫瘛及痉，在外者不能俯，在内者不能仰。故阳病者腰反折不能俯，阴病者不能仰。治在燔针劫刺，以知为数，以痛为输，在内者熨引饮药。此筋扭伤，纽发数甚者，死不治，名曰仲秋痹也。

足厥阴之筋，起于大指之上，上结于内踝之前，上循胫，上结内辅之下，上循阴股，结于阴器，络诸筋。其病足大指支，内踝之前痛，内辅痛，阴股痛转筋，阴器不用，伤于内则不起，伤于寒则阴缩入，伤于热则纵挺不收。治在行水清阴气。其病转筋者，治在燔针劫刺，以知为数，以痛为输，命曰季秋痹也。

手太阳之筋，起于小指之上，结于腕，上循臂内廉，结于肘内锐骨之后，弹之应小指之上，入结于腋下；其支者，后走腋后廉，上绕肩胛，循颈出走太阳之前，结于耳后完骨；其支者，入耳中；直者，出耳上，下结于颔[10]，上属目外眦。其病小指支，肘内锐骨后廉痛，循臂阴入腋下，腋下痛，腋后廉痛，绕肩胛引颈而痛，应耳中鸣痛，引颔目瞑，良久乃得视，颈筋急则为筋瘘颈肿。寒热在颈者，治在燔针劫刺之，以知为数，以痛为输，其为肿者，复而锐之。本支者[11]，上曲牙，循耳前，属目外眦，上颔，结于角。其痛当所过者支转筋。治在燔针劫刺，以知为数，以痛为输，名曰仲夏痹也。

手少阳之筋，起于小指次指之端，结于腕，中循臂结于肘，上绕臑外廉，上肩走颈，合手太阳；其支者，当曲颊入系舌本；其支者，上曲牙，循耳前，属目外眦，上乘颔，结于角。其病当所过者即支转筋，舌卷。治在燔针劫刺，以知为数，以痛为输，名曰季夏痹也。

手阳明之筋，起于大指次指之端，结于腕，上循臂，上结于肘外，上臑，结于髃；其支者，绕肩胛，挟脊；直者，从肩髃上颈；其支者，上颊，结于頄；直者，上出手太阳之前，上左角，络头，下右颔。其病当所过者支痛及转筋，肩不举颈，不可左右视。治在燔针劫刺，以知为数，以痛为输，名曰孟夏痹也。

手太阴之筋，起于大指之上，循指上行，结于鱼后，行寸口外侧，上循臂，结肘中，上臑内廉，入腋下，出缺盆，结肩前髃，上结缺盆，下结胸里，散贯贲，合贲下，抵季胁。其病当所过者支转筋痛，甚成息贲，胁急吐血。治在燔针劫刺，以知为数，以痛为输，名曰仲冬痹也。

手心主之筋，起于中指，与太阴之筋并行，结于肘内廉，上臂阴，结腋下，下散前后挟胁；其支者，入腋，散胸中，结于臂。其病当所过者支转筋，前及胸痛息贲。治在燔针劫刺，以知为数，以痛为输，名曰孟冬痹也。

手少阴之筋，起于小指之内侧，结于锐骨，上结肘内廉，上入腋，交太阴，挟乳里，结于胸中，循臂，下系于脐。其病内急，心承伏梁，下为肘网。其病当所过者支转筋，筋痛。治在燔针劫刺，以知为数，以痛为输。其成伏梁唾血脓者，死不治。经筋之病，寒则反折筋急，热则筋弛纵不收，阴痿不用。阳急则反折，阴急则俯不伸。焠刺者，刺寒急也，热则筋纵不收，无用燔针。名曰季冬痹也[12]。

足之阳明，手之太阳，筋急则口目为噼，眦[13]急不能卒视，治皆如右方也。

【注释】

①邪：通「斜」。②踵：足跟部。③烦：指眼眶下外侧的高骨，即颧骨。④完骨：即耳后的高骨。⑤劫刺：速入针速出针的一种针刺方法。⑥维：筋骨。⑦脚跳坚：脚跳动而且有坚硬不适的感觉。⑧生桑灰：灰，《太素》作「炭」。⑨拊：抚摸。在此有按摩之意。⑩颔：腮下。⑪本支者：《甲乙经》卷二第六无「本支者」至「以痛为输」四十一字，此系下「手少阳之筋」文，守山阁校本以为复衍于此，当删，其说是。故此处不译。⑫守山阁校本注云：「此六字原刻误在后「无用燔针」之下。按上下文云，「阳急则反折，阴急则俯不收。」明是统论经筋，非专指手少阴也。故依张介宾说，移首在「唾血脓者死不治」下。」故此处在译时，亦将「名曰季冬痹也」移首「唾血脓者死不治」之后译出。⑬眦：眼眶。

【译文】

足太阳膀胱经的筋，它的循行从足小拇趾开始，向上结聚在外踝，再斜行向上结聚于膝部；循行于足蹠下，沿足外踝的外侧，结聚于足跟，又沿足跟上行而结聚于膝腘内。它另行的一条支筋，结聚于腿肚的外侧，上行进入腘窝的内侧缘，与前一支筋并行，上结于臀部，再上行经过脊柱两旁，至头项；由此分出的支筋，另行入内并结聚于舌根。其直行的支筋，由项上行而结聚于枕骨，再至头顶，然后下至眉上，结聚于鼻的两旁。由鼻分出的支筋，像网络一样围绕而上至眼泡，然后向下结聚于颧骨处；又一支筋，由腋后外侧，上行而结聚于肩髃穴处；另一条支筋，由腋窝，向上出于缺盆处结聚于耳后完骨部；还有一条支筋，由缺盆部另出，斜行向上出于颧骨部。由本经筋所引起的病症表现为：足小拇趾及足跟疼痛，膝腘部挛急，脊背反张，项筋发紧，肩不能抬举，腋部牵扯缺盆部辗转疼痛，肩部不能左右摇动。治疗时应用火针速刺疾出的方法。针刺的次数以病情好转为度，以痛处作为针刺的穴位。这种病称为仲春痹。

足少阳胆经的筋，从足的无名趾端起，上行而结聚于外踝，并沿着胫骨外侧，向上结聚于膝部外缘；其支筋，另起于外辅骨，上行至髀部时，分为两支，其行在前面的，结聚于伏兔之上，行在后面的，结聚于尻部；它的直行筋，上行至胁下空软处，再至腋部的前缘，夹胸旁乳部而结聚于缺盆；又一直行筋，向上出于腋部，经过缺盆，行于足太阳经筋的前面，沿着耳后，上抵额面，在头顶上相交，再下行到颔部，然后又向上结聚于颧部；另有一条支筋，结于眼外角，为眼的外维。本经筋所发生的病症表现为：足的无名趾抽筋牵引至膝的外侧，膝关节僵直，膝窝里的筋拘紧，并牵引到前后的髀部和尻部，又向上牵及胁下空软处和软肋部疼痛，再向上牵引缺盆部、胸旁乳部、颈部等处，使所有连结的筋都感到拘急。如果从左侧向右侧维络的筋拘急时，右眼就无法睁开，这是因为本筋上行而过头的右面与跷脉并行的原因，另外左侧的筋与右侧的筋相连结，如左侧的筋受伤，右脚就不能活动。以上现象称为维筋相交。治疗时应采取火针速刺疾出的方法。针刺的次数以病情好转为度，以痛处作为针刺的穴位。这种病称为孟春痹。

足阳明胃经的筋，从足的中趾起，结聚于足背，沿足背的外侧斜行，上行至辅骨，结聚于膝的外侧，再直上而结聚于髀枢，然后沿胁部，联属于脊柱；其直行的一条支筋，向上沿胫骨而结聚于膝部；由此又分出的支筋，在外辅骨相结聚，并与足少阳经的筋相合；其直行的筋，上沿伏兔而结于髀，在阴器相会合，再向上散布于腹部，至缺盆部结聚，然后上沿颈部，夹口而行，至颧部会合后，又向下结聚于鼻部，上与足太阳经的筋相合，足太阳经的筋是上眼泡的纲维，足阳明经的筋是下眼泡的纲维；它的支筋由颊部结聚于耳前。本经筋所发生的病症表现在：足的中趾及胫部抽筋、足部颤动及强硬不适、伏兔部转筋、髀前部肿、阴囊肿大、腹筋拘急，并向上牵引缺盆及颊部，使口角突然歪斜。因受寒而引起筋拘急的，就会令眼闭合；因受热而导致筋驰缓的，就会使眼无法张开。颊筋受寒，就会牵引颊部，使口张开不能闭合；颊筋受热，就会使筋弛缓舒张、无力收缩，以致口角歪斜。治疗时可用马油膏涂擦拘急的面颊，用白酒调和桂末涂抹弛缓的面颊，用桑钩钩住口角，再将桑木炭火，放在地坑中，地坑的深度要与病人坐位的高度相等。然后用马脂温熨拘急的面颊，同时饮点美酒，吃些熏肉之类的美味，就是不会喝酒的人，也要尽量喝一点，并在患处频频按摩。至于治疗患筋病的病人，就应采取火针速刺疾出的方法。针刺的次数，以见效为度，以痛处作为针刺的穴位。这种病称为季春痹。

足太阴脾经的筋，发端于足的大拇趾内侧的尖端，上行而结聚于内踝；其直行的一条支筋，向上结聚于膝内辅骨，再沿大腿内缘，于髀部交结后聚会于阴器，又上行至腹部，在脐部相结聚，然后沿着腹里，结聚于胁肋，并散布于胸中；其内部的支筋，附着于脊柱。本经筋所发生的病症表现为：足的大拇趾疼痛牵引至内踝痛，或抽筋痛、膝内辅骨痛、大腿内侧及髀部作痛，阴器有扭转痛感，并向上牵引脐部和两胁作痛，甚至引起胸的两旁和脊内痛。治疗本病时，应采取火针速刺疾出的方法。针刺的次数以见效为度，以痛处作为针刺的穴位。这种病为孟秋痹。

足少阴肾经的筋，发端于足小拇趾的下方，与足太阴脾经的筋合并后，沿内踝骨的下方斜行，结聚于足跟，又与足太阳膀胱经的筋相合而上行，结聚于内辅骨下，并在此与足太阴经的筋合并，再沿着大腿的内侧上行，结聚于阴器，然后沿脊内，夹脊柱骨上行至项，结聚于枕骨，与足太阳膀胱经的筋相合。本经筋所发生的病症表现为：足下转筋，以致本经筋所到之处都疼痛、抽筋。病在足少阴经筋的，以痫症、拘挛、痉症为主要症状；病在背侧的不能前俯；病在胸腹侧的不能后仰。所以患阳病则项背拘急，腰向后反折而身体不能前俯；阴病则腹部拘急，身体就不能后仰。治疗本病时，应采取火针速刺疾出的方法。针刺的次数以病情好转为度，以痛处作为针刺的穴位；病在胸腹内的，可用熨法、导引、汤药来治疗。如转筋发作次数过多而病情危重的，就为不治之症。这种病称为仲秋痹。

足厥阴肝经的筋，发端于足的大拇趾上，上行而结聚于内踝之前，再上行沿胫骨结于膝内辅骨的前方，然后沿大腿内侧，结聚于阴器，与其他经筋相联络。本经筋所发生的病症表现为：足的大拇趾疼痛牵引内踝前疼痛、内辅骨痛、大腿内侧痛并且抽筋、前阴功能障碍。如伤于房室，就会导致阳痿；伤于寒邪则阴器缩入；伤于热则阴器挺长不收。治疗本病时，应该行水以治厥阴之气，如属抽筋疼痛之类的病症，就应用火针速刺疾出的方法，针刺的次数以病情好转为度，以痛处作为针刺的穴位。这种病称为季秋痹。

手太阳小肠经的筋，发端于手的小拇指的上端，结聚于手腕，再沿前臂内侧上行，结聚于肘内高骨的后方，如用手指弹拨此处的筋，小指就会有酸麻的感觉，再上行入内结聚于腋下；它的支筋，向后沿腋窝后缘，上行绕过肩胛，经过颈部，出于足太阳经筋之前，结聚于耳后完骨处；由此处分出的支筋，进入耳中；其直行的筋，于耳上出，下行结于颔部，又上行联属于眼外角。本经筋所发生的病症表现为：手的小拇指疼痛牵引肘内侧高骨后缘疼痛、沿臂的内侧至腋下及腋下后侧都疼痛、肩胛周围及颈部疼痛，并引起耳中鸣痛，牵引颔部使眼睛无法睁开，要过许久才能看东西；若颈筋拘急过甚，就导致筋痿、颈肿等症。颈部受寒热之气而发病的，应用火针速刺疾出的方法。针刺的次数以见效为度，以痛处作为针刺的穴位。如针刺后肿仍不消除，就再用锐利的针刺治。这种病称为仲夏痹。

手少阳三焦经的筋，发端于手的无名指端，结聚于手腕，沿臂上行并结聚于肘部，再向上绕臑的外侧，行至肩部，然后至颈部与手太阳小肠经的筋相合。它的支筋，由曲颊部深入，系于舌根，另有一条支筋，上行于曲牙，沿耳前，联肩于眼外角，再向上经过额部，结聚于额角。本经筋所发生的病症表现为：经筋所过之处，出现疼痛、抽筋、舌卷等症。治疗时应采取火针速刺疾出的方法。针刺的次数以见效为度，以痛处作为针刺的穴位。将这种病症称为季夏痹。

手阳明大肠经的筋，从手的食指之端起，结于腕部，沿臂上行并结于肘部的外侧，再经过臑部而结于肩髃；它的支筋，绕过肩胛，夹脊柱两侧而行；其直行的筋，由肩髃上至颈部；另一条支筋，上行于颊部，结聚于颧骨部；

出于手太阳小肠经筋的前方，再至左额角，络于头部，然后下行到右额。本经筋所发生的病症表现为：本筋经所经过的部位，出现疼痛、抽筋、肩不能抬、脖颈不能左右转动。治疗时应采取火针速刺疾出的方法。针刺的次数以见效为度，以痛处作为针刺的穴位。这种病称为孟夏痹。

手太阴肺经的筋，它的循行起于手的大拇指之端，沿指上行，结聚于鱼际部之后，经过寸口的外侧，沿臂内结聚于肘中，再上行于臑部内侧，进入腋下，出于缺盆，又结聚于肩髃前方，然后上行结于缺盆，再下行结聚于胸里，分散而贯穿贲门下部，与手厥阴经的筋相合后，下行直抵季胁。本经筋所发生的病症表现为：循行经过的部位，出现抽筋、疼痛，严重的则发展为息贲之症（息贲：五脏积病之一，因肺气积于胁下，喘息上贲而得名。症状为：恶寒发热、右胁痛、背痛、呕逆等——译注）、两胁拘急、吐血。治疗时应采取火针速刺疾出的方法。针刺的次数以见效为度，以痛处作为针刺的穴位。这种病称为仲冬痹。

手厥阴心包络经的筋，它的循行起于手的中指之端，与手太阴肺经的筋并行，结聚于肘的内侧，再上行沿臂的内侧结聚于腋下，然后下行分散，前后夹胁；它的支筋，进入腋下，散布于胸中，结聚于贲门。本经筋所发生的病症表现为：其循行经过的部位，出现抽筋和胸部作痛，成为息贲证。治疗时应采取火针速刺疾出的方法。针刺的次数以见效为度，以痛处作为针刺的穴位。这种病称为孟冬痹。

手少阴心经的筋，它的循行起于手的小拇指的内侧，结聚于掌后高骨，再上行而结于肘部内侧，进入腋下，与手太阴肺经的筋相交叉，夹乳的内侧而结聚于胸中，然后沿着贲门，向下与脐部相连。本经筋所发生的病症表现为：胸内拘急、心下有积决坚伏而成伏梁（伏梁：五脏积病一，起于心经气血凝滞，久治不愈，以致脐旁或脐上突起如手臂之物，伏而不动，如屋梁——译注）、肘部拘急、本经筋所循行经过的部位，都会抽筋，疼痛。治疗时，应采取火针速刺疾出的方法。针刺的次数，以见效为度，以痛处作为针刺的穴位。如果已成伏梁之症而吐脓血的，为不治之症，这种病称为季冬痹。

凡是经筋所发生的病症，遇寒则筋拘急；遇热就会使筋弛缓不收，阴痿不举。背部的筋拘急就会使身体向后反张，腹部的筋拘急就会使身体前俯而不能伸直。火针是用于刺治因寒而致筋急的，若因热而致筋弛缓，就不能再用火针了。而足阳明胃经和手太阳小肠经的筋拘急时，就会出现口眼歪斜、眼角拘急、视物模糊的症状，治疗时就可采用上面讲的粹针劫刺法。

骨度第十四

【原文】

黄帝问于伯高曰：脉度言经脉之长短，何以立之？伯高曰：先度其骨节之大小广狭长短，而脉度定矣。

黄帝曰：愿闻众人之度，人长七尺五寸者，其骨节之大小长短各几何？伯高曰：头之大骨围二尺六寸，胸围四尺五寸，腰围四尺二寸。发所复者，颅至项尺二寸，发以下至颐长一尺，君子终折①。结喉以下至缺盆中长四寸，缺盆以下②至髑骬③长九寸，过则肺大，不满则肺小。髑骬以下至天枢④长八寸，过则胃大，不及则胃小。天枢以下至横骨⑤长六寸半，过则回肠广长，不满则狭短。横骨长六寸半，横骨上廉以下至内辅之上廉长一尺八寸，内辅之上廉以下至下廉长三寸半，内辅下廉下至内踝长一尺三寸，内踝以下至地长三寸，膝腘以下至跗属长一尺六寸。跗属以下至地长三寸，故骨围大则太过，小则不及。角以下至柱骨长一尺，行腋中不见者长四寸，腋以下至季胁长一尺二寸，季胁以下至髀枢长六寸，髀枢以下至膝中长一尺九寸，膝以下至外踝长一尺六寸，外踝以下至京骨长三寸，京骨以下至地长一寸。耳后当完骨者广九寸，耳前当耳门者广一尺三寸，两颧之间相去七寸，两乳之间广九寸半，两髀之间广六寸半。足长一尺二寸，广四寸半。肩至肘长一尺七寸，肘至腕长一尺二寸半，腕至中指本节长四寸，本节至其末长四寸半。项发⑥以下至背骨长二寸半，膂骨⑦以下至尾骶二十一节长三尺，上节长一寸四分，分之一奇分⑧在下，故上七节至于膂骨九寸八分分之七，此众人骨之度也，所以立经脉之长短也。是故视其经脉之在于身也，其见浮而坚⑨，其见明而大者，多血；细而沉者，多气也。

【注释】

①君子终折：终，极也。在此指发育完全成熟的成年人。折，在此指标准。指一般成年人标准。②缺盆以下：

指胸骨上窝正中，任脉的天突穴。③䯏骬：指蔽心骨，即胸骨剑突，又称鸠尾骨。④天枢：穴名。属足阳明胃经。位于脐旁二寸。在此指两天枢穴之间的脐中央部位。⑤横骨：即耻骨。⑥项发：指项后发际正中处。⑦膂骨：此处指大椎。⑧奇分：奇，余数。奇分，指有余未尽的部分。⑨坚：长。

【译文】

黄帝问伯高道：《脉度》篇所说经脉的长短，是怎样确定的呢？伯高说：可以先测量骨节的大小、宽狭、长短，从而就可以测定经脉的长度。

黄帝道：我希望听你讲讲一般人的骨度，成人以七尺五寸长计算，其骨节的大小、长短各是多少？伯高说：头颅大骨周围二尺六寸，胸围四尺五寸，腰围四尺二寸。头发所覆盖的部位，颅至项为一尺二寸，前发际以下至颐长一尺，后发际至颐共二尺二寸，君子则折中各一尺一寸。喉结以下至缺盆中央长四寸，缺盆以下至剑骨突长九寸，如果超过九寸的是肺大，不满九寸的是肺小。剑骨突以下至天枢长八寸，超过八寸的是胃大，不满八寸的是胃小。天枢向下至耻骨长六寸半，超过六寸半的是回肠宽而长，不满六寸半的是回肠狭而短。耻骨横长为六寸半，横骨的上缘向下至膝内辅骨的上缘长一尺八寸，内辅骨上缘向下至内辅骨下缘长三寸半，内辅骨下缘向下至内踝骨尖长一尺三寸，内踝骨尖至足底长三寸。膝腘窝向下至足跗两踝之周围所属长一尺六寸，跗骨向下至足底长三寸。以上这些骨的尺寸数字，粗大的会超过，细小的会不及。两侧头角向下至柱骨长一尺，肩骨行至腋中尽处长四寸，腋部向下至软肋长一尺二寸，软肋向下至髀枢长六寸，髀枢向下至膝盖中央长一尺九寸，膝向下至外踝骨尖长一尺六寸，外踝骨尖向下至小趾侧后的京骨长三寸，京骨向下至足底长一寸。耳后当完骨部之间宽九寸，耳前当两耳门之间宽一尺三寸，两颧骨之间宽七寸，两乳之间宽九寸半，两髀之间宽六寸半。足长一尺二寸，宽四寸半。肩端至肘关节长一尺七寸，肘至腕关节长一尺二寸半，腕至中指本节长四寸，中指本节至中指端长四寸半。项后发际向下至背骨第一节的大椎处长二寸半，大椎骨向下至尾骶骨共二十一节长三尺，上面的七节每节长一寸四分一厘，零数在下，所以上七布共长九寸八分七厘。上面讲的就是一般人骨的长度，根据这个标准，可以确定经脉的长短。所以说经脉在人体中，其浮于表面，坚实明显而粗大的是多血之经，细小而隐于内的为多气之经。

五十营第十五

【原文】

黄帝曰：余愿闻五十营[1]奈何？岐伯答曰：天周二十八宿，宿三十六分，人气行一周[2]，千八分。日行二十八宿，人经脉上下、左右、前后二十八脉，周身十六丈二尺，以应二十八宿，漏水下百刻，以分昼夜。故人一呼，脉再动，气行三寸，一吸，脉亦再动，气行三寸，呼吸定息[3]，气行六寸。十息气行六尺，日行二分。二百七十息，气行十六丈二尺，气行交通于中[4]，一周于身，下水二刻，日行二十五分。五百四十息，气行再周于身，下水四刻，日行四十分。二千七百息，气行十周于身，下水二十刻，日行五宿二十分。一万三千五百息，气行五十营于身，水下百刻，日行二十八宿，漏水皆尽，脉终矣。所谓交通者，并行一数也，故五十营备[5]，得尽天地之寿矣，凡行八百一十丈也。

【注释】

①五十营：五十，指营气一昼夜中在人身周流二十八脉的周数。营，营运的意思。②人气行一周：指经脉之气在一昼夜内运行五十周次。③息：一呼一吸为一息。④气行交通于中：经气在二十八脉中内外贯通运行。⑤营：满。

【译文】

黄帝说：我希望听你讲讲经脉之气在人体运行五十周的情况。

岐伯回答说：周天有二十八宿，每宿的距离为三十六分；人体的经脉之气在一昼夜中运行五十周，合一千零八分。在一昼夜中太阳运行经历了二十八宿，而人体的经脉分布在上下、左右、前后，共二十八脉，脉气在全身运转一周共十六丈二尺，恰好与二十八宿相应。以铜壶漏水下注百刻为标准，来划分昼夜。所以人呼气一次，脉就跳动二次，气行三寸；吸气一次，脉也跳动二次，气也行三寸。一呼一吸为一息，脉气共行六寸。十息，脉气共行六尺。

以二十七息，气行一丈二尺六寸计算，则太阳运行为二分。二百七十息，气行共十六丈二尺，气行交流贯通于经脉之中，在全身运转一周，此时漏水下注二刻，太阳运行二十分有零；五百四十息，脉气在全身运行两周，这时漏水下注四刻，太阳运行四十分有零；二千七百息，脉气在全身运行十周，此时漏水下注二十刻，太阳运行五宿二十分有零；一万三千五百息，脉气在全身运行五十周，漏水下注正好为一百刻，太阳运行二十八宿。漏水都滴尽时，经脉之气也正好走完五十周。交流贯通指的是脉气在二十八脉通行一周的总数。人的脉气如果能经常日夜运行五十周，就可使人健康无病，寿尽而终。经脉之气在人体运行五十周的总长度是八百一十丈。

营气第十六

【原文】

黄帝曰：营气之道，内[1]谷为宝。谷入于胃，乃传之肺，流溢于中，布散于外，精专[2]者行于经隧，常营无已，终而复始，是谓天地之纪。故气从太阴出，注手阳明，上行注足阳明，下行至跗上，注大指间，与太阴合，上行抵髀[3]。从脾注心中，循手少阴出腋中臂，注小指，合手太阳，上行乘腋出䪼[4]内，注目内眦，上巅下项，合足太阳，循脊下尻，下行注小指之端，循足心注足少阴，上行注肾，从肾注心，外散于胸中。循心主脉出腋下臂，出两筋之间，入掌中，出中指之端，还注小指次指之端，合手少阳，上行注膻中，散于三焦，从三焦注胆，出胁注足少阳，下行至跗上，复从跗注大指间，合足厥阴，上行至肝，从肝上注肺，上循喉咙，入颃颡[5]之窍，究于畜门[6]。其支别者，上额循巅下项中，循脊入骶，是督脉也，络阴器，上过毛中，入脐中，上循腹里，入缺盆，下注肺中，复出太阴。此营气之所行也，逆顺之常[7]也。

【注释】

①内：同『纳』。受纳的意思。②精专：精纯的意思。指水谷精微中最精华的营养物质。③髀：《甲乙经》卷一第十《太素》卷十二均作『脾』。可从。④䪼：指目下，颧骨内侧的部位。⑤颃颡：指上腭与鼻相通的孔窍处。⑥究于畜门：究，终尽。畜，同臭。畜门，即鼻孔。即终于鼻孔。⑦逆顺之常：逆顺，指经脉向下行者为顺，向上行者为逆。

【译文】

黄帝说：营气能运行全身，是因为人食用水谷，得到了水谷中的精气，因此人食用水谷对于营气非常重要。饮食进入胃中之后，传输到肺，流溢于内营养脏腑，布散于外滋养形体。其中最精纯的部分，则行于脉道之中，经常营运不息，终而复始，这是自然的规律。营气的运行是从手太阴经脉出，注于手阳明经脉，上行传注足阳明经脉，下行达足跗，传注足大趾间，与足太阴经脉会合。上行股内入腹，从脾上传注心中，沿手少阴经脉，出腋窝，下臂，至手小指，会合于手太阳经脉。上行经过腋部，出眼下眶内，注于眼内角，再上行头顶中央，下走项后，与足太阳经脉会合。沿脊柱下行于尾骶部，再下行注于足小趾尖，斜入足心，注于足少阴经脉。上行注入肾脏，由肾转注心脏，向外布散于胸中，沿手厥阴经脉，出腋窝，下臂，经腕后两筋之间，入掌中，出中指尖，回出注无名指尖，合手少阳经脉。上行于两乳之间，膈膜之上，散布于三焦，从三焦注胆，出胁肋，注足少阳经脉。下行至足背，复从足背注足大趾，合足厥阴经脉。上行至肝脏，从肝脏上注于肺脏，再上沿喉咙，入上颚之窍，深入于鼻内通脑之处。别行的分支，由额沿头顶，下项后中线，沿脊柱入骶内，这是督脉；再由此环绕阴器，从阴毛中部上行，过脐中，上沿腹内，入缺盆，下注肺脏，复出手太阴经脉。这就是营气运行的途径，不管向上行还是向下行，都依此规律而不变。

脉度第十七

【原文】

黄帝曰：愿闻脉度。岐伯答曰：手之六阳，从手至头，长五尺，五六三丈。手之六阴，从手至胸中，三尺五寸，三六一丈八尺，五六三尺，合二丈一尺。足之六阳，从足上至头，八尺，六八四丈八尺。足之六阴从足至胸中，六尺五寸，六六三丈六尺，五六三尺，合三丈九尺。跻脉从足至目，七尺五寸，二七一丈四尺，二五一尺，合一丈五尺。督脉任脉各四尺五寸，二四八尺，二五一尺，合九尺。凡都合一十六丈二尺，此气之大经隧也。经脉为里，支而横者为络，络之别者为孙，盛而血者疾诛之①，盛者泻之，虚者饮药以补之。

五藏常内阅②于上七窍也，故肺气通于鼻，肺和则鼻能知臭香矣；心气通于舌，心和则舌能知五味矣；肝气通于目，肝和则目能辨五色矣；脾气通于口，脾和则口能知五谷矣；肾气通于耳，肾和则耳能闻五音矣。五藏不和则七窍不通，六府不和则留为痈。故邪在府则阳脉不和，阳脉不和则气留之，气留之则阳气盛矣。阳气太盛则阴不利，阴脉不利则血留之，血留之则阴气盛矣。阴气太盛，则阳气弗能荣也，故曰关；阳气太盛，则阴气不能荣也，故曰格。阴阳俱盛，不得相荣，故曰关格。关格者，不得尽期而死也。

黄帝曰：跻脉安起安止？何气荣水③？岐伯答曰：跻脉者，少阴之别，起于然骨之后，上内踝之上，直上循阴股入阴，上循④胸里入缺盆，上出人迎之前，入烦属目内眦，合于太阳、阳跻而上行，气并相还则为濡目⑤，气不荣则目不合。黄帝曰：气独行五藏，不荣六府，何也？岐伯答曰：气之不得无行也，如水之流，如日月之行不休。故阴脉荣其藏，阳脉荣其府，如环之无端，莫知其纪，终而复始。其流溢之气，内溉藏府，外濡腠理。黄帝曰：跻脉有阴阳，何脉当其数⑥？岐伯答曰：男子数其阳，女子数其阴，当数者为经，其不当数者为络也。

【注释】

①盛而血者疾诛之：孙络血盛的，应当马上放血。②阅：经历，通达。③荣水：《甲乙经》卷二第二作『荣也』。可从。④循：按次序。⑤濡目：张志聪注：『阴跻阳跻之气相并，经脉外内之气交相往还，则为濡目。』濡，润泽的意思。⑥当其数：指计算在经脉总长度十六丈二尺之内的，即男子数两阳跻脉，女子数两阴跻脉。

【译文】

黄帝说：我希望知道经脉的长度。

岐伯回答说：手的左右六条阳经，由手到头，每条经脉长五尺，五六合三丈，手的左右六条阴经，由手到胸，每条经脉长三尺五寸，三六合一丈八尺，五六为三尺，共合二丈一尺。足的左右六条阳经，由足到头，每条经脉长八尺，六八合四丈八尺。足的左右六条阴经，由足到胸，每条经脉长六尺五寸，六六合三丈六尺，五六合三尺，共计三丈九尺。左右跷脉，由足到目，每条长七尺五寸，二七合一丈四尺，二五为一尺，共计一丈五尺。督脉、任脉各长四尺五寸，二四合八尺，二五为一尺，二条经脉共长九尺。以上各经总长共为一十六丈二尺，这就是脉气循行的大的经脉通道。经脉在体内，由经脉分出而横行的支脉为络脉，由络脉分出的分支为孙络。如孙络满盛而有瘀血，就应该立即除去瘀血。经络中邪气盛的，可以用泻下法，正气虚的就应服药进行补益。

五脏的精气，由体内显露于面部七窍。肺气与鼻相通，肺气调和，鼻就能辨别香臭；心气与舌相通，心气调和，舌就能辨别五味；肝气与目相通，肝气调和，目就能辨五色；脾气与口相通，脾气调和，口就能辨别五谷的味道；肾气外通于耳，肾气调和，耳就能辨别五音。如果五脏失调，就会导致七窍滞涩，六腑不和，则会导致邪气留积，气血郁阻，发为痈疡。所以六腑受邪，属阳的经脉就会失调，以致气留滞，使阳气偏盛。而阳气偏盛，就会使属阴的经脉失调，引起血留滞，使阴气偏盛。如果阴气太盛，就会阻碍阳气运行，这叫做关；阳气太盛，就会阻止阴气的运行，这叫做格。如果阴阳之气都偏盛，使阴阳不能相互营运调和，就称为关格。出现关格后，人就会早亡。

黄帝说：跷脉从何处起，又止于何处呢？又是哪一条经的经气使它像流水一样地营运呢？岐伯回答说：阴跷脉是足少阴肾经的支脉，起于然骨后的照海穴，上行至内踝上，再沿大腿内侧，进入阴器，并沿着腹部向上，经胸内，进入缺盆，然后向上出于人迎的前面，进入颧部，连于眼内角，与足太阳经、阳跷脉相合而上行，阴跷、阳跷的脉气并行回还而濡润眼目。如果脉气衰竭，那么眼睛就不能闭合。

黄帝说：为什么阴脉之气，独行于五脏，而没有营运到六腑呢？岐伯回答说：脉气的营运不会停息，如流动的水，又如运行的日月，永无止时。所以阴脉营运五脏的精气，阳脉营运六腑的精气，就像圆环一样没有尾端，也无从知道它的起点，因其总是周而复始地循环着。流溢的脉气，在内灌溉五脏六腑，在外濡润肌表皮肤。

黄帝说：跷脉有阴阳之分，哪一条的长度与前面所说的一丈五尺的数值是一样的呢？岐伯说：要看病人是男还是女，男子计算的是阳跷脉的长度，女子计算的是阴跷脉的长度。要计算长度的跷脉为经，不计算长度的跷脉为络。

营卫生会第十八

【原文】

黄帝问于岐伯曰：人焉受气？阴阳焉会？何气为营？何气为卫？营安从生？卫于焉会？老壮不同气，阴阳异位，愿闻其会。岐伯答曰：人受气于谷，谷入于胃，以传与肺，五藏六府，皆以受气，其清者为营，浊者为卫，营在脉中，卫在脉外，营周不休，五十而复大会。阴阳相贯[1]，如环无端。卫气行于阴二十五度，行于阳二十五度，分为昼夜，故气至阳而起，至阴而止。故曰：日中而阳陇[2]为重阳，夜半而阴陇为重阴。故太阴主内，太阳主外，各行二十五度，分为昼夜。夜半为阴陇，夜半后而为阴衰，平旦阴尽而阳受气矣。日中为阳陇，日西而阳衰，日入阳尽而阴受气矣。夜半而大会，万民皆卧，命曰合阴，平旦阴尽而阳受气，如是无已，与天地同纪。

黄帝曰：老人之不夜瞑[3]者，何气使然？少壮之人不昼瞑者，何气使然？岐伯答曰：壮者之气血盛，其肌肉滑，气道通，荣卫之行，不失其常，故昼精而夜瞑。老者之气血衰，其肌肉枯，气道涩[4]，五藏之气相搏[5]，其营气衰少而卫气内伐[6]，故昼不精，夜不瞑。

黄帝曰：愿闻营卫之所行，皆何道从来？岐伯答曰：营出中焦，卫出下焦[7]。黄帝曰：愿闻三焦之所出。岐伯答曰：上焦出于胃上口，并咽以上贯膈而布胸中，走腋，循太阴之分而行，还至阳明，上至舌，下足阳明，常与营俱行于阳二十五度，行于阴亦二十五度一周也，故五十度而复大会于手太阴矣。黄帝曰：人有热，饮食下胃，其气未定，汗则出，或出于面，或出于背，或出于半身，其不循卫气之道而出何也？岐伯曰：此外伤于风，内开腠理，毛蒸理泄，卫气走之，固不得循其道，此气慓悍滑疾，见开而出，故不得从其道，故命曰漏泄。

黄帝曰：愿闻中焦之所出。岐伯答曰：中焦亦并胃中，出上焦之后，此所受气者，泌[8]糟粕，蒸津液，化其精微，上注于肺脉，乃化而为血，以奉生身，莫贵于此，故独得行于经隧，命曰营气。黄帝曰：夫血之与气，异名同类，何谓也？岐伯答曰：营卫者精气也，血者神气也，故血之与气，异名同类焉。故夺血者无汗，夺汗者无血，故人生有两死而无两生。

黄帝曰：愿闻下焦之所出。岐伯答曰：下焦者，别回肠，注于膀胱而渗入焉。故水谷者，常并居于胃中，成糟粕，而俱下于大肠，而成下焦，渗而俱下，济泌别汁[9]，循下焦而渗入膀胱焉。黄帝曰：人饮酒，酒亦入胃，谷未熟而小便独先下何也？岐伯答曰：酒者熟谷之液也，其气悍以清，故后谷而入，先谷而液出焉。黄帝曰：善。余闻上焦如雾，中焦如沤，下焦如渎[10]，此之谓也。

【注释】

①阴阳相贯：阴经阳经相互贯通。②阳陇：陇通隆，隆盛之义。阳气陇起，形容阳气旺盛。③暝：此处指睡眠。④气道涩：营卫之气运行涩滞不畅。⑤相搏：相互搏结。⑥内伐：向内扰。⑦卫出于下焦：有一说认为「下」应为「上」字。⑧泌：过滤。⑨济泌别汁：经过滤分开清浊，清者渗入膀胱，浊者归于大肠。⑩如渎：沟渠。

【译文】

黄帝问岐伯说：人体的精气从什么地方来？阴阳之气是如何交会的？「营」指的是什么气？「卫」指的又是什么气？营是怎样生成的？卫是怎样和营相会的？老年人与壮年人气的盛衰不同，日夜气行的位置各异，请你讲讲交会的情况。岐伯答道：人体精气来源于饮食物，饮食入胃，经过消化，再经脾吸收其精微之气，然后向上传注到肺，从而五脏六腑都能得到精微之气的供养。这些精气中，轻清的部分叫「营」，重浊的部分叫「卫」，营气运行于经脉之内，卫气运行于经脉之外，周流不息，各行五十周次而后大会，阴分和阳分互相贯通，终而复始，如圆环之无端始。卫气运行于阴分二十五周次，运行于阳分二十五周次，这是以白天和黑夜来划分的，所以气行到阳分为起始，行到阴分为终止。因此，当中午阳气隆盛时叫做『重阳』，到半夜阴气隆盛时叫做『重阴』。太阴主管人体内部，太阳主管人体外表，营卫在其中各运行二十五周次，都以昼夜来划分。半夜是阴分之气最隆盛的时候，自半夜以后，行于阴分之气就逐渐衰减，到早晨时，则行于阴分之气已尽，而阳分开始受气。中午是阳分之气最隆盛的时候，从日西斜，行于阳分之气就逐渐衰减，到日落时，则行于阳分之气已尽，而阴分开始受气。并且在半夜的时候，阴阳之气相会合，此时人们均已入睡，称为『合阴』。到早晨则行于阴分之气已尽，而阳分开始受气。如此循环不息，和自然界昼夜阴阳的变化规律相一致。

黄帝说：老年人夜间不易熟睡的原因是什么？是什么气使他们这样的？壮年人在白天往往不想睡，这又是什么气使他们这样的？岐伯答道：壮年人的气血旺盛，肌肉滑利，气道畅通，营卫的运行都很正常，所以白天的精神饱满，而晚上睡得很熟。老年人的气血衰少，肌肉枯瘦，气道滞涩，五脏之气耗损，营气衰少，卫气内伐于阴，所以白天精神不振，晚上也就不能熟睡了。

黄帝说：想问问您关于营气与卫气的运行，是从什么道路来的？岐伯答道：营气出于中焦，卫气出于下（上）焦。

黄帝问：三焦之气从何处出发？岐伯回答说：上焦出自胃的上口贲门，与食道并行向上至咽喉，贯穿于膈膜而分布于胸中，再横走至腋下，沿着手太阴经的路线循行，回复至手阳明，向上到舌，下循足阳明胃经，卫气与营气同样运行于阳分二十五周次，运行于阴分二十五周次，这就是昼夜一周，所以卫气五十周次行遍全身，再与营气大会于手太阴肺经。

黄帝说：热的饮食入胃，还没有化成精微的时候，就已出汗，有出于面部的，有出于背部的，有出于半身的，不循卫气通常的运行道路而出，这是什么原因呢？岐伯说：这是由于外表受了风邪的侵袭，腠理开发，毛窍疏泄，卫气趋向体表，就不能循常道而行，这是因为卫气的本性是慓悍滑疾的，见到何处疏张开来，就由此道而出行，所以不一定循行于脉道，这种出汗过多的情况，名叫『漏泄』。

黄帝问：中焦出于何处？岐伯答道：中焦的部位与胃相并列，在上焦之后，它的功能是吸收精气，通过泌去糟粕、蒸腾津液，而化成精微，然后向上传注于肺脉，再化为血液，奉养周身，这是人体内最宝贵的物质，所以能够独行于经脉之内，称为『营气』。

黄帝说：血与气，名虽不同而实是同类的物质，如何来理解呢？岐伯答道：营和卫，都属于精气；而血是精气所化生的更高贵的物质，因此叫『神气』。所以说血与气名虽不同，而实质上是同类的物质。凡失血过多的人，其汗也少；出汗过多的人，其血亦少。所以说人体夺血或夺汗均可死亡，而血与汗缺一则不能生存。

黄帝说：请教关于下焦的出处。岐伯答道：下焦分别清浊，糟粕从回肠而下行，水液注于膀胱而渗入其中。所以说，水谷同在脾胃之中，经过消化吸收以后，糟粕传入大肠；水液渗入膀胱，这就是下焦的主要功能。总的来看，是经过分别清浊之后，循下焦而渗入于膀胱的。

黄帝说：人饮的酒也是入胃的，为什么五谷尚未消化，而小便独先下行呢？岐伯答道：由于酒是谷类已经蒸熟酿成的液体，其性，慓悍而质清稀，因此，酒液虽在五谷之后入胃，但经过脾胃的迅速吸收，多余的水分反在五谷腐熟之前排出于体外。

黄帝说：不错。我现在明白上焦的作用能输布精气，像雾露蒸腾一样；中焦的作用主腐熟运水化谷，像沤渍东西一样，下焦的作用主排泄废料，像沟渠一样不断地将水液和糟粕排出体外。三焦的功能特点就是这样吧！

四时气第十九

【原文】

黄帝问于岐伯曰：夫四时之气，各不同形，百病之起，皆有所生，灸刺之道，何者为定（一本作宝）？岐伯答曰：四时之气，各有所在，灸刺之道，得气穴为定。故春取经血脉分肉之间，甚者深刺之，间者[1]浅刺之。夏取盛经孙络，取分间绝皮肤。秋取经俞，邪在府，取之合。冬取井荥，必深以留之。

温疟汗不出，为五十九痏。风㽷[2]肤胀，为五十痏，取皮肤之血者，尽取之。飧泄，补三阴之上，补阴陵泉，皆久留之，热行乃止。转筋于阳治其阳，转筋于阴治其阴，皆卒刺[3]之。徒㽷[4]，先取环谷下三寸，以铍针针之，已刺而筩[5]之，而内之，入而复之，以尽其㽷，必坚，来缓则烦悗，来急则安静，间一日刺之，㽷尽乃止。饮闭药[6]，方刺之时徒饮之，方饮无食，方食无饮，无食他食，百三十五日。著痹不去，久寒不已，卒取其三里骨为干。肠中不便，取三里，盛泻之，虚补之。疠风者，素刺其肿上，已刺，以锐针针其处，按出其恶气，肿尽乃止，常食方食，无食他食。

腹中常鸣，气上冲胸，喘不能久立，邪在大肠，刺肓之原、巨虚上廉、三里。小腹控睾[7]，引腰脊，上冲心，邪在小肠者，连睾系，属于脊，贯肝肺，络心系。气盛则厥逆，上冲肠胃，熏肝，散于肓，结于脐。故取之肓原以散之，刺太阴以予之，取厥阴以下之，取巨虚下廉以去之，按其所过之经以调之。善呕，呕有苦，长太息，心中憺憺[8]，恐人将捕之，邪在胆，逆在胃，胆液泄则口苦，胃气逆则呕苦，故曰呕胆。取三里以下胃气逆，则刺少阳血络以闭胆逆，却调其虚实以去其邪。饮食不下，膈塞不通，邪在胃脘，在上脘则刺抑而下之，在下脘则散而去之。小腹痛肿，不得小便，邪在三焦约，取之太阳大络，视其络脉与厥阴小络结而血者，肿上及胃脘，取三里。睹其色，察其以[9]，

知其散复者，视其目色，以知病之存亡也。一其形，听其动静⑩者，持气口人迎以视其脉，坚且盛且滑者病日进，脉软者病将下，诸经实者病三日已。气口候阴，人迎候阳也。

【注释】

①间者：病情轻的。②风㽷：张志聪注：“水病也。因汗出遇风，风水之邪。留于皮肤而为肿胀也。”张景岳注：“㽷，水同。”风㽷，病名，即风水。③卒刺：即焠刺、燔刺。④徒㽷：徒，仅仅，只。徒㽷，指只仅仅是因水邪所引起的水肿病。⑤筩：筩与“筒”同，中空如筒的针。⑥闭药：指治疗小便不利等闭病的利尿逐水药。⑦控睾：牵引睾丸。⑧心中憺憺，憺憺，动荡貌。心中憺憺，指心烦不安。⑨察其以：以，《太素》作“目”。⑩动静：情况；消息。

【译文】

黄帝问岐伯道：四时气候的变化都不一样，百病的产生又与气候有密切联系，在这种情况下如何决定针灸治疗的方法呢？岐伯回答说：四时邪气侵袭人体而使人发病，但各有一定的部位。灸刺的原则，也应当根据不同的发病季节来确定有关的穴位。所以在春天针刺，就取用络脉分肉的间隙，病重的深刺，病轻的浅刺；在夏天针刺，就取用阳经、孙络，或取分肉之间，以及透过皮肤浅刺；在秋天针刺，就取用各经的输穴，如病邪在六腑的，可以取用合穴；在冬天针刺，就取用各经的井穴和荥穴，应深刺而且留针时间较长。

病人患温疟而不出汗的，可以取五十九个治疗热病的主要腧穴。患风水病，皮肤浮肿的，可以取五十七个治疗水病的主要腧穴。如果皮肤有血络，就应针刺放血。患飧泄证，应补三阴交穴，同时上刺阴陵泉，都应长时间留针，待针下有热感才可止针。患转筋在外侧部位的，取三阳经的腧穴；患转筋在内侧部位的，取三阴经的腧穴，都是用火针刺入。

病人患水肿而不兼风邪的，首先用铍针刺脐下三寸的部位，然后再用中空如筒的针刺入针处，以吸出腹中的水。反复这样做，把水放尽。水去之后，则肌肉坚实。若排水时排泄缓慢，就会使病人烦躁满闷；若排泄得较快，则病人觉得舒适安静。用此法可隔天刺一次，直至水尽为止，并兼服利水的药物。一般在刚进行针刺时服药。服药时不可吃东西，吃东西时不可服药，开始禁食伤脾助湿的食物一百三十五天。患各种痹症经久不愈的，是有寒湿久留在内，应用火针刺足三里；如腹中感觉不适，就取足三里穴针治。邪气盛的就用泻下法，正气虚的就用补益法。患麻风病的，应经常用针刺其肿胀部位，然后再用锐利的针刺患处，并用手按压出毒气恶血，直到肿消为止。患者宜经常吃些适宜的食物，忌吃任何不利于调理的食物。

病人腹中时常鸣响，气上逆而冲向胸部，喘促，身体不能久立，说明邪在大肠，应用针刺气海、巨虚上廉、足三里。小腹部牵引睾丸作痛，连及腰脊上冲心而痛，表明邪在小肠而为小肠疝病，小肠下连睾系，向后附属于脊椎，与肝肺相通，联络心系。因此邪气盛时，就会使厥气上逆，冲犯肠胃，干扰肝脏，散布于肓膜，结聚于脐。所以治小肠病时应当取脐下的气海穴，以散邪气。针刺手太阴经以补肺经之虚；取足厥阴经，以泻肝经之实；取下巨虚穴以去小肠的病邪，并耳按邪气所过的经脉取穴调治。

病人经常呕吐，呕吐物有苦味，经常唉声叹气，心里恐惧不安，担心有人捕捉他，这是邪气在胆，胃气上逆所致。胆汁外泄，就会口感苦味，胃气上逆，就会呕出苦水来，所以叫呕胆。治疗时应取足三里穴以降胃气之逆，刺足少阳经的血络，以抑制胆气之逆。然后根据病的虚实用补虚泻实的方法，调虚实去其邪。饮食入咽后，如停滞不下，就会感觉胸膈闭塞不通，这是邪气在胃脘所致。如邪气在上脘，就针刺上脘穴，使滞气下行；若邪气在下脘，就针刺下脘穴，用温而使其散行的方法，以散寒滞。小腹部肿痛，小便不通，这是邪在膀胱，下焦阻塞不通所致，应当取用足太阳经的大络委阳穴。如发现足太阳经的络脉与足厥阴经的孙络有瘀血结聚，且肿势又向上延及胃脘，就应该取足三里穴刺治。针刺时，应注意观察病人的气色和眼神，从而推知正气的散失或恢复。观察病人目色的变化，可推知病邪的存在或消失。诊病时，医生要全神贯注，察看病人的神态举止，诊其气口脉和人迎脉。如果脉象坚硬并且洪大而滑，说明邪气正盛，是病症日渐加重的迹象；如果脉象软而和缓，表明正气正在恢复，是病势将退的征兆。如病在各经而且脉坚实有力，说明病再过三天左右就会痊愈。气口脉属手太阴肺脉，为五脏之主，故以候手足各脉之阴；人迎脉属足阳明胃脉，胃为六腑之源，故以候手足各脉之阳。

五邪第二十

【原文】

邪在肺，则病皮肤痛，寒热，上气喘，汗出，欬动肩背。取之膺中外腧，背三节五藏[1]（一本作五椫又五节）之傍，以手疾按之，快然，乃刺之，取之缺盆[2]中以越之。

邪在肝，则两胁中痛，寒中，恶血在内，行善掣，节时脚肿，取之行间以引胁下，补三里以温胃中，取血脉以散恶血，取耳间青脉[3]，以去其掣。

邪在脾胃，则病肌肉痛。阳气有余，阴气不足，则热中善饥；阳气不足，阴气有余，则寒中肠鸣腹痛。阴阳有余，若[4]俱不足，则有寒有热，皆调于三里。

邪在肾，则病骨痛阴痹。阴痹者，按之而不得，腹胀腰痛，大便难，肩背颈项痛，时眩。取之涌泉、昆仑，视有血者尽取之。

邪在心，则病心痛喜悲，时眩仆，视有余不足而调之其输也。

【注释】

①三节五藏：《甲乙经》卷九第三、《脉经》卷六第七等均作「三椎」。可从。②缺盆：即天突穴。③耳间青脉：张志聪曰：「耳间青脉，乃少阳之绝，循耳之前后，入耳中。」④若：如果。

【译文】

病邪侵袭到肺脏，将会出现皮肤疼痛，恶寒发热，气上逆而喘，汗出，咳嗽牵引到肩背作痛等症。治疗可取侧胸上部的中府、云门穴，以及背部第三椎骨旁的肺俞穴。针刺时，先以手速按其处，病者觉得爽快一些，就在该处进针。

同时可取缺盆穴，使肺中邪气向上越出。

病邪侵袭到肝脏，就会出现两胁中疼痛、寒气在中，恶血瘀留在内，走路时经常关节牵引作痛，并且时有脚肿的症状。治疗可取行间穴，以引胁肋间的郁结之气下行，并取足三里穴以温其胃中，同时对有瘀血的络脉，可用刺法以散其恶血，再取耳轮后青络上的瘛脉穴，以减去牵引性的病痛。

病邪侵袭到脾胃，就会出现肌肉疼痛，如果阳气有余，阴气不足，则热在中而易饥；阳气不足，阴气有余，则寒在中而肠鸣、腹痛；若阴阳均有余或均不足，则有寒有热。这些病症，都可取三里穴来调治。

病邪侵袭到肾脏，就会出现骨痛、阴痹。所谓阴痹，是说在形体表面按摸不到，症见腹胀，腰痛，大便难，肩、背、颈、项等处疼痛，以及经常目眩诸症。治疗时可取涌泉、昆仑穴；凡有瘀血的，都刺出其血。

病邪侵袭到心脏，就会出现心痛，容易悲伤，经常目眩跌倒等症状。诊疗时先要分析其偏虚还是偏实，然后取治于本经的腧穴。

寒热病第二十一

【原文】

皮寒热者，不可附席，毛发焦，鼻槁腊[1]，不得汗。取三阳之络，以补手太阴。肌寒热者，肌痛，毛发焦而唇槁腊，不得汗。取三阳于下以去其血者，补足太阴以出其汗。骨寒热者，病无所安，汗注不休。齿未槁，取其少阴于阴股之络；齿已槁，死不治。骨厥亦然。骨痹，举节不用而痛，汗注烦心。取三阴（一本作三阳）之经，补之。身有所伤血出多，及中风寒，若有所堕坠，四支懈惰不收，名曰体惰。取其小腹脐下三结交。三结交者，阳明、太阴也，脐下三寸关元也。厥痹者，厥气上及腹。取阴阳之络，视主病也，泻阳补阴之经也。

颈侧之动脉人迎。人迎，足阳明也，在婴筋[2]之前。婴筋之后，手阳明也，名曰扶突。次脉，足少阳也，名曰天牖。次脉，足太阳也，名曰天柱。腋下动脉，臂太阴也，名曰天府。阳迎头痛，胸满不得息，取之人迎。暴瘖气鞕[3]，取扶突与舌本出血。暴聋气蒙[4]，耳目不明，取天牖。暴挛痫眩，足不任身，取天柱。暴瘅内逆，肝肺相搏，血溢鼻口，取天府。此为天牖五部。

臂阳明有入頄遍齿者，名曰大迎，下齿龋取之。臂恶寒补之，不恶寒泻之。足太阳有入頄遍齿者，名曰角孙，上齿龋取之，在鼻与頄前。方病之时其脉盛，盛则泻之，虚则补之。一曰取之出鼻外[5]。足阳明有挟鼻入于面者，名曰悬颅，属口，对入系目本[6]，视有过者取之，损有余，益不足，反者益其。足太阳有通项入于脑者，正属目本，名曰眼系，头目苦痛取之，在项中两筋间，入脑乃别阴跻、阳跻，阴阳相交，阳入阴，阴出阳，交于目锐眦，阳气盛则瞋目，阴气盛则瞑目。热厥取足太阴、少阳，皆留之；寒厥取足阳明、少阴于足，皆留之。舌纵涎下，烦悗，取足少阴。振寒洒洒，鼓颔，不得汗出，腹胀烦悗，取手太阴。刺虚者，刺其去也；刺实者，刺其来也。春取络脉，夏取分腠，秋取气口，冬取经输，凡此四时，各以时为齐。络脉治皮肤，分腠治肌肉，气口治筋脉，经输治骨髓、五藏。身有五部：伏兔一；腓二，腓者腨也；背三；五藏之腧四；项五。此五部有痈疽者死。病始于臂者，先取手阳明、太阴而汗出；病始头首者，先取项太阳而汗出；病始足胫者，先取足阳明而汗出。臂太阴可汗出，足阳明可汗出。故取阴而汗出甚者，止之于阳；取阳而汗出甚者，止之于阴。凡刺之害，中而不去则精泄，不中而去则致气；精泄则病甚而恇⑦，致气则生为痈疽也。

【注释】

①槁腊：槁腊，同义复词，即干焦的意思。②婴筋：指颈两侧的筋。③暴瘖气鞕：暴瘖，突然音哑不能讲话。气鞕，《太素》作「气鲠」。指喉舌强硬。④暴袭气蒙：暴袭，突然耳聋。气蒙，病名，因经气蒙蔽所致的耳目不明。⑤一曰取之出鼻外：此句下脱「方病之时，盛泻虚补」一句。⑥目本：即目系，眼内连于脑的脉络。⑦恇：怯弱。

【译文】

皮肤发生寒热病，会出现身体疼痛不能接触床席，毛发枯燥，鼻孔发干，汗液不出等症状，治疗时应取足太阳经的络穴，以补手太阴经诸穴的不足。

肌肉寒热，则难免肌腱疼痛，毛发焦枯，唇舌干燥，汗不得出。应取足太阳经在下肢的络穴，散放出瘀血，以补足太阴经，汗就得出了。

骨骼寒热，病人烦躁不安，大汗淋漓，若是牙齿还没出现枯槁的现象，当取足少阴大腿内侧的络穴大钟，如牙齿已现枯槁，便是不治的死症。至于骨厥病的诊治也是这样。

患骨痹的，全身骨节不能自由活动，疼痛异常，汗出如注，心中倾乱。治疗时可取三阴经的穴位，针刺用补法。

身体若被金属利器划伤，流了很多血，并且又遭遇风寒的侵袭，或者从高处跌落，以致肢体懈怠无力，这叫做体惰，治疗时可取小腹脐下的三结交穴。三结交，是阳明胃经、太阴脾经和脐下三寸的任脉关元穴。

厥痹，是厥逆之气上及腹部，治疗时可取阴经或阳经的络穴，但必须察明主病的所在，在阳经用泻法，在阴经用补法。

颈侧的动脉是人迎穴，人迎属足阳明胃经，在颈筋的前面。颈筋后面是手阳明经的腧穴，名叫扶突。再向后是手少阳经的天牖穴。天牖后面是足太阳经的天柱穴。腋下三寸处的动脉，是手太阴经的腧穴，名叫天府。

阳邪上逆而头痛，胸中满闷，呼吸不利，当取人迎穴治之；突然失音，喉舌强硬的，当取扶突穴刺之，并针刺舌根出血；突然耳聋，经气蒙蔽，耳失聪，目不明的，治疗时取天牖穴。突然发生拘挛、癫痫、眩晕、足软支撑不住身体，治疗时取天柱穴。突然热渴，腹气上逆，肝肺二经内蕴的火邪相互搏击，以致血逆妄行，上溢鼻口，治疗时取天府穴。以上五穴，即所谓的天牖五部。

手阳明大肠经有分支入于颧部而遍及全齿的，叫做大迎，所以下齿龋痛应取大迎穴。其恶寒的，用补法，不恶寒的，用泻法。足太阳膀胱经入于颧部而遍及全齿的，名叫角孙，所以治疗上齿龋痛，应取角孙穴及鼻和颧骨前面的穴，在刚发病的时候，如果脉气充盛，就要用泻法，反之则用补法。另有一说，可在鼻外侧取穴施治。

足阳明胃经有分支夹着鼻子循行而入于面部的，名叫悬颅。其经脉下行属于口，上行的由口入系于目本。应根据发病的部位取穴，泻有余，补不足；若取之不当，则可能泻不足，补有余，而适得其反了！足太阳膀胱经过颈入于脑部，直接连属于目本的叫做眼系。若头目疼痛，可在头项中两筋间取穴。此脉入脑后，分别联属于阴阳二跷脉，阴阳交会，阳入里，阴出外，交会于眼的内角。如果阳气偏盛，则两目张开，如果阴气偏盛，则两目闭合。

得热厥症的，可取足太阴脾经、足少阳肝经进行治疗。得寒厥症的，可取足阳明胃经、足少阴肾经进行治疗，都应该留针。舌纵缓不收，口角流涎，胸中烦闷的，当取足少阴肾经穴。发冷，两腮像打鼓一样颤抖，汗不得出，腹胀烦闷，当取手太阴肺经穴。针刺正气虚的病症，应顺着脉气的去向施以补法；针刺邪气实的病症，应迎着脉气的来向施以泻法。

春季用针取穴于络脉；夏季用针取穴于肌肉与皮肤间；秋季用针取穴于气口，冬季用针取穴于经脉。凡此四时行针，应与时令的特征相适应、相谐调。

取络穴脉穴可治皮肤，取肌肤间穴可治肌肉，取气口穴可治筋脉。取各经脉之穴则可治骨髓和五脏诸病。

身体有五个重要部位：伏兔其一，小腿其二，背部（督脉及膀胱经所行处。——译注）其三，五脏俞穴其四，项部其五。此五部患痈疽者，为不治之症。

疾病始于手臂的，可先取手阳明大肠经、手太阴肺经的穴位，使其出汗；疾病始于头部的，可先取项部足太阳膀胱经的穴位，使其出汗；疾病开始发生在足部胫部的，可先取足阳明胃经的穴位，使其出汗。针刺手太阴经的诸穴可令汗出，针刺足阳明经诸穴也可令汗出。针刺阴经而出汗过多的，可取阳经穴来止汗；针刺阳经而出汗过多的，可取阴经穴来止汗。

错误用针一般能造成的危害有：一是刺中病邪而留针不去，使病人精气耗泄；二是尚未刺中病邪就立即出针，使邪气凝聚不散。精气耗泄会使病情加重而身体孱弱，邪气凝聚不散则能引起痈疡之症。

癫狂第二十二

【原文】

目眦外决于面者，为锐眦；在内近鼻者为内眦；上为外眦，下为内眦。癫疾始生，先不乐，头重痛，视举[1]目赤，甚作极已，而烦心，候之于颜，取手太阳、阳明、太阴，血变为止。癫疾始作而引口[2]啼呼喘悸者，候之手阳明、太阳，左强者攻其右，右强者攻其左，血变为止。癫疾始作先反僵，因而脊痛，候之足太阳、阳明、太阴、手太阳，血变为止。

治癫疾者，常与之居，察其所当取之处。病至，视之有过者泻之，置其血于瓠壶[3]之中，至其发时，血独动矣，不动，灸穷骨二十壮。穷骨者，骶骨也。骨癫疾者，顑[4]齿诸腧分肉皆满，而骨居[5]，汗出烦悗。呕多沃沫，气下泄，不治。筋癫疾者，身倦挛急大，刺项大经之大杼脉。呕多沃沫，气下泄，不治。脉癫疾者，暴仆，四肢之脉皆胀而纵。脉满，尽刺之出血；不满，灸之项太阳，灸带脉于腰相去三寸，诸分肉本输。呕吐沃沫，气下泄，不治。癫疾者，疾发如狂者，死不治。

狂始生，先自悲也，喜忘苦怒善恐者，得之忧饥，治之取手太阳、阳明，血变而止，及取足太阴、阳明。狂始发，少卧不饥，自高贤也，自辩智也，自尊贵也，善骂詈，日夜不休，治之取手阳明、太阳、太阴、舌下少阴，视之盛者，皆取之，不盛，释之也。狂言、惊、善笑、好歌乐、妄行不休者，得之大恐，治之取手阳明、太阳、太阴。狂，目妄见、耳妄闻、善呼者，少气之所生也，治之取手太阳、太阴、阳明、足太阴、头、两顑。狂者多食，善见鬼神，善笑而不发于外者，得之有所大喜，治之取足太阴、太阳、阳明，后取手太阴、太阳、阳明。狂而新发，未应如此者，先取曲泉左右动脉，及盛者见血，有顷已，不已，以法取之，灸骨骶二十壮。

风逆暴四肢肿，身漯漯[6]，唏然[7]时寒，饥则烦，饱则善变，取手太表里，足少阴、阳明之经，肉清取荥，骨清取井、经也。厥逆为病也，足暴清，胸若将裂，肠若将以刀切之，烦而不能食，脉大小皆涩，暖取足少阴，清取足阳明，清则补之。温则泻之。厥逆腹胀满，肠鸣，胸满不得息，取之下胸二胁咳而动手者，与背输以手按之立快者是也。内闭不得溲，刺足少阴、太阳与骶上以长针，气逆则取其太阴、阳明、厥阴，甚取少阴、阳明动者之经也。少气，身漯漯也，言吸吸也，骨酸，体重，懈惰不能动，补足少阴。短气，息短不属，动作气索⑧，补足少阴，去血络也。

【注释】

①视举：指目上视或是目直视。②引口：指口角牵拉，抽掣而动。③瓠壶：将葫芦剖开所做成的容器。④颇：颇通颔，面部的一个部位，约相当于腮部。⑤骨居：亦即骨倨，骨倨，骨骼强直。⑥漯漯：汗出淋漓。⑦唏然：因身体寒冷而发出的一种唏嘘声。⑧气索：索，尽，空。气索，指用尽全身力气。

【译文】

若病人出现眼角向外凹陷于面颊一侧的，称作锐眦；若出现在眼的内侧靠近鼻梁的，称作内眦。上眼胞属目外眦；下眼胞属目内眦。

癫病开始发生的时候，病人本感到闷闷不乐，头部沉重疼痛，眼直视，两眼发红，进一步发作到严重时，就会出现心中烦乱不宁。医者诊察时，可通过颜面部的色泽、表情，来推断其病将要发作。治疗可取手太阳、手阳明、手太阴三经的一些腧穴，等到患者面部的血色转为正常时停针。癫病开始发作的时候，有口角牵引而歪斜，发出啼叫的声音，喘促、心悸的症状，应当候察手阳明、手太阳两经，根据其病变所在而治疗，凡左侧正常的，应刺右侧，右侧正常的，应刺左侧，等到患者面部的血色转为正常时停针。癫病开始发作时，先见腰脊反张而僵硬，因此会觉得脊柱作痛，候察其病变所在。可取足太阳、足阳明、足太阴、手太阳经的一些腧穴，等到患者面部的血色转为正常时停针。治疗癫病时，医生应当常与病者住在一处，观察所应当取治的部位，当病发作时，根据其有病的经脉，使用泻法出血。将泻出的血放在葫芦内，等到再复发时，其血就会变动；如果没有变动，可灸穷骨二十壮。所谓『穷骨』，就是骶骨。

病已深入到骨的骨癫疾，颌齿部的腧穴及分肉之间，都充满了邪气，身体瘦弱而骨独留，经常出汗，胸中烦闷；倘呕吐出很多的白沫，而又气泄于下，就是不治的死症。病已深入于筋的筋癫疾，筋肉拘挛而身体蜷缩，筋脉拘急，脉大，治疗宜刺项后足太阳膀胱经的大杼穴；倘呕吐出很多的白沫，而又气泄于下的，就是不治的死症。病已深入于脉的脉癫疾，发病时突然跌倒，四肢的脉都胀满而弛纵不收。当脉满处，都可以针刺出血；如脉不满而陷下的，宜灸夹行于项后两侧足太阳经的腧穴，并可灸带脉穴，在与腰相距三寸许的地方，也可灸诸经的分肉之间与四肢的腧穴：倘呕吐出很多的白沫，而又气泄于下的，就是不治的死症。

上面讲的各种癫疾，如果发作时像狂症一样，就是死症，没办法治。

狂证开始发生的时候，患者先有悲伤的情绪，健忘，容易发怒，时常恐惧，这是由于过度的忧愁与饥饿所致。治疗可取手太阴经、手阳明经的一些腧穴，等到患者面部的血变为正常时停针，并取足太阴经、足阳明经的一些腧穴。

狂证开始发作的时候，睡眠少不知饥饿，自高自大自以为贤能，自以为能言善辩有才智，自以为尊贵，好骂人，日夜吵闹不休。治疗可取手阳明、手太阳、手太阴、手少阴经的一些腧穴及舌下的廉泉穴。但要注意血脉盛的才可以施针。脉不盛的，就不用它了。

患者语言狂妄，易惊，好笑，喜欢歌唱，行动反常而不停止，这是由于大恐所致。治疗可取手阳明、手太阳、手太阴经的一些腧穴。

狂证发作时，有幻视幻听，好喊叫的症状，这是由于神气衰少所致。治疗可取手太阳、手太阴、手阳明、足太阴经的一些腧穴以及头部和两颌部的腧穴。

发狂的人，多食而不知饱，疑神疑鬼，内心喜笑而不显露于外，这是由于喜乐过度所致。治疗可先取足太阴、足太阳、足阳明的一些腧穴，后再取手太阴、手太阳、手阳明的一些腧穴。

如果刚得狂证，还不像上面讲得那么严重时，可先取左右曲泉，以及血脉盛的用针泻血，不久就可痊愈了；如果还没有治愈，再用上述的治法治疗，并灸骶骨二十壮。

外受风邪而厥气内逆的病，症状见四肢突然肿胀，身体像被水淋一样寒栗颤抖，时常因寒栗而发生唏嘘声，饥饿时心中就烦乱，吃饱后又多变而不安，治疗可取手太阴与手阳明表里两经，以及足少阴、足阳明经的一些腧穴，如果肌肉清冷的，可取荥穴，骨骼清冷的，应取井穴与经穴。

厥逆病的症状，是两足突然清冷，胸中痛得像要裂开一样，肠中痛得如刀切一样，心中烦乱而不能进食，脉搏无论大小都兼涩象，如身体温暖的，可取足少阴经的腧穴，如身体清冷的，可取足阳明经的腧穴，身体清冷的当用补法，身体温暖的当用泻法。

厥逆病会出现腹胀，肠鸣，胸中闷而呼吸不利，治疗可取胸下两胁肋间，咳嗽则脉动应手的腧穴，再取背俞穴，用手按压就觉得轻快的，就是应刺的穴位。

下焦肾与膀胱气化不利而小便不通，治疗可取足少阴与足太阳两经及骶上的一些腧穴，用长针刺之。

气机上逆，就取足太阴、足阳明、足厥阴经的一些腧穴，病势重的，可取足少阴与足阳明经发生变动的腧穴。

如气衰而身体颤抖，言语不相连续、骨节发疲而身体沉重，身体懈惰无力而不能动作，治疗可取足少阴经的腧穴用补法。

对气息短促，呼吸不能连续，一活动就感到气虚而疲乏的病人，治疗可补足少阴经的腧穴，其脉有瘀血的，应刺之出血。

热病第二十三

【原文】

偏枯，身偏不用而痛，言不变，志不乱，病在分腠之间，巨针取之，益其不足，损其有余，乃可复也。痱之为病也，身无痛者，四支不收，智乱不甚，其言微知，可治，甚则不能言，不可治也。病先起于阳，后入于阴者，先取其阳，后取其阴，浮而取之。

热病三日，而气口静，人迎躁者，取之诸阳，五十九刺，以泻其热而出其汗，实其阴以补其不足者。身热甚，阴阳皆静者，勿刺也；其可刺者，急取之，不汗出则泄。所谓勿刺者，有死征也。热病七日八日，脉口动喘而短[1]（一本作弦）者，急刺之，汗且自出，浅刺手大指间。热病七日八日，脉微小，病者溲血，口中干，一日半而死，脉代者，一日死。热病已得汗出，而脉尚躁，喘且复热，勿刺肤，喘甚者死。热病七日八日，脉不躁，躁不散改，后者中有汗；三日不汗，四日死。未曾汗者，勿腠刺之。

热病先肤痛窒鼻充面，取之皮，以第一针，五十九，苛轸鼻[2]，索皮于肺，不得索之火，火者心也。热病先身涩，倚而热，烦悗，干唇口溢，取之皮，以第一针，五十九，肤胀口干，寒汗出，索脉于心，不得索之水，水者肾也。热病溢干多饮，善惊，卧不能起，取之肤肉，以第六针，五十九，目眦青，索肉于脾，不得索之木，木者肝也。热病面青脑痛，手足躁，取之筋间，以第四针，于四逆，筋躄目浸，索筋于肝，不得索之金，金者肺也。热病数惊，瘛疭而狂，取之脉，以第四针，急泻有余者，癫疾毛发去，索血于心，不得索之水，水者肾也。热病身重骨痛，耳聋而好瞑，取之骨，以第四针，五十九刺，骨病不食，啮齿[3]耳青，索骨于肾，不得索之土，土者脾也。热病不知所痛，耳聋不能自收，口干，阳热甚，阴颇有寒者，热在髓，死不可治。热病头痛颞颥[4]目瘈脉痛，善衄，厥热病也，取之以第三针，视有余不足，寒热痔。热病体重，肠中热，取之以第四针，于其俞及下诸趾间，索气于胃胳[5]，得气也。热病挟脐急痛，胸胁满，取之涌泉与阴陵泉，取以第四针，针嗌里。热病而汗且出，及脉顺可汗者，取之鱼际、太渊、大都、太白，泻之则热去，补之则汗出，汗出太甚，取内踝上横脉以止之。热病已得汗而脉尚躁盛，此阴脉之极也，死；其得汗而脉静者，生。热病者脉尚盛躁而不得汗者，此阳脉之极也，死；脉盛躁得汗静者，生。

热病不可刺者有九：一曰，汗不出，大颧发赤哕者死；二曰，泄而腹满甚者死；三曰，目不明，热不已者死；四曰，老人婴儿，热而腹满者死；五曰，汗不出，呕下血者死；六曰，舌本烂，热不已者死；七曰，咳而衄，汗不出，出不至足者死；八曰，髓热者死；九曰，热而痉者死。腰折，瘛疭，齿噤也。凡此九者，不可刺也。

所谓五十九刺者，两手外内侧各三，凡十二痏；五指间各一，凡八痏，足亦如是；头入发一寸傍三分各三，凡六痏；更入发三寸边五，凡十痏；耳前后口下者各一，项中一，凡六痏；巅上一，聪会一，发际一，廉泉一，风池二，天柱二。

气满胸中喘息，取足太阴大趾之端，去爪甲如韭叶，寒则留之，热则疾之，气下乃止。心疝暴痛，取足太阴、厥阴，尽刺去其血络。喉痹舌卷，口中干，烦心心痛，臂内廉痛，不可及头，取手小指次指爪甲下，去端如韭叶。目中赤痛，从内眦始，取之阴跻。风痉身反折，先取足太阳及腘中及血络出血；中有寒，取三里。癃，取之阴跻及三毛上及血络出血。男子如蛊，女子如怚[6]，身体腰脊如解，不欲饮食，先取涌泉见血，视跗上盛[7]者，尽见血也。

【注释】

①喘而短：《甲乙经》作『喘而眩』。②苛轸鼻：苛，小也；轸，同『疹』。苛疹鼻，指鼻上生有小疹。③啮齿：啮，咬也。即咬牙齿。④颞颥：即鬓骨。⑤胳：当为『络』。⑥女子如怚：《甲乙经》作『女子如阻』。即女子如月经之阻隔。⑦盛：充盈，盛满。

【译文】

偏枯病的症状是身体一侧瘫痪，不能随意活动，并伴有疼痛，患者言语正常、神志清楚，这是病邪在分肉腠理之间所导致的，治疗时宜温卧取汗，用大针刺，虚则补，实则泻，即可恢复正常。风痱表现为身体不觉疼痛，四肢弛缓不收，意识错乱但尚属轻微，说起话来，声音虽小，但还可以听明白，如此则可治疗。病情严重不能说话的，就不可治疗了。风痱病先起于阳分，而后入于阴分，治疗时应当先刺其阳经，再刺其阴经，并用浅刺的方法。

热病已经三日，如寸口部脉象平静而人迎部脉象躁动的，可随症选取各阳经治疗热病的五十九穴，以泻其表热，使邪气随汗而出，充实其阴而补不足。病人身体发热本很厉害，而寸口、人迎的脉象反现沉静的，就不可以针刺了。但凡还有针刺的可能，就当立即针刺，虽不能出汗，犹可泄其病邪。所谓不可以针刺者，是指有死亡症象的人。

患热病已七八天，寸口脉象躁动，并有气喘、头眩症状的，应尽快施治，汗将自出，浅刺手大拇指之间的穴位即可。

同样已经七八日，而脉象微小，现尿血，口干的，过一日半就会死亡。若出现代脉的，一天内就死。热病已经出汗，而脉象仍呈现躁动，且呼吸喘促，身复发热时，就不要再刺其肌表，否则易导致气喘加重而死亡。

热痛已经七八日，脉没有躁象，或虽有躁象，但力不大，也不数疾的，若三日中能有汗出，可望痊愈；若三日后仍不能出汗，第四天就会死亡。未尝出汗的，就不能通过肌腠进行针刺治疗。

热病发展到皮肤疼痛，鼻塞不通，面部浮肿的地步，应该用浅刺皮肤的针法，以九针中的镵针，在治热病的五十九个穴位里选穴针刺。如果鼻部生有小疹子，就同样用浅刺针法刺肺经穴位，但不能针刺属火的心经穴位，因为心火能克制肺金。

热病开始就出现皮肤粗涩，烦躁不安而发热，咽干唇燥等症，当治血脉，用九针中的镵针，在五十九穴里，选取与脉有关的穴位进行针刺。如果出现皮肤肿胀、口干、出冷汗等现象，也是邪在心脉，当刺其血脉。但不能刺肾经穴位，因肾水能克心火。

热病，表现为咽干、饮水多，时常惊悸不宁、不能安卧等症状的，当以针刺肌肉为主，用九针中的圆利针，刺五十九穴中与肌肉有关的穴位。其间若有眼角发青的，同样以刺肌肉取脾经穴，但不能取肝经穴位，因肝木能克脾土。

热病，表现为面色发青，头脑作痛，手足躁动等症状的，应当刺其筋结之间，用九针中的锋针，刺其四肢末端的腧穴。如有抽筋拘挛，目生白翳的症状，同样治筋病取肝经穴位，但不能取肺经腧穴，因肺金能克肝木。

热病，表现为屡发惊悸、手足抽搐、精神狂乱等症状的，应当刺血络，用九针中的锋针，立泻热邪，如因癫狂而使毛发脱落的，同样针刺血脉，取心经腧穴，但不能取肾经穴位，因为肾水能克制心火。

热病，表现为身体沉重，骨节疼痛，耳聋而欲闭目的症状的，应刺于骨，可用九针中的锋针在五十九个有关的穴位上进行针刺。如果患骨病不愿吃东西、咬牙、耳呈青色，同样应取肾经穴位，但不能刺脾经穴位，因脾土能克肾水。

热病，表现为痛而不知其处，耳聋、四肢弛缓不收，口发干，时有阳气偏盛而热烦，时有阴气偏盛而畏冷的，此乃热邪已深入骨髓，为不治之死症。

热病，表现为头痛，鬓骨部位及眼区筋脉抽掣作痛，时常鼻出血的，此乃是热邪厥逆于上，应用九针中的锓针，根据病情虚实，泻实邪之有余，补正气之不足。

热病，表现为身体沉重，胃肠中热的，应用九针中的锋针，取脾胃二经的腧穴以及在下部的各足趾间的穴位，同时还可以针刺胃经的络穴，以调治脾胃之气。

热病，表现为脐周拘急疼痛，胸胁胀满的，可取涌泉穴与阴陵泉穴，并用九针中的锋针，刺廉泉穴。

热病而汗将出以及脉症相合而认为可用汗法去热的，当取手太阴经穴鱼际、太渊，足太阴经穴大都、太白刺之。针刺时用泻法就可以退热，用补法可使汗出。如出汗过多，可针刺内踝上横纹三阴交穴，以止汗。

热病，汗已出，而脉象仍呈躁盛实乃阴脉虚弱至极的，为死症；若出汗之后，脉象转为平静的，愈后良好。若脉现躁象而不能出汗的，阴脉亢盛至极，亦是死症；若脉虽躁盛，而在汗出以后脉象转为平静的，是顺症，愈后必良。

热病有九种死症不能用针刺治疗：一是汗不得出，两颧发赤，呃逆呕吐的；二是泄泻而腹部胀满极严重的；三是两眼视物不清、发热不退的；四是老年人和婴儿发热而腹部胀满的；五是汗不得出，呕吐而兼有下血的；六是舌根溃烂，发热不退的；七是咳嗽，鼻孔出血，汗不得出，或虽汗出而达不到足部的；八是热邪已深入骨髓的；九是发热而出现痉病情况的。痉病，就是脊背反张，手足抽搐，牙关紧闭以及牙齿相切等症状。凡上述九种症候，均不可以针刺。

治疗热病的穴位有五十九个：两手外侧各三穴，两手内侧各有三穴，左右共十二个穴。五指之间，各有一穴，左右共八穴。足小拇趾间也各有一穴。头部入发际一寸，向两侧旁开分为三处，每侧各有三穴，左右共六穴。再向上入发际三寸，两边各有五穴，左右共十穴。耳前耳后各有一穴，口下一穴，项中一穴，合起来共六穴。巅顶一穴，前发际一穴，后发际一穴，廉泉一穴，风池二穴，天柱二穴，共九穴。总计为五十九穴。

胸中气满而呼吸喘促的，可针刺足太阴脾经在足大拇趾之端的穴位，距趾甲像薤叶那样宽。症属寒的，留针宜久；症属热的，去针宜疾。一旦逆气下降，喘安气间，即可止针。

心疝病突发疼痛，可取足太阴经与足厥阴经，在这两经的血络上，针刺放血。咽喉肿痛，吞咽困难，舌体卷缩，口干，心烦，胸痛，手臂内侧作痛，不能上举，应刺无名指端的关冲穴，其穴距指甲角像韭叶那样宽。

眼球发红疼痛，病从眼内角开始的，取阴跷脉的照海穴刺之。

风痓出现颈项强直、角弓反张症状，当先取足太阳经在腘窝中央的委中穴，并在表浅的血络上针刺出血。如腹中有寒，就兼取足阳明经的足三里穴。

小便不通，治疗时可取用阴跷以及足大拇趾外侧三毛上的大敦穴，并在肝肾二经的血络上针刺出血。

男子少腹胀满疼痛，就像得蛊胀病一样，女子经行不畅或经闭不来，使得腰部脊柱就像分解开一样难受，全身无力，食欲不振，治疗时应先取涌泉穴针刺出血，再刺脚面上有充血现象的血络，针刺出血。

厥病第二十四

【原文】

厥头痛，面若肿起而烦心，取之足阳明、太阴。厥头痛，头脉痛，心悲善泣，视头动脉反盛者，刺尽去血，后调足厥阴。厥头痛，贞贞头重而痛，泻头上五行，行五，先取手少阴，后取足少阴。厥头痛，意善忘，按之不得，取头面左右动脉，后取足太阴。厥头痛，项头痛，腰脊为应，先取天柱，后取足太阳。厥头痛，头痛甚，耳前后脉涌有热（一本云有动脉），泻出其血，后取足少阳。真头痛，头痛甚，脑尽痛，手足寒至节，死不治。头痛不可取于腧者，有所击堕，恶血在于内，若肉伤，痛未已，可则刺，不可远取也。头痛不可刺者，大痹为恶，日作者，可令少愈，不可已。头半寒痛，先取手少阳、阳明，后取足少阳、阳明。

厥心痛，与背相控，善瘛，如从后触其心，伛偻者，肾心痛也，先取京骨、昆仑，发狂不已，取然谷。厥心痛，腹胀胸满，心尤痛甚，胃心痛也，取之大都、太白。厥心痛，痛如以锥针刺其心，心痛甚者，脾心痛也，取之然谷、太溪。厥心痛，色苍苍如死状，终日不得太息，肝心痛也，取之行间、太冲。厥心痛，卧若徒居[1]，心痛间，动作痛益甚，色不变，肺心痛也，取之鱼际、太渊。真心痛[2]，手足清至节，心痛甚，旦发夕死，夕发旦死。心痛不可刺者，中有盛聚，不可取于腧。肠中有虫瘕[3]及蛟蛕[4]，皆不可取以小针。心肠者，憹作痛肿聚，往来上下行，痛有休止，腹热喜渴涎出者，是蛟蛕也，以手聚按而坚持之，无令得移，以大针刺之，久持之，虫不动，乃出针也。恐腹憹痛，形中上者。

耳聋无闻，取耳中。耳鸣，取耳前动脉。耳痛不可刺者，耳中有脓，若有干耵聍[5]，耳无闻也。耳聋，取手小指次指爪甲上与肉交者，先取手，后取足。耳鸣，取手中指爪甲上，左取右，右取左，先取手，后取足。足髀不可举，侧而取之，在枢合中，以员利针，大针不可刺。病注下血，取曲泉。风痹淫泺⑥，病不可已者，足如履冰，时如入汤中，股胫淫泺，烦心头痛，时呕时悗，眩已汗出，久则目眩，悲以喜恐⑦，短气不乐，不出三年死也。

【注释】

①徒居：徒，闲也。徒居，即闲居静养的意思。②真心痛：病名。病见心痛剧烈，手足厥冷，预后不良。③虫瘕：肠内寄生虫团聚所形成的腹内肿物。④蛟蛕：泛指肠道寄生虫。⑤盯聍：即耳垢。⑥淫泺：指疾病浸淫发展，病情逐渐加重。⑦喜恐：好发恐惧。

【译文】

因厥气上逆而引发的头痛，如出现面部浮肿和心中烦躁的，可以选取足阳明与足太阴经的腧穴。

因厥气上逆而引发的头痛，如出现头部处经脉处疼痛，心中悲观，好哭泣，可以诊察其头部动脉，在跳动过盛处刺出血，然后取足厥阴经的腧穴。

因厥气上逆而引发的头痛，痛处固定不移，并有沉重感，应用泻法，取头部中行督脉与两旁的足太阳、足少阳经，共计五行，每行五穴，合计二十五穴；先取手少阴经，后取足少阴经的腧穴。

因厥气上逆而引发的头痛，健忘，按摸不到痛点所在，可先取在头面部左右的动脉，然后再取足太阴经的腧穴。

因厥气上逆而引发的头痛，如从项部先痛，而后腰脊部也相应疼痛的，可先取天柱穴，后取足太阳经的腧穴。

因厥气上逆而引发的头痛，痛得很剧烈，耳前耳后的脉络都努张而有热，应先取局部泻出其血，后取足少阳经的腧穴。

邪气在脑的真头痛，痛得很剧烈，如果满脑都疼痛，手足发冷至关节的，这是不治的死症。

有一种不可取固定腧穴施治的头痛，是因为被击伤或从高处跌落后，有瘀血留阻于内或肌肉受伤而痛势不止，可在受伤的局部针刺，不可取用远距离的腧穴。

又有一种头痛不可用针刺的，是由严重的痹症为患，假使每天发作的，用针刺治疗可使痛势减轻一些，但无法根治。

头一侧发冷而痛的偏头痛，应先取手少阳、手阳明经的腧穴，后取足少阳、足阳明经的腧穴。

因厥气上逆而引发的心痛，牵引至背部，并有拘急感，似从背后触动心脏一样，以致背屈腰弯，这是肾邪厥逆的心痛，应当先取京骨、昆仑穴，针后可以立即止痛，如痛不止，可再取然谷穴。

因厥气上逆而引发的心痛，胸腹胀满，心口疼痛剧烈，这是胃邪厥逆的心痛，可取大都、太白穴。

因厥气上逆而引发的心痛，痛如锥针刺其心一样，心口疼痛剧烈，这是脾气厥逆的心痛，可取然谷、太溪穴。

因厥气上逆而引发的心痛，面色苍白如死人，整天不能深呼吸，这是肝气厥逆的痛，可取行间、太冲穴。

因厥气上逆而引发的心痛，当安卧和休息时，疼痛比较轻，而活动时疼痛就加重，但面色不变，这是肺气厥逆的心痛，可取鱼际、太渊穴。

邪气在心的真心痛。手足冷至肘膝关节，心部痛势剧烈，早上发作的到晚上就会死亡，晚上发作的到次日早上就会死亡。

心痛不能用刺法治疗的，是因为内有积聚或瘀血停聚，所以这种病不可以取穴治疗。

肠内有虫积或蛔虫一类的病，都不适宜用小针治疗。脘腹疼痛，发作时痛苦难忍，内有肿块，上下游走不定，时痛时止，腹部热，经常口渴流涎，这是有蛔虫的症象。针刺时用手按紧结块，不让它移动，然后用大针刺之，手仍捏住，等虫不动才可以出针。一般来说，脘腹懊侬作痛，并有结块在中而上冲的，就是有虫的症象。

耳聋听不到声音，可取耳中的听宫穴。耳内鸣响，可取耳前动脉处的耳门穴。耳内疼痛，不适宜针刺治疗的是指耳中有脓，或有干耳垢，以致听觉失聪的疾患。治疗耳聋，可先取无名指爪甲上的关冲穴，后取足第四趾的窍阴穴。

治疗耳鸣，可取手中指爪甲上端的中冲穴，左侧耳鸣取右侧穴，右侧耳鸣取左侧穴，先取手上的腧穴，以后再取足部的大敦穴。

足部腿股部不能抬起的，可以侧卧取髀枢中的环跳穴，用员利针，不可用大针。下血如注的病，可取曲泉穴。

风痹症感受邪气浸淫，身体日益消瘦，病程时间长而不痊愈，两脚有时冷有时热，大小腿部因邪气浸淫而肌肉瘦削，并见心烦不安，头痛，时作呕吐或饱闷，目眩才定就出虚汗，停一会儿又发生目眩，心情悲伤，容易恐惧，呼吸短促，闷闷不乐，出现这些症状三年内可能死亡。

病本第二十五

【原文】

先病而后逆者，治其本。先逆而后病者，治其本。先寒而后生病者，治其本。先病而后生寒者，治其本。先热而后生病者，治其本。先泄而后生他病者，治其本。必且调之，乃治其他病。先病而后中满者，治其标。先病后泄者，治其本。先中满而后烦心者，治其本。有客气[1]，有同气。大小便不利，治其标；大小便利，治其本。病发而有余，本而标之，先治其本，后治其标；病发而不足，标而本之，先治其标，后治其本。谨详察间甚[2]，以意调之，间者并行[3]，甚为独行。先大小便不利而后生他病者，治其本也。

【注释】

①客气：指外感六淫之邪。②间甚：间，指疾病减轻；甚，指疾病加重。③间者并行：指其病较浅的，当标本同治。

【译文】

先有病后来又出现厥逆的，应先治其本病；厥逆在先而后又有其它病的，应先治其厥逆。先患寒性病，而后发生其他病变的，当治疗其先寒；先有某病，而后出现寒症的，当治疗其先病；先患热症，而后发生其他病变的，当治疗其先热；先有某病而后发生泄泻的，当以治其原病为本；先有泄泻而后发生其他疾病的，应以先治泄泻为本，必须先治好泄泻，然后才可治其他病。先有了某种病后发生腹中满闷的，则应先治中满之标；先患了病，而后发生泄泻的，当以治先病为本；先有中满，而后导致心烦不舒畅的，则应治中满之本。

病有忌外邪者，有忌内邪者，凡出现大小便不通利的症状时，先治大小便不利之标；大小便通利的，则以治其先病为本。

疾病发生表现为有余的实症，说明邪气变本为标，当先治邪气有余的症候，后治其他的症候。疾病发作而出现正气不足的虚症现象，则说明正气不足变标为本，应当先扶人体的正气，再祛除病邪。总之，必须谨慎地详察病情，根据病症的轻重缓急而精心调治。病情轻缓的可以标本兼治，病情急重的，则分步治疗，或先治标，或先治本。就像对先有大小便不通利而后发生其他疾病的，应分步先治大小便不利的本病那样。

杂病第二十六

【原文】

厥挟脊而痛者至顶，头沉沉然①、目𥆨𥆨然②、腰脊强，取足太阳腘中血络。厥胸满面肿，唇漯漯然③，暴言难，甚则不能言，取足阳明。厥气走喉而不能言，手足清④，大便不利，取足少阴。厥而腹向向然⑤，多寒气，腹中穀穀，便溲难，取足太阴。嗌干，口中热如胶，取足少阴。膝中痛，取犊鼻，以员利针，发而间之⑥。针大如氂，刺膝无疑。喉痹不能言，取足阳明；能言，取手阳明。疟不渴，间日而作，取足阳明；渴而日作，取手阳明。齿痛，不恶清饮，取足阳明；恶清饮，取手阳明。聋而不痛者，取足少阳；聋而痛者，取手阳明。衄而不止衃，血流，取足太阳；衃血，取手太阳，不已，刺宛骨下，不已，刺腘中出血。腰痛，痛上寒，取足太阳阳明；痛上热，取足厥阴；不可以俯仰，取足少阳；中热而喘，取足少阴、腘中血络。喜怒而不欲食，言益小，刺足太阴；怒而多言，刺足少阳。颇痛，刺手阳明与颇之盛脉出血。项痛不可俯仰，刺足太阳；不可以顾，刺手太阳也。小腹满大，上走胃，至心，淅淅身时寒热，小便不利，取足厥阴。腹满，大便不利，腹大，亦上走胸嗌，喘息喝喝然⑦，取足少阴。腹满食不化，腹向向然，不能大便，取足太阴。心痛引腰脊，欲呕，取足少阴。心痛，腹胀啬啬然，大便不利，取足太阴。心痛引背不得息，刺足少阴；不已，取手少阳。心痛引小腹满，上下无常处，便溲难，刺足厥阴。心痛，但短气不足以息，刺手太阴。心痛，当九节刺之，按已刺按之，立已；不已，上下求之，得之立已。颇痛，刺足阳明曲周动脉见血，立已；不已，按人迎于经，立已。气逆上，刺膺中陷者与下胸动脉。腹痛，刺脐左右动脉，已刺按之，立已；不已，刺气街，已刺按之，立已。痿厥为四末束悗，乃疾解之，日二，不仁者十日而知，无休，病已止。哕⑧，以草刺鼻，嚏嚏而已；无息而疾迎引之，立已；大惊之，亦可已。

【注释】

①沉沉然：指头昏沉重，不能抬举的样子。②𥆨𥆨然：喻视物不清的样子。③唇漯漯然：口唇肿胀的样子。④清：寒冷的意思。⑤腹向向然：向，趋向。在此引申指腹胀。⑥发而间之：发，出针。言出针后稍停片刻再刺。⑦喝喝然：喘息而喉中喝喝有声的样子。⑧咙：呃逆。

【译文】

经气厥逆，导致脊柱两旁作痛，上至头顶，头昏沉重，眼视物不清，腰脊部强直，可取足太阳经在腘部的委中穴处的络脉刺血。

经气厥逆，出现胸中满闷，面部浮肿，口唇肿起而流涎，突然讲话困难，甚至不能言语的，可取足阳明经的腧穴治疗。

经气厥逆，上行到喉部以致不能言语，手足发冷，大便不利，可取足少阴经的腧穴治疗。

经气厥逆，腹部膨胀弹之有声，寒气滞留，腹中有水声，大小便不利，可取足太阴经的腧穴治疗。

咽喉干燥，口中热而唾液胶粘，可取足少阴经的腧穴治疗。

膝关节疼痛，可取犊鼻穴，用圆利针刺之，出针后隔些时候还可再刺。这种针身大如牛尾的长毛，用刺膝部无疑是最为适宜的。

喉痹肿痛，不能说话的，取足阳明经的腧穴治疗；能够讲话的，可取手阳明经的腧穴治疗。

得疟疾而口不渴，隔日发作一次的，可取足阳明经的腧穴治疗；如口渴，每日发作的，可取手阳明经的腧穴治疗。

牙齿疼痛，不怕冷饮的，可取足阳明经的腧穴治疗；如怕冷饮的，可取手阳明经的腧穴治疗。

耳聋并不疼痛的，取足少阳经的腧穴治疗；耳聋兼有疼痛的，取手阳明经的腧穴治疗。

鼻出血不止，如有黑色衃血流出的，可取足太阳经的腧穴治疗；如衃血结滞，可取手太阳经的腧穴治疗。如果没有治愈，可刺腕骨下的腕骨穴治疗；再不愈，可刺腘中出血。

腰痛，痛处发寒的，可取足太阳、足阳明两经的腧穴治疗；如痛处发热的，可取足厥阴经的腧穴治疗；如腰痛不能俯仰的，可取足少阳经的腧穴治疗；如果内有热而气喘的，可取足少阴经的腧穴与委中处络脉刺血。

易怒而不想吃饭，不愿讲话的，可刺足太阴经的腧穴；如果易怒而讲话特别多的，可刺足少阳经的腧穴。

下巴部疼痛，可取手阳明经的腧穴与足阳明经的颊车穴泻血。

项部疼痛，不能俯仰的，可刺足太阳经的腧穴；如果不能左右盼顾的，可刺手太阳经的腧穴。

小腹部胀满膨大，向上波及胃脘以至心胸部，恶寒战栗时，常有寒热，小便不利，可取足厥阴经的腧穴治疗。

腹部胀满，大便不利，腹膨大向上影响到胸部与喉咙，气喘有声，可取足少阴经的腧穴治疗。

腹中胀满，食物积滞不化，腹中鸣响，大便不通，可取足太阴经的腧穴治疗。

心痛牵引到腰脊作痛，恶心欲吐，可取足少阴经的腧穴治疗。

心痛、腹中作胀、肠中涩滞不通、大便不利，可取足太阴经的腧穴治疗。

心痛牵引到背部作痛，呼吸不利。可刺足少阴经的腧穴；如没有治愈，可取手少阴经的腧穴治疗。

心痛牵引到小腹胀满，上下窜痛无定处，大小便不利，可刺足厥阴经的腧穴。

心痛，出现气短，呼吸困难，可刺手太阴经的腧穴。心痛，可在第九胸椎棘突下的筋缩穴刺之，先在穴位上按揉，刺后再继续按揉，可以立即止痛；如痛仍不止，再在该处上下寻求痛点刺治，就可立即止痛。

下巴痛，可刺足阳明经在曲周部的颊车穴处出血，可以立即止痛；如果痛仍不止，再按摩人迎部，就可立即止痛。

气逆上冲，可刺胸膺中凹陷处的膺窗穴，以及胸前下方的动脉处。

腹中疼痛，可刺脐左右动脉处的天枢穴，刺后再按摩该处，可以立即止痛；如痛仍未止，可刺气冲穴，刺后再按摩，就可立即止痛。

痿与厥病，可将四肢束缚起来，待病者感觉气闷，就立即解开，每天两次，不知痛痒的，治疗十天就可恢复感觉，但不可中止，需继续至病愈为止。

对呃逆症的患者，可用草刺入其鼻孔，使他打喷嚏，打了喷嚏后呃逆即止；也可以闭口停住呼吸，很快的迎其上逆之气引而下行，呃逆即止；或者使呃逆者突然受惊，也可以立愈。

周痹第二十七

【原文】

黄帝问于岐伯曰：周痹之在身也，上下移徙[1]随脉，其上下左右相应，间不容空，愿闻此痛，在血脉之中邪？将在分肉之间乎？何以致是？其痛之移也，间不及下针，其慉痛之时[2]，不及定治，而痛已止矣，何道使然？愿闻其故。岐伯答曰：此众痹也，非周痹也。黄帝曰：愿闻众痹。岐伯对曰：此各在其处，更发更止，更居更起[3]，以右应左，以左应右，非能周也，更发更休也。黄帝曰：善。刺之奈何？岐伯对曰：刺此者，痛虽已止，必刺其处，勿令复起。

帝曰：善。愿闻周痹如何？岐伯对曰：周痹者，在于血脉之中，随脉以上，随脉以下，不能左右，各当其所。黄帝曰：刺之奈何？岐伯对曰：痛从上下者，先刺其下以过（一作遏下同）之，后刺其上以脱之。痛从下上者，先刺其上以过之，后刺其下以脱之。黄帝曰：善。此痛安生？何因而有名？岐伯对曰：风寒湿气，客于外分肉之间，迫切而为沫，沫得寒则聚，聚则排分肉而分裂也，分裂则痛，痛则神归之，神归之则热，热则痛解，痛解则厥，厥则他痹发，发则如是。

帝曰：善。余已得其意矣。此内不在脏，而外未发于皮，独居分肉之间，真气不能周[4]，故命曰周痹。故刺痹者，必先切循其下之六经，视其虚实，及大络之血结而不通，及虚而脉陷空者而调之，熨而通之，其瘛坚，转引则行之。黄帝曰：善。余已得其意矣，亦得其事也。九者，经巽[5]之理，十二经脉阴阳之病也。

【注释】

①徙：迁移，移动的意思。②慉痛：慉，通蓄，蓄积、聚积。指疼痛聚于一处时。③更发更止，更居更起：更，易也。发止、居起，指疼痛的特点。意为疼痛时发时止，此起彼伏。④周：周流。⑤巽：顺，符合的意思。

【译文】

黄帝问岐伯说：人得了周痹，病邪会随血脉上下移动，疼痛上下左右相应发作，全身疼痛。希望你讲一下像这种情况，是邪在血脉之中呢？还是在分肉之间？其病又从何而来？疼痛部位移动得这样快，以致来不及在痛处下针，当某处疼痛比较集中的时候，还没有决定如何去治，而疼痛已经游走，这是什么道理？我想知道这里面的原因。岐伯回答说：这是众痹，而不是周痹。

黄帝说：就说众痹吧。岐伯回答说：众痹，病邪分布在人体的各处，时发时止，此伏彼起，左侧会影响到右侧，右侧也会影响到左侧，但不能遍及全身，其疼痛容易发作，也容易停止。

黄帝说：讲得好。如何针刺治疗呢？岐伯回答说：这种病，当疼痛已停止时，仍应针刺原处。

黄帝说：讲得好。我希望再听你说说周痹是怎么回事？岐伯回答说：周痹，就是邪气在血脉之中，随着血脉或上或下，不能左右流动，邪气流窜到哪里，哪里就发生疼痛的病症。

黄帝说：用什么方法来针治呢？岐伯回答说：疼痛从上部发展到下部的，先刺其下部，以阻遏病邪的进一步发展，后刺其上部以解除痛源；疼痛从下部发展到上部的，先刺其上部，以阻遏病邪的进展，后刺其下部以解除痛源。

黄帝说：不错。这种疼痛是如何产生的呢？为什么称作周痹？岐伯回答道：风、寒、湿三气侵入肌肉皮肤之间，将分肉间的津液压迫为涎沫，受寒后凝聚不散，进一步就会排挤分肉使它分裂。肉裂就会发生疼痛，则使精神集中在痛的部位，精神集中的地方就会发热，发热则寒散而疼痛缓解。疼痛缓解后，就会引起厥气上逆，厥逆就容易导致其闭阻之处发生疼痛。周痹就是这样上下移行，反复发作的。

黄帝说：讲得好。我知道这个道理了。此病在内未深入脏腑，在外没有散发到皮肤，而留滞在分肉之间，致使真气不能周流全身，所以叫做周痹。因此，针刺痹症，必须首先按压并沿着足六经的分布部位，观察它的虚实，以及大络的血行有无郁结不通，以及因虚而脉络下陷于内的情况，然后加以调治，并可用熨法温通经络，如有筋脉拘急坚劲的现象，可用按摩导引之法，以行其气血。

黄帝接着说：不错，明白了如何得的这种病，也就知道治疗的方法了。九针可使经气顺达，从而治疗十二经脉虚实阴阳的各种病症。

口问第二十八

【原文】

黄帝闲居，辟①左右而问于岐伯曰：余已闻九针之经，论阴阳逆顺六经已毕，愿得口问。岐伯避度再拜曰：善乎哉问也，此先师之所口传也。黄帝曰：愿闻口传。岐伯答曰：夫百病之始生也，皆生于风雨寒暑，阴阳喜怒②，饮食居处，大惊卒恐。则血气分离，阴阳破败，经络厥绝，脉道不通，阴阳相逆，卫气稽留，经脉虚空，血气不次，乃失其常。论不在经者，请道其方。

黄帝曰：人之欠者，何气使然？岐伯答曰：卫气昼日行于阳，夜半则行于阴。阴者主夜，夜主卧。阳者主上，阴者主下。故阴气积于下，阳气未尽，阳引而上，阴引而下，阴阳相引，故数欠。阳气尽，阴气盛，则目瞑；阴气尽而阳气盛，则寤矣。泻足少阴，补足太阳。黄帝曰：人之哕者，何气使然？岐伯曰：谷入于胃，胃气上注于肺。今有故寒气与新谷气，俱还入于胃，新故③相乱，真邪相攻，气并相逆，复出于胃，故为哕。补手太阴，泻足少阴。黄帝曰：人之唏④者，何气使然？岐伯曰：此阴气盛而阳气虚，阴气疾而阳气徐，阴气盛而阳气绝，故为唏。补足太阳，泻足少阴。黄帝曰：人之振寒者，何气使然？岐伯曰：寒气客于皮肤，阴气盛，阳气虚，故为振寒寒栗。补诸阳。黄帝曰：人之噫者，何气使然？岐伯曰：寒气客于胃，厥逆从下上散，复出于胃，故为噫。补足太阴、阳明。一曰补眉本也。黄帝曰：人之嚏者，何气使然？岐伯曰：阳气和利，满于心，出于鼻，故为嚏。补足太阳荣眉本，一曰眉上也。黄帝曰：人之亸⑤者，何气使然？岐伯曰：胃不实则诸脉虚，诸脉虚则筋脉懈惰，筋脉懈惰则行阴用力，气不能复，故为亸。因其所在，补分肉间。黄帝曰：人之哀而泣涕出者，何气使然？岐伯曰：心者，五脏六府之主也；目者，宗脉之所聚也，上液之道也；口鼻者，气之门户也。故悲哀愁忧则心动，心动则五脏六府皆摇，摇则宗脉感⑥，宗脉感则液道开，液道开故泣涕出焉。液者，所以灌精濡空窍者也，故上液之道开则泣，泣不止则液竭，液竭则精不灌，精不灌则目无所见矣，故命曰夺精。补天柱经侠颈。黄帝曰：人之太息者，何气使然？岐伯曰：忧思则心系急，心系急则气道约，约则不利，故太息以伸出之。补手少阴心主，足少阳留之也。黄帝曰：人之涎下者，何气使然？岐伯曰：饮食者皆入于胃，胃中有热则虫动，虫动则胃缓，胃缓则廉泉开，故涎下。补足少阴。黄帝曰：人之耳中鸣者，何气使然？岐伯曰：耳者宗脉之所聚也，故胃中空则宗脉虚，虚则下溜，脉有所竭者，故耳鸣。补客主人，手大指爪甲上与肉交者也。黄帝曰：人之自啮舌者，何气使然？岐伯曰：此厥逆走上，脉气辈⑦至也。少阴气至则啮舌，少阳气至则啮颊，阳明气至则啮唇矣。视主病者则补之。凡此十二邪者，皆奇邪之走空窍者也。故邪之所在，皆为不足。故上气不足，脑为之不满，耳为之苦鸣，头为之苦倾，目为之眩；中气不足，溲便之为变，肠为之苦鸣；下气不足，则乃为痿厥心悗。补足外踝下留之。

黄帝曰：治之奈何？岐伯曰：肾主为欠，取足少阴。肺主为哕，取手太阴、足少阴。唏者，阴与阳绝，故补足太阳，泻足太阴。振寒者，补诸阳。噫者，补足太阴、阳明。嚏者，补足太阳、眉本。亸，因其所在，补分肉间。泣出，补天柱经侠颈⑧，侠颈者，头中分也。太息，补手少阴、心主、足少阳留之。涎下，补足少阴。耳鸣，补客主人、手大指爪甲上与肉交者。自啮舌，视主病者则补之。目眩头倾，补足外踝下留之。痿厥心悗，刺足大指间上二寸留之，一曰足外踝下留之。

【注释】

①辟：通『避』。摒除之意。②阴阳喜怒：泛指七情不和。③新故：指新入的水谷之气与故有的寒气。④唏：唏，同『欷』。人在悲伤时的哀叹声。⑤亸：指人体怠惰无力的一种病态。⑥感：通『撼』。动摇的意思。⑦辈：群、伙的意思，比喻数量之多。⑧颈：脖子。

【译文】

黄帝闲居，屏退身边的人，问岐伯说：我已经听过关于九针在医经上的记载，对论述阴阳经的逆顺走向，手足六经都已经讲完了，我还希望从与您的问答中增长医学知识。岐伯离开座位，再行礼以后说：您问得好啊！这些知识都是先师口传给我的。黄帝问：你可以给我讲讲这些口传的医学知识吗？岐伯答道：大凡疾病的发生，都由于风雨寒暑，房劳过度，喜怒不节，饮食不调，居处不适，大惊猝恐等原因。从而导致了血气分离、阴阳衰竭，经络闭塞、脉道不通、阴阳逆乱、卫气滞留、经脉空虚、气血循行紊乱，于是人体就失去正常状态。古代医经上没有记载的，请让我来说明这些方术。

黄帝说：人为什么会打呵欠？岐伯答道：卫气白天行于阳分，夜间行于阴分。阴气主夜主静，入夜则多睡眠；阳气主升发而向上，阴气主沉降而向下。故阴气聚集于下，阳气开始入于阴分，阳引阴气向上，阴引阳气向下，阴阳上下相引，于是连连呵欠。等到阳气都入于阴分，阴气盛时，就能闭目安眠；若阴气尽而阳气盛，人就醒了。对于这样的病，应该泻足少阴肾经，补足太阳膀胱经。

黄帝问道：人患呃逆症，是什么原因所致？岐伯说：正常情况下，饮食物入胃，经过胃的腐熟、脾的运化，将精微上注到肺。现在患者原已感受寒邪，又新进饮食，寒邪与食滞都留于胃中，新进的饮食与原有的寒邪两相扰乱，邪正相争，邪气与胃气搏结而同时上逆，再从胃中出，所以发生呃逆。治疗时，应补手太阴肺经，泻足少阴肾经。

黄帝问：人为什么会哀叹？岐伯说：人是由于阴气盛而阳气虚，阴气运行快速，阳气运行缓慢，甚至阴气过盛，阳气衰微，所以造成哀叹。治疗时，应补足太阳经，泻足少阴经。

黄帝问：人为什么会发冷颤抖？岐伯说：由于寒邪侵入皮肤，阴寒之邪偏盛，体表阳气偏虚，所以出现发冷、颤抖的症状。治疗时，当采用温补各阳经的方法。

黄帝问：人为什么会发生嗳气？岐伯回答说：寒邪侵入胃中，厥逆之气从下向上扩散，再从胃中出，所以出现嗳气。治疗时，应该补足太阴脾经和足阳明胃经。

黄帝说：人为什么会打喷嚏？岐伯说：阳气和利，布满于心胸而上出于鼻，成为喷嚏。治疗时，应补足太阳荥穴通谷，以及眉根部的攒竹穴。

黄帝问：人为什么会全身无力、疲困懈惰？岐伯说：胃气虚，以致各经脉皆虚；各经脉的虚衰就导致筋脉懈惰无力；筋脉懈惰，若再强力入房，则元气不能恢复，于是出现懈惰无力的辨证。治疗时，应根据病变发生的重点部位，在分肉间施以补法。

黄帝问：人因哀伤而涕泪俱出，这是什么原因？岐伯答道：心是五脏六腑的主宰；眼睛是许多经脉聚会的地方，也是津液由上而外泄的道路；口鼻是气出入的门户。大凡悲哀忧愁等情志变化，首先激动了心神，心神不安则影响到其他脏腑和波及各经脉，从而使眼及口鼻的液道开经，涕泪就由此而出。人体的液，有渗灌精微物质濡养孔窍的作用，所以上液之道开张就流泪，而哭泣不止则可耗竭精液，不能渗灌精微以濡养空窍。所以目无所见，这叫作『夺精』。治疗时应补足太阳经在项部的天柱穴。

黄帝说：人为什么会叹气？岐伯说：忧愁思虑则心系急迫，心系急迫就约束气道，气道约束就呼吸不利，所以不时作深呼吸以伸展其气。治疗时，应补手少阴经、手厥阴经、足少阳经，采用留针的方法。

黄帝问：人为什么会流涎？岐伯说：饮食入胃，若胃中有热，寄生虫因热而蠕动，会使胃气弛缓，胃缓则舌下廉泉开张而流涎。治疗时，应补足少阴肾经。

黄帝问：人为什么会发生耳鸣？岐伯答道：耳部是宗脉聚集的地方，若胃中空虚，水谷精气供给不足，则宗脉必虚，宗脉虚则阳气不升，精微不得上奉，上入耳部的经脉气血不充而有耗竭的趋势，所以耳中鸣响。治疗时，应在足少阳胆经的客主人穴及位于手大指爪甲角的手太阴肺经少商穴施以补法。

黄帝说：人为什么会有时自咬其舌？岐伯说：这是由于厥气上逆，影响到各经脉之气分别上逆而致。如少阴脉气上逆，就会咬舌；少阳脉气上逆，就会咬颊部；阳明脉气上逆，就会咬唇。治疗时，应诊视发病部位，确定属于何经，而施以补法。

上述十二种病邪，都是奇邪侵入孔窍造成的。故邪气侵害的部位，都由于正气的不足。凡上气不足，则脑髓不充，症见耳鸣、头倾、目眩；中气不足，症见二便失常、肠中鸣响；下气不足，两足痿弱无力、厥冷、心胸窒闷。治疗时，补足太阳经位于足外踝后部的昆仑穴，并用留外法。

黄帝说：上面的这些病，应该如何治疗？岐伯说：肾主呵欠，故呵欠应取足少阴肾经。肺主呃逆，故呃逆应取手太阴肺经以及足少阴肾经。哀叹是由于阴盛阳衰，所以要补足太阳膀胱经、泻足少阴肾经。发冷战抖，要补各阳经。嗳气，应补足太阴脾经和足阳明胃经。喷嚏，当补足太阳膀胱经的攒竹穴。肢体懈惰无力，根据发病部位，补分肉间。哭泣涕泪俱出，当补位于项后中行两旁的足太阳经天柱穴。叹气，当补手少阴心经、手厥阴心包经和足少阳胆经，用留针法。流涎，补足少阴肾经。耳鸣，补足少阳胆经的客主人穴，以及位于手大指爪甲角部的手太阴肺经的少商穴。自咬舌颊等部位，应据发病部位的所属经脉分别施用补法。目眩、头倾，补足外踝后的昆仑穴，用留针法。肢痿无力而厥冷、心胸窒闷的，刺足大趾本节后二寸处，用留针法，也可以说针刺足外踝后的昆仑穴，并用留针法。

师传第二十九

【原文】

黄帝曰：余闻先师，有所心藏，弗著于方。余愿闻而藏之，则而行之，上以治民，下以治身，使百姓无病，上下和亲，德泽下流，子孙无忧，传于后世，无有终时，可得闻乎？岐伯曰：远乎哉问也。夫治民与自治，治彼与治此，治大与治小，治国与治家，未有逆而能治之也，夫惟顺而已矣。顺者，非独阴阳脉论气之逆顺也，百姓人民皆欲顺其志也。

黄帝曰：顺之奈何？岐伯曰：入国问俗，入家问讳，上堂问礼，临病人问所便。黄帝曰：便病人奈何？岐伯曰：夫中热消瘅[1]则便寒，寒中之属则便热。胃中热，则消谷，令人悬心善饥，脐以上皮热。肠中热，则出黄如糜，脐以下皮寒。胃中寒，则腹胀；肠中寒，则肠鸣飧泄；胃中寒，肠中热，则胀而且泄。胃中热，肠中寒，则疾饥，小腹痛胀。

黄帝曰：胃欲寒饮，肠欲热饮，两者相逆，便之奈何？且夫王公大人血食之君，骄恣从欲[2]，轻人，而无能禁之，禁之则逆其志，顺之则加其病，便之奈何？治之何先？岐伯曰：人之情，莫不恶死而乐生，告之以其败，语之以其善，导之以其所便，开之以其所苦，虽有无道之人，恶有不听者乎？黄帝曰：治之奈何？岐伯曰：春夏先治其标，后治其本；秋冬先治其本，后治其标。黄帝曰：便其相逆者奈何？岐伯曰：便此者，食饮衣服，亦欲适寒温，寒无凄怆，暑无出汗。食饮者，热无灼灼，寒无沧沧。寒温中适，故气将持，乃不致邪僻也。

黄帝曰：本脏以身形支节䐃肉[3]，候五脏六腑之小大焉。今夫王公大人、临朝即位之君而问焉，谁可扪循之而后答乎？岐伯曰：身形支节者，脏腑之盖也，非面部之阅也。黄帝曰：五脏之气，阅于面者，余已知之矣，以肢节知而阅之奈何？岐伯曰：五脏六腑者，肺为之盖，巨肩陷咽，候见其外。黄帝曰：善。岐伯曰：五脏六腑，心为之主，缺盆为之道，骺骨有余，以候𩩲骬[4]。黄帝曰：善。岐伯曰：肝者主为将，使之候[5]外，欲知坚固，视目小大。黄帝曰：善。

岐伯曰：肾者主为外，使之远听，视耳好恶，以知其性。黄帝曰：善。愿闻六腑之候。岐伯曰：六腑者，胃为之海，广骸、大颈、张胸，五谷乃容；鼻隧以长，以候大肠；唇厚、人中长，以候小肠；目下果大，其胆乃横；鼻孔在外，膀胱漏泄；鼻柱中央起，三焦乃约⑥。此所以候六府者也。上下三等，脏安且良矣。

【注释】

①消瘅：病名。又名消中，即今天的消渴病。症见身热消瘦、消谷善饥，多饥、多食、多尿。病因是五脏柔弱，阴虚消损所致。②从欲：从通『纵』。纵欲，任情放纵。③䐃肉：隆起的较大块的肌肉。④䯏骬：骨名，即胸骨剑突。又名鸠骨。⑤候：诊察。⑥约：好，正常的意思。

【译文】

黄帝说：我听说先师有许多诊病心得，但没有记载下来。我希望听你讲讲并记住它，并作为准则执行，在大的方面用以治疗民众的疾病，从小的方面可以保养自己的身体，使百姓不为疾病所困，上下亲善，造福后人，让子子孙孙不为疾病所忧虑，并让这些经验世代流传，朝夕常鉴。你可以讲给我听吗？岐伯说：你的思想真深邃啊！不论治民、治身、治彼、治此，治小还是治大，治国还是理家，从来没有用逆行倒施的方法能治理好的，只有顺应客观规律，才行得通。所谓顺，不仅仅是指医学上阴阳、经脉、气血的逆顺，就是对待人民都要顺应民心。

黄帝问：如何才能做到顺呢？岐伯回答说：到达一个国家后，要先问清楚当地的风俗习惯；进入人家时，要先问清楚他家的忌讳；登堂时更要先问清楚人家的礼节；医生临证时也要先询问病人怎样才觉得适宜。

黄帝问：什么样的治法使病人觉得适宜？岐伯说：由热而致多食易饥的消渴病人，适宜于寒的治法；属于寒邪内侵一类的病症，就适宜于热的治法。胃里有热，就会很快地消化谷物，叫人心似悬挂，总有饥饿感。脐以上的皮肤有热感，说明肠中有热，就会排出像糜粥一样的粪便，觉得脐以下的皮肤寒冷。胃中有寒，就会腹胀；肠中有寒，会产生肠鸣飧泄的症状。如胃中有寒，肠中有热，就会导致胀满泄泻；胃中有热，肠中有寒，就会引起易于饥饿、而小腹胀痛。

黄帝说：胃热宜食寒物，肠寒宜食热物，寒热两者性质相反，对此应怎样治疗呢？尤其那些王公大人，肉食之君，都是性情骄傲恣意妄行轻视别人的，无法劝阻他们，且劝阻就算违背他们的意志，但如顺着他们的意志，就会加重病情。在这种情况下，如何顺适其宜？治疗时又应先从哪里着手呢？岐伯说：人没有不怕死的，谁不喜欢活着？如果医生告诉他哪些对身体有害、哪些对人身体有益，并指导他怎样做，那么虽有不太懂情理的人，哪里还有不听劝告的呢？

黄帝问：如何治疗呢？岐伯说：春夏时节，应先治在外的标病，后治在内的本病；秋冬之季，应先治在内的本病，后治在外的标病。

黄帝问：对那种习惯与病情相矛盾的又如何使其适宜呢？岐伯说：顺应这样的病人，但在日常生活中，应注意使他寒温适中。天冷时，要加厚衣服，不要使他冻得发抖；天热时，要减少衣服，不要使他热得出汗。在饮食方面，也不要吃过热过凉的食物。这样寒温适中，真气就能内守，邪气也就无法侵入人体而致病了。

黄帝说：《本脏》篇认为：根据人的形体、四肢、关节、肌肉等情况，可以测知五脏六腑的形态大小。但对于王公大人，他们想知道自己的身体状况，而医生又不能随便检查，该怎么回答呢？岐伯说：人的身形肢节，覆盖在五脏六腑的外部，观察它们也能了解内脏情况，但它不像望面色那样简单。

黄帝说：我已知道脏精气的情况，可以由人的面部观察得知。但从肢节而察知内脏的情况，该如何观察呢？岐伯说：五脏六腑中，肺所处的部位最高，如伞盖一样。根据肩的上下动态和咽喉的高突或凹陷情况，就能测知肺脏是怎样的。黄帝说：讲得好。岐伯说：五脏六腑，心是主宰。以缺盆作为血脉的通道，观察两肩端骨距离的远近，再结合胸骨剑突的长短等，就可测知缺盆骨的部位，从而了解心脏的大小脆坚。肝在五脏中，像位将军，开窍于目，要从外面测知肝是否坚固，就应观察眼睛的大小。黄帝说：讲得好。岐伯说：脾脏捍卫全身，接受水谷的精微，并输送到身体各部。所以了解唇舌味口的好坏，就可知道脾病的吉凶。黄帝说：讲得好。岐伯说：肾脏主水液，观察耳的听力的强弱，可以测知肾脏的虚实。

黄帝说：讲得好，你给我讲讲测候六腑的方法。岐伯说：六腑之中，胃为水谷之海，凡颊部肌肉丰满，颈部粗壮，胸部开阔的，说明胃容纳水谷的量很大。如鼻道深长，就可测知大肠的状况；如口唇厚而人中沟长，就可测候小肠的情况。下眼胞宽大的可知其胆气刚强；鼻孔掀露于外的，可知其膀胱易于漏泄。鼻柱中央高起的，可知其三焦固密。这就是用来测候六腑的一般方法。人体和面部的上中下三部匀称，这样的脏腑就精气充满，功能稳定，是比较好的。

决气第三十

【原文】

黄帝曰：余闻人有精、气、津、液、血、脉，余意以为一气耳，今乃辨[1]为六名，余不知其所以然。岐伯曰：两神相搏，合而成形，常先身生，是谓精。何谓气？岐伯曰：上焦开发，宣五谷味，熏肤充身泽毛，若雾露之溉，是谓气。何谓津？岐伯曰：腠理发泄，汗出溱溱[2]，是谓津。何谓液？岐伯曰：谷入气满，淖泽注于骨，骨属屈伸，泄泽，补益脑髓，皮肤润泽，是谓液。何谓血？岐伯曰：中焦受气取汁，变化而赤，是谓血。何谓脉？岐伯曰：壅遏[3]营气，令无所避，是谓脉。

黄帝曰：六气者，有余不足，气之多少，脑髓之虚实，血脉之清浊，何以知之？岐伯曰：精脱者，耳聋；气脱者，目不明；津脱者，腠理开，汗大泄；液脱者，骨属屈伸不利，色夭[4]，脑髓消，胫酸，耳数鸣；血脱者，色白，夭然不泽，其脉空虚，此其候也。

黄帝曰：六气者，贵贱何如？岐伯曰：六气者，各有部主也，其贵贱[5]善恶，可为常主[6]，然五谷与胃为大海也。

【注释】

①辨：分也。②溱溱：汗出滋润的样子。③壅遏：壅塞、遏制。此指脉约束限制营气的作用。④色夭：肤色枯槁。⑤贵贱：重要、次要的意思。⑥常主：五常的根本。

【译文】

黄帝说：我听说人身有精、气、津、液、血、脉，我原以为这是“一气”，现在分为六种不同的名称，这是怎么回事？岐伯说：男女交媾，和合而成新的形体，在新的形体产生之前的物质叫做“精”。什么叫“气”？岐伯说：

五谷所化生的精微物质，从上焦散布，熏蒸于皮肤，充养周身，滋润毛发，好像雾露一样溉养万物，这就叫做『气』。什么叫『津』？岐伯说：肌腠疏泄，像汗液一样溱溱地流出来的，叫做『津』。什么叫『液』？岐伯说：水谷精气充满到周身，外溢部分注于骨，使关节的屈伸滑利，渗出的部分，能补益脑髓，散布到皮肤，使皮肤润泽，这叫做『液』。什么叫『血』？岐伯说：饮食物经中焦所吸收的精气，取其精微部分再经气化而变化成的液体，这叫做『血』。什么叫『脉』？岐伯说：像隧道一样约束着营气的运行，不使它泛滥妄行，这叫做『脉』。

黄帝说：六气在人体的有余不足，像气的多少、脑髓的虚实，血脉的清浊，如何才能知道呢？岐伯说：精的大量耗损，则使人耳聋。气的大量耗损，则使人视觉不明。津脱的，腠理开，汗大泄。液的大量耗损，使人关节屈伸不利，面色憔悴，脑髓消减，小腿酸软，常常耳鸣。血的大量耗损，可见面色㿠白，枯槁无华，最后脉象也空虚无神。这就是六气不足的主要症候。

黄帝问：你刚才讲的六气，在人体有没有主要与次要的区别呢？岐伯回答说：六气在人体是各有其分布部位，并且由各别脏器所主。其在人体的主要次要区别，只是从它们经常发挥的专门作用而分，但其来源，都依赖于脾胃的功能和饮食物的不断供给。

肠胃第三十一

【原文】

黄帝问于伯高曰：余愿闻六腑传谷者，肠胃之小大长短，受谷之多少奈何？伯高曰：请尽言之，谷所从出入浅深远近长短之度：唇至齿长九分，口广[①]二寸半。齿以后至会厌，深三寸半，大容五合。舌重十两，长七寸，广二寸半。咽门重十两，广一寸半，至胃长一尺六寸。胃纡[②]曲屈，伸之，长二尺六寸，大[③]一尺五寸，径五寸，大容[④]三斗五升。小肠后附脊，左环回周迭积，其注于回肠者，外附于脐上，回运环十六曲，大二寸半，径八分，分之少半，长三丈二尺。回肠当脐，左环回周叶积而下，回运环反十六曲，大四寸，径一寸寸之少半，长二丈一尺。广肠傅脊[⑤]，以受回肠，左环叶脊，上下辟[⑥]，大八寸，径二寸，寸之大半，长二尺八寸。肠胃所入至所出，长六丈四寸四分，回曲环反，三十二曲也。

【注释】

①广：横长，即宽度。②纡：屈曲。③大：指周长。④大容：最大容量。⑤傅：通「附」。⑥辟：通「襞」，衣服上的绉褶，在此引申为叠积。指广肠内壁皱纹积如裙褶。

【译文】

黄帝问伯高道：我想听你讲讲六腑传化水谷的情况，以及肠胃的大小、长短和受纳水谷的容量。

伯高说：请让我详细地把饮食从入口到变成废物而排出体外所经过的有关的消化器官的深浅、远近、长短情况都讲给您听。唇与牙齿间长九分，口的宽度为二寸半。从牙齿后到会厌，深三寸半，能容纳食物；舌的重量为十两，长七寸，宽二寸半；咽门重十两，宽一寸半；自咽门到胃长一尺六寸；胃呈弯曲状，伸直了长二尺六寸，周长一尺五寸，直径五寸，能容食物三斗五升；小肠的后部附于脊部，从左向右环绕，层层折叠接回肠，与回肠相接部分的外侧附着于脐的上方，再回运环绕十六曲，周长二寸半，直径不到八分半，长三丈二尺；回肠在脐部向左回屈环绕，像树叶一样重叠而下，回行环绕，也有十六个弯曲，周长四寸，直径接近一寸半，长二丈一尺；广肠附着于脊部，接受来自回肠的内容物，并向左环绕盘叠脊部上下，周长八寸，直径二寸半有余，长二尺八寸。胃肠总共长六丈零四寸四分，有三十二个弯曲。

平人绝谷第三十二

【原文】

黄帝曰：愿闻人之不食，七日而死何也？伯高曰：臣请言其故。胃大一尺五寸，径五寸，长二尺六寸，横屈受水谷三斗五升。其中之谷常留二斗，水一斗五升而满。上焦泄气[1]，出其精微，慓悍滑疾，下焦下溉诸肠。小肠大二寸半，径八分，分之少半，长三丈二尺，受谷二斗四升，水六升三合，合之大半；回肠大四寸，径一寸，寸之少半，长二丈一尺。受谷一斗，水七升半；广肠大八寸，径二寸，寸之大半，长二尺八寸，受谷九升三合，八分合之一。肠胃之长，凡五丈八尺四寸，受水谷九斗二升一合，合之大半，此肠胃所受水谷之数也。平人则不然，胃满则肠虚，肠满则胃虚，更虚更满[2]，故气得上下，五脏安定，血脉和利，精神乃居，故神者，水谷之精气也。故肠胃之中，当留谷二斗，水一斗五升。故平人日再后[3]，后二升半，一日中五升，七日五七三斗五升，而留水谷尽矣。故平人不食饮七日而死者，水谷精气、津液皆尽故也。

【注释】

①上焦泄气：指上焦宣发布散水谷精微的作用。②更虚更满：肠胃交替空虚与充满。③日再后：指每日大便两次。

【译文】

黄帝说：人七天不饮不食就会死亡，这是怎么回事？伯高说：让我来告诉您。胃圆周长一尺五寸，直径五寸，长二尺六寸，其形弯曲，横于上腹，能受纳水谷三斗五升，其中经常容纳二斗谷物，一斗五升水液就满了。上焦主布散精气，将中焦化生的精微布散出去，其运行快速滑利；其余的向下焦传入大肠。小肠圆周长二寸半，直径八分又三分之一分，长三丈二尺，能容纳谷物二斗四升，水六升三合又三分之二合。回肠圆周长四寸，直径一寸又三分之一寸，长二丈一尺，能容纳谷物一斗，水七升半。直肠圆周长八寸，直径二寸又三分之二寸，长二尺八寸，能容纳谷物九升三合又八分之一合。肠胃的总长度，共计五丈八尺四寸，能容纳水谷九斗二升一合又三分之二合，这就是肠胃能够受纳水与谷物的总数。但人们在日常生活中并不如此，因为当胃中纳满水谷时，肠内是空虚的，等到水谷注满肠中，则胃内又空虚了。肠胃交替地虚和满，所以气机才能上下畅行，五脏功能正常，血脉通利，精神内守。因此，神就是水谷精微之气所化。由于肠胃之内，经常容留谷物二斗，水一斗五升，所以一般健康人，每天都要解大便两次，每次排出二升半，一天共排出五升，七天内总计为三斗五升。将肠胃所留的水谷完全排尽。所以健康人如果七天不饮不食，就会死亡，这是因为水谷精气津液都已竭尽的原因。

海论第三十三

【原文】

黄帝问于岐伯曰：余闻刺法于夫子，夫子之所言，不离于营卫血气。夫十二经脉者，内属于腑脏，外络于肢节，夫子乃合之于四海乎？岐伯答曰：人亦有四海，十二经水，经水者，皆注于海，海有东南西北，命曰四海。黄帝曰：以人应之奈何？岐伯曰：人有髓海，有血海，有气海，有水谷之海，凡此四者，以应四海也。黄帝曰：远乎哉，夫子之合人天地四海也，愿闻应之奈何？岐伯答曰：必先明知阴阳表里荥输所在，四海定矣。

黄帝曰：定之奈何？岐伯曰：胃者水谷之海，其输上在气街，下至三里。冲脉者，为十二经之海，其输上在于大抒，下出于巨虚之上下廉。膻中者为气之海，其输上在柱骨之上下，前在于人迎。脑为髓之海，其输上在于其盖[1]，下在风府。黄帝曰：凡此四海者，何利何害，何生何败？岐伯曰：得顺者生，得逆者败；知调者利，不知调者害。

黄帝曰：四海之逆顺奈何？岐伯曰：气海有余者，气满胸中，悗息面赤；气海不足，则气少不足以言。血海有余，则常想其身大，怫然[2]不知其所病；血海不足，亦常想其身小，狭然[3]不知其所病。水谷之海有余，则腹满；水谷之海不足，则饥不受谷食。髓海有余，则轻劲多力，自过其度[4]；髓海不足，则脑转耳鸣，胫酸眩冒[5]，目无所见，懈怠安卧。黄帝曰：余已闻逆顺，调之奈何？岐伯曰：审守其输，而调其虚实，无犯其害，顺者得复，逆者必败。

黄帝曰：善。

【注释】

①其盖：指脑盖，即头顶的『百会』穴。②怫然：郁闷不舒的样子。③狭然：瘦小的样子。④自过其度：『度』指常度。⑤冒：晕，头蒙。

【译文】

黄帝问岐伯道：我听你讲刺法，总是围绕营卫气血来讲。人体中运行营卫气血的十二经脉，在内联属于五脏六腑，在外联络于肢体关节，你能把它们与四海联系起来吗？岐伯回答说：人体也有四海和与十二经脉相应的十二经水，经水都留注于海中，自然界有东、南、西、北四个海，因此将此称为四海。

黄帝说：人体如何与四海相应呢？岐伯说：人体有髓海、血海、气海、水谷之海。这四海与自然界的四海相应。

黄帝说：这实在是一个很精深的问题，你把人身的四海与自然界的四海联系在一起，它们是怎样相应的呢？岐伯回答说：必须先明确人身的阴阳、表里及经脉荥、输穴等的分布情况，才可以确定人身的四海。

黄帝问：如何确定四海及经脉重要穴位的位置呢？岐伯回答说：胃受纳水谷，故为水谷之海。胃的气血所输注的重要穴位，在上为气冲穴，在下为足三里穴；冲脉与十二经联系密切，故为十二经之海。冲脉的气血所输注的重要穴位，在上为大杼穴，在下为上巨虚和下巨虚；膻中是宗气汇聚的地方，所以称为气海。膻中的气血所输注的重要穴位，在上部为天柱骨上的哑门穴和天柱骨下的大椎穴，在前面的有人迎穴；脑中充满髓液，所以脑为髓海。脑的气血所输注的重要穴位，在上部脑盖中央的百会穴、在下为风府穴。

黄帝问：四海是怎样滋助和损害人体的？又是怎样促进和耗败生命活动的呢？岐伯回答说：如人身四海功能正常，生命力就旺盛；若四海功能失常，人的生命活动就会减弱。调养四海，就有利于身体健康，不善于调养四海，身体就会遭受损害。

黄帝说：四海的正常和反常情况是怎样的呢？岐伯说：如人的气海邪气有余，就会出现胸中满闷、呼吸急促、面色红赤的症状；如气海正气不足，就会出观气少而说话无力；如人的血海邪气有余，就会常常感到自己身体庞大、郁闷不舒，但又不知道有什么病；如血海正笔不足，就会常感到身体轻小，虽心情不舒，也看不出病来。若人的水谷之海邪气有余，就会得腹满的病；如水谷之海正气不足，就会出现饥饿但却不欲进食的症状。如髓海邪气有余，动作就会表现为过于轻快有力，行动无度；髓海正气不足，就会出现头眩晕、耳鸣、目眩、腿酸软无力、目盲，周身懈怠懒动，常欲安卧等症状。

黄帝问：如何治疗四海的疾病呢？岐伯回答说：应诊察四海输注的各个要穴，并调节它们的虚实，但不要违反虚补、实泻的治疗原则，以免造成严重的后果。按照这条原则去治疗，就能使身体康复，否则，就会有死亡的危险。

黄帝说：讲得好！

五乱第三十四

【原文】

黄帝曰：经脉十二者，别为五行，分为四时[1]，何失而乱？何得而治[2]？岐伯曰：五行有序，四时有分，相顺则治，相逆则乱。黄帝曰：何谓相顺？岐伯曰：经脉十二者，以应十二月。十二月者，分为四时。四时者，春秋冬夏，其气各异，营卫相随，阴阳已和，清浊不相干，如是则顺之而治。黄帝曰：何谓逆而乱？岐伯曰：清气在阴，浊气在阳，营气顺脉，卫气逆行，清浊相干，乱于胸中，是谓大悗。故气乱于心，则烦心密嘿[3]，俯首静伏；乱于肺，则俯仰喘喝，接手以呼；乱于肠胃，则为霍乱；乱于臂胫，则为四厥；乱于头，则为厥逆，头重眩仆。

黄帝曰：五乱者，刺之有道乎？岐伯曰：有道以来，有道以去，审知其道，是谓身宝。黄帝曰：善。愿闻其道。岐伯曰：气在于心者，取之手少阴、心主之输；气在于肺者，取之手太阴荥、足少阴输；气在于肠胃者，取之足太阴、阳明；不下者，取之三里。气在于头者，取之天柱、大杼；不知，取足太阳荥输；气在于臂足，取之先去血脉，后取其阳明、少阳之荥输。黄帝曰：补泻奈何？岐伯曰：徐[4]入徐出，谓之导气，补泻无形，谓之同[5]精。是非有余不足也，乱气之相逆也。黄帝曰：允乎哉道，明乎哉论，请著之玉版，命曰治乱也。

【注释】

①别为五行，分为四时：指十经脉分别与五行、四时相通、相配。②治：正常。③密嘿：『嘿』同『然』，即沉默少言。④徐：缓慢。⑤同：积聚之意。

【译文】

黄帝问：人身的十二经脉，其属性分别与五行相合，又与四时相应，什么原因使它失调从而引起脉气运行的逆乱？而又是什么原因使它可以正常运行呢？岐伯回答说：五行的内在联系是有一定顺序的，四时气候的变化是有季节之分别的，大凡经脉的运行，与四时五行的规律相适应，就可保持正常的活动，违反了这个规律，就会引起运行的逆乱。

黄帝说：什么才是相互顺应的呢？岐伯说：十二经脉，与十二个月相应。十二个月分为四时，四时就是春、夏、秋、冬，其气候各不相同。人体营气与卫气，是内外相随，阴阳互相协调的，清气与浊气不致互相干犯，这样就能顺应四时而保持健康。

黄帝说：你可以讲讲什么是逆乱的反常情况吗？岐伯说：清之营气本在阴分，浊之卫气本在阳分，营气在脉内顺脉而行，卫气在脉外与脉逆行。如果清浊之气受邪干犯而乱于胸中的，就叫做『大悗』。乱于心，可见心中烦扰，沉默不言，低头静伏而不欲动；乱于肺，可见俯仰不安，喘息喝喝有声，两手按于胸前而呼吸；乱于肠胃，则发为霍乱；乱于手臂与足胫，就会见四肢厥冷；乱于头，就会见厥气上逆，头重眩晕，甚至仆倒。

黄帝说：你刚讲的五种逆乱的病症，刺治时有一定的原则吗？岐伯说：营卫之气的往来运行，都有一定的规律，能掌握这种规律，实是养生的要点。

黄帝道：对。请你讲讲治疗的原则。岐伯说：气乱于心，取治手少阴心经与手厥阴心包络经的『输』穴神门、大陵；气乱于肺，取手太阴经的『荥』穴鱼际和足少阴经的『输』穴太溪；气乱于肠胃，取足太阴、足阳明的经穴太白、陷谷，如果不能见效的，可以取用足三里穴；气乱于头，取天柱、大杼二穴，如果病仍不减，再取足太阳经的『荥』穴通谷与『输』穴束骨；气乱于手臂与足胫，应先刺瘀结不通的血脉，然后再取阳明、少阳两经的『荥』穴与『输』穴；凡是气乱在臂，取手少阳、阳明的液门、中渚、二间、三间；气乱在足，取足少阳、阳明的侠溪、临泣、内庭、陷谷。

黄帝说：请讲讲补泻的手法。岐伯说：慢进针，慢出针，以导引逆乱的经气，使其恢复正常，这叫做『导气』。这种补和泻，手法轻巧无形，其总的目的都在调和精气。因为这些病症，并不属于有余的实症和不足的虚症，而仅是气机一时的混乱而致违逆。黄帝说：这是很恰当的道理！你的论证也很清楚！让我把它著在珍贵的版上，命名为『治乱』。

胀论第三十五

【原文】

黄帝曰：脉之应于寸口，如何而胀？岐伯曰：其脉大坚以涩者，胀也。黄帝曰：何以知脏腑之胀也？岐伯曰：阴为脏，阳为腑。黄帝曰：夫气之令人胀也，在于血脉之中耶，脏腑之内乎？岐伯曰：三（一云二字）者皆存焉，然非胀之舍也。黄帝曰：愿闻胀之舍。岐伯曰：夫胀者，皆在于脏腑之外，排脏腑而郭胸胁，胀皮肤，故命曰胀。

黄帝曰：脏腑之在胸胁腹里之内也，若匣匮之藏禁器也，各有次舍，异名而同处，一域之中，其气各异，愿闻其故。黄帝曰：未解其意，再问。岐伯曰：夫胸腹，脏腑之郭也。膻中者，心主之宫城也；胃者，太仓也；咽喉小肠者，传送也；胃之五窍者，闾里[1]门户也。廉泉玉英者，津液之道也。故五脏六府者，各有畔界，其病各有形状。营气循脉，卫气逆为脉胀，卫气并脉循分为肤胀。三里而泻，近者一下，远者三下，无问虚实，工在疾泻。

黄帝曰：愿闻胀形。岐伯曰：夫心胀者，烦心短气，卧不安；肺胀者，虚满而喘咳；肝胀者，胁下满而痛引小腹；脾胀者，善哕，四肢烦悗，体重不能胜衣，卧不安；肾胀者，腹满引背央央然，腰髀痛。六府胀：胃胀者，腹满、胃脘痛、鼻闻焦臭、妨于食、大便难；大肠胀者，肠鸣而痛濯濯[2]，冬日重感于寒，则飧泄不化；小肠胀者，少腹䐜胀，引腰而痛；膀胱胀者，小腹满而气癃[3]；三焦胀者，气满于皮肤中，轻轻然而不坚；胆胀者，胁下痛胀，口中苦，善太息。凡此诸胀者，其道在一，明知逆顺，针数不失。泻虚补实，神去其室，致邪失正，真不可定，粗之所败，谓之夭命。补虚泻实，神归其室，久塞其空，谓之良工。黄帝曰：胀者焉生？何因而有？岐伯曰：卫气之在身也，常然并脉循分肉，行有逆顺，阴阳相随，乃得天和，五脏更始，四时有序，五谷乃化。然后厥气在下，营卫留止，寒气逆上，真邪相攻，两气相搏，乃合为胀也。黄帝曰：善。何以解惑？岐伯曰：合之于真，三合而得。帝曰：善。

黄帝问于岐伯曰：胀论言[4]无问虚实，工在疾泻，近者一下，远者三下[5]。今有其三而不下者，其过焉在？岐伯对曰：此言陷于肉、肓[6]而中气穴者也。不中气穴，则气内闭；针不陷肓，则气不行；上越中肉，则卫气相乱，阴阳相逐。其于胀也，当泻不泻，气故不下，三而不下，必更其道，气下乃止，不下复始，可以万全，乌有殆者乎。其于胀也，必审[7]其脉[8]，当泻则泻，当补则补，如鼓应桴，恶有不下者乎。

【注释】

①闾里：古时人家聚集处。即乡里，泛指民间。这里指胃为水谷聚集之处。②濯濯：形容水在肠间流动的声音，即肠鸣声。③气癃：病名，指小便癃闭不通。癃，闭也。④胀论言：一曰『胀论』二字误，当作『夫』字。⑤近者一下，远者三下：近，指新病。远，指久病。下：次。全句释为新病针刺一次，久病针刺三次。⑥肉肓：指肌肉之间的空隙处。⑦审：明辨。⑧脉：张景岳注：『必脉字之误。』可从。另有一说脉同『胗』；胗同『诊』，即证。

【译文】

黄帝说：寸口脉出现何种脉象就意味着是胀病呢？岐伯说：脉洪盛坚实而滞涩的，就说明患有胀病。

黄帝说：请讲讲五脏六腑胀病的区别？岐伯说：阴脉胀在脏，阳脉胀在腑。

黄帝说：气机异常可使人患胀病，那么胀病是在血脉之中呢？还是在脏腑之内呢？岐伯说：血脉、脏、腑三者都有不正常的气，但并不是胀病产生的部位。

黄帝说：我想了解胀病产生的部位。岐伯说：胀病都在脏腑的外面产生，向内压迫脏腑，向外扩张胸胁，使皮肤发胀，所以叫做胀病。

黄帝说：五脏六腑深居在胸腔、腹腔之内，好像禁器藏在匣柜之中，并各自按照一定的次序居守。虽然名字不同，但共同居守于一定的领域。我想知道它们的功能不相同的原因。

岐伯说：胸廓、腹廓是脏腑的外卫；膻中是心脏的宫城；胃是容纳水谷的仓库；咽喉和小肠，是传送饮食的道路；消化道的咽门、贲门、幽门、阑门、魄门五个窍门，就像闾巷邻里的门户一样，廉泉、玉英，是津液运行的通路。所以说五脏六腑都有固定的位置界限，并且它们所表现出的症状也各不相同。如营气在脉中正常循行，而卫气运行紊乱，就会引起脉胀；如卫气并入脉中，循行于分肉之间，就会引起肤胀。用针刺治疗时就应取足阳明胃经的足三里穴，且用泻法。若胀的部位离足三里穴较近，针泻一次就可以了；若胀的部位离足三里穴较远，就应针泻三次。不论虚实，胀病初起时都应赶快施行泻法，以治其标。

黄帝说：希望听你讲讲胀病所表现的症状。

岐伯说：五脏中心患胀病的表现为：心烦短气，睡卧不安；肺患胀病表现为：胸中虚满，喘息咳嗽；肝患胀病表现为胁下胀满疼痛牵引小腹；脾患胀病表现为：呃逆呕吐，四肢闷胀不舒，肢体沉重，不能胜衣，而且睡卧不安；肾患胀病表现为：腹胀满，牵引背部闭闷不畅，腰髀部疼痛。六腑中胃患胀病表现为：腹部胀满，胃脘疼痛，鼻中常常闻到焦臭的气味，不思饮食，大便困难；大肠患胀病表现为肠中濯濯鸣响而作痛，若冬季再受寒邪侵犯，就会导致完谷不化的飧泄；小肠患胀病表现为：小腹胀满，牵引腰部疼痛；膀胱患胀病表现为：小腹胀满，小便不通；三焦患胀病，表现为：气充塞皮肤，轻浮空虚，松弛；胆患胀病，表现为：胁下疼痛胀满，口中发苦，经常叹息。以上这些脏腑的胀病，在产生和治疗原则上都有相同的规律，只有明确『营』『卫』『气』『血』运行逆顺的情况，从而运用恰当的针刺方法，才能治愈疾病。如果患虚症用泻法，患实症用补法，就会使神气不能内守，正气不能安定，真气动摇，易至人夭折。如果患虚症用补法，患实症用泻法，就能使神气内守，经脉、肌腠充实，这样做的人才可以被称为高明的医生。

黄帝说：胀病为什么会产生以及它的根源是什么？岐伯说：人体内的卫气，在正常情况下，常常伴随着血脉循行于分肉之间，其循行有逆顺的不同，且昼行于阳，夜行于阴，与脉中的营气相随而行，与自然界的规律相适应。营气行于脏腑的经脉，周而复始，也顺应自然界四季的次第变化，使水谷得以正常地化生精微。如果阴阳不相随，气厥于下，使营卫不能正常循行而凝滞，寒气上逆，邪气与正气相搏结，就会形成胀病。

黄帝说：很好！如何才能将这个问题讲述得更清楚浅显呢？岐伯说：邪气趁营卫循行紊乱时侵入，与真气相合使互相搏结，以致有的存在于血脉，有的存在于五脏，有的存在于六腑，从而形成胀病。黄帝说：讲得真好！黄帝问岐伯道：你刚才讲过，胀病初起之时，不论虚实，一律应用泻法针刺，离病位较近的针刺一次，离病位较远的针刺三次。而有的针刺三次手胀病仍不见减轻，这是怎么回事？

岐伯回答说：这是因为针刺时深入到肌肉的空隙，刺中了血气输注的穴位，故针刺一次或三次胀病即愈。如果针刺时没有深入到肌肉的空隙并刺中穴位，就会使经脉之气不能畅行。邪气闭留在内。如果妄中皮肉，则使卫气更加逆乱，阴阳营卫之气相互排斥。对于胀病而言，当用针刺泻法而不用，所以上逆之气不能下行。针刺三次后气仍不下行的，就必须调换其他的穴位，使上逆之气得以下行，这样胀病就可消除。如果胀痛还没消除，可再换穴位针刺，直至治愈疾病，不再有什么危险。对那些慢性胀病，一定要认真审察症状，当泻的就有泻法，当补的就用补法，有的放矢，就像用槌击鼓一定有响声一样，胀病怎么会不消退呢？

五癃津液别第三十六

【原文】

黄帝问于岐伯曰：水谷入于口，输于肠胃，其液别为五，天寒衣薄则为溺与气，天热衣厚则为汗，悲哀气并[1]则为泣，中热胃缓则为唾。邪气内逆，则气为之闭塞而不行，不行则为水胀，余知其然也，不知其何由生，愿闻其道。岐伯曰：水谷皆入于口，其味有五，各注其海，津液各走其道。故三焦出气[2]，以温肌肉，充皮肤，为其津；其流[3]而不行者，为液。天暑衣厚则腠理开，故汗出；寒留于分肉之间，聚沫则为痛。天寒则腠理闭，气湿不行，水下流于膀胱，则为溺与气。五藏六府，心为之主，耳为之听，目为之候[4]，肺为之相，肝为之将，脾为之卫，肾为之主外。故五藏六府之津液，尽上渗于目，心悲气并则心系[5]急，心系急则肺举，肺举则液上溢，夫心系与肺，不能尽举，乍上乍下，故咳而泣出矣。中热则胃中消谷，消谷则虫上下作，肠胃充郭[6]故胃缓，胃缓则气逆，故唾出。五谷之津液和合而为膏者，内渗入于骨空，补益脑髓，而下流于阴股。阴阳不和，则使液溢而下流于阴，髓液皆减而下，下过度则虚，虚故腰背痛而胫酸。阴阳气道不通，四海闭塞，三焦不泻[7]，津液不化，水谷并于肠胃之中，别于回肠，留于下焦，不得渗膀胱，则下焦胀，水溢则为水胀，此津液五别之逆顺也。

【注释】

①并：在此为聚集之意。②三焦出气：指三焦能输布水谷精微之气。③流：《甲乙经》作『留』。④候：观看。指目的视觉功能。⑤心系：心及其他脏器相联系的脉络。⑥郭：同廓，扩大的意思。⑦泻：疏泻。

【译文】

黄帝问岐伯道：水谷自口食入，输送到肠胃，它化生的津液分为五种：当天气寒冷或穿衣过薄时，就变为小便与气；当天气炎热或穿衣过厚时，就成为汗液；遇悲感哀痛时，气机并合，则化为眼泪；当中焦有热，胃功能弛缓时，就上泛而为唾液；当邪气内犯，气机闭塞而不行，则水气滞留而为水胀。这许多现象，我虽已能了解，但还不知五液是如何生成的，请你讲讲其中的道理。

岐伯说：水谷都从口入，它有五种味道，各归其所喜的五脏，津液亦随其所喜而各走其道，故由三焦输出其气，来温养肌肉，充实皮肤，这就叫做『津』；其留而不行的叫做『液』。

炎暑季节，穿的衣服过厚，则腠理开张，故而汗出，如果寒邪稽留于分肉之间，将津液凝聚为沫汁而发生疼痛；天寒时腠理闭密，气湿不能从汗窍排泄，向下流于膀胱，就为小便与气。

五脏六腑以心为主宰，耳主听觉，眼主视觉，肺像宰相，肝像将军，脾像护卫，肾脏主骨而成形体。所以五脏六腑的津液，向上渗灌于眼睛，当心有悲哀气并时，心系就会引急，心系引急则肺叶上举，肺叶上举使津液向上泛溢。但心系急，肺叶不能经常上举，而是忽上忽下，故发生咳嗽与泪出。

中焦有热，胃中消化谷物过快，肠中寄生虫上下蠕动。若水谷使肠胃充廓，则胃的活动弛缓则气上逆，而为唾液出。

五谷的津液，和合而成为脂膏，向内渗灌于骨孔，上行补益脑髓，向下流于生殖器。

假若阴阳不能调和，则使液下溢于阴窍，髓液也同时减少，流泄过度使真阴虚，虚则发生腰背疼痛、胫部酸软。

假若阴阳气道不通，则四海闭塞，三焦不能输泻，津液不能化生，所受的水谷并聚于肠胃之中，最后别出于大肠，停留在下焦，不能将水分渗入膀胱，则下焦作胀，水液泛溢于外则为水胀。上面谈的就是津液分别为五而后运行的正常与反常情况。

五阅五使第三十七

【原文】

黄帝问于岐伯曰：余闻刺有五官五阅[1]，以观五气。五气者，五脏之使也，五时之副也。愿闻其五使当安出？岐伯曰：五官者，五脏之阅也。黄帝曰：愿闻其所出，令可为常。岐伯曰：脉出于气口，色见于明堂[2]，五色更出，以应五时，各如其常，经气入脏，必当治里。帝曰：善。五色独决于明堂乎？岐伯曰：五官已辨，阙庭[3]必张，乃立明堂。明堂广大，蕃蔽[4]见外，方壁高基，引垂居外，五色乃治，平博广大，寿中百岁。见此者，刺之必已，如是之人者，血气有余，肌肉坚致，故可苦以针[5]。

黄帝曰：愿闻五官。岐伯曰：鼻者，肺之官也；目者，肝之官也；口唇者，脾之官也；舌者，心之官也；耳者，肾之官也。黄帝曰：以官何候？岐伯曰：以候五脏。故肺病者，喘息鼻胀；肝病者，眦青；脾病者，唇黄；心病者，舌卷短，颧赤；肾病者，颧与颜黑。黄帝曰：五脉安出，五色安见，其常色殆者如何？岐伯曰：五官不辨，阙庭不张，小其明堂，蕃蔽不见，又埤其墙，墙下无基，垂角去外，如是者，虽平常殆，况加疾哉。黄帝曰：五色之见于明堂，以观五脏之气，左右高下，各有形[6]乎？岐伯曰：五脏之在中也，各以次舍，左右上下，各如其度也。

【注释】

①阅：表现，外候。②明堂：即鼻部。③阙庭：阙，指两眉之间；庭，即额部。④蕃蔽：蕃通藩，指两颊外侧的部位；蔽，指耳郭。⑤苦以针：当作『取以针』。即用针刺治疗。⑥形：征象。

【译文】

黄帝问岐伯说：我所说针刺法有五官五阅（五官，即眼、耳、鼻、舌、唇。阅，是显现于外面而可以看到的意思。五官五阅，就是五脏的内在变化在五官方面的表象。）法，可用来观察五种气色。五种气色，是五脏的外在表现，并与五时气候相配合。我希望知道五脏是如何表现在外的。岐伯回答说：五官是五脏的外部表现。

黄帝说：我想知道五脏所表现出的症象，并将它作为诊病的常理。岐伯说：脉象反应在气口，气色表现在鼻部，五色的交替显现，与五时相对应，且各有一定的规律。由经脉传入内脏的，必当调治于里。

黄帝说：好。那么五色的表现仅反映在鼻吗？岐伯回答说：五官之色，已经分明，天庭部位必须开阔饱满，才可由明堂（鼻）测五色。若明堂宽阔，颊部和耳门部显露于外，肌肉高厚隆满，耳垂向下向外，明显开豁，五色正常，五官位置平阔，就可享得百年高寿。这样的人患有疾病时，使用针刺一定能治愈，因为其气血充足，肌肉坚实，腠理致密，因此可以用针刺治疗。

黄帝问：五官与五脏的关系怎样？岐伯回答说：鼻是肺脏的官窍；眼睛是肝脏的官窍；口唇为脾脏的官窍；舌为心脏的官窍；耳为肾脏的官窍。

黄帝问：由五官可以测知什么证候呢？岐伯回答说：可以测候五脏的病变。肺脏有病时喘息急促，鼻翼煽动；肝脏有病时，眼角发青；脾脏有病时，口唇发黄；心脏有病时，则舌卷而短缩，两颧红赤；肾脏有病时，两颧及额部发黑。

黄帝问：五脏的脉象正常时，五色的表现也就正常，有的人气色和正常人一样，但一旦有病则会较严重，这是什么原因？岐伯回答说：五官功能失常，天庭不开阔，明堂狭小，颊部和耳门部狭窄不显，肌肉瘦削，耳垂和耳上角向外反出。即使平时色脉正常，也是很衰弱的，何况患有疾病呢！

黄帝说：五色显现于明堂，通过观察可推知五脏之气的变化，是否在明堂的左右上下都会有一定显象？岐伯说：脏腑在胸腹的里面，且各有一定的位置，所以反映在明堂的五色，也有左右上下一定的常度。

逆顺肥瘦第三十八

【原文】

黄帝问于岐伯曰：余闻针道于夫子，众多毕悉矣，夫子之道应若失，而据未有坚然者也，夫子之问学熟乎，将审察于物而心生之乎？岐伯曰：圣人之为道者，上合于天，下合于地，中合于人事，必有明法，以起度数，法式检押[1]，乃后可传焉。故匠人不能释尺寸而意短长，废绳墨而起平木也，工人不能置规而为圆，去短而为方。知用此者，固自然之物，易用之教，逆顺之常也。黄帝曰：愿闻自然奈何？岐伯曰：临深决水，不用功力，而水可竭也。循掘决冲[2]，而经可通也。此言气之滑涩，血之清浊，行之逆顺也。

黄帝曰：愿闻人之白黑肥瘦小长，各有数乎？岐伯曰：年质壮大，血气充盈，肤革坚固，因加以邪，刺此者，深而留之，此肥人也。广肩腋，项肉薄，皮厚而黑色，唇临临然[3]，其血黑以浊，其气涩以迟，其为人也，贪于取与，刺此者深而留之，多益其数也。黄帝曰：刺瘦人奈何？岐伯曰：瘦人者，皮薄色少，肉廉廉然[4]，薄唇轻言，其血清气滑，易脱于气，易损于血，刺此者，浅而疾之。黄帝曰：刺常人奈何？岐伯曰：视其白黑，各为调之，其端正敦厚者，其血气和调，刺此者，无失常数也。黄帝曰：刺壮士真骨者奈何？岐伯曰：刺壮士真骨，坚肉缓节监监然[5]，此人重则气涩血浊，刺此者，深而留之，多益其数；劲则气滑血清，刺此者，浅而疾之。黄帝曰：刺婴儿奈何？岐伯曰：婴儿者，其肉脆血少气弱，刺此者，以毫针，浅刺而疾发针，日再可也。黄帝曰：临深决水奈何？岐伯曰：血清气浊[6]，疾泻之，则气竭焉。黄帝曰：循掘决冲奈何？岐伯曰：血浊气涩，疾泻之，则经可通也。

黄帝曰：脉行之逆顺奈何？岐伯曰：手之三阴，从脏走手；手之三阳，从手走头。足之三阳，从头走足；足之三阴，从足走腹。黄帝曰：少阴之脉独下行何也？岐伯曰：不然。夫冲脉者，五脏六腑之海也，五脏六腑皆禀焉。其上者，出于颃颡，渗诸阳，灌诸精；其下者，注少阴之大络，出于气街，循阴股内廉，人腘中，伏行骭骨内，下至内踝之后属而别；其下者，并于少阴之经，渗三阴；其前者，伏行出跗属，下循跗入大指间，渗诸络而温肌肉。故别络结则跗上不动，不动则厥，厥则寒矣。黄帝曰：何以明之？岐伯曰：以言导之，切而验之，其非必动，然后乃可明逆顺之行也。黄帝曰：窘乎哉！圣人之为道也。明于日月，微⑦于毫厘，其非夫子，孰能道之也。

【注释】

①法式检押：法式，即法则；检押，即规矩。②循掘决冲：掘，当作「堀」，土穴。决冲，开挖道。指循着孔穴深掘，就能使地面的水冲决而出。③唇临临然：指口唇肥厚而大的样子。④肉廉廉然：肌肉异常消瘦的样子。⑤节监监然：骨节清晰可见的样子。⑥浊：《太素》卷二十二作「滑」。可从。⑦微：《太素·卷十·冲脉》作「彻」。

【译文】

黄帝问岐伯道：你说的针刺的道理，很多我已经知道了。根据你谈的针刺理论，在运用到实际中时，常常手到病除，从来没有坚牢不除的病症。你的医术究竟是由勤学好问而熟能生巧呢？还是由于缜密地观察而后思考得来的呢？岐伯说：圣人所行的针道，符合于天地自然与社会人事的变化规律，所以必定有明确的法则，作为推理研究的标准，订立各种方式、方法与规则，然后才可流传于后世。犹如匠人不能离开尺寸而猜测长短，废除绳墨而求得平直；工人不能放弃圆规而画出圆形，丢开矩尺而画出方形。懂得了运用这些法则，便可根据客观事物，教导人们用简易的方法，来掌握经脉逆顺的常规。

黄帝道：希望听你讲讲怎样适应自然？岐伯说：譬如从深处决堤放水，不要用多大的功夫和劳力，就可以将水放尽；沿着窟洞来决开要塞，则直行的大道，就很容易通行了。用这些例子，就可以说明人体气机的滑涩，血液的清浊，经气运行的逆顺了。

黄帝道：希望听你讲讲人的皮肤黑白、形体肥瘦、年龄长幼，在针刺时的深浅和次数上有一定的标准吗？岐伯说：壮年而体格魁梧的人，气血充盛，皮肤坚固，因感受邪气而发病，可以深刺而留针，这是肥壮人的刺法。病者肩腋部宽阔，项部的肌肉瘦薄，皮肤粗厚而色黑，口唇肥厚下垂；他的血色深而浓厚，气行涩而迟滞，性格好胜而勇于进取。对这种患者可深刺留针，并且可以增加针刺的次数。

黄帝道：刺瘦人是怎样的？岐伯说：瘦人的皮肤薄，颜色淡，肌肉消瘦，口唇薄，言语声音轻，他的血清稀，气滑利，既容易脱气，也容易损血，对这种患者应该浅刺而出针要快。

黄帝道：应如何刺一般的人？岐伯说：这要辨别他肤色的黑白，用不同的方法调治。对于端正敦厚的人，他的血气也是调和的，对这种患者不要违反常规针法。

黄帝道：针刺壮年骨骼坚固的人是怎样的？岐伯说：针刺壮年骨骼坚固的人，肌肉结实，关节舒缓，坚强有力。这种患者，如果是稳重不好动的人，多属气涩血浊，针刺时应当深刺而留针，并且要增加针刺的次数；如果是活泼好动的人，多属气滑血清，针刺时应当用浅刺法，出针要快。

黄帝道：如何针刺婴儿？岐伯回答说：婴儿的肌肉柔脆，血少气弱，针刺时应当用毫针，浅刺而快出针，一天可以针刺两次。

黄帝道：『临深决水』在针刺上是怎样的？岐伯说：血清而气浊的，应迅速用泻法，则邪气就可去尽了。黄帝道：『循掘决冲』又是什么意思呢？岐伯说：血浊而气涩的，迅速用泻法，则经血就可畅通了。

黄帝道：请讲讲经脉循行的逆顺情况？岐伯说：手三阴经脉，是从胸走向手部；手三阳经脉，是从手部走向头部；足三阴经脉，是从头部走向足部；足三明经脉，是从足部走向腹部。

黄帝道：惟独足少阴经脉下行，是什么缘故？岐伯说：不是这样的。大凡冲脉，是五脏六腑气血汇聚的地方，而五脏六腑都禀受它的气血的濡养。它上行的部分，出于咽后壁上的后鼻道，能渗入阳经，灌注精气；下行的部分，输注于足少阴经的大络，由气街部出行，沿大腿内侧，下入膝腘窝中，伏行于胫骨之内，再下至内踝后跟骨上缘而别行；下行的又一支，与足少阴经相并而行，渗入三阴经；行于前面的，从内踝后的深部出于跟骨结节上缘，下沿足背走入足大趾内，渗入该部的诸络脉而温养肌肉。所以该脉的别络瘀结时，在足背上的脉就不跳动，以致经气厥逆而足胫寒冷。黄帝道：用什么方法查明经气的逆顺呢？岐伯说：开导病人问明症状，用手切足背动脉验其是否跳动，如果它不是厥逆，该处必定有脉跳动，然后就可辨明经脉循行的逆顺情况。

黄帝道：真深奥呀！圣人所行的针道，比日月还光明，比毫厘还细微，若不是先生你，还有谁能讲得出来呢！

血络论第三十九

【原文】

黄帝曰：愿闻其奇邪而不在经者。岐伯曰：血络[1]是也。黄帝曰：刺血络而仆者，何也？血出而射者，何也？血少黑而浊者，何也？血出清而半为汁者，何也？发针而肿者，何也？血出若多若少而面色苍苍者，何也？发针而面色不变而烦悗者，何也？多出血而不动摇者，何也？愿闻其故。岐伯曰：脉气盛而血虚者，刺之则脱气，脱气则仆[2]。血气俱盛而阴气多者，其血滑，刺之则射；阳气畜积，久留而不泻者，其血黑以浊，故不能射。新饮而液渗于络，而未合和于血也，故血出而汁别焉；其不新饮者，身中有水，久则为肿。阴气积于阳，其气因于络[3]，故刺之血未出而气先行，故肿。阴阳之气，其新相得而未和合，因而泻之，则阴阳俱脱，表里相离，故脱色而苍苍然。刺之血出多，色不变而烦悗者，刺络而虚经。虚经之属于阴者阴脱，故烦悗。阴阳相得而合为痹者，此为内溢于经，外注于络，如是者，阴阳俱有余，虽多出血而弗能虚也。黄帝曰：相之奈何？岐伯曰：血脉者，盛坚横以赤，上下无常处，小者如针，大者如筯，则而泻之万全也，故无失数矣，失数[4]而反，各如其度。黄帝曰：针入而肉著者，何也？岐伯曰：热气因于针则针热，热则肉著[5]于针，故坚焉。

【注释】

①血络：指四时不正的邪气。②仆：昏倒的意思。③其气因于络：因，由也。意为积聚于皮肤间的阴气从络脉而出。④数：理也。即道理、原则的意思。⑤肉著：著，着的意思。意为针刺之后，被肌肉紧紧地吸着，即滞针。

【译文】

黄帝说：请给我讲讲由奇邪所导致的，又不在经脉中的病变情况。岐伯回答说：这是病邪滞于络脉导致的病变。

黄帝说：为什么刺血络放血时病人会昏倒？针刺后血液喷射而出，这是怎么回事？放出的血色黑浓厚，又是什么原因？放出的血清稀，有一半像水汁，是什么原因？出针后局部皮肤肿起，是什么原因？放出的血或多或少，面色苍白，是什么原因？面色无变化，但心胸烦闷，是什么原因？出血虽多，但无痛苦，是什么原因？我想听听以上的各种原因。

岐伯回答说：脉气盛但血虚的人，针刺时就会脱气，气脱人就会昏倒；血气虽然俱盛但经脉中阴气较多，所以它的血行滑利，刺络放血时就会血出如喷；阳气蓄积于血络之中，长时间不能外泄，所以血色黑浓厚，不能喷射而出；刚刚喝过水，水液渗入络脉，尚未与血混合时，针刺出的血便清稀；如果不是刚饮过水，那就说明病人体内积有水气，日久便会形成水肿；阴气积蓄于阳分，困滞在络脉，故针刺时血未出而气先行，阴气闭于肉腠则使皮肤发肿；阴阳二气刚刚相合而尚未协调，此时用泻法针刺，就会使阴阳耗散，表里相离，出现面色苍白的现象；刺络时血出较多，但面色不变而心胸烦闷的，是由于刺络使经脉变虚，而虚的经脉连属于五脏之阴，脏虚则阴虚，所以心胸烦闷；阴邪阳邪相合而形成痹症，使邪气内溢于经，外注于络，这样阴分阳分的邪气都有余，所以针刺时虽出血较多，经脉也不会变虚。

黄帝说：如何观察血络呢？岐伯回答说：血脉盛的，络脉坚硬胀满而发赤，或上或下，无固定的部位，小的像针，大的像筷子。在这种情况下，用刺络放血的方法会万无一失。但施治时，切不可违反针刺的原则，否则，就会导致上述不良后果。

黄帝问：针刺入肌体后，被肌肉裹住针身，是怎么回事？岐伯回答说：这是因为肌体的热气使针发热，针身发热，就会使肌肉和针裹在一起了，所以坚实不易转动。

阴阳清浊第四十

【原文】

黄帝曰：余闻十二经脉，以应十二经水者，其五色各异，清浊不同，人之血气若一，应之奈何？岐伯曰：人之血气，苟能若一，则天下为一矣，恶有乱者乎。黄帝曰：余问一人，非问天下之众。岐伯曰：夫一人者，亦有乱气[1]，天下之众，亦有乱人[2]，其合为一耳。黄帝曰：愿闻人气之清浊。岐伯曰：受谷者浊[3]，受气者清[4]。清者注阴，浊者注阳。浊而清者，上出于咽；清而浊者，则下行。清浊相干，命曰乱气。黄帝曰：夫阴清而阳浊，浊者有清，清者有浊，清浊别之奈何？岐伯曰：气之大别，清者上注于肺，浊者下走于胃。胃之清气，上出于口；肺之浊气，下注于经，内积于海。黄帝曰：诸阳皆浊，何阳浊甚乎？岐伯曰：手太阳独受阳之浊，手太阴独受阴之清，其清者上走空[5]窍，其浊者下行诸经。诸阴皆清，足太阴独受其浊。黄帝曰：治之奈何？岐伯曰：清者其气滑，浊者其气涩，此气之常也。故刺阴者，深而留之；刺阳者，浅而疾之；清浊相干者，以数调之也。

【注释】

①乱气：指人体中逆乱的气血。②亦有乱人：《太素》作「亦有乱气」。③受谷者浊：谷气为浊气。④受气者清：天气为清气。⑤空：同「孔」。

【译文】

黄帝问：我听说人体的十二经脉与自然界的十二经水相应，水色的青黄赤白黑不一样，清浊也各不相同，而人身的血气都是一样的，它们是如何相应的？岐伯回答说：人体内的血气，假使能够一样的话，那么推及天下的人也就相合为一了，哪里还会有变乱的情况发生呢？

黄帝道：我所问的是一个人的情况，并不同于问天下众多的人啊！岐伯说：一个人的体内也是有气乱情况的，而在天下众多人之内，也有变乱的人，总的看来其道理都是一样的。

黄帝道：请你谈谈人身之气的清浊情况。岐伯说：人所受谷物化生之气是浊的，所受饮料与空气化生之气是清的。清气注入于阴分，浊气输布于阳分。但水谷浊气之中的清气可上升于咽喉，清气之中的浊气可以下行。如果清气与浊气互相混淆，不能分别而行，升降失却其常，这就叫做『乱气』。

黄帝道：所谓阴清而阳浊，浊气之中有清气，清气之中有浊气，那么如何区分清气与浊气呢？岐伯说：气的大致区别：清气是先上注于肺脏的，浊气是先下行而走入于胃腑的。胃腑的浊气所化生的清气，又能上升于口。肺脏的清气所化生的浊气，又能下注于经脉，内积于气海。

黄帝道：所有阳经都是浊的，哪一经的浊气为最甚呢？岐伯说：所有阳经中以手太阳经的浊气为最甚，因其独受诸阳经的浊气；所有阴经中以手太阴经的清气为最甚，因其独受诸阴经的清气。大体上说：清气上走于空窍，浊气下行于诸经。而在诸阴经中都是清气，只有足太阴经独受阴经的浊气，是为清中之浊。

黄帝道：对清浊之气应如何运用刺法呢？岐伯说：凡是受清气的都比较滑利，受浊气的都比较滞涩，这是一般情况。所以刺阴经时要深刺而留针；刺阳经时要浅刺而快出针；如果清浊互相干扰紊乱，就要根据具体情况，按常规分别调治。

阴阳系日月第四十一

【原文】

黄帝曰：余闻天为阳，地为阴，日为阳，月为阴，其合之于人奈何？岐伯曰：腰以上为天，腰以下为地，故天为阳，地为阴。故足之十二经脉，以应十二月，月生于水，故在下者为阴；手之十指，以应十日，日主火，故在上者为阳。

黄帝曰：合之于脉奈何？岐伯曰：寅者，正月之生阳也，主左足之少阳；未者六月，主右足之少阳。卯者二月，主左足之太阳；午者五月，主右足之太阳。辰者三月，主左足之阳明；巳者四月，主右足之阳明，此两阳合于前，故曰阳明。申者，七月之生阴也，主右足之少阴；丑者十二月，主左足之少阴。酉者八月，主右足之太阴；子者十一月，主左足之太阴。戌者，九月主右足之厥阴；亥者十月，主左足之厥阴，此两阴交尽[1]，故曰厥阴。甲主左手之少阳，己主右手之少阳，乙主左手之太阳，戊主右手之太阳，丙主左手之阳明，丁主右手之阳明，此两火并合，故为阳明。庚主右手之少阴，癸主左手之少阴，辛主右手之太阴，壬主左手之太阴。故足之阳者，阴中之少阳也；足之阴者，阴中之太阴也。手之阳者，阳中之太阳也；手之阴者，阳中之少阴也。腰以上者为阳，腰以下者为阴。其于五脏也，心为阳中之太阳，肺为阳中之少阴，肝为阴中之少阳，脾为阴中之至阴，肾为阴中之太阴。

黄帝曰：以治之奈何？岐伯曰：正月、二月、三月，人气[2]在左，无刺左足之阳；四月、五月、六月，人气在右，无刺右足之阳。七月、八月、九月，人气在右，无刺右足之阴；十月、十一月、十二月，人气在左，无刺左足之阴。

黄帝曰：五行以东方甲乙木王春，春者苍色，主肝，肝者，足厥阴也。今乃以甲为左手之少阳，不合于数何也？岐伯曰：此天地之阴阳也，非四时五行之以次行也。且夫阴阳者，有名而无形，故数之可十，离之可百，散之可千，推[3]之可万，此之谓也。

【注释】

①两阴交尽：指少阴、少阳之后的厥阴，厥阴之阴气为最盛。②人气：指人体的正气。冬春二季人气在左，夏秋二季人气在右。③推：扩展，扩充。

【译文】

黄帝问：我听说天为阳，地为阴，日为阳，月为阴，它们是如何与人体相对应的呢？岐伯回答说：将人体腰以上的部位，称为天；腰以下的部位，称为地。故天为阳，地为阴。足的十二经脉，分别与一年中的十二个月相应，月生于水，属阴，所以在下的属阴；手的十指，分别与十日相应，日生于火，属阳，所以在上的为阳。

黄帝说：十二月和十日，与经脉相应合的情况是怎样的？

岐伯回答说：正月建寅，是阳气生发的月份，应合于左足的少阳经；六月建未，应合于右足的少阳经；二月建卯，应合于左足的太阳经；五月建午，应合于右足的太阳经；三月建辰，应合于左足的阳明经；四月建巳，应合于右足的阳明经。因三、四月所应合的经脉夹在太阳、少阳经之间，而为两阳合明，所以叫阳明。七月建申，是阴气生发的月份，应合于右足的少阴经；十二月建丑，应合于左足的少阴经；八月建酉，应合于右足的太阴经；十一月建子，应合于左足的太阴经；九月建戌，应合于右足的厥阴经；十月建亥，应合于左足的厥阴经。因为九、十两月所应合的经脉夹在两阴的中间，两阴交会，所以称为厥阴。

甲日与左手的少阳经相应，己日与右手的少阳经相应，乙日与左手的太阳经相应，戊日与右手的太阳经相应，丙日与左手的阳明经相应，丁日与右手的阳明经相应。丙丁都属火，丙、丁日两火合并，所以称为阳明。庚日与右手的少阴经相应，癸日与左手的少阴经相应，辛日与右手的太阴经相应，壬日与左手的太阴经相应。

足在下属阴，所以足的阳经，为阴中的少阳；足的阴经，为阴中的太阴。手在上属阳，手的阳经，为阳中的太阳；

手的阴经，为阳中的少阴。腰部以上属阳位，腰部以下属阴位。

以五脏来说，心脏为阳中的太阳，肺脏为阳中的少阴，肝脏为阴中的少阳，脾为阴中的至阴，肾脏为阴中的太阴。

黄帝说：要把这些应用在治疗上应该怎么办？岐伯说：在正月、二月、三月，人的阳气偏重在左，不要针刺左足的三阳经；四月、五月、六月，人的阳气偏重在右，不要针刺右足的三阳经；七月、八月、九月，人的阴气偏重在右，不要针刺右足的三阴经；十月、十一月、十二月，人的阴气偏左，不要针刺左足的三阴经。

黄帝说：五行中东方甲乙木与春季相应，春季的颜色为青色，在内与肝脏相应。肝的经脉是足厥阴经，现在以甲日作为左手的少阳经，是不是就与五行配天干的规律不相符了呢？岐伯说：这是按照天地阴阳的变化规律来说明手足经脉的阴阳属性的，不是根据四时五行的次序来划分阴阳的。并且阴阳是抽象的概念，有名无形所以用阴阳对立统一的观点来说明事物，可以由一到十，也可以由百到千，推演至万。

病传第四十二

【原文】

黄帝曰：余受九针于夫子，而私览于诸方，或有导引行气、乔摩[①]、灸、熨、刺、焫[②]、饮药之一者，可独守耶，将尽行之乎？岐伯曰：诸方者，众人之方也，非一人之所尽行也。黄帝曰：此乃所谓守一勿失万物毕者也。今余已闻阴阳之要，虚实之理，倾移之过，可治之属，愿闻病之变化，淫传绝败而不可治者，可得闻乎？岐伯曰：要乎哉问。道，昭乎其如日醒[③]，窘乎其如夜瞑，能被而服之，神与俱成，毕将服之，神自得之，生神之理，可著于竹帛，不可传于子孙。黄帝曰：何谓日醒？岐伯曰：明于阴阳，如惑之解，如醉之醒。黄帝曰：何谓夜瞑[④]？岐伯曰：瘖乎其无声，漠乎其无形，折毛发理，正气横倾，淫邪泮衍[⑤]，血脉传溜，大气入脏，腹痛下淫，可以致死，不可以致生。

黄帝曰：大气入脏奈何？岐伯曰：病先发于心，一日而之肺，三日而之肝，五日而之脾，三日不已，死，冬夜半，夏日中。病先发于肺，三日而之肝，一日而之脾，五日而之胃，十日不已，死，冬日入，夏日出。病先发于肝，三日而之脾，五日而之胃，三日而之肾，三日不已，死，冬日入，夏早食。病先发于脾，一日而之胃，二日而之肾，三日而之膂膀胱，十日不已，死，冬人定，夏晏食。病先发于胃，五日而之肾，三日而之膂膀胱，五日而上之心，二日不已，死，冬夜半，夏日昳。病先发于肾，三日而之膂膀胱，三日而上之心，三日而之小肠，三日不已，死，冬大晨，夏早晡[⑥]。病先发于膀胱，五日而之肾，一日而之小肠，一日而之心，二日不已，死，冬鸡鸣，夏下晡。诸病以次相传，如是者，皆有死期，不可刺也；间一藏[⑦]及二三四藏者，乃可刺也。

【注释】

①乔摩：乔，通跻，即按跻。摩，即按摩。乔摩，指按摩疗法。②焫：焫，焚烧。指火烧一类的治疗方法。③日醒：

天明，人即清醒。④夜瞑：黑夜，人即入睡，在此指夜间看不见东西。⑤泮衍：蔓延扩散。⑥晡：申时，午后三点至五点。⑦间一藏：在此指传其所生之脏。

【译文】

黄帝问：我跟你学了九针，自己也读了一些方书，其中有导引行气、按摩、灸、熨、针刺、火针及服药等疗法，在实际应用时，是只采取其中的一种疗法好呢？还是同时采用多种疗法呢？岐伯回答说：方书上所谈到的各种疗法，是为适应治疗许多人的不同疾病的，并不是对一个病人将多种疗法都使用上的。

黄帝说：这就是掌握了一个总的原则而不遗忘，解决各种事物复杂的问题。现在我已经懂得了阴阳的要点，虚实的理论，因失于调护而造成的疾病，以及治愈疾病的各种方法，我希望了解疾病变化的情况，以及病邪传变致使脏气败绝而不易救治的道理，你能告诉我吗？岐伯说：这个问题至关重要。这些医学道理，明白了它就像在白天一样头脑清醒，如不明白就像在黑夜中闭上眼睛，什么都难以察觉，所以不但要接受和掌握这些道理，还要按照它去实际运用，聚精会神地体验和探索，就能达全部理解，而在实际应用的过程中，也就会抓住要领，出神入化，得心应手，对这些理论，应当写在竹帛上传于后世，不应据为私有而只传给自己的子孙。

黄帝说：日醒指的是什么？岐伯说：明白了阴阳的道理，就好像迷惑的难题得到明确的解答，又像在酒醉后清醒过来一样。黄帝说：那夜瞑呢？岐伯说：病邪侵入人体后所引起的内部变化，既没有声音，也没有形象，看不见、摸不着，就像在黑夜闭上眼睛一样，什么都看不见，常在不知不觉之中出现了毛发毁折、腠理开泄多汗，若正气大伤，而邪气弥漫，可经过血脉传到内脏，就会引起腹痛，脏腑功能逆乱，到了邪盛正虚的严重阶段，就不易救治了。

黄帝说：邪气侵入内脏后，会导致什么样的病变？岐伯说：邪气入脏，若疾病先发生在心，过一天就传到肺，三天就传到肝，五天就传到脾，如再过三天不愈，就会死亡，冬天死于半夜，夏天死于中午。

如果疾病先发生在肺，过三天就传到肝，一天就传到脾，五天就传到胃，如再过十天不愈，就会死亡，冬天死在日落的时候，夏天死在日出的时候。

如果疾病先发生在肝，过三天就传到脾，五天就传到胃，三天就传到肾，如再过三天不愈，就会死亡，冬天死在日落的时候，夏天死在吃早餐的时候。

如果疾病先发生在脾，过一天就传到胃，两天就传到肾，三天就传到脊背和膀胱，如再过十天不愈，就会死亡，冬天死在夜晚，人们刚入睡的时候，夏天死在吃晚饭的时候。

如果疾病首先发生在胃，过五天就传到肝，三天就传到脊背和膀胱，五天就上传到心，如再过两天不愈，就会死亡，冬天死在半夜，夏天死在午后。

如果疾病首先发生在肾，过三天就传到脊背和膀胱，三天就上传到心，三天就传到小肠，如再三天不愈，就会死亡，冬天死在天亮的时候，夏天死在黄昏的时候。

如果疾病首先发生在膀胱，过五天就传到肾，一天就传到小肠，一天就传到心，如再过两天不愈，就会死亡，冬天死在鸡鸣的时候，夏天死在午后。

上面讲的各脏发生疾病，都依相克的次序相传，这样就都有一定的死亡时间，所以不可用针刺的方法治疗；如果疾病传变次序是间隔一脏相传的，或传至第二、三、四脏的，就可以用针刺治疗。

淫邪发梦第四十三

【原文】

黄帝曰：愿闻淫邪泮衍奈何？岐伯曰：正邪[1]从外袭内，而未有定舍，反淫于脏，不得定处，与营卫俱行，而与魂魄飞扬，使人卧不得安而喜梦。气淫于腑，则有余于外，不足于内；气淫于脏，则有余于内，不足于外。黄帝曰：有余不足有形乎？岐伯曰：阴气盛则梦涉大水而恐惧，阳气盛则梦大火而燔焫[2]，阴阳俱盛则梦相杀。上盛则梦飞，下盛则梦堕，甚饥则梦取，甚饱则梦予。肝气盛则梦怒，肺气盛则梦恐惧、哭泣、飞扬，心气盛则梦善笑恐畏，脾气盛则梦歌乐、身体重不举，肾气盛则梦腰脊两解不属。凡此十二盛者，至而泻之立已。

厥气客于心，则梦见丘山烟火。客于肺，则梦飞扬，见金铁之奇物。客于肝，则梦山林树木。客于脾，则梦见丘陵大泽，坏屋风雨。客于肾，则梦临渊，没居水中。客于膀胱，则梦游行。客于胃，则梦饮食。客于大肠，则梦田野。客于小肠，则梦聚邑冲衢[3]。客于胆，则梦斗讼自刳[4]。客于阴器，则梦接内。客于项，则梦斩首。客于胫，则梦行走而不能前，及居深地窌苑[5]中。客于股肱，则梦礼节拜起。客于胞䐈[6]，则梦溲便。凡此十五不足者，至而补之立已也。

【注释】

①正邪：张景岳注：『凡阴阳劳逸之感于外，声色嗜欲之动于内，但有气于身心者，皆谓正邪。』②燔焫：即烧灼的意思。③聚邑冲衢：冲衢，指交通要道。句意为人口聚集的城市街道。④自刳：即剖腹自杀。⑤窌苑：窌，同『窖』，即地洞；苑，养禽兽、植树木的地方。⑥胞䐈：膀胱和直肠。

【译文】

黄帝说：希望听你讲讲邪气弥漫体内的情况？岐伯说：邪气从外侵袭人体，并无固定的部位，流窜于内脏，也不固定处所，当它与营卫之气并行时，就会导致魂魄游荡，使人坐卧不安而多梦。如果它侵扰到腑，则使在外的阳气有余，在内的阴气不足；如果它侵淫到脏，则使在内的阴气有余，在外的阳气不足。

黄帝说：有余与不足，它们的表现分别是什么？岐伯说：如阴气盛，就会梦见趟渡大水而害怕；如阳气盛，就会梦见大火而感到灼热；如阴阳二气俱盛，就会梦见相互格斗残杀。如上体的邪盛，就会梦见自己飞腾向上；如下体的邪盛，就会梦见自己向下坠堕。过度饥饿时，会梦见索取食物；过饱时，会梦见予他人食物。肝气盛的人，会梦见发怒；肺气盛的人，会梦见恐惧、哭泣；心气盛的人，会梦见喜笑或恐怖畏惧；脾气盛的人，会梦见歌唱、欢乐或身体沉重不能举动；肾气盛的人，会梦见腰和脊背分离不相连属。这十二种因气盛引起的病，治疗时可分别根据梦境察知邪的所在而用针刺泻之。

邪气侵袭到心脏时，就会梦见山丘烟火；如侵犯到肺脏，就会梦见飞扬腾越，或见到金铁制成的奇怪的东西；如邪气侵犯到肝脏，就会梦见山林树木；如邪气侵犯到脾脏，就会梦见丘陵大泽和被风雨损坏的房屋；如邪气侵犯到肾脏，就会梦见自己身临深渊，或浸没在水中；如邪气侵犯到膀胱，就会梦见自己到处游荡；如邪气侵犯到胃，就会梦见饮食；如邪气侵犯到大肠，就会梦见广阔的田野；如邪气侵犯到小肠，就会梦见拥挤的交通要道；如邪气侵犯到胆，就会梦见与人争斗诉讼，破腹自杀；如邪气侵犯到生殖器，就会梦中性交；如邪气侵犯到项部，就会梦见自己被斩首；如邪气侵犯到足胫，就会梦见自己行而不前，以有被困于窖苑之中；如邪气侵犯到大腿和肘臂，就会梦见行跪拜的礼节；如邪气侵犯到膀胱和直肠，就会梦见自己小便和大便。依据上面讲的十五种因气虚而导致的梦境，治疗时可分别察知气虚的所在而用针刺补之。

顺气一日分为四时第四十四

【原文】

黄帝曰：夫百病之所始生者，必起于燥湿、寒暑、风雨、阴阳、喜怒、饮食、居处，气合而有形[1]，得藏而有名[2]，余知其然也。夫百病者，多以旦慧昼安，夕加夜甚，何也？岐伯曰：四时之气使然。黄帝曰：愿闻四时之气。岐伯曰：春生夏长，秋收冬藏，是气之常也，人亦应之，以一日分为四时，朝则为春，日中为夏，日入为秋，夜半为冬。朝则人气始生，病气衰，故旦慧；日中人气长，长则胜邪，故安；夕则人气始衰，邪气始生，故加；夜半人气入脏，邪气独居于身，故甚也。黄帝曰：其时有反者何也？岐伯曰：是不应四时之气，脏独主其病者，是必以脏气之所不胜时者甚，以其所胜时者起也。黄帝曰：治之奈何？岐伯曰：顺天之时，而病可与期。顺者为工，逆者为粗。

黄帝曰：善。余闻刺有五变，以主五输，愿闻其数。岐伯曰：人有五脏，五脏有五变，五变有五输，故五五二十五输，以应五时。黄帝曰：愿闻五变。岐伯曰：肝为牡脏[3]，其色青，其时春，其音角，其味酸，其日甲乙。心为牡脏，其色赤，其时夏，其日丙丁，其音徵，其味苦。脾为牝脏，其色黄，其时长夏，其日戊己，其音宫，其味甘。肺为牝脏，其色白，其音商，其时秋，其日庚辛，其味辛。肾为牝脏，其色黑，其时冬，其日壬癸，其音羽，其味咸。是为五变。黄帝曰：以主五输奈何？岐伯曰：藏主冬，冬刺井；色主春，春刺荥；时主夏，夏刺输；音主长夏，长夏刺经；味主秋，秋刺合。是谓五变，以主五输。黄帝曰：诸原安合以致六输？岐伯曰：原独不应五时，以经合[4]之，以应其数，故六六三十六输。黄帝曰：何谓脏主冬，时主夏，音主长夏，味主秋，色主春？愿闻其故。岐伯曰：病在脏者，取之井；病变于色者，取之荥；病时间时甚者，取之输；病变于音者，取之经；经满而血者，病在胃及以饮食不节得病者，取之于合。故命曰味主合。是谓五变也。

【注释】

①气合而有形：邪气入侵人体后所表现出来的症状和脉象。②得藏而有名：邪气侵袭脏腑，就形成一定的名称。③牡藏：牡指雄性，属阳。牡藏，即阳藏。④合：匹配，配合。

【译文】

黄帝说：许多疾病的产生，都是由于燥湿寒暑风雨等外邪侵犯，房劳过度、喜怒不节等情志刺激以及饮食起居失常所引起的。邪气侵犯之后，与正气相搏就会出现各种病态，邪气入脏都有一定的病名，这些情况我已经知道了。许多病人多在早晨病情减轻而神志清爽，白昼较安静，傍晚病势渐渐增重，夜间病势最甚，这是什么道理呢？岐伯说：这是由于四时气候的不同变化而造成的。

黄帝说：希望听你讲讲关于四时之气的情况。岐伯说：春天阳气生发，夏天阳气隆盛，秋天阳气收敛，冬天阳气闭藏，这是一年中四时之气变化的一般规律，人体的阳气变化也与此相应。以一昼夜来分四时，早晨就像春天，中午就像夏天，傍晚就像秋天，半夜就像冬天。人体早晨阳气生发，邪气衰退，所以病人感到神志清爽；中午人的阳气逐渐隆盛，正气能胜邪气，所以病人较安静；傍晚人的阳气开始收敛，邪气就会逐渐嚣张，所以病情加重；半夜人的阳气闭藏于内，只有邪气处于身形，所以疾病就甚重。

黄帝说：疾病在一天中的轻重变化，有时没有旦慧、昼安、夕加、夜甚的情况，这是什么原因呢？岐伯说：这是疾病变化不和四时之气相应，而由内脏单独对疾病发生决定性的影响，这样的疾病，必定在受病内脏被时日所克的时候就加重，若受病内脏能克制时日的时候病就轻减。黄帝说：怎样进行治疗呢？岐伯说：治疗时，根据时日与受病脏气的五行关系施以补泻，使病脏不被时日克伐太过，疾病就可以预期治愈。能这样做，就是高明的医生，相反，就是粗率的医生。

黄帝说：好。我听说刺法中有根据五变以决定井、荥、输、经、合五输穴的，这里面有什么规律吗？岐伯说：人有五脏，五脏各有相应的色、时、日、音、味的五种变化，每种变化都有井、荥、输、经、合五种腧穴分别与之相应，五五相乘，所以就有二十五个输穴，又分别与五季相应。黄帝说：想听你讲讲什么叫五变？岐伯说：肝属木，为阴中之少阳，所以称为牡脏，在色为青，在时为春，在日为甲乙，在音为角，在味为酸；心属火，为阳中之太阳，所以称为牡脏，在色为赤，在时为夏，在日为丙丁，在音为徵，在味为苦；脾属土，为阴中之至阴，所以称为牝脏，在色为黄，在时为长夏，在日为戊己，在音为宫，在味为甘；肺属金，为阳中之少阴，所以称为牝脏，在色为白，在时为秋，在日为庚辛，在音为商，在味为辛；肾属水，为阴中之太阴，所以称为牝脏，在色为黑，在时为冬，在日为壬癸，在音为羽，在味为咸。这就是五变。

黄帝说：以五变分主五输穴是什么情况？岐伯说：五脏主冬，冬季刺井穴；五色主春，春刺荥穴；五时主夏，夏季刺输穴；五音主长夏，长夏刺经穴；五味主秋，秋季刺合穴。这是五变分主五输的情况。

黄帝说：六腑的原穴是怎样配合成六输的呢？岐伯说：只有原穴不与五时相配合，而把它归在经穴之中，以应五时六输之数，所以六六三十六个腧穴。

黄帝问：脏主冬，时主夏，音主长夏，味主秋，色主春说得都是什么？希望你给我讲讲这里面的道理。岐伯说：病在脏的邪气深，治疗时应刺井穴；疾病变化显现于面色的，治疗时应刺荥穴；病情时轻时重的，治疗时应刺输穴；疾病影响到声音发生变化的，应刺经穴；经脉盛满而有瘀血，病在阳明胃，以及因饮食不节引起的疾病，治疗时都应刺合穴，所以说味主合。刚才说的就是五变所表现的不同特征以及与五输相应的针治方法。

黄帝内经

第四册

线装国学经典

李楠 编译

外揣第四十五

【原文】

黄帝曰：余闻九针九篇，余亲授其调[1]，颇得其意。夫九针者，始于一而终于九，然未得其要道也。夫九针者，小之则无内，大之则无外，深不可为下，高不可为盖，恍惚无穷，流溢无极，余知其合于天道人事四时之变也，然余愿杂之毫毛，浑束为一[2]，可乎？岐伯曰：明乎哉问也，非独针道焉，夫治国亦然。黄帝曰：余愿闻针道，非国事也。岐伯曰：夫治国者，夫惟道焉，非道，何可小大深浅，杂合而为一乎？黄帝曰：愿卒闻之。岐伯曰：日与月焉，水与镜焉，鼓与响焉。夫日月之明，不失其影，水镜之察，不失其形，鼓响之应，不事其声，动摇则应和，尽得其情。黄帝曰：窘乎哉？昭昭之明不可蔽[3]。其不可蔽，不失阴阳也。合而察之，切而验之，见而得之，若清水明镜之不失其形也。五音不彰，五色不明，五脏波荡，若是则内外相袭[4]，若鼓之应桴，响之应声，影之似形。故远者司外揣内，近者司内揣外，是谓阴阳之极，天地之盖，请藏之灵兰之室[5]，弗敢使泄也。

【注释】

①亲授其调：调，才略，智慧。即亲自体察领略事物的规律。②浑束为一：浑，合也。束，约束。即将许多复杂之事物，归纳总结为一。③蔽：障也，隐也。见《广雅·释诂》二、四。④内外相袭：指人体内里与体表相互影响。⑤灵兰之室：黄帝藏书之处。

【译文】

黄帝说：我学习了九针的九篇文章，并亲自验证了它的规律，也大致领会了其中的一些道理。九针从第一针开始，到第九针终止，都隐藏了许多深刻的道理，我还没能真正掌握它的要领。九针的道理，精微宏大，高深玄妙，应用无穷。我知道它符合天道、人事以及四时的变化，想把这复杂如牛毛的论述归纳成一个纲要，不知是否可以？岐伯说：你问得真高明啊！针刺的道理是这样，治理国家，也是如此呀。

黄帝说：我想听的是针刺的道理，不是谈论国事。岐伯说：治理国家，应该有个总的纲领，如果没有总的纲领，怎么能将大、小、深、浅各种复杂的事物统一在一起呢？

黄帝说：希望您详尽地讲一下。岐伯说：这可用日和月、水和镜、鼓和响来作比喻。日月照耀物体，必定会有物体的影子出现；水和镜可以清楚地反映物体的形态；击鼓时会发出响声，声音和击鼓的动作几乎是同时发生的。凡形影、声响是相应和的，懂得了这些，也就能完全理解针刺的道理了。

黄帝说：这里面真深奥呀。日月的光明不可遮蔽，它之所以不可遮蔽，是因为不失阴阳的道理。临床上要把各种情况结合起来观察，并通过切脉来验证，以望诊来获知外部的病象，就像清水、明镜不失真一样。若人的五音不响亮，五色不鲜明，就说明五脏的功能有了异常变动，这就是内外相互影响的道理，就如同以桴击鼓，响声随之而发生，也像影子跟随形体而又与形体相似一样。所以通过观察病人体表的变化，就可测知内脏的变化；检查出内脏的变化、也可以推测显现于外表的症候。这就是阴阳理论的重点。天地之大，无不包括在阴阳的范围之内。请让我把它珍藏在灵兰之室，不要让它外传。

五变第四十六

【原文】

黄帝问于少俞曰：余闻百疾之始期[1]也，必生于风雨寒暑，循毫毛而入腠理，或复还[2]，或留止，或为风肿汗出，或为消瘅，或为寒热，或为留痹，或为积聚，奇邪[3]淫溢，不可胜数，愿闻其故。夫同时得病，或病此，或病彼，意[4]者天之为人生风乎，何其异也？少俞曰：夫天之生风者，非以私百姓也，其行公平正直，犯者得之，避者得无殆，非求人而人自犯之。黄帝曰：一时遇风，同时得病，其病各异，愿闻其故。少俞曰：善乎哉问！请论以比匠人。匠人磨斧斤砺刀，削斫材木。木之阴阳，尚有坚脆，坚者不入，脆者皮弛，至其交节而缺斤斧焉。夫一木之中，坚脆不同，坚者则刚，脆者易伤，况其材木之不同，皮之厚薄，汁之多少，而各异耶。夫木之早花[5]先生叶者，遇春霜烈风，则花落而叶萎。久曝大旱，则脆木薄皮者，枝条汁少而叶萎。久阴淫雨，则薄皮多汁者，皮溃而漉[6]。卒风暴起，则刚脆之木，枝折杌伤。秋霜疾风，则刚脆之木，根摇而叶落。凡此五者，各有所伤，况于人乎。黄帝曰：以人应木奈何？少俞答曰：木之所伤也，皆伤其枝，枝之刚脆而坚，未成伤也。人之有常病也，亦因其骨节皮肤腠理之不坚固者，邪之所舍也，故常为病也。

黄帝曰：人之善病风厥漉汗者，何以候之？少俞答曰：肉不坚，腠理疏，则善病风。黄帝曰：何以候肉之不坚也？少俞答曰：腘肉不坚而无分理，理者粗理，粗理而皮不致者，腠理疏。此言其浑然者。黄帝曰：人之善病消瘅者，何以候之？少俞答曰：五脏皆柔弱者，善病消瘅。黄帝曰：何以知五脏之柔弱也？少俞答曰：夫柔弱者，必有刚强，刚强多怒，柔者易伤也。黄帝曰：何以候柔弱之与刚强？少俞答曰：此人皮肤薄而目坚固以深者，长冲直扬，其心刚，刚则多怒，怒则气上逆，胸中畜积，血气逆留，髋皮充肌，血脉不行，转而为热，热则消肌肤，故为消瘅，此言其人暴刚而肌肉弱者也。黄帝曰：人之善病寒热者，何以候之？少俞答曰：小骨弱肉者，善病寒热。黄帝曰：何以候骨之小大，肉之坚脆，色之不一也？少俞答曰：颧骨者，骨之本也。颧大则骨大，颧小则骨小。皮肤薄而其肉无䐃，其臂懦懦然[7]，其地[8]色殆然，不与其天同色，污然独异，此其候也。然后臂薄者，其髓不满，故善病寒热也。黄帝曰：何以候人之善病痹者？少俞答曰：粗理而肉不坚者，善病痹。黄帝曰：痹之高下有处乎？少俞答曰：欲知其高下者，各视其部。黄帝曰：人之善病肠中积聚者，何以候之？少俞答曰：皮肤薄而不泽，肉不坚而淖泽，如此则肠胃恶，恶则邪气留止，积聚乃伤。脾胃之间，寒温不次，邪气稍至，稸积留止，大聚乃起。黄帝曰：余闻病形，已知之矣，愿闻其时。少俞答曰：先立其年，以知其时，时高则起，时下则殆，虽不陷下，当年有冲通，其病必起，是谓因形而生病，五变之纪[9]也。

【注释】

①百疾之始期：各种疾病刚发生的时候。②复还：指邪气消退。③奇邪：在此是不正常的气候。④意：有猜测、猜想的意思。⑤蚤花：蚤，通早。蚤花，即开花早。⑥漉：水液渗出的样子。⑦懦懦然：柔弱无力的样子。⑧地：地阁，指下巴。⑨纪：规律。

【译文】

黄帝问少俞道：我听说许多疾病开始的时候，必定由于风、雨、寒、暑而引起，邪气沿着毫毛而侵入到腠理，有的能够由表复出，有的停留在体内，或发为风肿汗出，或发为消瘅，或发为寒热，或留而为痹，或成为积聚，因时令反常而浸淫泛溢于人体的病邪，其引起的病症甚至数不尽，你可以讲讲这里面的原因吗？至于有些人同时得病，有的患这种病，有的患另一种病，我以为自然气候对人的影响是不同的，否则，何以病变有种种区别呢？少俞说：大凡自然界的邪气，并不偏私于哪一种人，凡是冒犯了它的就会得病，避开了它的就不会发生危险，这不是邪气来伤人，而是人们自己去触犯了邪气而发病的。

黄帝道：有些人在同一时候遭遇到邪气，又同样地患了病，可是他们的病症各不相同，希望你讲讲这是什么原因？

少俞说：这个问题提得很好！请让我借匠人伐木作个比喻吧。匠人磨砺刀斧用来砍削木材，因为木的阴阳面有坚脆的不同，坚实处刀斧就不容易砍入，脆弱处因外皮松弛而容易砍入，遇到有节的地方，甚至会把刀斧都砍缺了锋口。在同一种木材中，有坚脆的不同，坚硬处就难砍，脆弱处就易砍，何况不同的木材，它们皮有厚薄，汁有多少，性质坚脆各异。大凡树木花开得早而先生叶子的，遇到春霜或大风，就会使花落而叶萎；假使长期的烈日干旱，就会使性脆皮薄的树木，枝条少汁而叶萎；假使长期的天阴下雨，就会使皮薄汁多的树木，外皮溃烂而渗水；假使突然起了暴风，就会使性质刚脆的树木，干枝折伤；假使秋天下霜而又有剧烈的风，就会使性质刚脆的树木，根部摇动而叶子坠落。上述五种不同的情况，各有其损伤的原因及程度的不同，何况人呢？

黄帝说：可以用人与树木的相应变化来打比方吗？少俞答道：树木受伤，都是伤其树枝，凡树枝刚脆而坚实的，就不会受伤了。人体容易患病，也是因为骨节、皮肤、腠理的不坚固，容易为邪气所侵犯而稽留，所以容易发病。

黄帝说：人有易患风厥病而汗出不止的，这是怎么回事？少俞答道：肌肉不坚实，腠理疏松，就容易受风病。

黄帝说：怎样观察肌肉的不坚实呢？少俞说：那是肩、肘、髀、膝等处的肌肉不坚实，又没有纹理的。即使有纹理也是粗糙的，纹理粗糙而皮肤又不紧致，因而腠理就疏松了。这就是致病的大概。黄帝说：有些人容易患消瘅病，这是怎么回事？少俞答道：五脏都很柔弱的人，就容易发生消瘅病。黄帝说：怎样知道五脏是柔弱的呢？少俞答道：大凡五脏柔弱的人，必定心性刚强，心性刚强则多怒，故五脏柔弱的人就容易受到损伤。黄帝说：怎样候察五脏柔弱与心性刚强呢？少俞答道：这种人皮肤脆薄，但是眼睛生得很坚固深入，眉毛竖起，心性刚暴，心性刚暴就容易发怒，怒则使气上逆，而积蓄在胸中，血与气交阻而停留，充扩于肌肉皮肤之间，使血脉不得畅流而生郁热，热则消烁肌肉皮肤，而成为消瘅。这就是指性情刚暴而肌肉脆弱的人而言。

黄帝说：有些人容易患寒热病，应该怎样候察呢？少俞答道：凡是骨骼细小，肌肉脆弱的人，就容易患寒热病。

黄帝说：应该怎样候察骨骼的大小、肌肉的坚脆、气色的不同呢？少俞答道：面部颧骨是骨骼的基本标志。颧骨大则周身的骨骼也大，颧骨小则周身的骨骼也小。皮肤薄弱肌肉也不能隆起，薄弱而无力，面部下巴的气色晦浊无神，与天庭的气色不一致，像蒙有一层污垢为其特点。同时，臂部肌肉薄弱，其骨髓必不充实，所以容易患寒热病。

黄帝说：怎样观察人易患痹病的原因呢？少俞答道：皮肤纹理粗而肉不坚实者，容易患痹病。黄帝说：痹病的发生或高或下，有一定之处么？少俞答道：要想知道痹病发作的高或下，就应当观察五脏的分部。

黄帝说：有些人容易患肠中积聚，应该怎样候察呢？少俞答道：皮肤薄弱缺乏润泽，肌肉不结实而缺乏滑泽，这样，就可知他的肠胃功能不健，故邪气容易停留而成积聚，致伤及脾胃的正常功能。如果在脾胃之间因寒温不调，即使邪气轻微，也会蕴蓄停留，而形成积聚病。

黄帝说：我现在知道了病形的情况，还想听你讲讲疾病与时令的关系。少俞答道：首先要确定整个一年的气候概况，然后再掌握各个时令的气候。凡在气候对疾病有利之时，其病就会好转，气候对疾病不利之时，病就会恶化，有时虽然某一时令的气候变化并不剧烈，但因该年气候对其人体不适应，也可以引起发病。这就是由于形体素质不同而发生各种疾病的，是为五变的纲要。

本脏第四十七

【原文】

黄帝问于岐伯曰：人之血气精神者，所以奉生而周于性命者也。经脉者，所以行血气而营阴阳，濡筋骨，利关[1]节者也。卫气者，所以温分肉，充皮肤，肥[2]腠理，司关阖者也。志意者，所以御精神，收魂魄，适寒温，和喜怒者也。是故血和则经脉流行，营复阴阳，筋骨劲强，关节清利矣。卫气和则分肉解利，皮肤调柔，腠理致密矣。志意和则精神专直，魂魄不散，悔怒不起，五脏不受邪矣。寒温和则六腑化谷，风痹不作，经脉通利，肢节得安矣。此人之常平也。五脏者，所以藏精神血气魂魄者也。六腑者，所以化水谷而行津液者也。此人之所以具受于天也，无愚智贤不肖，无以相倚也。然有其独尽天寿，而无邪僻[3]之病，百年不衰，虽犯风雨卒寒大暑，犹有弗能害也；有其不离屏蔽室内，无怵惕[4]之恐，然犹不免于病，何也？愿闻其故。岐伯对曰：窘乎哉问也！五脏者，所以参天地，副[5]阴阳，而运四时，化五节者也。五脏者，固有小大高下坚脆端正偏倾者；六腑亦有小大长短厚薄结直缓急。凡此二十五者，各不同，或善或恶，或吉或凶，请言其方。心小则安，邪弗能伤，易伤以忧；心大则忧不能伤，易伤于邪。心高则满于肺中，悗而善忘，难开以言；心下则脏外，易伤于寒，易恐以言。心坚则脏安守固；心脆则善病消瘅热中。心端正则和利难伤；心偏倾则操持不一，无守司也。肺小则少饮，不病喘喝；肺大则多饮，善病胸痹喉痹逆气。肺高则上气肩息咳；肺下则居贲迫肺，善胁下痛。肺坚则不病咳上气；肺脆则苦病消瘅易伤。肺端正则和利难伤；肺偏倾则胸偏痛也。肝小则脏安，无胁下之痛；肝大则逼胃迫咽，迫咽则苦膈中，且胁下痛。肝高则上支贲，切胁悗，为息贲；肝下则逼胃，胁下空，胁下空则易受邪。肝坚则藏安难伤；肝脆则善病消瘅易伤。肝端正则和利难伤；肝偏倾则胁下痛也。脾小则脏安，难伤于邪也；脾大则苦凑[6]䏚[7]而痛，不能疾行。脾高则䏚引季胁而痛；脾下则下加于大肠，下加于大肠则脏苦受邪。脾坚则脏安难伤；脾脆则善病消瘅易伤。脾端正则和利难伤；脾偏倾则善满善胀也。肾小则脏安难伤；肾大则善病腰痛，不可以俯仰，易伤以邪。肾高则苦背膂痛，不可以俯仰；肾下则腰尻痛，不可以俯仰，为狐疝[8]。肾坚则不病腰背痛；肾脆则善病消瘅易伤。肾端正则和利难伤；肾偏倾则苦腰尻痛也。凡此二十五变者，人之所苦常病。

黄帝曰：何知其然也？岐伯曰：赤色小理者心小，粗理者心大。无𩨗骬者心高，𩨗骬小短举者心下。𩨗骬长者心下坚，𩨗骬弱小以薄者心脆。𩨗骬直下不举者心端正，𩨗骬倚一方者心偏倾也。白色小理者肺小，粗理者肺大。巨肩反膺[9]陷喉者肺高，合腋张胁者肺下。好肩背厚者肺坚，肩背薄者肺脆。背膺厚者肺端正，胁偏疏者肺偏倾也。青色小理者肝小，粗理者肝大。广胸反骹者肝高，合胁兔骹者肝下。胸胁好者肝坚，胁骨弱者肝脆。膺腹好相得者肝端正，胁骨偏举者肝偏倾也。黄色小理者脾小，粗理者脾大。揭唇者脾高，唇下纵者脾下。唇坚者脾坚，唇大而不坚者脾脆。唇上下好者脾端正，唇偏举者脾偏倾也。黑色小理者肾小，粗理者肾大。高耳者肾高，耳后陷进者肾下。耳坚者肾坚，耳薄不坚者肾脆。耳好前居牙车者肾端正，耳偏高者肾偏倾也。凡此诸变者，持则安，减则病也。帝曰：善。然非余之所问也。愿闻人之有不可病者，至尽天寿，虽有深忧大恐，怵惕之志，犹不能减也，甚寒大热，不能伤也；其有不离屏蔽室内，又无怵惕之恐，然不免于病者，何也？愿闻其故。岐伯曰：五藏六府，邪之舍也，请言其故。五脏皆小者，少病，苦焦心，大愁忧；五脏皆大者，缓于事，难使以忧。五脏皆高者，好高举措；五脏皆下者，好出人下。五脏皆坚者无病；五脏皆脆者不离病。五脏皆端正者，和利得人心；五脏皆偏倾者，邪心而善盗，不可以为人平，反复言语也。

黄帝曰：愿闻六腑之应。岐伯答曰：肺合大肠，大肠者，皮其应。心合小肠，小肠者，脉其应。肝合胆，胆者，筋其应。脾合胃，胃者，肉其应。肾合三焦膀胱，三焦膀胱者，腠理毫毛其应。黄帝曰：应之奈何？岐伯曰：肺应皮。

皮厚者大肠厚，皮薄者大肠薄。皮缓腹里大者大肠大而长，皮急者大肠急而短。皮滑者大肠直，皮肉不相离者大肠结。心应脉，皮厚者脉厚，脉厚者小肠厚；皮薄者脉薄，脉薄者小肠薄。皮缓者脉缓，脉缓者小肠大而长；皮薄而脉冲[10]小者，小肠小而短。诸阳经脉皆多纡屈者，小肠结。脾应肉。肉䐃坚大者胃厚，肉䐃么[11]者胃薄。肉䐃小而么者胃不坚；肉䐃不称身者胃下，胃下者下脘约不利。肉䐃不坚者胃缓，肉䐃无小裹累者胃急。肉䐃多小裹者胃结，胃结者上脘约不利也。肝应爪，爪厚色黄者胆厚，爪薄色红者胆薄。爪坚色青者胆急，爪濡色赤者胆缓。爪直色白无纹者胆直，爪恶色黑多纹者胆结也。肾应骨。密理厚皮者三焦膀胱厚，粗理薄皮者三焦膀胱薄。疏腠理者三焦膀胱缓，皮急而无毫毛者三焦膀胱急。毫毛美而粗者三焦膀胱直，稀毫毛者三焦膀胱结也。黄帝曰：厚薄美恶皆有形，愿闻其所病。岐伯答曰：视其外应，以知其内藏，则知所病矣。

【注释】

①关：后人多改作『开』，可以参考。②肥：一作『实』，即充实。③邪僻：即僻邪。④怵惕：即惊恐不安。⑤副：配合的意思。⑥凑：充塞的意思。⑦胁：即胁骨的部位。⑧狐疝：病名，又名小肠气。⑨反膺：一作『大膺』。⑩脉冲：脉虚，小弱。⑪么：微薄细小。

【译文】

黄帝问岐伯说：人的气血精神，是用来奉养生命以维持正常生理机能的物质，经脉是气血运行的通道，能使气血运行于机体内外，濡润筋骨，滑利关节；卫气能温煦肌肉，充养皮肤，滋润腠理，主导汗孔的开合；人的意志，能够统驭精神，收摄魂魄，适应气候寒温的变化，调节情绪。血脉通调和顺，则气血畅行，流于周身，营养肌体，从而强劲筋骨，滑利关节；卫气的功能正常，则使肌肉滑润，皮肤柔和润泽，腠理致密；志意专注，则精神集中，思维敏捷，魂魄安定，不产生懊悔愤怒的情绪变化，五脏就不会遭受邪气的侵扰。如寒热调和，六腑就能运化五谷，使风病、痹病等无从产生，经脉通利，肢体关节灵活。以上就是人体正常的生理状态。五脏贮藏精神气血魂魄，六腑传化水谷而输送津液。这些功能，都是先天所赋，与人的愚笨、聪明、贤能、浅薄无关。但有的人能享尽天年，不受邪气侵扰，老而不衰，即使是风雨、骤寒暴暑，也不能伤害他；有的人虽然足不出户，也没有受到忧伤、惊恐的刺激，但仍免不了生病，这是为什么？你可以给我讲讲吗？

岐伯回答说：您提的这个问题很难回答！五脏的生理功能，是与自然界相适应的，符合阴阳变化的规律，并与四时的变化相联系，与五个季节的五行相适应，五脏本身就有大小、高低、坚脆、端正及偏斜的不同，六腑也有大小、长短、厚薄、曲直、缓急的差异。这二十五种情况各不相同，分别显示着善恶吉凶，请允许我详加说明。

心脏小，则神气敛藏安定，邪气不易侵害人，但人易伤于忧愁；心脏大，则人不易伤于忧愁，而易被邪气所伤。心位偏高，则向上压迫肺使肺气壅滞，令人烦闷不舒而健忘，固执己见；心位偏低，则心神之脏气外散，令人易受寒邪，易被言语恐吓。心脏坚实的，则脏气安定，守卫固密；心脏脆弱，则人容易患消瘅病及热中。心脏端正，则神气血脉和利，邪气难以侵害人；心脏偏斜不正，则操守不坚，使人无主见。

肺脏小，则饮邪很少停留，不会使人喘息；肺脏大，则多有饮邪停滞，易使人患胸痹、喉痹及气逆的病。肺位偏高，则气机上逆，使人抬肩喘咳；肺位偏低，则居处接近横膈，以致胃脘上迫于肺，使人易患胁下疼痛的病。肺脏坚实，则人不易患咳逆上气；肺脏脆弱的，则易患消瘅。肺脏端正的，则肺气调和宣通，使人不易被邪气所伤。肺脏偏斜的，则使人胸中偏痛。

肝脏小，则脏气安宁，令人不患胁下痛；肝脏大，则压迫胃脘，上迫咽部而令人患膈中症，且胁下疼痛。肝位偏高，则向上支撑膈部，并紧贴着胁部使其满闷，成为息贲病；肝位偏低，则逼迫胃脘，令胁下空虚，使人易被邪气侵袭。肝脏坚实，则脏气安宁不易被邪气所伤；肝脏脆弱，则易患消瘅病。肝脏端正，则肝气条达，人不易受邪；肝脏偏斜，则人易患胁下疼痛。

脾脏小，则脏气安和，人很难被邪气伤害；脾脏大，则胁下空软处充聚而痛，使人不能快行。脾位偏高，则胁下空软处牵引季胁作痛；脾位偏低，则向下迫临大肠，人易被邪气所伤。脾脏坚实，则脏气安定，人不易被邪气所伤；脾脏脆弱，人则易患消瘅病。脾位端正，则脾气健旺，不易受邪；脾位偏斜，则人易生胀满。

肾脏小，则脏气安和，人很难被邪气伤害；肾脏大，则易患腰痛，不能前后俯仰，人易被邪气所伤。肾位高，则人常患背膂疼痛、不能前俯后仰的病；肾位低，则人会腰尻部疼痛，不能俯仰，甚至患狐疝病。肾脏坚实，则人不易腰背痛；肾脏脆弱，则易患消瘅痛，易被外邪所伤。肾脏端正，则肾气充盛，人不易受邪；肾位偏斜，则易患腰尻部疼痛。上面是常见的二十五种病变。

黄帝说：如何了解五脏大小、高下、坚脆、端正、偏斜的不同情况呢？

岐伯说：肤色红、纹理细密的人，心脏小；皮肤纹理粗疏的人，心脏大。胸骨剑突不明显的人，心脏位高；胸骨剑突短小，高突如鸡胸的人，心位偏低。胸骨剑突长的人，心脏坚实；胸骨剑突软小薄弱的人，心脏脆弱。胸骨剑突直向下而不突起的人，心脏端正；胸骨剑突偏向一边的人，心脏倾斜不端正。

肤色白、纹理细密的人，肺脏小；皮肤纹理粗疏的人，肺脏大。两肩高耸，胸膺突出而咽喉内陷的人，肺脏位高；两腋内敛，胁部外开的人，肺脏位低。肩背部肌肉厚实的人，肺脏坚实；肩背部肌肉薄弱的人，肺脏脆弱。胸背部肌肉匀称坚厚的人，肺脏端正；肋骨偏斜而稀疏的人，肺脏偏斜不正。

肤色青、纹理细密的人，肝脏小；皮肤纹理粗疏的人，肝脏大。胸部宽阔、肋骨高突外张的人，肝脏位高；肋骨低而内收的人，肝脏位低。胸胁发育匀称健壮的人，肝脏坚实；肋骨软弱的人，肝脏脆弱。胸腹部发育良好、比例匀称的人，肝脏端正；肋骨偏斜外突的人，肝脏偏斜不端正。

肤色黄、纹理细密的人，脾脏小；皮肤纹理粗疏的人，脾脏大。口唇上翘外翻的人，脾脏位高；口唇低垂弛缓的人，脾脏位低。口唇坚实的人，脾脏坚实；口唇大而不坚实的人，脾脏脆弱。口唇上下匀称端正的人，脾脏端正；口唇不匀，一侧偏高的人，脾脏偏斜不正。

肤色黑、纹理细密的人，肾脏小；皮肤纹理粗疏的人，肾脏大。双耳位置高的人，肾脏位高；耳向后陷下的人，肾脏位低。耳坚实的人，肾脏坚实；两耳瘦薄不坚实的人，肾脏脆弱。两耳完好端正，接近颊车的人，肾脏端正；两耳偏斜，高低不对称的人，肾脏偏斜不正。以上情况各不相同，只要掌握这些规律，注意调摄，就会安然无恙；若再受到损害，就会导致各种疾病产生。

黄帝说：讲得好。但答非所问，我想知道的是：有的人很少患病，能享尽天年，即使受到忧恐、惊悸等巨大的精神刺激以及严寒酷热等外邪的侵袭，身体也不会有所伤害；有的人虽然足不出户，又没有受到惊悸等刺激，仍避免不了要生病，这里面的原因是什么？我想听你讲讲这里面的道理。

岐伯说：五脏六腑，是内外邪气避栖的地方，请让我说说其中的缘由。五脏都小的人，很少受外邪侵袭而发病，但却经常焦心思虑，多愁善忧；五脏都大的人，做事和缓，很难使他忧虑。五脏位置都偏高的人，处事多好高骛远；五脏位置都偏低的人，多甘居人下。五脏都坚实的人，不易生病；五脏都脆弱的人，经常病不离身。五脏都端正的人，性情和顺，为人正直，很得人心；五脏位置都偏斜不正的人，多有私心杂念，贪心好盗，不能与人和平相处，言语反复无常。

黄帝说：希望你说一下六腑与身体其他部位的相应关系。岐伯回答说：肺与大肠相合，大肠相应于皮；心与小肠相合，小肠相应于脉；肝与胆相合，胆相应于筋；脾与胃相合，胃相应于肉；肾与三焦、膀胱相合，三焦、膀胱相应于腠理毫毛。

黄帝说：六腑与身体其他部位相应的情况怎么样呢？岐伯说：肺与皮肤相应。皮肤厚的人，大肠就厚；皮肤薄的人，大肠就薄；皮肤松弛，肚腹大的人，大肠松弛而且长；皮肤紧绷的人，大肠紧而短；皮肤滑润的人，大肠通顺；皮肤与肌肉不相附的人，大肠多结涩不畅。

心与脉相应。皮肤厚的人，脉就厚，脉厚的人小肠就厚；皮肤薄的人，脉就薄，脉薄的人小肠就薄；皮肤松弛的人，脉就弛缓，脉弛缓的人小肠就大而长；皮肤薄而脉虚小的人，小肠就小而短；三阳经脉的部位多见弯弯曲曲的血脉的人，小肠就结涩不畅。

脾与肉相应，肉䐃坚实壮大的人，胃体就厚；肉䐃细薄的人，胃体就薄。肉䐃细小薄弱的人，胃体就不坚实；肉䐃瘦薄与身体不相称的人，胃就下垂，胃下垂，则胃下口约束不利。肉䐃不坚实的人则胃弛缓；肉䐃无小颗粒累累的人，胃体紧敛。肉䐃多有小颗粒累累的，胃气结涩，胃气郁结，则胃上口约束不利。

胆与爪相应。爪甲厚实色黄的人，胆厚；爪甲薄弱色红的人，胆薄。爪甲坚硬色青的人，胆紧敛；爪甲濡软而色赤的人，胆弛缓。爪甲正常色白无纹理的人，胆气舒畅；爪甲异常色黑多纹理的人，胆气郁结不畅。

肾与骨相应。皮肤纹理致密厚实的人，三焦与膀胱都厚实；皮肤纹理粗疏薄弱的人，三焦与膀胱都薄弱。皮肤纹理疏松的人，三焦与膀胱弛缓；皮肤紧张而无毫毛的人，三焦与膀胱都紧敛，毫毛美泽而粗的人，三焦与膀胱之气疏畅；毫毛稀疏的人，三焦与膀胱之气都郁结不畅。

黄帝问说：脏腑的厚薄、好坏都有一定的迹象，它们发生病变的情况如何呢？岐伯回答说：脏腑与体表组织是内外相应的，观察外在的体表组织，就可知道脏腑的情况，从而可以了解到内脏所发生的病变。

禁服第四十八

【原文】

雷公问于黄帝曰：细子得受业，通手《九针》六十篇，旦暮勤服[1]之，近者编绝，久者简垢，然尚讽诵弗置，未尽解于意矣。外揣言浑束为一，未知所谓。夫大则无外，小则无内，大小无极，高下无度，束之奈何？士之才力，或有厚薄，智虑褊浅[2]，不能博大深奥，自强于学若细子，细子恐其散于后世，绝于子孙，敢问约之奈何？黄帝曰：善乎哉问也！此先师之所禁，坐私传之[3]也，割臂歃血之盟也；子若欲得之，何不斋乎？雷公再拜而起曰：请闻命于是也。乃斋宿[4]三日而请曰：敢问今日正阳，细子愿以受盟。黄帝乃与俱入斋室，割臂歃血。黄帝亲祝曰：今日正阳，歃血传方，有敢背此言者，反受其殃。雷公再拜曰：细子受之。黄帝乃左握其手，右授之书，曰：慎之慎之，吾为子言之。凡刺之理，经脉为始，营其所行，知其度量，内刺五脏，外刺六腑，审察卫气，为百病母，调其虚实，虚实乃止，泻其血络，血尽不殆矣。雷公曰：此皆细子之所以通，未知其所约也。黄帝曰：夫约方者，犹约囊也，囊满而弗约，则输泄，方成弗约，则神与弗俱。雷公曰：愿意下材者，弗满而约之。黄帝曰：未满而知约之以为工，不可以为天下师。

雷公曰：愿闻为工。黄帝曰：寸口主中，人迎主外，两者相应，俱往俱来，若引绳大小齐等。春夏人迎微大，秋冬寸口微大，如是者名曰平人。人迎大一倍于寸口，病在足少阳，一倍而燥，病在手少阳。人迎二倍，病在足太阳，二倍而燥，病在手太阳。人迎三倍，病在足阳明，三倍而燥，病在手阳明。盛则为热，虚则为寒，紧则为痛痹，代则乍甚乍间。盛则泻之，虚则补之，紧痛则取之分肉，代则取血络且饮药，陷下则灸之，不盛不虚，以经取之，名曰经刺。人迎四倍者，且大且数，名曰溢阳，溢阳为外格[5]，死不治。必审按其本末，察其寒热，以验其脏腑之病。

寸口大于人迎一倍，病在足厥阴，一倍而躁，病在手心主。寸口二倍，病在足少阴，二倍而躁，病在手少阴。寸口三倍，病在足太阴，三倍而躁，病在手太阴。盛则胀满、寒中、食不化，虚则热中、出糜、少气、溺色变，紧则痛痹，代则乍痛乍止。盛则泻之，虚则补之，紧则先刺而后灸之，代则取血络而后调之，陷下则徒灸之，陷下者，脉血结于中，中有著血⑥，血寒，故宜灸之，不盛不虚，以经取之，名曰经刺。寸口四倍者，名曰内关，内关者，且大且数，死不治。必审察其本末之寒温，以验其脏府之病，通其营输，乃可传于大数⑦。大数曰：盛则徒泻之，虚则徒补之，紧则灸刺且饮药，陷下则徒灸之，不盛不虚，以经取之。所谓经治者，饮药，亦曰灸刺。脉急则引，脉大以弱，则欲安静，用力无劳也。

【注释】

①服：孜孜不倦地钻研。②编浅：狭隘肤浅。③私传之：对私下传授，是认为有罪的。④宿：古人在祭祀前，要沐浴更衣，独居素食，使心志专一，以示诚意。⑤外格：阳气盛于外，与阴气不相通。⑥著血：停滞而不易流通的血。⑦大数：大法。

【译文】

雷公问黄帝道：我自从接受传授的《九针》六十章以后，从早到晚都在勤恳地学习，尽管编绳断绝，竹简污旧，仍不断地阅读背诵，虽然如此，里面的一些问题我还是不太理解。如《外揣》章里说的『浑束为一』是讲什么呢？既然说九针的道理，博大到不可再大，精微到不可再精，它的『大』与『小』已经到了极点，甚至至高无上、至深无下，那么怎样将其归纳总结呢？况且人们的聪明才智，有厚有薄，有的智慧过人，思虑周密，也有的浅见薄识，不能领会它的高深道理，又不能像我一样的刻苦努力学习，我恐怕这样长期下去，这一学术就会流散失传，子孙也就难于世代的继承下来，因此我想向你请教怎样由博返约呢？黄帝说：你问得很好！这正是先师再三告诫，不能传给那种不劳而获、专谋私利的人，所以要经过割臂歃血的盟誓，才能秘密地传授。你要想得到它，为什么不至诚地斋戒呢？

雷公很有礼貌地说：我会照您说的去做的。于是雷公很诚恳地斋戒独宿三天，然后再来请求说：在今天正午的时候，我愿受盟传方。黄帝和他一同进入斋室，举行割臂歃血的宣誓仪式。黄帝亲自祝告说：今天在正午的时候，通过歃血的仪式传授医学要道，如果谁违背了今天的誓言，必定遭受灾殃。雷公再拜说：我愿接受盟戒。黄帝就用左手握住雷公的手，右手将书授给雷公，并且说：一定要慎重啊！我现在给你讲解其中的道理。

黄帝说：凡要掌握针灸治病的道理，首先要熟悉经脉，要知道经脉运行的走向，并知道它的长、短和每经气血多少的差异；病在内的，则可以针刺五脏所属的经脉，病在外的则可以针刺六腑所属的经脉，同时要审察卫气的变化，因为卫气在人体起着保卫作用，故卫气失常则邪从卫入，百病由此而生；实则泻之，虚则补之，如能调治其虚实，补泻得宜，则由于虚实而出现的病变，都会停止发展，病在血络的，则用刺络法泻其血络，使邪血尽去，病情就会好转。

雷公说：你讲的这些我都知道，但却不能归纳起来掌握其要领。黄帝说：约方，就像将一个袋口扎住一样，袋子满了，如果不扎袋口，则所装的东西就会倒出来；学到的许多诊断和治疗方法，如果不能提纲挈领加以总结归纳，则杂而不精，就不能出神入化，运用自如。雷公说：愿作下等人材的人，不求学识渊博，就想要归纳精简、提纲挈领。黄帝说：这样的人只能做个普通的医生，而不能作为天下人的导师。

雷公说：一般医生都应该具备哪些医疗技能呢？黄帝说：寸口脉是候察在内的五脏病变，人迎脉是候察在外的六腑病变，这两个部位的脉搏往来运行，其搏动力量大小相等。春夏阳气盛，人迎脉略大一些，秋冬阴气盛，寸口脉略大一些，像这样就是正常人的表现。

人迎比寸口的脉象大一倍，是病在足少阳经，大一倍而躁疾的，病在手少阳经；人迎脉比寸口大两倍，病在足太阳经，大两倍而躁疾的，病在手太阳经；人迎脉比寸口大三倍，痛在足阳明经，大三倍而躁疾的，病在手阳明经。人迎脉盛，是阳气内盛而为热；虚小是阳气内虚而为寒；脉紧的为痛痹；出现代脉，则有忽痛忽止、时轻时重的病症。治疗时凡脉盛的实症用泻法，脉虚的虚症用补法，脉紧而疼痛的，则针刺分肉之间的穴位，脉代的取血络放血，并配合服汤药，脉陷下不起的用灸法，不盛不虚是本经自病的，取治于有病脏器的本经，就叫做『经刺』。人迎脉比寸口大四倍，大而且数，阳脉甚盛，名曰溢阳脉，溢阳是阴气格阳于外的现象，属不治的死症。必须详细研究疾病发生的全过程，辨明属寒属热，以判断脏腑的病变。

寸口脉大于人迎一倍，病在足厥阴经，大一倍而躁疾的，病在手厥阴经；寸口脉大于人迎两倍，病在足少阴经，大两倍而躁疾的，病在手少阴经；寸口脉大于人迎三倍，病在足太阴经，大三倍而躁疾的，病在手太阴经。寸口盛大，可出现胀满、寒滞中焦、食不消化等症；寸口脉虚弱，则出现内热、大便中有糜烂未化食物、少气、小便色变；脉紧的属寒，出现痛痹；脉代的是血脉不调，时痛时止。治疗时脉盛的用泻法，脉虚的用补法，脉紧的先针刺而后用灸法，脉代的刺血络泄去邪血，而后用药物调治。脉虚陷不起的，用灸法治疗。脉虚陷不起，是因脉中的血行凝结，并有瘀血附着在脉中，这是因为寒气深入于血，血因寒而滞，故宜用灸法以通阳散寒。不盛不虚的本经自病，可以取本经穴位治疗。寸口脉大于人迎四倍的，叫做内关，内关是阴气过盛，使阳气不能与阴气相交而外越，内关的脉象是大而且数，是不治的死症。总而言之，必须详细审察致病的本末及其寒热的不同，才能判明脏腑的病变，加以治疗。

一定要精通经脉的运行和输注的生理，才能进一步传授针灸治病的大法。《大数》上说：脉盛用泻法，脉虚用补法，脉紧可灸、刺、服药三者并用，脉虚陷不起的则用灸法，脉不盛不虚的本经自病，就取本经穴位治疗。所谓『经治』，就是或服药，或灸刺，随其经脉所宜而选用施治方法。脉急的是邪盛，可兼用导引法以去病，脉大而弱的，应该安心静养，不可勉强用力或烦劳过度。

五色第四十九

【原文】

雷公问于黄帝曰：五色独决于明堂乎？小子未知其所谓也。黄帝曰：明堂者鼻也，阙者眉间也，庭者颜也，蕃者颊侧也，蔽者耳门也，其间欲方大，去之十步，皆见于外，如是者寿必中百岁。雷公曰：五官之辨奈何？黄帝曰：明堂骨高以起，平以直，五脏次于中央，六腑挟[1]其两侧，首面上于阙庭，王宫[2]在于下极，五脏安于胸中，真色以致，病色不见，明堂润泽以清，五官恶得无辨乎。雷公曰：其不辨者，可得闻乎？黄帝曰：五色之见也，各出其色部。部骨陷者，必不免于病矣。其色部乘袭者，虽病甚，不死矣。雷公曰：官五色奈何？黄帝曰：青黑为痛，黄赤为热，白为寒，是谓五官。

雷公曰：病之益甚，与其方衰如何？黄帝曰：外内皆在焉。切其脉口滑小紧以沉者，病益甚，在中；人迎气大紧以浮者，其病益甚，在外。其脉口浮滑者，病日进；人迎沉而滑者，病日损。其脉口滑以沉者，病日进，在内；其人迎脉滑盛以浮者，其病日进在外。脉之浮沉及人迎与寸口气小大等者，病难已。病之在脏，沉而大者，易已，小为逆；病在腑，浮而大者，其病易已。人迎盛坚者，伤于寒；气口盛坚者，伤于食。雷公曰：以色言病之间甚奈何？黄帝曰：其色粗以明[3]，沉夭者为甚，其色上行者病益甚，其色下行如云彻散者病方已。五色各有脏部，有外部，有内部也。色从外部走内部者，其病从外走内；其色从内走外者，其病从内走外。病生于内者，先治其阴，后治其阳，反者益甚；其病生于阳者，先治其外，后治其内，反者益甚。其脉滑大以代而长者，病从外来，目有所见，志有所恶，此阳气之并也，可变而已。雷公曰：小子闻风者，百病之始也；厥逆者，寒湿之起也，别之奈何？黄帝曰：常候阙中，薄泽为风，冲浊[4]为痹，在地为厥，此其常也，各以其色言其病。

雷公曰：人不病卒死，何以知之？黄帝曰：大气人于脏府者，不病而卒死矣。雷公曰：病小愈而卒死者，何以知之？黄帝曰：赤色出两颧，大如拇指者，病虽小愈，必卒死。黑色出于庭，大如拇指，必不病而卒死。雷公再拜曰：善哉！其死有期乎？黄帝曰：察色以言其时。

雷公曰：善乎！愿卒闻之。黄帝曰：庭者，首面也。阙上者，咽喉也。阙中者，肺也。下极者，心也。直下者，肝也。肝左者，胆也。下者，脾也。方上者，胃也。中央者，大肠也。挟大肠者，肾也。当肾者，脐也。面王以上者，小肠也。面王以下者，膀胱子处也。颧者，肩也。颧后者，臂也。臂下者，手也。目内眦上者，膺乳也。挟绳而上者，背也。循牙车以下者，股也。中央者，膝也。膝以下者，胫也。当胫以下者，足也。巨分者，股里也。巨屈者，膝膑也。此五藏六府支节之部也，各有部分。有部分，用阴和阳，用阳和阴，当明部分，万举万当，能别左右，是谓大道，男女异位，故曰阴阳，审察泽夭，谓之良工。沉浊为内，浮泽为外，黄赤为风，青黑为痛，白为寒，黄而膏润为脓，赤甚者为血，痛甚者为挛，寒甚为皮不仁。五色各见其部，察其浮沉，以知浅深，察其泽夭，以观成败，察其散抟，以知远近，视色上下，以知病处，积神于心，以知往今。故相气不微，不知是非，属意勿去⑤，乃知新故。色明不粗，沉夭为甚；不明不泽，其病不甚。其色散，驹驹然未有聚，其病傲而气痛，聚未成也。肾乘心，心先病，肾为应，色皆如是。男子色在于面王，为小腹痛，下为卵痛，其圜直为茎痛，高为本，下为首，狐疝㿉阴之属也。女子在于面王，为膀胱子处之病，散为痛，抟为聚，方员左右，各如其色形。其随而下至胝为淫，有润如膏状，为暴食不洁。左为左，右为右，其色有邪。聚散而不端，面色所指者也。色者，青黑赤白黄，皆端满⑥有别乡。别乡赤者，其色赤大如榆荚，在面王为不日。其色上锐，首空上向，下锐下向，在左右如法。以五色命脏，青为肝，赤为心，白为肺，黄为脾，黑为肾。肝合筋，心合脉，肺合皮，脾合肉，肾合骨也。

【注释】

①挟：附也。②王宫：帝王所居的宫室。在此指心在面部的望色分部。③色粗以明：指面部的颜色略为明显。④冲浊：指色深沉而浑浊。⑤属意勿去：专心致志地观察。⑥端满：端正盈满。

【译文】

雷公问黄帝说：面部五色的变化，都取决于明堂吗？我不知道这讲得是什么？黄帝说：明堂就是鼻，阙是指两眉中间，天庭就是额部，蕃是指两颊的外侧，蔽是指耳门前的部位。这些部位，宜端正丰隆宽大，十步以外一望而见，并清楚明朗，具有这种面相的人，一定会享得百岁高寿。

雷公说：如何辨别五官的色气呢？黄帝说：鼻骨高而隆起，端正而直，五脏依次分布在中央，六腑则附于它的两侧。头面在上部的阙部和天庭，心在两眉之间的下极。若五脏安和，与其相应的部位就会色泽正常，而无病色，鼻部色泽清润，由此五官的病色，就不难辨别了。

雷公说：怎样进一步辨别呢，请您给我讲讲？黄帝说：五色所反映的部位各不相同，如有深陷入骨的现象，就是必然要发病的征兆。如其部位上有乘袭之色，那么即使病很严重，也不会致人死亡。若黑色出现在天庭，大如拇指一样，即使没有显著病象，也会突然死亡。

雷公说：五色各主什么呢？黄帝说：青色和黑色主疼痛，黄色和赤色主热，白色主寒，这就是五色所主。

黄帝说：如何来判断病的加重与病邪的将衰呢？黄帝说：病在内在外的区别为：病人的寸口脉呈现滑、小、紧而沉的脉象时，就说明病情已加重，且病在内；病人的人迎脉呈现大、紧而浮的脉象时，表明病情已加重，病在外；病人的寸口脉变得浮滑时，说明病在日渐加重；病人的人迎脉沉而滑时，病也日渐减轻。病人寸口脉滑而沉时，说明病情日渐加重，且病在内脏；病人人迎脉滑盛而浮的，说明病在日渐加重，且病在外腑。若脉象或浮或沉及人迎和寸口部大小相等，就说明疾病难以治好；病在五脏而脉沉、大，疾病就容易治好；脉沉而小的，为逆象。病在六腑且脉浮而大的，其病就容易治好。人迎脉盛而坚的，由寒邪所致；寸口脉盛而坚的，伤于食所致。

雷公说：如何根据色泽的变化来判断病情的轻重呢？黄帝说：色泽明润的病轻，沉滞晦暗的病重；病色向上发展的，说明病情逐渐加重；病色向下行如云雾散去的，说明病情逐渐好转。五色在人的颜面，各现于脏腑所属的部位，有外部和内部的不同。病色从外部发展到内部的，说明病邪从外入内；病色从内部转入外部的，说明病邪从内出外。病从内而生的，当先治其内，后治其外，否则就会加重病情；病从外而生的，必当先治其外，后治其内，否则也会加重病情。如脉象呈现滑大或成长脉，就表明病邪由外而来，使眼睛有所妄见，神志反常，这是阳病。

雷公说：我听说风邪是百病的起因，而厥逆的病变，由寒湿引起，怎样根据面部的颜色来辨别？黄帝说：通常是根据两眉间的气色来辨别。气色浮浅而有光泽的，就患有风病；气色深沉而混浊的，就患有痹病；病色出现在面的下部，说明患有因寒湿引起的厥逆症。这是一般情况，严格地说，要根据各部所呈现出的色泽来判断病变。

雷公说：有的人在没有任何病兆的情况下突然死亡，为什么会这样？黄帝说：大邪之气侵入脏腑后，即使没有病象显现，也可令人突然死亡。

雷公说：病情稍有好转而突然死亡，怎样才能预知呢？黄帝说：如两颧部出现赤色，且面积大如拇指，那么病情即使稍有好转，也会突然致人死亡。

雷公再拜说：讲得好啊，病人的死亡时间也可预知吗？黄帝说：观察病人色泽的变化就可推知其死亡的大概时间。

雷公说：好，我愿意听你全面讲讲。

黄帝说：天庭反映的是头面部的病；眉心之上反映的是咽喉的病；眉心反映肺脏的病；两目之间反映心脏的

病；由两目之间直下鼻梁的部位，反映肝脏的病；此部位的左边，反映胆的病；鼻准反映脾的病；鼻准的两旁反映胃的病；面的中央，反映大肠的病；挟两颊部，反映肾脏的病；肾所属颊部的下方，反映脐部的病；鼻准上方的两侧，反映小肠的病；鼻准以下的人中穴，反映膀胱和子宫的病；颧骨处，反映肩病；颧骨的后方，反映臂病；臂下的部位反映手的病；内眼角以上的部位，反映胸乳的病；颊的外部以上，反映背的病；沿颊车以下，反映股的病；两牙床的中央，反映膝的病；膝以下的部位，反映胫的病；由胫以下的部位，反映足的病；口角两侧的大纹处，反映股内侧的病；颊下的曲骨部，反映膝盖的病。这是脏腑肢节的病变相应于面部的情况，治疗时，用阴调阳，用阳调阴，只要明确了各部所表现的色泽，就会运用自如。能够辨别左右，就了解了阴阳的基本道理。男女病色的顺逆，其位置是不同的，所以说必须了解阴阳的规律。只有能根据面色的润泽和晦滞，诊断出疾病的善恶逆顺，才是高明的医生。

面色沉滞晦暗，说明内脏有病；面色浮露鲜明，说明外腑有病。面色黄赤说明患有风病；色见青黑为疼痛；白色为寒；色黄而如脂膏般润泽的说明脓已形成；面色过赤的患有血分病。过痛可引起挛急，过寒则可导致肌肤麻痹。

五色各表现在一定的部位，观察它的沉浮，就可判断病邪的深浅；根据它的润泽与枯晦，就可推测病情的轻重；根据它消散或聚结的情况，就可确知病程的长短；观察病色的上下，就可知道病的部位。聚精会神地观察，就可知道疾病以往的情况和目前的状况。如观察不细心，就不能了解疾病的良恶。只有专心致志，才能知道疾病的产生和现在的情况。如面色明亮不显浮，沉滞枯晦，就说明病情严重；面色无光，也不润泽，如无枯晦之象，就说明病情不重；如色散而无固定部位，则病势也会消减，即使有痛症，也不会积聚不去。

肾邪侵犯心脏是因心脏先患有病；肾的黑色便相应地出现在心所属的部位。病色的出现，一般说来都是这样。

对男子来说，如果病色表现在鼻准上，表明小腹疼痛，并向下牵引睾丸；如果病色表现在人中沟上，表明阴茎作痛。病色显现在人中沟上半部，说明茎根痛；病色表现在人中沟的下半部，表明茎头作痛。这些都是属于狐疝阴癞之类的病。

对女子来说：如果病色表现在鼻准上，表明膀胱子宫有病；病色散而不聚，主疼痛；病色积聚不散，主积聚病。积聚的或方或圆，或左或右，都和它病色的形态相似。如病色下行到唇，就为淫浊疾患；面色润如膏状，多为暴食或饮食不洁所致。

病色现于左侧，则左侧有病；病色现于右侧，则右侧有病。面部有病色，或聚或散而不端正的，只要根据病色所在的部位，就可知道病变所在。色有青黑赤白黄，应各自端正而盈满地显现在相应的部位上。如赤色不在心位，却出现在鼻准，而且面积大如榆荚，则为女子经闭。如病色尖端向上，就说明头部气虚，病邪有向上发展的趋势；如病色尖端向下，就说明病邪有向下发展的趋势。向左向右的可以此类推。五色与五脏相应关系为：青色属肝、赤色属心、白色属肺、黄色属脾、黑色属肾。肝合于筋，心合于脉，肺合于皮，脾合于肉，肾合于骨。

论勇第五十

【原文】

黄帝问少俞曰：有人于此，并行并立，其年之长少等也，衣之厚薄均也，卒然遇烈风暴雨，或病或不病，或皆病，或皆不病，其故何也？少俞曰：帝问何急？黄帝曰：愿尽闻之。少俞曰：春青风，夏阳风，秋凉风，冬寒风。凡此四时之风者，其所病各不同形。黄帝曰：四时之风，病人如何？少俞曰：黄色薄皮弱肉者，不胜春之虚风；白色薄皮弱肉者，不胜夏之虚风；青色薄皮弱肉，不胜秋之虚风；赤色薄皮弱肉，不胜冬之虚风也。黄帝曰：黑色不病乎？少俞曰：黑色而皮厚肉坚，固不伤于四时之风。其皮薄而肉不坚，色不一者，长夏至而有虚风者，病矣。其皮厚而肌肉坚者，长夏至而有虚风，不病矣。其皮厚而肌肉坚者，必重感于寒，外内皆然，乃病。黄帝曰：善。

黄帝曰：夫人之忍痛与不忍痛者，非勇怯之分也。夫勇士之不忍痛者，见难则前，见痛则止；夫怯士之忍痛者，闻难则恐，遇痛不动。夫勇士之忍痛者，见难不恐，遇痛不动；夫怯士之不忍痛者，见难与痛，目转面盻[1]，恐不能言，失气惊，颜色变化，乍死乍生。余见其然也，不知其何由，愿闻其故。少俞曰：夫忍痛与不忍痛者，皮肤之薄厚，肌肉之坚脆缓急之分也，非勇怯之谓也。黄帝曰：愿闻勇怯之所由然。少俞曰：勇士者，目深以固，长衡[2]直扬，三焦理[3]横，其心端直，其肝大以坚，其胆满以傍，怒则气盛而胸张，肝举而胆横，眦裂而目扬，毛起而面苍，此勇士之由然者也。黄帝曰：愿闻怯士之所由然。少俞曰：怯士者，目大而不减，阴阳损失，其焦理纵，䯏骭[4]短而小，肝系缓；其胆不满而纵，肠胃挺，胁下空，虽方大怒，气不能满其胸，肝肺虽举，气衰复下，故不能久怒，此怯士之所由然者也。黄帝曰：怯士之得酒，怒不避勇士者，何脏使然？少俞曰：酒者，水谷之精，熟谷之液也，其气慓悍，其入于胃中，则胃胀，气上逆，满于胸中，肝浮[5]胆横。当是之时，固比于勇士，气衰则悔。与勇士同类，不知避之，

名曰酒悖⑥也。

【注释】

①盻：惊惧貌。②衡：指眉上的部位。③理：指纹理。④髑肟：鸠尾骨，即胸骨剑突。⑤浮：盛。⑥酒悖：指酒醉后发生的狂妄行为。

【译文】

黄帝问于少俞说：假定有这样几个人，他们生活在同一环境中，年龄相仿，穿的衣服厚薄也相同，突然遭到狂风暴雨，有的生病，有的不生病，或者都生病，或者都不病，这是什么原因？少俞说：你先问哪一个问题呢？黄帝说：我都想听一听它的道理。少俞说：春季当令的是温风，夏季是热风，秋季是凉风，冬季是寒风。太凡这四季的风，性质不同，影响到人体发病的情况也不一致。

黄帝问：四季的风，如何使人发病呢？少俞说：色黄皮薄而肌肉柔弱的人，是脾气不足，不能抗拒春天的虚邪贼风；色白皮薄肌肉柔弱的人，是肺气不足，经不住夏季的虚邪贼风；色青皮薄肌肉柔弱的人，是肝气不足，不能抗拒秋天的虚邪贼风；色赤皮薄肌肉柔弱的人，是心气不足，不能抗拒冬天的虚邪贼风。黄帝问：色黑的人不受病吗？少俞说：色黑而皮肤宽厚，肌肉致密坚固，就不会被四季虚邪贼风所伤。如果其人皮肤薄弱，肉不坚实，又不是始终是黑色的人，到了长夏的季节，遭到了虚邪贼风就会生病的。如果其人色黑皮肤宽厚，肌肉坚实，虽遭到长夏季节的虚风，因抵抗力强，也不会发病。这样的人必须是外伤于虚风，内伤于饮食生冷，外内俱伤，就不免于生病了。

黄帝说：你讲得很好。

黄帝说：人是否能够忍受疼痛，不能以性格的勇敢和怯弱来区分。有些勇敢的人而不能耐受疼痛，见危难时则勇往直前，而当遭到疼痛时，则退缩不前；有些怯弱的人能耐受疼痛，但他听到有危难的事就恐慌不安，而遭到疼痛时，却能忍受而不动声色。有些勇敢而又能耐受疼痛的人，见到危难不恐惧，遭到疼痛能忍耐；有些怯弱而又不能耐受疼痛的人，见到危难与疼痛，吓得头晕眼花，面目变色，不敢正视，话也说不出，心惊气促，死去活来。我看到这样的人和这些情况，却不知是什么原因，希望听你讲讲这里面的道理。少俞说：忍痛与否，主要决定于皮肤的厚薄、肌肉的坚实、脆弱、松紧的不同，是不能用性格的勇敢、怯弱来说明的。

黄帝说：我想了解人们之所以会有勇敢和怯懦的不同性格。少俞说：勇敢的人，目光深邃而凝视不动，眉毛宽大长直，皮肤肌腠的纹理是横的，心脏端正，肝脏坚厚，胆汁盛满，在发怒时，气壮盛而胸廓张大，肝叶上举而胆横，眼瞪得很大，目光逼射，毛发竖起，面色铁青，这些都是决定勇士性格的因素。

黄帝说：我还想了解怯懦人的性格是怎样产生的。少俞说：怯懦的人目虽大而不深固，阴阳不协调，皮肤肌腠的纹理纵而不横，胸骨剑突的形态短而小，肝脏薄而软，胆汁也不充满，胆囊松弛，肠胃不强健，弯曲少而直，胁下气机空虚而肝气不能充满，虽值大怒，怒气也不能充满胸中，肝肺之气虽因怒而上举，但不能持久，而怒气很快消失，这些都是决定怯士性格的因素。

黄帝说：怯懦的人喝了酒以后，发怒的样子跟勇士差不多，这是哪一脏的功能导致的？少俞说：酒是水谷的精华，是谷类经发酵后酿造而成的液汁。其气迅利猛急，当酒液进入胃中以后，促使胃部胀满，气机上逆，而充满于胸中，使肝气冲动，胆气壮横。当酒醉的时候，他的言谈举止，虽然和勇士差不多，但是当酒气一过，则怯态如故，反而懊悔自己不该那样冲动。这种酒醉以后的言谈举止，看上去像勇士那样的不知避忌，叫做酒悖。

背腧第五十一

【原文】

黄帝问于岐伯曰：愿闻五藏之腧，出于背者。岐伯曰：胸中大腧[1]在杼骨之端，肺腧在三焦[2]之间，心腧在五焦之间，膈腧在七焦之间，肝腧在九焦之间，脾腧在十一焦之间，肾腧在第十四焦之间，皆挟脊相去三寸所，则欲得而验之，按其处，应在中而痛解，乃其腧也。灸之则可，刺之则不可。气盛则泻之，虚则补之。以火补者，毋吹其火，须[3]自灭也。以火泻者，疾吹其火，传其艾，须其火灭也。

【注释】

①大腧：在此指大杼穴。②焦：《太素·卷十一·气穴》、《甲乙》卷三第八并作『椎』。③须：等待。

【译文】

黄帝问岐伯说：五脏俞穴都在背部的什么部位？

岐伯说：胸中的大俞在项后第一椎棘突下的两旁，肺俞在第三椎下的两旁，心俞在第五椎下的两旁，膈俞在第七椎下的两旁，肝俞在第九椎下的两旁，脾俞在第十一椎的两旁，肾俞在第十四椎的两旁。五脏俞穴都在脊柱的两旁，左右相距为三寸。要确定、检验这些穴位时，可用手按压俞穴处，如病人有酸、麻、胀、痛的感觉，或病人原有疼痛得到缓解，表明此处是俞穴的所在部位。对这些俞穴，宜用灸法，慎用针刺。邪气盛的用泻法，正气虚的用补法。若用艾火补的时候，不要吹艾火，要等它自己慢慢烧灭。若用艾火泻的时候，应快速地吹旺火，再用手拍艾条，使之急燃而迅速熄灭。

卫气第五十二

【原文】

黄帝曰：五脏者，所以藏精神魂魄者也。六腑者，所以受水谷而行化物者也。其气内干[1]五脏，而外络肢节。其浮气之不循经者，为卫气；其精气之行于经者，为营气。阴阳相随，外内相贯，如环之无端，亭亭淳淳[2]乎，孰能穷之？然其分别阴阳，皆有标本虚实所离之处。能别阴阳十二经者，知病之所生。候虚实之所在者，能得病之高下。知六腑之气街[3]者，能知解结契绍于门户[4]。能知虚实之坚软者，知补泻之所在。能知六经标本者，可以无惑于天下。

岐伯曰：博哉圣帝之论！臣请尽意悉言之。足太阳之本，在跟以上五寸中，标在两络命门。命门者，目也。足少阳之本，在窍阴之间，标在窗笼之前。窗笼者，耳也。足少阴之本，在内踝以上三寸中，标在背腧与舌下两脉也。足厥阴之本，在行间上五寸所，标在背腧也。足阳明之本，在厉兑，标在人迎颊挟颃颡也。足太阴之本，在中封前上四寸之中，标在背腧与舌本也。手太阳之本，在外踝[5]之后，标在命门之上一寸也。手少阳之本，在小指次指之间上二寸，标在耳后上角下外眦也。手阳明之本，在肘骨中，上至别阳，标在颜下合钳上也。手太阴之本，在寸口之中，标在腋内动也。手少阴之本，在锐骨之端，标在背腧也。手心主之本，在掌后两筋之间二寸中，标在腋下下三寸也。凡候此者，下虚则厥，下盛则热；上虚则眩，上盛则热痛。故石者[6]绝而止之，虚者引而起之。

请言气街：胸气有街，腹气有街，头气有街，胫气有街。故气在头者，止之于脑。气在胸者，止之膺与背腧。气在腹者，止之背腧，与冲脉于脐左右之动脉者。气在胫者，止之于气街，与承山踝上以下。取此者用毫针，必先按而在久[7]应于手，乃刺而予之。所治者，头痛眩仆，腹痛中满暴胀，及有新积。痛可移者，易已也；积不痛，难已也。

【注释】

①干：关联的意思。②亭亭淳淳：亭亭，遥远意思。淳淳，流动的样子。意为源远流长，运行不息。③气街：在此指气聚会运行的道路。④解结契绍于门户：解结，指消除郁滞。契，相合。绍，继承。指解开绳结，开达于门。⑤外踝：此处指手尺骨头，即手腕关节外侧的高骨。⑥石者：《甲乙经》、《太素》及《经脉标本》均作『实者』。⑦久：滞留。

【译文】

黄帝说：五脏是贮藏精神魂魄的器官；六腑是消化饮食、输送营养和排泄废物的器官。由饮食所化生的精微之气，在内则入于五脏，在外则行于分肉、经络、肢节。其浮而在外之气，不循行于经脉之中的，叫卫气；其精气之行于经脉之中的，叫营气。卫行脉外属阳，营行脉中属阴，阴阳相随而行，内外贯通，有如环之无端，如水之源远流长，无有穷尽。但在分别阴阳属性时，都有标本、虚实、所离之处。因此，能分别三阴三阳十二经的就可以知道病是怎样产生的；能判断出虚实所在，便能找出疾病的上下部位；能知道六腑六气往来的通道，在诊断和治疗上，就像会解开绳结，开达门户一样，方便自如；能知虚者软——经气空虚，实者硬——邪气结聚，就能知道补虚泻实的关键所在；能知手足六经的标部和本部，对复杂的疾病在治疗时就能应付自如而无所疑惑。

岐伯说：真是高深博大的理论啊！我将把我知道的情况都说出来。足太阳膀胱经的本部，在足跟以上五寸（由外踝下的地平面算起）中的附阳穴；标部，在两目的睛明穴。命门，是指眼睛。足少阳胆经的本部，在足第四趾外侧端的窍阴穴之间；标部，在窗笼之前，即在耳珠前陷中的听宫穴。足少阴肾经的本部（内踝之下一寸，再由此向上三寸），在内踝上下三、二寸的复溜、交信穴；标部，在背部的肾俞穴，与舌下两脉的廉泉穴。足厥阴肝经的本部，在行间穴上五寸的中封穴；标部，在背部的肝俞穴。足阳明胃经的本部，在足次趾端的厉兑穴；标部，在颊下结喉两旁的人迎穴。足太阴脾经的本部，在中封穴前上四寸中的三阴交穴；标部，在背部的脾俞与舌根部。

手太阳小肠经的本部，在手外踝之后的养老穴；标部，在睛明穴上一寸处。手少阳三焦经的本部，在手无名指之间的液门穴；标部，在耳后上角的角孙穴与下外眦的丝竹空穴。手阳明大肠经的本部，在肘骨中的曲池穴，上至臂臑穴处；标部，在颊下一寸，人迎之后，扶突之上。手太阴肺经的本部，在寸口中的太渊穴；标部，在腋内动脉，就是腋下三寸的天府穴处。手少阴心经的本部，在掌后锐骨之端的神门穴；标部，在背部的心俞穴。手厥阴心包经的本部，在掌后两筋之间二寸内关穴；标部，在腋下三寸的天池穴处。

如果要测候十二经标本上下所主的疾病，一般在下的为本，下虚则元阳衰于下而为厥逆，下盛则阳气盛于下而为热；在上者为标，上虚则清阳不升而为眩晕，上盛则阳盛于上而为热痛。属实症的当泻，以绝其根而使疾病停止发作；属虚症的当补，助其气而振其不足。

现在让我谈谈各部的气街：胸、腹、头、胫之气，各有所聚所行的道路。气在头部的，聚之于脑；气在胸之前部的，聚于胸之两旁的膺部；气在胸之后部的，聚于背俞，即自十一椎膈膜之上，足太阳经诸脏之俞；气在腹部的，聚于背俞，即自十一椎膈膜以下，足太阳经诸脏之俞穴，并聚于腹前冲脉及在脐左右经脉处的穴位（肓俞、天枢等穴）；气在胫部的，则于足阳明经的气街穴（又名气冲穴）及承山穴（足太阳经）和足踝部上下等处。凡刺这些穴位都要用毫针，操作时，必须用手先在穴位上作较长时间的按压，待其气至，然后针刺与之补泻。刺各部气街的穴位能治疗头痛、眩晕、中风跌仆、腹痛、中满、腹部突然胀满及新得的积聚。积聚病中，疼痛而切按能够移动的，容易治愈；切按时不能移动并且不疼痛的，不易治愈。

论痛第五十三

【原文】

黄帝问于少俞曰：筋骨之强弱，肌肉之坚脆，皮肤之厚薄，腠理之疏密，各不同，其于针石火焫[1]之痛何如？肠胃之厚薄坚脆亦不等，其于毒药[2]何如？愿尽闻之。少俞曰：人之骨强筋弱肉缓皮肤厚者耐痛，其于针石之痛，火焫亦然。黄帝曰：其耐火焫者，何以知之？少俞答曰：加以黑色而美骨者，耐火焫。黄帝曰：其不耐针石之痛者，何以知之？少俞曰：坚肉薄皮者，不耐针石之痛，于火焫亦然。黄帝曰：人之病，或同时而伤，或易已，或难已，其故何如？少俞曰：同时而伤，其身多热者易已，多寒者难已。黄帝曰：人之胜毒[3]，何以知之？少俞曰：胃厚色黑大骨及肥者，皆胜毒；故其瘦而薄胃者，皆不胜毒也。

【注释】

①火焫：焫，烧的意思。此处指艾火炙灼。②毒药：此处指峻下通利之药。③胜毒：指对药物的耐受力很强。

【译文】

黄帝问少俞说：筋骨的强与弱，肌肉的坚与脆，皮肤的厚与薄，腠理的疏与密都各不相同的人，他们对针刺和炙灼所致疼痛的耐受力是怎么样的？另外，肠胃的厚薄、坚脆也不一样的人，他们对药物的耐受力又是如何的呢？请你详细地讲一讲。少俞说：骨骼强健、筋柔肉缓、皮肤厚实的人，对疼痛的耐受力强，所以对针刺和艾火炙灼所致的疼痛也一样能忍受。

黄帝说：都是什么人能耐受火灼引起的疼痛呢？少俞回答说：除以上所说的人以外，还有肤色黑而且骨骼健美的人。

黄帝说：什么人不能耐受针刺所致的疼痛呢？少俞说：肌肉坚实而皮肤薄脆的人，不能耐受针刺的疼痛，同样也不能耐受灸灼引起的疼痛。

黄帝说：同时同病的人，有的容易痊愈，有的则难以痊愈，造成这种不同的原因是什么？少俞说：身体多热、阳气素盛的人，容易痊愈；身体多寒、阳气素愈的人，难以痊愈。

黄帝说：如何判断人对药物耐受力的强弱呢？

少俞说：胃功能强壮、皮肤色黑、骨骼粗壮、肌肉肥厚的人，对药物的耐受力强；形体消瘦而胃功能薄弱的人，对药物的耐受力就弱。

天年第五十四

【原文】

黄帝问于岐伯曰：愿闻人之始生，何气筑为基，何立而为楯，何失而死，何得而生？岐伯曰：以母为基，以父为楯，失神者死，得神者生也。黄帝曰：何者为神？岐伯曰：血气已和，荣卫已通，五脏已成，神气舍心，魂魄毕具，乃成为人。

黄帝曰：人之寿夭各不同，或夭寿，或卒死，或病久，愿闻其道。岐伯曰：五脏坚固，血脉和调，肌肉解利，皮肤致密，营卫之行，不失其常，呼吸微徐[1]，气以度行，六腑化谷，津液布扬，各如其常，故能长久。黄帝曰：人之寿百岁而死，何以知之？岐伯曰：使道隧以长，基墙高以方，通高营卫，三部三里起，骨高肉满，百岁乃得终。

黄帝曰：其气之盛衰，以至其死，可得闻乎？岐伯曰：人生十岁，五脏始定，血气已通，其气在下，故好走[2]。二十岁，血气始盛，肌肉方长，故好趋。三十岁，五脏大定，肌肉坚固，血脉盛满，故好步。四十岁，五脏六腑十二经脉，皆大盛以平定，腠理始疏，荣华颓落，发颇斑白，平盛不摇，故好坐。五十岁，肝气始衰，肝叶始薄，胆汁始灭[3]，目始不明。六十岁，心气始衰，苦忧悲，血气懈惰，故好卧。七十岁，脾气虚，皮肤枯。八十岁，肺气衰，魄离，故言善误。九十岁，肾气焦，四脏经脉空虚。百岁，五脏皆虚，神气皆去，形骸独居而终矣。黄帝曰：其不能终寿而死者，何如？岐伯曰：其五脏皆不坚，使道不长，空外以张[4]，喘息暴疾，又卑基墙，薄脉少血，其肉不石[5]，数中风寒，血气虚，脉不通，真邪[6]相攻，乱而相引，故中寿而尽也。

【注释】

①呼吸微徐：呼吸均匀和缓。②好走：指少年人善动而好奔跑。③灭：据《太素》卷二改为『减』。④空外以张：指鼻陷而短，鼻孔外张。⑤石：当作『实』。⑥真邪：真，指人体正气。邪，指邪气。

【译文】

黄帝问于岐伯说：希望你讲一下人在生命开始时，是以什么作为基础的？以什么作为捍卫的？损失了什么就要死亡？得到了什么才能生存？岐伯说：以母亲的血为基础，以父亲的精为卫外功能，由父精母血结合而产生神气，失神气的就会死亡，有了神气才能维持生命。黄帝问：神指的是什么？岐伯说：当人体的血气和调，营气卫气的运行通畅，五脏形成之后，神气藏之于心，魂魄也都具备了，才能成为一个健全的人体。

黄帝说：人的寿命长短各不相同，有中途夭亡的，有年老长寿的，有猝然死亡的，有的患病很久，希望听听它的道理。岐伯说：如果五脏强健，血脉调顺，肌肉之间通利无滞，皮肤固密，营卫的运行不失其常度，呼吸均匀徐缓，全身之气有规律的运行，六腑也能正常地消化饮食，使精微、津液能敷布周身，以营养人体，各脏腑功能正常，所以能够使生命维持长久而多寿。

黄帝说：有些人可活到百岁而死，如何辨别这些人呢？岐伯说：长寿的人，他的鼻孔和人中深邃而长，面部的骨骼高厚而方正，营卫的循行通调无阻，面部的三停耸起而不平陷，肌肉丰满，骨骼高起，这种壮健的形体，是能活到百岁而终其天年的象征。

黄帝说：希望听你讲讲人的血气盛衰，以及从生到死这一过程的情况？岐伯说：人生长到十岁的时候，五脏始发育到一定的健全程度，血气的运行畅通，生气在下，所以喜动而好走。人到二十岁，血气开始壮盛，肌肉也正在发达，所以行动更为敏捷，走路也快。人到三十岁，五脏已经发育强健，全身的肌肉坚固，血气充盛，所以步履稳重，爱好从容不迫地行走。人到四十岁，五脏六腑十二经脉都很健全，已到了不能再继续盛长的程度，从此腠理开始疏松，颜面的荣华逐渐衰落，鬓发开始花白，经气由平定盛满已到了不能再向上发展的阶段，精力已不十分充沛，所以好坐。人到五十岁，肝气开始衰退，肝叶薄弱，胆汁也减少，所以两眼开始昏花。人到六十岁，心气开始衰弱，会经常忧愁悲伤，血气已衰，运行不利，形体惰懈，所以好卧。人到七十岁，脾气虚弱，皮肤干枯。人到八十岁时肺气衰弱，不能藏魄，言语也时常发生错误。人到九十岁，肾气也要枯竭了，其他四脏经脉的血气也都空虚了。到了百岁，五脏的经脉都已空虚，五脏所藏的神气都消失了，只有形骸存在而死亡。

黄帝说：有的人不能活到应该活到的岁数而死亡的，这里面的原因是什么？岐伯说：不能长寿的人，是他的五脏不坚固，鼻孔和人中沟不深邃，鼻孔向外开张着，呼吸急促疾速。或者面部之骨骼卑小，脉管薄弱，脉中血少而不充盈，肌肉不坚实，肌腠松弛，再屡被风寒侵袭，血气更虚，血脉不通利，外邪就易于侵入，与真气相攻，真气败乱，致使他不得天年而死。

逆顺第五十五

【原文】

黄帝问于伯高曰：余闻气有逆顺，脉有盛衰，刺有大约[1]，可得闻乎？伯高曰：气之逆顺者，所以应天地、阴阳、四时、五行也。脉之盛衰者，所以候血气之虚实有余不足也。刺之大约者，必明知病之不可刺，与其未可刺，与其已不可刺也。黄帝曰：候之奈何？伯高曰：兵法曰无迎逢逢之气[2]，无击堂堂之阵[3]。刺法曰：无刺熇熇之热[4]，无刺漉漉之汗[5]，无刺浑浑之脉[6]，无刺病与脉相逆者。黄帝曰：候其可刺奈何？伯高曰：上工，刺其未生者也。其次，刺其未盛者也。其次，刺其已衰者也。下工，刺其方袭者也，与其形之盛者也，与其病之与脉相逆者也。故曰：方其盛也，勿敢毁伤，刺其已衰，事必大昌。故曰：上工治未病，不治已病。此之谓也。

【注释】

①刺有大约：针刺有大的原则。②逢逢之气：形容其气锐利，来势迅疾。③堂堂之阵：形容军队阵容整齐盛大。④熇熇之热：形容热势很高。⑤漉漉之汗：形容汗出之多，汗流不断。⑥浑浑之脉：形容脉搏急疾而无序，混乱不清。

【译文】

黄帝问伯高说：我听说气的运行有逆有顺，血脉有盛有衰，针刺有大法，可以给我讲讲这里面的道理吗？伯高说：气的运行，是与天地、阴阳、四时、五行相适应的，当其时的为顺，非其时的为逆。血脉是与气血的虚实相关的，所以通过诊脉可以察候气血的虚实、盈亏。针刺的大法，就是必须明确知道病变是否可以行刺，或病变发展到了不可施行针刺的程度等情况。

黄帝问：如何知道病变的可刺与不可刺呢？伯高说：《兵法》讲，作战时，要避开对方来势急疾、气焰嚣盛的锐气，不可贸然出击对方严整庞大的阵地。《刺法》讲，热势炽盛时不可刺，大汗淋漓时不可刺，脉象纷乱、模糊不清时不可刺，脉象与病情不相符合的不可刺。

黄帝说：如何掌握可刺的时机呢？伯高说：高明的医生，在疾病尚未发生之前进行针刺；其次，在病邪轻浅、疾病尚未严重时进行针刺；再次，在邪气已衰、正气来复、疾病转愈时针刺。技术低劣的医生，在邪气正旺时，或在病热正盛时，或在病情与脉象不相符时进行针刺。所以说，在病势正盛时不能针刺，但在邪气已经开始衰退时进行针刺，必定会收到良好的效果。所以医术高明的医生，往往能防患于未然，而不是治疗于发病之后，讲的就是这个道理。

五味第五十六

【原文】

黄帝曰：愿闻谷气有五味，其入五脏，分别奈何？伯高曰：胃者，五脏六腑之海也，水谷皆入于胃，五脏六腑皆禀气于胃。五味各走其所喜，谷味酸，先走肝，谷味苦，先走心，谷味甘，先走脾，谷味辛，先走肺，谷味咸，先走肾。谷气津液已行，营卫大通，乃化糟粕，以次传下。黄帝曰：营卫之行奈何？伯高曰：谷始入于胃，其精微者，先出于胃之两焦，以溉五脏，别出两行，营卫之道。其大气之抟而不行者，积于胸中，命曰气海，出于肺，循喉咽，故呼则出，吸则入。天地之精气，其大数常出三入一，故谷不入，半日则气衰，一日则气少矣。

黄帝曰：谷之五味，可得闻乎？伯高曰：请尽言之。五谷：秔米[1]甘，麻酸，大豆咸，麦苦，黄黍辛。五果：枣甘，李酸，栗咸，杏苦，桃辛。五畜：牛甘，犬酸，猪咸，羊苦，鸡辛。五菜：葵甘，韭酸，藿[2]咸，薤苦，葱辛。五色：黄色宜甘，青色宜酸，黑色宜咸，赤色宜苦，白色宜辛。凡此五者，各有所宜。五宜：所言五色者，脾病者，宜食秔米饭牛肉枣葵；心病者，宜食麦羊肉杏薤；肾病者，宜食大豆黄卷、猪肉、栗藿；肝病者，宜食麻犬肉李韭。肺病者，宜食黄黍鸡肉桃葱。五禁：肝病禁辛，心病禁咸，脾病禁酸，肾病禁甘，肺病禁苦。肝色青，宜食甘，秔米饭牛肉枣葵皆甘。心色赤，宜食酸，大肉麻李韭皆酸。脾色黄，宜食咸，大豆豕肉栗藿皆咸。肺色白，宜食苦，麦羊肉杏薤皆苦。肾色黑，宜食辛，黄黍鸡肉桃葱皆辛。

【注释】

①秔米：粳米。②藿：指豆叶，味咸，入肾。

【译文】

黄帝说：五谷有五种性味，当五味进入人体后，是如何归于五脏的呢？伯高说：一切食物都要先进入胃中，五脏六腑都要接受胃所消化的精微，以维持其机能活动，所以五脏六腑都受气于胃，而胃就成为五脏六腑营养汇集的地方。饮食物的五味归属五脏，都因饮食物的性味特性相异而各有所喜归：谷味酸的入胃之后，先入肝；味苦的，先入心；味甜的，先入脾；味辛的，先入肺；味咸的，先入肾。水谷的精微，化为津液，与营卫之气，运行于全身，其糟粕部分，按次第下传于大肠、膀胱，成为便、溺，排出体外。

黄帝问道：营卫是如何运行的呢？伯高说：水谷入胃后，所化生的精微部分，从胃出后至中上二焦，经肺灌溉五脏。它在输布于全身时，分别为两条途径，其清纯部分化为营气，浊厚部分化为卫气，分别从脉内外的两条道路运行于周身。同时所产生的大气，则聚于胸中，称为气海。这种气自肺沿咽喉而出，呼则出，吸则入，保证人体正常呼吸运动。天地的精气，它在体内代谢的大概情况，是宗气、营卫和糟粕三方面输出，但另一方面又要从天地间吸入空气与食入饮食物，以补给全身营养的需要，所以半日不吃饭，就会感到气衰，一天不进饮食，就感到气少了。

黄帝说：希望你给我讲讲五谷性味的情况？伯高说：让我详细地讲给你听。在五谷之中，粳米味甘，芝麻味酸，大豆味咸，麦味苦，黄米味辛。在五果之中，枣子味甘，李子味酸，栗子味咸，杏子味苦，桃子味辛。在五畜之中，牛肉味甘，狗肉味酸，猪肉味咸，羊肉味苦，鸡肉味辛。在五菜之中，葵菜味甘，韭菜味酸，豆叶味咸，薤味苦，葱味辛。五色与五味的关系：黄色属脾，宜食甘味；青色属肝，宜食酸味；黑色属肾，宜食咸味；赤色属心，宜食苦味；白色属肺，宜食辛味。这五种色味，在治疗和调补时，都可用其相宜的食品。所言五宜，就是在五脏患病时，选用相适宜的五味：脾病，宜食粳米饭、牛肉、枣子、葵菜；心病，宜食麦、羊肉、杏子、薤；肾病，宜食大豆芽、猪肉、栗子、藿；肝病，宜食芝麻、犬肉、李、韭；肺病，宜食黄米、鸡肉、桃、葱。

五脏之病对五味的禁忌是这样的：肝病应禁忌辛味，心病应禁忌咸味，脾病应禁忌酸味，肾病应禁忌甘味，肺病应禁忌苦味。

肝主青色，宜食甘味，粳米饭、牛肉、枣、葵等都是甘味；心主赤色，宜食酸味，犬肉、芝麻、李、韭等都是酸味；脾主黄色，宜食咸味，大豆、猪肉、栗、藿等都是咸味；肺主白色，宜食苦味，麦、羊肉、杏、薤等都是苦味；肾主黑色，宜食辛味，黄黍、鸡肉、桃、葱等都是辛味。

水胀第五十七

【原文】

黄帝问于岐伯曰：水与肤胀、鼓胀、肠覃①、石瘕②、石水，何以别之？岐伯答曰：水始起也，目窠上微肿，如新卧起之状，其颈脉动，时咳，阴股间寒，足胫肿，腹乃大，其水已成矣。以手按其腹，随手而起，如裹水之状，此其候也。黄帝曰：肤胀何以候之？岐伯曰：肤胀者，寒气客于皮肤之间，鼟鼟然不坚③，腹大，身尽肿，皮厚，按其腹，窅而不起，腹色不变，此其候也。鼓胀何如？岐伯曰：腹胀身皆大，大与肤胀等也，色苍黄，腹筋起，此其候也。肠覃何如？岐伯曰：寒气客于肠外，与卫气相搏，气不得荣，因有所系，癖而内著，恶气乃起，瘜肉④乃生。其始生也，大如鸡卵，稍以益大，至其成如怀子之状，久者离岁，按之则坚，推之则移，月事以时下，此其候也。石瘕何如？岐伯曰：石瘕生于胞中，寒气客于子门，子门闭塞，气不得通，恶血当泻不泻，衃⑤以留止，日以益大，状如怀子，月事不以时下。皆生于女子，可导而下。黄帝曰：肤胀鼓胀可刺邪⑥？岐伯曰：先泻其胀之血络，后调其经，刺去其血络也。

【注释】

①肠覃：覃，通『蕈』。肠覃，生于肠外，形如菌状的肿瘤。②石瘕：生于妇女子宫，坚硬如石的肿瘤。③鼟鼟然不坚：指鼓声。此处指中空如鼓而不坚硬。④瘜肉：即恶肉。⑤衃：凝聚不散的败血。⑥邪：音义同『耶』。

【译文】

黄帝问岐伯道：水胀与肤胀、鼓胀、肠覃、石瘕、石水，这些应该如何区别呢？岐伯回答说：病人的下眼胞微肿，就像刚刚睡醒的样子，颈部动脉搏动明显，时时咳嗽，两大腿内侧感到寒冷，足胫部肿胀，腹部胀大，若出现上述症状，说明水肿病已经形成了。若以手按压病人的腹部，放手后即随手而起，不留凹陷，就像按压充水的皮袋子一样，就是水胀病的症候。

黄帝说：怎样诊断肤胀病呢？岐伯说：所谓肤胀病，是由寒邪侵入皮肤之间形成的。病人腹部胀大，叩击时发出鼓音，按压时感觉空而不坚硬，病人全身浮肿，皮肤较厚，按压病人腹部，放手后不能随手而起，留有凹陷，腹部的皮色无异常变化，这就是肤胀的症候。

黄帝问：鼓胀病有哪些表现？岐伯说：鼓胀病人的腹部与全身都肿胀，这与肤胀病一样，但患鼓胀病的人皮肤青黄，腹部青筋高起暴露，这就是鼓胀病的症候特点。

黄帝问：肠覃病的表现有哪些？岐伯说：寒邪侵犯人体后，邪气滞留在肠外，与卫气相搏，卫气被阻而不能正常运行，因此邪气留滞，积久不去附着于肠外，并日渐滋长，使息肉得以形成，刚开始时，就像鸡蛋一样大小，此后逐渐长大，疾病一旦形成，病人就像怀孕一样，病程长的历经数年，用手按压则很坚硬，推动时可移动，但月经仍然按时到潮，这就是肠覃的症候。

黄帝说：石瘕病的表现有哪些？岐伯说：石瘕病生在胞宫内，寒邪侵犯，留滞在子宫颈口，使宫颈闭塞，气血凝滞不通。经血不能正常排泄，使凝结成块而留滞于宫内，并日益增大，使腹部涨大，像怀孕一样，月经不能按时来潮。石瘕病都发生在妇女，治疗时应活血化瘀，通导攻下，引瘀血下行。

黄帝说：肤胀与鼓胀可以用针刺治疗吗？岐伯说：治疗时先用针刺泻有瘀血的脉络，然后根据病情虚实的不同来调理经脉，刺去瘀滞的血络。

贼风第五十八

【原文】

黄帝曰：夫子言贼风邪气之伤人也，令人病焉，今有其不离蔽，不出室穴[①]之中，卒然病者，非不离[②]贼风邪气，其故何也？岐伯曰：此皆尝有所伤于湿气，藏于血脉之中，分肉之间，久留而不去；若有所堕坠，恶血在内而不去。卒然喜怒不节，饮食不适，寒温不时，腠理闭而不通。其开而遇风寒，则血气凝结，与故邪相袭[③]，则为寒痹。其有热则汗出，汗出则受风，虽不遇贼风邪气，必有因加而发[④]焉。黄帝曰：今夫子之所言者，皆病人之所自知也。其毋所遇邪气，又毋怵惕之所志，卒然而病者，其故何也？唯有因鬼神之事乎？岐伯曰：此亦有故邪留而未发，因而志有所恶，及有所慕，血气内乱，两气相搏。其所从来者微，视之不见，听而不闻，故似鬼神。黄帝曰：其祝[⑤]而已者，其故何也？岐伯曰：先巫者，因知百病之胜[⑥]，先知其病之所从生者，可祝而已也。

【注释】

①室穴：即指房屋。古人多挖穴而居，所以称住房为室穴。②离：避开的意思。③相袭：相互作用。此指新感与故邪相互作用。④因加而发：加，加以新感。指原因，在此指故邪。⑤祝：指祝由。古代祝说病由的一种治病方法，属今之心理疗法之一，适用于部分精神情志导致的疾病。⑥百病之胜：胜，制的意思。指多种疾病的治疗方法。

【译文】

黄帝说：先生常说贼风邪气伤害了人体，才会生病，但有人并没有离开房屋并保护得很严密，却突然生病了，他并不是没有避免贼风邪气，但却发病了，这是什么原因呢？岐伯说：这都是平时已受到邪气的伤害，比如曾经为湿气而伤，潜伏在血脉之中和分肉之间，长久滞留在体内没有驱除出去；或者因为从高处跌下来，致瘀血留积在内而发病；也有突然发生过度的喜怒，或饮食不当，或气候的冷热不注意调摄，使腠理闭塞，壅而不通；或适当腠理开泄时而感受风寒，这样使血气凝结，新风寒和宿邪湿气相互搏结，就发生寒痹；又有因热而出汗，因汗出肌腠疏松而受风邪，这些人虽然未受到贼风邪气的侵袭，但必然原有宿邪，并新加外感的因素，才能使人发病的。

黄帝说：你刚才说的都是病人自己所能知道的，但有的人既没有外来邪气的侵犯，也没有受惊恐等情志的刺激，却突然发病，这是什么原因呢？是否因为鬼神作祟呢？岐伯说：这也是因为有宿邪潜伏在内而未发作，由于情感上有所变化，或有厌恶之事，或有所怀慕而不能遂心引起体内血气的逆乱和潜伏在体内的病邪两相结合，因而发生病变。这种内在的变化极为细微，没有明显的迹象，是看不见、听不到的，所以好像鬼神作祟一样。

黄帝说：既然不是鬼神作祟，为什么用『祝由』的方法就能把病治好呢？岐伯说：古时的巫医，因为他知道某些疾病，是可以用精神疗法控制的，又事先知道了疾病发生的原因，所以可用『祝由』的方法来治愈疾病。

卫气失常第五十九

【原文】

黄帝曰：卫气之留于腹中，蓄积不行，苑蕴[1]不得常所，使人支胁胃中满，喘呼逆息者，何以去之？伯高曰：其气积于胸中者，上取之；积于腹中者，下取之；上下皆满者，傍取之。黄帝曰：取之奈何？伯高对曰：积于上，泻大迎、天突、喉中；积于下者，泻三里与气街；上下皆满者，上下取之，与季胁之下一寸（一本云季胁之下深一寸），重者，鸡足取之[2]。诊视其脉大而弦急，及绝不至者，及腹皮急甚者，不可刺也。黄帝曰：善。

黄帝问于伯高曰：何以知皮肉、气血、筋骨之病也？伯高曰：色起两眉薄泽者，病在皮。唇色青黄赤白黑者，病在肌肉。营气濡然[3]者，病在血气。目色青黄赤白黑者，病在筋。耳焦枯受尘垢，病在骨。黄帝曰：病形何如，取之奈何？伯高曰：夫百病变化，不可胜数，然皮有部，肉有柱[4]，血气有输，骨有属。黄帝曰：愿闻其故。伯高曰：皮之部，输于四末。肉之柱，在臂胫诸阳分肉之间，与足少阴分间。血气之输，输于诸络，气血留居，则盛而起。筋部无阴无阳，无左无右，候病所在。骨之属者，骨空之所以受益而益脑髓者也。黄帝曰：取之奈何？伯高曰：夫病变化，浮沉深浅，不可胜穷，各在其处，病间者浅之，甚者深之，间者少之，甚者众之，随变而调气，故曰上工。

黄帝问于伯高曰：人之肥瘦大小寒温，有老壮少小，别之奈何？伯高对曰：人年五十已上为老，二十已上为壮，十八已上为少，六岁已上为小。黄帝曰：何以度知其肥瘦？伯高曰：人有肥有膏有肉。黄帝曰：别此奈何？伯高曰：腘肉坚，皮满者，肥。腘肉不坚，皮缓者，膏。皮肉不相离者，肉。黄帝曰：身之寒温何如？伯高曰：膏者其肉淖，而粗理者身寒，细理者身热。脂者其肉坚，细理者热，粗理者寒。黄帝曰：其肥瘦大小奈何？伯高曰：膏者，多气而皮纵缓，故能纵腹垂腴[5]。肉者，身体容大。脂者，其身收小。黄帝曰：三者之气血多少何如？伯高曰：膏者多气，多气者热，热者耐寒。肉者多血，多血则充形，充形则平。脂者，其血清，气滑少，故不能大。此别于众人者也。

黄帝曰：众人奈何？伯高曰：众人皮肉脂膏不能相加也，血与气不能相多，故其形不小不大，各自称其身，命曰众人。

黄帝曰：善。治之奈何？伯高曰：必先别其三形，血之多少，气之清浊，而后调之，治无失常经⑥。是故膏人，纵腹垂腴；肉人者，上下容大；脂人者，虽脂不能大者。

【注释】

①苑蕴：苑，即郁。即蕴结不散之意。②鸡足取之：又称合称刺，古代针刺的方法之一，即将针刺于分肉间，然后再向左右各斜刺一针，形于鸡足之三趾。③营气濡然：营气耗散于外，体表湿润而多汗。④肉有柱：指四肢隆起丰厚的肌肉之处。⑤纵腹垂腴：腹肉肥大，腹皮松弛，肌肉下垂。⑥无失常经：常经，指一般规律。言治疗时不要违背一般的治疗法则。

【译文】

黄帝说：卫气留滞于胸腹之中，运行受到阻碍，违背正常的循行规律，积聚不畅，郁结而不能运行到正确的部位，使人产生胸胁、胃脘胀满、喘息气逆等症状，该用什么方法来治疗这些疾病呢？伯高说：气郁不行，积聚在胸中的，取上部的腧穴治疗；积聚在腹中的，取下部的腧穴治疗；积聚在胸腹部，使胸胁脘腹都胀满的，则取上下部及附近的穴位治疗。

黄帝说：应该取哪些穴经呢？伯高回答说：卫气郁积在胸中，当泻足阳明胃经的人迎穴，任脉的天突和廉泉穴；卫气郁积在腹中，当泻足阳明胃经的三里穴和气街穴；卫气积在胸胁脘腹，上下都觉胀满，当上取人迎、天突、廉泉等穴，下取三里、气街穴以及季肋下一寸的章门穴以泻；病情严重的，采取鸡足刺法。若病人的脉大而弦急，或脉绝不至以及腹皮绷急紧张，就不能用针刺。黄帝说：讲得好。

黄帝问伯高说：对皮、肉、气、血、筋、骨的病变应如何诊察呢？伯高说：病色表现在两眉之间，缺少光泽的，则病变发生在皮；口唇呈青、黄、赤、白、黑颜色的，病变发生在肌肉；皮肤多汗而湿润，则病在血气；目色呈现青、黄、赤、白、黑色的，则病发生在筋；耳轮焦枯，阴暗不泽，如有尘垢的，则病变在骨。

黄帝说：病情的表现及变化是怎样的呢？应当如何治疗？伯高说：很多疾病的变化，是多种多样的。但皮有部，肉有柱，血气有输，骨有属。

黄帝说：我希望听您讲讲其中的道理。伯高说：皮之部，在肢末端的浅表部位；肉之柱，在上肢的臂、下肢的胫，手足六阳经肌肉隆起之处，以及足少阴经循行路线上的肌肉丰厚之处；血气之输，在诸经的络穴，当血气留滞时，则络脉壅盛而高起；筋的病变无阴无阳，无左无右，治疗时应随病变的部位而取之；骨痛的所属部位，在关节处，骨穴是输注精液的，且能补益脑髓。

黄帝说：该怎样进行治疗呢？伯高说：由于疾病的千变万化，针刺治疗或深或浅，或浮或沉，不可胜数。其主要的原则应根据发病的部位和病情进行针刺，病轻的浅刺，病重的深刺，病轻的用针要少，病重的用针要多。能随着病情的变化而调治经气，才是高明的医生。

黄帝问伯高道：人体的肥瘦，身形的大小，体表的寒温，以及年龄的老、壮、少、小，是怎样区别的呢？伯高回答说：年龄在五十岁以上的为老，三（原作『二』，据《甲乙经》改）十岁以上的为壮，十八岁以下的为少，六岁以上的为小。

黄帝说：人体肥与瘦的评定应以什么为标准呢？伯高说：人体有脂、膏、肉三种不同的类型。

黄帝说：应当如何区别人的脂、膏、肉三种类型呢？伯高说：肉（肥厚或成块突起的肌肉。——译注）丰厚坚实皮肤丰满的为脂；肉本丰厚坚实、皮肤松弛的为膏；皮肉紧紧相连在一起的为肉。

黄帝说：人的身体有寒温的不同，如何加以区别呢？伯高说：膏类型的人肌肉濡润，若皮肤腠理粗糙，卫气就易外泄，故身体多寒；若皮肤腠理细腻，卫气就易收藏，故身体多热。脂类型的人肌肉坚实，皮肤腠理致密的，身体多热；皮肤腠理粗疏的，身体多寒。

黄帝说：身体的肥瘦大小是如何区别的呢？伯高说：膏类型的人，多阳气充盛，皮肤宽纵弛缓，腹部肌肉松软下垂；肉类型的人，身体则宽大；脂类型的人，肌肉则坚实而身形较小。

黄帝说：这三种类型的人的气血情况是怎样的呢？伯高说：膏类型的人，阳气充盛，身体多热，就能耐寒；肉类型的人，阴血偏盛，能充养肌肉形体，气质平和；脂类型的人，其血清，气滑利而且少，所以身形不大。这就是脂、膏、肉三种人气血多少的大概情况，与一般的人有所区别。

黄帝说：一般人的情况是怎么样的？伯高说：一般人的皮、肉、脂、膏都比较均匀，血与气也保持平衡，没有偏多的情况，所以他们的身形不大不小，身体各部位都非常匀称，这就是一般人的情况。

黄帝说：讲得好。对这三种人出现的疾病，该怎样进行治疗呢？伯高说：必须先分清这三种不同类型的人的气血多少及气的清浊，然后再进行调治，根据具体情况用常法治疗。所以说，膏人形体宽肥腹肉下垂；肉人身体上下都很宽大；脂人虽然脂肥，但体型不大。

玉版第六十

【原文】

黄帝曰：余以小针为细物也，夫子乃言上合之于天，下合之于地，中合之于人，余以为过针之意矣，愿闻其故。岐伯曰：何物大于天乎？夫大于针者，惟五兵①者焉。五兵者，死之备也，非生之具。且夫人者，天地之镇②也，其不可不参乎？夫治民者，亦唯针焉。夫针之与五兵，其孰小乎？黄帝曰：病之生时，有喜怒不测，饮食不节，阴气不足，阳气有余，营气不行，乃发为痈疽。阴阳不通，两热相搏，乃化为脓，小针能取之乎？岐伯曰：圣人不能使化者，为其邪不可留也。故两军相当，旗帜相望，白刃陈于中野者，此非一日之谋也。能使其民，令行禁止，士卒无白刃之难者，非一日之教也，须臾之得也。夫至使身被痈疽之病，脓血之聚者，不亦离道远乎。夫痈疽之生，脓血之成也，不从天下，不从地出，积微之所生也。故圣人自治于未有形也，愚者遭其已成也。黄帝曰：其已形，不予遭，脓已成，不予见，为之奈何？岐伯曰：脓已成，十死一生，故圣人弗使已成，而明为良方，著之竹帛，使能者踵而传之后世，无有终时者，为其不予遭也。黄帝曰：其已有脓血而后遭乎，不导之以小针治乎？岐伯曰：以小治小者其功小，以大治大者多害，故其已成脓血者，其唯砭石铍锋之所取也。黄帝曰：多害者其不可全乎？岐伯曰：其在逆顺焉。黄帝曰：愿闻逆顺。岐伯曰：以为伤者，其白眼青，黑眼小，是一逆也；内药而呕者，是二逆也；腹痛渴甚，是三逆也；肩项中不便，是四逆也；音嘶色脱，是五逆也。除此五者为顺矣。

黄帝曰：诸病皆有逆顺，可得闻乎？岐伯曰：腹胀，身热，脉大，是一逆也；腹鸣而满，四支清③泄，其脉大，是二逆也；衄而不止，脉大，是三逆也；咳且溲血脱形，其脉小劲，是四逆也；咳，脱形身热，脉小以疾，是谓五逆也。如是者，不过十五日而死矣。其腹大胀，四末清，脱形，泄甚，是一逆也；腹胀便血，其脉大，时绝，是二逆也；

咳溲血，形肉脱，脉搏，是三逆也；呕血，胸满引背，脉小而疾，是四逆也；咳呕腹胀，且飧泄，其脉绝，是五逆也。如是者，不及一时而死矣。工不察此者而刺之，是谓逆治。

黄帝曰：夫子之言针甚骏④，以配天地，上数天文，下度地纪，内则五脏，外次六府，经脉二十八会，尽有周纪，能杀生人，不能起死者，子能反之乎？岐伯曰：能杀生人，不能起死者也。黄帝曰：余闻之则为不仁，然愿闻其道，弗行于人。岐伯曰：是明道也，其必然也，其如刀剑之可以杀人，如饮酒使人醉也，虽勿诊，犹可知矣。黄帝曰：愿卒闻之。岐伯曰：人之所受气者，谷也。谷之所注者，胃也。胃者，水谷气血海也。海之所行云气者，天下也。胃之所出气血者，经隧也。经隧者，五脏六腑之大络也，迎而夺之而已矣。黄帝曰：上下有数乎？岐伯曰：迎之五里，中道而止，五至而已，五往而脏之气尽矣，故五五二十五而竭其输矣，此所谓夺其天气者也，非能绝其命而倾其寿者也。黄帝曰：愿卒闻之。岐伯曰：窥门而刺⑤之者，死于家中；入门而刺⑥之者，死于堂上。黄帝曰：善乎方，明哉道，请著之玉版，以为重宝，传之后世，以为刺禁，令民勿敢犯也。

【注释】

①五兵：指古代的五种兵器。②镇：引申为重要的、贵重的意思。③四支清：指四肢厥冷。④针甚骏：骏，大也。针甚骏，即针的作用非常大。⑤窥门而刺：窥门，即人从门缝中探视。在此可引申为浅刺。⑥入门而刺：此处意为深刺。

【译文】

黄帝说：我以为小针是一种细小的东西，先生却说它的作用上合于天，下合于地，中合于人，我认为这是把针的意义说得过分了，你能讲讲你为什么那样说吗？岐伯说：还有什么东西能够比天更大呢？能大于针的，惟有五种兵器。但五种兵器都是准备在战争中用以杀人的，不是用来治病活人的工具。而且天地之间最高贵的是人，怎么可以不参合自然界的现象呢？治疗人民的疾病，只有用小针。这样对比针和五兵作用的大小，不是很清楚了吗！

黄帝说：有的病在发生的时候，因喜怒无度，或饮食无节，或阴气不足，或阳气有余，致使营气郁滞不行，而发生痈疽。进而营卫气血阻滞不通，体内的阳热之气与邪热互相搏结，而化为脓，小针能治疗这样的病吗？岐伯说：聪明的人发现了这种病，要早期治疗，等到病已形成，再想化除掉，就不是很简单的事了，所以说病邪不要久留在体内。譬如两军作战，旗帜相望，刀光剑影遍于旷野，这必是策划已久，决不是出于一天的计谋。能够使民众服从命令，有令必行，有禁必止，使兵士敢于冲锋陷阵，不怕牺牲，这也不是一天教育的结果、顷刻之间就能办得到的。等到身体已经患了痈疽之病，脓血已经形成，这时再想用微针治疗，那不是距离太远了吗？要知道痈疽的产生，脓血的形成，既不是从天而降，也不是从地而生，而是病邪侵犯机体后，未得及时去除，使之逐渐积累而成的。所以聪明的人能够防微杜渐，在痈疽没有迹象时，积极预防，不使其发生，愚拙的人，预先不知防治，就会遭受疾病形成后的痛苦。

黄帝说：如果痈疽已经形成，因生于内脏而无法接触，脓已形成，也不能看到，这该怎么办呢？岐伯说：脓已成的，十死一生，所以聪明的医生能早期诊断，不等疾病形成，就消灭在萌芽阶段，并将一些好的治法，记载在竹帛上，制成专书，使有才能的人能够继承下来，并能一代一代的传下去，为的是使人们不再遭受痈疽的痛苦。黄帝说：其已经形成脓血的，而后一定要遭有死亡的危险吗？难道不能用小针来治疗吗？岐伯说：用小针治疗，其功效不大，再用大针来治疗，又可能产生不良后果，所以对于已形成脓血的，只有采用砭石，或用铍针锋针及时排脓，最为适宜。

黄帝说：有些痈疽病多向恶化方面发展，这样还能够治好吗？岐伯说：这主要根据病证的逆顺来决定。黄帝说：我希望听你谈谈病症的逆顺。岐伯说：白眼青，黑眼小，是逆症之一；服药而呕吐的，是逆症之二；腹痛而口渴甚的，是逆症之三；肩项转移不便，是逆症之四；声音嘶哑，面无血色，是逆症之五。除了这五种逆症之外，便是顺症了。

黄帝问：各种病在发展过程中，预后都有好与不好，你可以给我讲讲这方面的情况吗？岐伯说：腹胀满，身发热，脉大，是为预后不良的表现之一；腹满而肠鸣，四肢逆冷，腹泻，脉大，是预后不良的表现之二；衄血不止，脉大，是预后不良的表现之三；咳嗽且兼小便溺血，肌肉消瘦，脉小而劲疾，是预后不良的表现之四；咳嗽，形体羸弱异常，身发热，脉小而搏动疾速，是预后不良的表现之五。若出现以上五逆症状的，不过十五天就有死亡的危险。

还有腹大而胀，四末逆冷，形肉已脱，泄泻不止的，是为预后不良的表现之一；腹胀满，大便下血，脉大而有间歇的，是为预后不良的表现之二；咳而小便溺血，形肉已脱，脉来搏指无和缓之象，是为预后不良的表现之三；呕血，胸部胀满连及背部，脉小而劲，是为预后不良的表现之四；咳嗽呕吐，腹胀，泄泻完谷不化，而脉绝不至，是为预后不良的表现之五。若出现这些症状的，不过一天的时间就会死亡。医生对这些危象，如不细加审察而妄行针刺，就是治疗上的错误。

黄帝说：先生说针刺的作用很大，在自然界可以与天地相配，上合于天文，下合于地理，在人体内则与五脏相联，外则以次和六腑相通，因全身二十八脉的经气流注有一定的规律，所以针刺可以疏通经脉，宣导气血，但在针刺中有的把活生生的人治死，而要死的人却不能用针法治愈，这种情况能够扭转吗？岐伯说：针治不当，确能致人于死，但针治得当，亦不能把死人救活。黄帝说：我所到针刺不当，能把活生生的人致死，感到太不仁道了，所以我想听你讲讲其中的道理，不要再将错误的针法为人治病。岐伯说：这是很明显的道理，也是必然会出现的结果。比如刀剑可以杀人，饮酒可以醉人的道理一样，不用分析，也可以知道它的原因。

黄帝说：希望你给我讲详细点。岐伯说：人所禀受的精气，是来源于水谷。水谷所注入的器官，是胃。所以胃是容纳水谷、化生气血的所在。海洋里的水，要化为云气才能行于天下。胃中的精微化生气血，运行于周身，则需有经隧的流动。

所谓经隧，就是联络五脏六腑的大络，如果在这些地方用迎而夺之的刺法，就会误泻真气，而置人于死地。

黄帝说：在上下手足的经脉，有多少穴位不能用刺的呢？岐伯说：误用迎而夺之的泻法，针刺手阳明大肠经的五里穴，致使脏气运行到中途而止，一脏的真气大约是五至而已，所以若连续五次用迎而夺之的泻法，则一脏的真气泻尽，若连续泻二十五次，则五脏所输注的精气就会竭绝，这就是劫夺了人的天真之气，并非由于他命之自绝而终其寿的。黄帝说：想听你详细的讲讲。

岐伯说：在气血出入的要害处胡乱针刺，若刺的浅则其害迟，病人回到家中就死亡；若刺的深则其害速，病者就会死在医者的堂上。黄帝说：你讲的这些方法很完善，道理也很明确，请把它著录在玉版上面，作为最珍贵的文献，以留传于后世，作为禁刺的根据，使人们提高针刺水平，不会再犯误针的禁律。

五禁第六十一

【原文】

黄帝问于岐伯曰：余闻刺有五禁，何谓五禁？岐伯曰：禁其不可刺也。黄帝曰：余闻刺有五夺[1]。岐伯曰：无泻其不可夺者也。黄帝曰：余闻刺有五过[2]。岐伯曰：补泻无过度也。黄帝曰：余闻刺有五逆。岐伯曰：病与脉相逆，命曰五逆[3]。黄帝曰：余闻刺有九宜。岐伯曰：明知九针之论，是谓九宜。

黄帝曰：何谓五禁？愿闻其不可刺之时。岐伯曰：甲乙日自乘，无刺头，无发矇于耳内；丙丁日自乘，无振埃于肩喉廉泉。戊己日自乘四季，无刺腹去爪泻水。庚辛日自乘，无刺关节股膝。壬癸日自乘，无刺足胫。是谓五禁。

黄帝曰：何谓五夺？岐伯曰：形肉已夺，是一夺也；大夺血之后，是二夺也；大汗出之后，是三夺也；大泄之后，是四夺也；新产及大血之后，是五夺也。此皆不可泻。黄帝曰：何谓五逆？岐伯曰：热病脉静，汗已出，脉盛躁，是一逆也；病泄，脉洪大，是二逆也；著痹不移，䐃肉破[4]，身热，脉偏绝，是三逆也；淫[5]而夺形身热，色夭然白，及后下血衃[6]，血衃笃重，是谓四逆也；寒热夺形，脉坚搏，是谓五逆也。

【注释】

①五夺：气血虚弱，元气大衰时用泻法针刺就称为五夺。②五过：指用补泻之法超过了一定的范围。③五逆：脉与证相反就称为五逆。④䐃肉破：䐃肉，指大腿的肌肉，如腨、股等处的肌肉。破，败也；此指瘦削。⑤淫：此处泛指津液耗伤的病变。⑥后下血衃：指大便便下黑色瘀血块。

【译文】

黄帝问岐伯道：我听说针刺有五禁，指的是什么？岐伯说：五禁就是不可进行针刺的时日。

黄帝说：我听说针刺有五夺，指的是什么？岐伯说：五夺就是在气血虚衰元气大虚时，不能施行泻法针刺。

黄帝说：我听说针刺有五过，指的是什么？岐伯说：五过是说在用针刺施行补泻时，不能超过常度。

黄帝说：我听说针刺有五逆，指的是什么？岐伯说：五逆是指疾病与脉相反的五种情况。

黄帝说：我听说针刺有九宜，指的是什么？岐伯说：明确了解九针的理论，并能灵活恰当地应用，就叫做九宜。

黄帝问：什么叫五禁？我想知道不可施行针刺的时日。岐伯回答说：天干应于人身，甲乙日应头，所以遇到甲乙日时，不能刺头部的腧穴，也不用发蒙的针法刺耳内；丙丁日应肩、喉，所以遇到丙丁日时，不能用振埃的针法刺肩、喉及廉泉穴；戊己日应手足四肢，所以遇到戊己日时，不能深刺腹部和用去爪的针法泻水；庚辛日应股膝，所以遇到庚辛日时，不能针刺股膝部的穴位；壬癸日应足胫，所以遇到壬癸日时，不能针刺足胫部的穴位。这就是所谓的针刺五禁。

黄帝问：什么叫做五夺？岐伯回答说：形体消瘦、肌肉陷下，是一夺；大失血之后，是二夺；大汗出后，是三夺；大泄之后，是四夺；新生产后，或大出血后，是五夺。五夺都是元气大虚，不要再用泻法治疗。

黄帝问：什么叫做五逆？岐伯回答说：热性病反见脉象静，汗出后，脉反见躁动之象，这就是脉征相反，是一逆；患泄泻的病人，脉象反见脉洪大，是二逆；身患痹病疼痛不移，肉消瘦，身热，一侧脉搏难以摸到，是三逆；淫欲过度，耗竭阴液，形体消瘦，身热，肤色苍白以及大便下血块，出血严重，是四逆；大患寒热，导致形体消瘦，脉坚搏，是五逆。

动输第六十二

【原文】

黄帝曰：经脉十二，而手太阴、足少阴、阳明独动不休，何也？岐伯曰：是阳明胃脉也①。胃为五藏六府之海，其清气上注于肺，肺气从太阴而行之，其行也，以息往来②，故人一呼脉再动，一吸脉亦再动，呼吸不已，故动而不止。

黄帝曰：气之过于寸口也，上十焉息，下八焉伏③？何道从还？不知其极。岐伯曰：气之离藏也，卒然如弓弩之发，如水之下岸，上于鱼以反衰，其余气衰散以逆上，故其行微。

黄帝曰：足之阳明何因而动？岐伯曰：胃气上注于肺，其悍气④上冲头者，循咽，上走空窍，循眼系，入络脑，出顑，下客主人，循牙车，合阳明，并下人迎，此胃气别走于阳明者也。故阴阳上下，其动也若一。故阳病而阳脉小者为逆，阴病而阴脉大者为逆。故阴阳俱静俱动，若引绳相倾者病。

黄帝曰：足少阴何因而动？岐伯曰：冲脉者，十二经之海也，与少阴之大络，起于肾，下出于气街，循阴股内廉，邪⑤入腘中，循胫骨内廉，并少阴之经，下入内踝之后，入足下；其别者，邪入踝，出属跗上，入大指之间，注诸络，以温足肠，此脉之常动者也。

黄帝曰：营卫之行也，上下相贯，如环之无端，今有其卒然遇邪气，及逢大寒，手足懈惰，其脉阴阳之道，相输之会，行相失也，气何由还？岐伯曰：夫四末阴阳之会者，此气之大络也。四街者，气之径路也。故络绝则径通，四末解⑥则气从合，相输如环。黄帝曰：善。此所谓如环无端，莫知其纪，终而复始，此之谓也。

【注释】

①是阳明胃脉也：《太素》卷第一、《甲乙经》卷九均作『足阳明胃脉也』。②以息往来：息，一呼一吸谓之息。

以息往来，指肺气的运行是依照呼吸而往来的。③上十焉息，下八焉伏：各家注释不一，以张景岳的注解较为恰当：『上十焉息，言脉之进也其气盛，何所来而生也；下八焉伏，言脉之退也其气衰，何所去而伏也。』④悍气：指水谷之精微中急疾滑利的部分。⑤邪：通『斜』。⑥解：消除，解除。

【译文】

黄帝说：十二经脉之中，为什么手太阴肺经、足少阴肾经、足阳明胃经三经的经脉搏动不止呢？岐伯说：这就是胃气与脉搏跳动的关系。因为胃是五脏六腑的营养来源，胃中水谷精微所化生的清气，上行注入于肺，肺气从手太阴肺经开始，而循行于十二经脉，肺气的运行，是随着人的呼吸而往来的，故人一呼脉跳动两次，一吸脉亦跳动两次，呼吸不停，所以脉搏的跳动也不停止。

黄帝说：脉气通过寸口，当脉来时其气较甚，脉去时，其气较衰，你能给我讲讲脉气盛衰的原理吗？岐伯说：脉气从内脏输注外至经脉时，像箭突然离弦一样的迅速，如水冲决堤岸一样的迅猛，所以，开始时脉气是强盛的，当脉气上达鱼际后，就呈现由盛而衰的现象，但其衰散之力犹逆而上行，这种运行的脉气就微弱了。

黄帝说：足阳明胃脉搏动的原因是什么？岐伯说：这是因为胃气上注于肺，其上冲于头的慓悍之气，则循咽喉而上走于孔窍，循眼系，入络脑，从脑出于颇部，向下会于足少阳胆经的客主人穴（上关穴），沿颊车，合于足阳明本经，并向下行于结喉两旁的人迎穴，这就是胃气别走而又合于阳明的过程。由于手太阴寸口脉和足阳明人迎脉的经气是互相贯通的，所以它的搏动是一致的。阳病时阳脉宜大，若阳病而阳脉反小者为逆；阴病时阴脉宜小，若阴病而阴脉大者为逆。所以在正常情况下，寸口和人迎脉应当协调，静则俱静，动则俱动，像牵引绳索一样的均匀，如果上下大脉若引绳不匀而一方偏盛，就是病态。

黄帝说：足少阴肾脉搏动的原因是什么？岐伯说：冲脉，为十二经之海，它和足少阴之络，同起源于肾下，出于足阳明胃经的气街，沿大腿内侧，向下斜行入腘中，再沿胫骨内侧，与少阴经相合而下行入于足内踝的后面，入于足下；它分出一条支脉，斜入内踝，出而入于足背上，进入大趾（小趾）之间，再进入诸络脉之中，发挥温养胫部和足部的作用。这就是足少阴经脉常动不休的原理。

黄帝说：营气和卫气的运行，是上下互相贯通，如圆环一样没有终点，现在突然遇到邪气的侵袭，或遭到了严寒的刺激，外邪留居四肢，则手足懈惰无力，营卫在经脉内外运行，阴阳有度，若邪气居之，则其运行之道路及转输会合之处，都因外邪的影响而阻滞不通，运行失常，在这样的情况下，营卫之气是如何往返循环的呢？岐伯说：四肢末梢是阴阳会合的地方，也是营卫之气通行的大道。四街是营卫之气运行的必经之路。故邪气阻塞了小的络脉后，则像四街这样的一些径路通畅，使之运行如常，当四末的邪气得以解除后，则络脉又复沟通，气又从这里输运会合，如环之无端，周而复始，运行不息。黄帝说：讲得好！经气运行具有这种『络绝则径通』彼绝此通的代偿作用，才能如环无端莫知其纪，周而复始，讲得就是这个道理。

五味论第六十三

【原文】

黄帝问于少俞曰：五味入于口也，各有所走，各有所病。酸走筋，多食之，令人癃；咸走血，多食之，令人渴；辛走气，多食之，令人洞心[1]；苦走骨[2]，多食之，令人变呕；甘走肉，多食之，令人悗心。余知其然也，不知其何由，愿闻其故。少俞答曰：酸入于胃，其气涩以收，上之两焦[3]，弗能出入也，不出即留于胃中，胃中和温，则下注膀胱，膀胱之脆薄以懦，得酸则缩绻，约而不通，水道不行，故癃。阴者，积筋之所终也，故酸入而走筋矣。黄帝曰：咸走血，多食之，令人渴，何也？少俞曰：咸入于胃，其气上走中焦，注于脉，则血气走之，血与咸相得则凝，凝则胃中汁注之，注之则胃中竭，竭则咽路焦，故舌本干而善渴。血脉者，中焦之道也，故咸入而走血矣。黄帝曰：辛走气，多食之，令人洞心，何也？少俞曰：辛入于胃，其气走于上焦，上焦者，受气而营诸阳者也，姜韭之气熏之，营卫之气不时受之。久留心下，故洞心。辛与气俱行，故辛入而与汗俱出。黄帝曰：苦走骨，多食之，令人变呕，何也？少俞曰：苦入于胃，五谷之气，皆不能胜苦，苦入下脘，三焦之道皆闭而不通，故变呕。齿者，骨之所终也[4]，故苦入而走骨，故入而复出，知其走骨也。黄帝曰：甘走肉，多食之，令人悗心，何也？少俞曰：甘入于胃，其气弱小[5]，不能上至于上焦，而与谷留于胃中者，令人柔润也，胃柔则缓，缓则蛊[6]动，蛊动则令人悗心。其气外通于肉，故甘走肉。

【注释】

①洞心：病人有心中空虚不实之感。②苦走骨：苦味属火入心。此处走骨，是因苦味性坚而沉，故走骨。③焦：干燥。④骨之所终：当『骨之余』讲。⑤其气弱小：指甘味其性柔缓弱小。⑥蛊：指体内的寄生虫。

【译文】

黄帝问少俞道：饮食五味进入口中后，各有所喜欢归入的脏腑经络，也各有其病的发生。酸味走筋，过食酸味，就会导致小便不通；咸味走血，过食咸味，会使人口渴；辛味走气，过食辛味，会使人心中空虚；苦味走骨，过食苦味，会使人呕吐；甘味走肉，过食甘味，会使人心中烦闷。我知道是这样，但不知道其中的道理，希望你给我讲一下。少俞回答说：味酸的食物进入胃后，酸性收涩，只能行于上、中二焦，而随气化的出入较困难，便就留滞在胃中，胃中调和，功能正常，就使酸味下注于膀胱，膀胱的皮薄而且濡软，遇酸后则卷曲收缩，使膀胱口受阻不通，影响尿液的通行，所以小便不通。前阴是诸筋聚集的地方，所以说酸入于胃而走筋。

黄帝说：咸味走血，多食咸味的东西，令人口渴的原因是什么？少俞说：将咸味的东西摄入胃后，咸味之气上走中焦，输注到血脉，与血相合，随血行走，血与咸味相合，则使血液浓稠，血液浓稠则胃中的水液注入血脉之中。如胃中水液不足，则不能上滋咽部，而使咽部焦干，舌根也干燥，所以就口渴。血脉是中焦精微输送到周身的道路，血也出于中焦，所以说咸味入于胃后，出于中焦而走血分。

黄帝说：辛味走气，过食辛味的东西，令人心中空虚的原因是什么？少俞说：辛味的东西摄入胃后，辛味之气走上焦，上焦禀受中焦的精微之气，营气散布于肌表腠理，如果姜、韭的辛味常熏蒸于上焦，营卫之气时常受到它的影响，久留在胃中，就会使人感到心中空虚。辛味与卫气相伴而行，所以说辛味入胃后能走表、开发毛窍而与汗一同外出。

黄帝说：苦味走骨，过食苦味的东西，会使人作呕，这是什么原因呢？少俞说：将苦味的东西摄入胃，五谷的气味皆不能盛过苦味，苦味之气行入下脘，三焦的通道都受到影响闭而不通，以致水谷不得散布，胃的功能失常，所以令人作呕。齿为骨之余，苦味的东西从齿门进入，而又从齿门吐出，所以知道苦味走骨。

黄帝说：甘味走肌肉，过食甘味，令人心中烦闷的原因是什么？少俞说：甘味的东西摄入胃后，气味非常柔弱微小，不能上行到上焦，与水谷共同留积在胃中。甘味使胃柔润，胃柔润则气行缓慢，以致虫扰动不安，虫扰动不安就会使人烦闷。甘入脾，脾主肌肉，甘味之气外通于肌肉，所以说甘走肉。

阴阳二十五人第六十四

【原文】

黄帝曰：余闻阴阳之人何如？伯高曰：天地之间，六合之内，不离于五，人亦应之。故五五二十五人之政，而阴阳之人不与焉。其态又不合于众者五，余已知之矣。愿闻二十五人之形，血气之所生，别而以候，从外知内何如？岐伯曰：悉乎哉问也，此先师之秘也，虽伯高犹不能明之也。黄帝避席遵循而却曰：余闻之，得其人弗教，是谓重失，得而泄之，天将厌之。余愿得而明之，金匮藏之，不敢扬之。岐伯曰：先立五形金木水火土，别其五色，异其五形之人，而二十五人具矣。黄帝曰：愿卒闻之。岐伯曰：慎之慎之，臣请言之。

木形之人，比[1]于上角，似于苍帝。其为人苍色，小头，长面，大肩背，直身，小手足，好有才，劳心，少力，多忧劳于事。能春夏不能秋冬，感而病生，足厥阴佗佗然[2]。太角之人，比于左足少阳，少阳之下遗遗然[3]。左角（一曰少角）之人，比于右足少阳，少阳之下随随然。钛角（一曰右角）之人，比于右足少阳，少阳之上推推然。判角之人，比于左足少阳，少阳之下栝栝然。

火形之人，比于上徵，似于赤帝。其为人赤色，广䏶[4]，锐面[5]小头，好肩背髀腹，小手足，行安地，疾心，行摇，肩背肉满，有气轻财，少信，多虑，见事明，好颜，急心，不寿暴死。能春夏不能秋冬，秋冬感而死生，手少阴核核然。质徵之人（一曰质之人，一曰太徵），比于左手太阳，太阳之上肌肌然。少徵之人，比于右手太阳，太阳之上鲛鲛然（一曰熊熊然）。右徵之人，比于右手太阳，太阳之上鲛鲛然。质判（一曰质徵）之人，比于左手太阳，太阳之下支支颐颐然。

土形之人，比于上宫，似于上古黄帝。其为人黄色，圆面，大头，美肩背，大腹，美股胫，小手足，多肉，上下相称，行安地，举足浮，安心，好利人，不喜权势，善附人也。能秋冬不能春夏，春夏感而病生，足太阴敦敦然。太宫之人，比于左足阳明，阳明之下坎坎然。加宫之人（一曰众之人），比于左足阴明，阳明之下坎坎然。少宫之人，比于右足阳明，阳明之上枢枢然。左宫之人（一曰众之人，一曰阳明之上），比于右足阳明，阳明之下兀兀然。

金形之人，比于上商，似于白帝。其为人方面，白色，小头，小肩背，小腹，小手足，如骨发踵外，骨轻，身清廉，急心，静悍，善为吏。能秋冬不能春夏，春夏感而病生，手太阴敦敦然。钛商之人，比于左手阳明，阳明之上廉廉然。右商之人，比于左手阳明，阳明之下脱脱然。左商之人，比于右手阳明，阳明之上监监然。少商之人，比于右手阳明，阳明之下严严然。

水形之人，比于上羽，似于黑帝。其中人黑色，面不平，大头，廉颐，小肩，大腹，动手足，发行摇身，下尻长，背延延然，不敬畏，善欺绐人，戮死。能秋冬不能春夏，春夏感而病生，足少阴汗汗然。太羽之人，比于右足太阳，太阳之上颊颊然。少羽之人，比于左足太阳，太阳之下纡纡然⑥。众之为人（一曰加之人），比于右足太阳，太阳之下洁洁然。桎之为人，比于左足太阳，太阳之上安安然。是故五形之人二十五变者，众人所以相欺者是也。

黄帝曰：得其形，不得其色何如？岐伯曰：形胜色，色胜形者，至其胜时年加，感则病行，失则忧矣。形色相得者，富贵大乐。黄帝曰：其形色相胜之时，年加可知乎？岐伯曰：凡年忌下上之人，大忌常加七岁，十六岁，二十五岁，三十四岁，四十三岁，五十二岁，六十一岁，皆人之大忌，不可不自安也，感则病行，失财忧矣。当此之时，无为奸事，是谓年忌。

黄帝曰：夫子之言，脉之上下，血气之候，以知形气奈何？岐伯曰：足阳明之上，血气盛则髯美长；血少气多则髯短；故气少血多则髯少；血气皆少则无髯，两吻多画。足阳明之下，血气盛则下毛美长至胸；血多气少则下毛美短至脐，行则善高举足，足指少肉，足善寒；血少气多则肉而善瘃；血气皆少则无毛，有则稀枯悴，善痿厥足痹。

足少阳之上，气血盛则通髯美长；血多气少则通髯美短；血少气多则少须；血气皆少则无须，感于寒湿则善痹，骨痛爪枯也。足少阳之下，血气盛则胫毛美长，外踝肥；血多气少则胫毛美短，外踝皮坚而厚；血少气多则胻毛少，外踝皮薄而软；血气皆少则无毛，外踝瘦无肉。足太阳之上，血气盛则美眉，眉有毫毛；血多气少则恶眉，面多少理；血少气多则面多肉；血气和则美色。足太阳之下，血气盛则跟肉满，踵坚；气少血多则瘦，跟空；血气皆少则喜转筋，踵下痛。手阳明之上，血气盛则髭⑦美；血少气多，则髭恶；血气皆少则无髭。手阳明之下，血气盛则腋下毛美，手鱼肉以温；气血皆少则手瘦以寒。手少阳之上，血气盛则眉美以长，耳色美；血气皆少则耳焦恶色。手少阳之下，血气盛则手卷多肉以温，血气皆少则寒以瘦；气少血多则瘦以多脉。手太阳之上，血气盛则有多须，面多肉以平；血气皆少则面瘦恶色。手太阳之下，血气盛则掌肉充满；血气皆少则掌瘦以寒。

黄帝曰：二十五人者，刺之有约乎？岐伯曰：美眉者，足太阳之脉，气血多，恶眉者，血气少；其肥而泽者，血气有余；肥而不泽者，气有余，血不足；瘦而无泽者，气血俱不足。审察其形气有余不足而调之，可以知逆顺矣。

黄帝曰：刺其诸阴阳奈何？岐伯曰：按其寸口人迎，以调阴阳，切循其经络之凝涩，结而不通者，此于身皆为痛痹，甚则不行，故凝涩。凝涩者，致气以温之，血和乃止。其结络者，脉结血不和，决之乃行。故曰：气有余于上者，导而下之；气不足于上者，推而休之；其稽留不至者，因而迎之。必明于经隧，乃能持之。寒与热争者，导而行之；其宛陈血不结者，则而予之⑧。必先明知二十五人，则血气之所在，左右上下，刺约毕也。

【注释】

①比：比类的意思。②佗佗然：佗佗然，安重的意思。③遗遗然：形容从容自得的样子。④䯄：一作『矧』，齿本，即牙根。⑤锐面：锐，小的意思。指面部瘦小。⑥纡纡然：弯曲之意。此指不爽快的样子。⑦髭：生长于上口唇上的胡须。⑧则而予之：言按着原则给予治疗。

【译文】

黄帝说：我听说人分阴、阳两种类型，希望你讲讲这两者的区别？伯高说：天地之间，六合之内，一切事物之理，都离不开『五行』，人也是这样。所以二十五人之形，不包括阴阳之人在内，这二十五种类型的人与阴阳之人的五种形态是不同的。阴阳五态之人的情况，我已经知道了，我希望知道二十五人的形态及其血气的生成，分别进行候察，从外部表现就能测知内部的情况如何？岐伯说：你问得很详细啊！这是先师所秘而不传的，所以虽然有伯高这样高明的医生，也不能彻底明白其中的道理。黄帝离开座位后退了几步很恭敬地说：我听说，得到一个可以传授学术的人而不教给他，就是双重损失，得到了这种学术而随便泄漏，上天也要厌弃他的。我希望得到这种学术而给予阐明，把它保存在金匮里，不敢随便宣扬出去。

岐伯说：先要明确金、木、水、火、土五种类型的人，然后再根据五色的不同，区别五种形态之人，这样二十五种人的形态就清楚了。黄帝说：希望你给我详细地讲讲。岐伯说：一定要慎重啊！请让我给你说。

木形的人，属于木音中的上角，他们长得像东方地区的人。皮肤苍色，头小，面长，肩背宽大，身直，手足小，有才智、好用心机、体力不强。多忧劳于事物，对时令的适应，可以耐受春夏，不能耐受秋冬，容易感受病邪而发生疾病，属于足厥阴肝经，其性格特征是柔美而安重。禀木气之偏的有左右上下四种类型，左之上方，在木音中属于大角一类的人，类属于左足少阳经之上，其性格特征是谦让而态度和蔼。右之下方，在木音中属于左角一类的人，类属于右足少阳经之下，其性格特征是随和而顺从。右之上方，在木音中属于钛角一类的人，类属于右足少阳经之上，其性格特征是勇于上进。左之下方，在木音中属于判角一类的人，类属于左足少阳经之下，他们性格特征是正直而不阿。

火形的人属于火音中的上徵，他们长得像南方地区的人。皮肤色赤，脊背宽广，面瘦，头小，肩脊髀腹各部的发育很好，手足小，走路步履稳重；思考敏捷，走路时肩摇，背部的肌肉丰满，为人有气魄，轻财，缺少信心，多忧虑，对事物善于观察和分析，喜爱漂亮，性情躁急，不能享高寿而多暴死。这种人能耐受春夏的温暖，不能耐受秋冬的寒凉，秋冬时感受外邪，容易发生疾病，属于手少阴心经，性格特征是为人很真实。禀火气之偏的有上下左右四种类型：左之上方，在火音中属于质徵一类的人，类属于左手太阳之上，其性格特征是见识肤浅。右之下方，在火音中属于少徵一类的人，类属于右手太阳经之下。其性格特征是多疑。右之上方，在火音中属于右徵一类的人，类属于右手太阳之上，其性格的特征是勇于上进不甘落后。左之下方，在火音中属于质判一类的人，类属于左手太阳之下，其性格的特征是乐观愉快，怡然自得而无忧愁烦恼。

土形的人，属于土音中的上宫，他们长得像中央地带的人。皮肤呈黄色，面圆，头大，肩背丰满健美，腹大，下肢从大腿到足胫部都很健壮，手足小，肌肉丰满，全身上下各部都很匀称，步履稳重，人很安静，好帮助别人，不争逐权势，善于团结人。这种人对时令的适应，能耐受秋冬寒冷，不能耐受春夏温热，春夏感受了外邪就容易生病，属于足太阴脾经，性格特征是诚恳而忠厚。禀土地气之偏的有左右上下四种类型：左之上方，在土音中属于大宫一类的人，类属于左足阳明经之上，其性格特征是和平而柔顺。左之下方，在土音中属于加宫一类的人，类属于左足阳明经之下，其性格特征是时常神情喜悦。右之上方，在土音中属于少宫一类的人，类属于右足阳明经之上，其性格特征是比较圆滑婉转。右之下方，在土音中属于左宫一类的人，类属于右足阳明之下，其性格特征是具有坚韧执着、不怕困难的精神。

金形的人，属于金音中的上商，他们长得像西方地区的人，面方，皮肤白色，小头，小肩背，小腹，小手足，足跟坚壮，其骨如生在足踵的外面一样，行动轻快，禀性廉洁，性急，能动能静，动之则猛悍异常，明于吏治，有决断之才。对时令的适应，能耐受秋冬的寒冷，不能耐受春夏的温热，感受了春夏的邪气易于患病，属于手太阴肺经，性格特征是坚不可屈。禀金气之偏的有上下左右四种类型：左之上方，在金音中属于钛商一类的人，类属于左手阳明经之上，其性格特征是廉洁自守。左之下方，在金音中属于右商一类的人，类属于左手阳明经之下，其性格特征是潇洒而美好。右之上方，在金音中属于大商一类的人，类属于右手阳明经之上，其性格特征是善于明察是非。右之下方，在金音中属于少商一类的人，类属于右手阳明经之下，其性格特征是威严而庄重。

水形的人，属于水音中的上羽，他们长得像北方地区的人。皮肤黑色，面多皱纹、大头，广颐，两肩小，腹部大，手足喜动，行路时摇摆身体，尻骨较长，脊背亦长，对人的态度既不恭敬又无畏惧。善于欺诈，常有杀戮致死。对时令的适应，能耐受秋冬的寒冷，不能耐受春夏的温热，春夏感受外邪容易发生疾病，属于足少阴肾经，性格特征是做事不着边际。禀水气之偏的有左右上下四种类型：右之上方，在水音中属于大羽一类的人，类属于右足太阳经之上，其性格特征是神情洋洋自得。左之下方，在水音中属于少羽一类的人，类属于左足太阳经之下，其性格特征是性情不直爽。右之下方，在水音中属于众羽一类的人，类属于右足太阳经之下，其性格特征是很文静，如水之清澈。左之上方，在水音中属于桎羽一类的人，类属于左足太阳之上，其性格特征是心境安定，有高尚的品德。

上述金、木、水、火、土五种形态的人，因各有其不同特征，故又分为二十五种类型。由于类型变化多，所以一般人易于混淆而辨别不清。

黄帝说：人体已经具备了五行的体形，但并不显现出每一类型应出现的肤色，这是什么呢？岐伯曰：根据五行生克制化，体形的五行属性克制肤色的五行属性。或肤色的五行属性克制形体的五行属性，有这种形色相克的现象出现，再逢有年忌相加，若感受了病邪就要生病，若有失治、误治，或自己疏忽不重视，难免有性命之忧。如果形色相称，则气质调和，是康泰的表现。黄帝问：在他们形色相克制之时，年忌能够知道吗？岐伯说：年忌于以上二十五种之人，其年忌的计算方法是，七岁是大忌之年，在此基础上递加九年，则十六岁、二十五岁、三十四岁、四十三岁、五十二岁、六十一岁，这些年龄，都是大忌之年，必须注意精神和身体的调护，否则容易感受病邪而发生疾病，既病之后又加之有所疏失，就有性命之忧了。所以，在这些年龄时，要谨慎调护，预防疾病的发生，更不要做不正当的奸邪之事，以免损伤精神和身体。以上讲的就是年忌。

黄帝说：我曾听你说过，手足三阳经脉循行于人体的上部和下部，根据其气血的多少，可以知道体表的情况，请给我讲讲这里面的情况。岐伯说：循行于上部的足阳明经脉，若血气充足，则两颊的胡须美而长；血少气多的，胡须就短；气少血多的，胡须稀少；血气皆少的，则两颊完全无胡须，而口角两旁的纹理很多。循行于下的足阳明经脉，若气血充足，阴毛美而长，可上至胸部；血多气少，则阴毛虽美而短，可至脐部，走路时善高举足，足趾的肌肉少，足部常觉寒冷；血少气多的，则易生冻疮；血气皆不足，则无阴毛，即便有亦甚稀少，枯槁憔悴，并且易患痿、厥、痹等病。

循行于上部的足少阳经脉，若气血充盛，则生于两颊连鬓的胡须美而长；若血多气少，则连鬓的胡须虽美好而短；血少气多则胡须少；血气皆少则不生胡须，感受了寒湿之邪，则易患痹证、骨痛、爪甲干枯等症。循行于下部的足少阳经脉，若血气充盛，则腿胫部的毛美而长，外踝附近的肌肉丰满；若血多气少则腿胫部的毛虽美而短，外踝处皮坚而厚；若血少气多，则腿胫部的毛少，外踝处皮薄而软；血气都少则不生毛，外踝处瘦而没有肌肉。

循行于上部的足太阳经脉，若血气充足，则眉毛既清秀而长，眉中并出现毫毛；血多气少，则眉毛枯悴，面部多细小皱纹；血少气多，则面部肌肉丰满；气血调和，则面色秀丽。循行于下部的足太阳经脉，若气血充盛，则足跟部肌肉丰满，坚实；气少血多，则跟部肌肉瘦削，甚者无肉；气血都少的，易发生转筋、足根痛等症。

循行于上部的手阳明经脉，若气血充盛，则髭清秀华美；血少气多的，则髭粗疏无华；血与气都少，则不生髭。循行于下部的手阳明经脉，若气血充盛，则腋下的毛秀美，手鱼部的肌肉经常是温暖的；若气血皆不足，则手部肌肉瘦削而寒凉。

循行于上部的手少阳经脉，若气血充盛，则眉毛美而长，耳部的气象明润；血气都少，则耳部焦枯无光泽。循行于下部的手少阳经脉，若气血充盛，则手部的肌肉丰满，且常觉温暖；气血都不足的，则手部肌肉消瘦且寒凉；气少血多，则手部肌肉消瘦，而络脉多显而易见。

循行于上部的手太阳经脉，若血气充盛，则须多而美，面部丰满；血气都少，则面部消瘦而无华。循行于下部的手太阳经脉，若气血充盛，则掌肉丰满；气血都少，则掌部肌肉消瘦而寒凉。

黄帝说：针刺这二十五种不同类型的人有规律可循吗？岐伯说：眉清秀而美的，是足太阳经脉的气血充足；眉毛粗疏不好的，是气血均少；人体肌肉丰满而润泽的，是血气有余；肥胖而无润泽的，是气有余，血不足；瘦而不润泽的，是气血均不足。根据其形体外在表现和体内气血的有余与不足，就可以知道疾病的虚与实，病势的顺与逆，这样就可给予恰当的调治，不致贻误病机。

黄帝说：对三阴三阳经所出现的病变应如何针刺治疗呢？岐伯说：诊其人迎、寸口脉，以审察其阴阳盛衰变化，再循按其经络所行之处，察其有无气血凝滞阻涩不通的现象，若发现有闭阻不通的，都会出现痛痹之病，严重的气血不能通行，故出现气血凝结涩滞的现象。气血出现了凝涩，应当用针以温通气机，俟其气血通调后停止治疗。若有小的络脉出现气血的结聚，而血运不通的，可刺出瘀血，开通脉络，则气血就可正常运行了。所以说：凡是上部病气有余的，应该采取上病下取的针法，以引导病气下行；凡上部正气不足的，用推而扬之的针法，催其气以上行；

其气迟迟不至的，或气至迟滞而中途滞留的，当于其迟留之处用针迎刺之，以接引其气使继续运行至病所。必须明瞭经脉的循行，才能正确采用各种不同的针刺法。如有寒热交争的现象，根据其阴阳偏盛的不同情况，引导其气血运行而达到阴阳平衡；有脉中虽有郁滞而血尚未瘀结的，根据不同情况予以不同治疗。一定要先了解二十五种人外部的不同特征，以及内部气血的盛衰、是否通滞等具体情况，这样左右上下各方面的变化都很清楚了。针刺的各种标准及原则，也就完全能掌握了。

五音五味第六十五

【原文】

右徵与少徵，调右手太阳上。左商与左徵，调左手阳明上。少徵与太宫，调左手阳明上。右角与太角，调右足少阳下。

太徵与少徵，调左手太阳上。众羽与少羽，调右足太阳下。少商与右商，调右手太阳下。桎羽与众羽，调右足太阳下。

少宫与太宫，调右足阳明下。判角与少角，调右足少阳下。钛商与上商，调右足阳明下。钛商与上角，调左足太阳下。

上徵与右徵同，谷麦，畜羊，果杏，手少阴，藏心，色赤，味苦，时夏。上羽与太羽同，谷大豆，畜彘，果栗，足少阴，藏肾，色黑，味咸，时冬。上宫与太宫同，谷稷[①]，畜牛，果枣，足太阴，藏脾，色黄，味甘，时季夏。上商与右商同，谷黍，畜鸡，果桃，手太阴，藏肺，色白，味辛，时秋。上角与太角同，谷麻，畜犬，果李，足厥阴，藏肝，色青，味酸，时春。

太宫与上角同，右足阳明上。左角与太角同，左足阳明上。少羽与太羽同，右足太阳下。左商与右商同，左手阳明上。加宫与太宫同，左足少阳上。质判与太宫同，左手太阳下。判角与太角同，左足少阳下。太羽与太角同，右足太阳上。太角与太宫同，右足少阳上。

右徵、少徵、质徵、上徵、判徵。左角、钛角、上角、太角、判角。右商、少商、钛商、上商、左商。少宫、上宫、太宫、加宫、左宫。众羽、桎羽、上羽、太羽、少羽。

黄帝曰：妇人无须者，无血气乎？岐伯曰：冲脉、任脉，皆起于胞中[②]，上循背里，为经络之海。其浮而外者，循腹右上行，会于咽喉，别而络唇口。血气盛则充肤热肉，血独盛则澹渗皮肤，生毫毛。今妇人之生，有余于气，不足于血，以其数脱也，冲任之脉，不荣口唇，故须不生焉。黄帝曰：士人[③]有伤于阴，阴气绝而不起，阴不用，然其须不去，其故何也？宦者独去何也？愿闻其故。岐伯曰：宦者去其宗筋，伤其冲脉，血泻不复，皮肤内结，唇口不荣，故须不生。黄帝曰：其有天宦④者，未尝被伤，不脱于血，然其须不生，其故何也？岐伯曰：此天之所不足也，其任冲不盛，宗筋不成，有气无血，唇口不荣，故须不生。黄帝曰：善乎哉！圣人之通万物也，若日月之光影，音声鼓响，闻其声而知其形，其非夫子，孰能明万物之精？是故圣人视其颜色，黄赤者多热气，青白者少热气，黑色者多血少气。美眉者太阳多血，通髯极须者少阳多血，美须者阳明多血，此其时然也。夫人之常数，太阳常多血少气，少阳常多气少血，阳明常多血多气，厥阴常多气少血，少阴常多血少气，太阴常多血少气，此天之常数也。

【注释】

①稷：谷子。②胞中：在此指女子的子宫。③士人：《甲乙经》无『士字』。④天宦：亦称『天阉』。指先天性生殖器官发育不全的男子。

【译文】

从音乐与人体对应的角度来看，凡右徵、少徵类型的人，应调治右侧手太阳经上部；属左商及左徵一类的人，应调治左侧手阳明经的上部；少徵与大宫一类的人，应调治左侧手阳明经上部；右角和大角之类的人，应调治右侧手少阳经下部；大徵和少徵之类的人，应调治左手太阳经上部；众羽、少羽之类的人。应调治右侧足太阳经下部；少商、右商之类的人，应调治右侧手太阳经下部。桎羽和众羽之类的人，应调治右侧足太阳经下部。少宫、大宫之类的人，调治右侧足阳明经下部；判角与少角之属，调治右侧足阳明经下部；钛商与上角之属，则应调治左侧足太阳经下部。

上徵、右徵类型的人，对应五谷中的麦、五畜中的羊、五果中的杏、经脉中的手少阴、五脏中的心、五色中的赤、五味中的苦、五时中的夏。上羽和大羽之类的人，相应于五谷中的大豆、五畜中的猪、五果中的栗、经脉中的足少阴、五脏中的肾、五色中的黑、五味中的咸、五时中的冬。上宫与大宫之类的人，相应于五谷中的稷、五畜中的牛、五果中的枣、经脉中的足太阴、五脏中的脾、五色中的黄、五味中的甘、五时中的夏。上商与右商之类的人，相应于五谷中的黍、五畜中的鸡、五果中的桃、经脉中的手太阴、五脏中的肺、五色中的白、五味中的辛、五时中的秋。上角和大角之类的人，相应于五谷中的麻、五畜中的狗、五果中的李、经脉中的足厥阴、五脏中的肝、五色中的青、五味中的酸、五时中的春。

大宫与上角类型的人，求同而调治于右侧足阳明经上部。左角与大角之类的人，求同而调治于左侧足阳明经上部。少羽与大羽之类的人，求同而调治于右侧足太阳经的下部。左商与右商之类的人，求同而调治于左侧手阳明经的上部。加宫与大宫之类的人，求同而调治于左侧足少阳经上部。质判和大宫类型的人，求同而调治于左侧足少阳经下部。判角与大角之类的人，求同而调治于左侧足少阳经下部。大羽和大角之类的人，求同而调治于右侧足太阳经上部。大角和大宫之类的人，求同而调治于右侧足少阳经上部。

右徵、少徵、质徵、上徵、判徵；左角、钛角、上角、大角、判角；右商、少商、钛商、上商、左商；少宫、上宫、大宫、加宫、左宫；众羽、桎羽、上羽、大羽、少羽。（徵、角、商、宫、羽五音，分别对应于五行中的火、木、金、土、水。——译注）

黄帝问：妇人是因为没有血气而没有胡须吗？岐伯回答说：冲、任二脉，皆发端于胞中，向上循行于脊背，形成经络之海。其中浮现在体表的，沿腹部右侧上行，交会于咽喉，别出一条分支，环络口唇周围。血气俱旺，则能充肤，温肉。血分特别旺盛丰澹，则将渗透皮肤，滋生毫毛。妇人存在着气有余而血不足的生理特征，是因其屡排经血的缘故，使得冲、任脉之血，不足营养口唇，所以胡须不得生成。

黄帝问：有人损伤了生殖器，阴气竭尽而不能勃起，丧失性功能的，但他胡须并不曾失，这是什么原因呢？宦官又为什么就丧失掉了呢？希望你讲讲这里面的原因。岐伯回答说：宦官阉割外生殖器，使得冲脉受伤，血既泻泄，不能恢复，皮肤便不得充盈，口唇也不得营卫，所以不生胡须。

黄帝说：有的人天生性器不全，并不曾受伤，也不曾失血，却也不生胡须，这又是什么原因呢？岐伯说：这是天赋的不足，这种人冲、任二脉不充盛，外生殖器不健全，虽有气但无血，口唇不得营卫，所以胡须不生。

黄帝说：妙极了！圣人之能洞察万事万物，就像日月之有光彩，听到鼓响，就能想知其形状，除了先生你，谁能明了万事万物的博大精深！所以圣人通过观察人的颜色，就能推知体内的情况，色黄赤的，体内多热气；色青白的，体内少热气；色黑的，多血少气；眉毛舒美的，太阳经脉多血；须髯与耳髯相连的，少阳经脉多血；胡须美好的，阳明经脉多血。这些与不同时气的物候特征同理相通。

普通人都是这样的：太阳经经常经多血少气；少阳经脉经常多气少血；阳明经经常多血多气；厥阴经经常多气少血，少阴经脉经常多血少气；太阴脉经常多血少气。这又正是天道运行的常数啊！

百病始生第六十六

【原文】

黄帝问于岐伯曰：夫百病之始生也，皆生于风雨寒暑，清湿喜怒。喜怒不节则伤藏，风雨则伤上，清湿则伤下。三部之气，所伤异类，愿闻其会①。岐伯曰：三部之气各不同，或起于阴，或起于阳，请言其方。喜怒不节，则伤藏，藏伤则病起于阴也；清湿袭虚，则病起于下；风雨袭虚，则病起于上，是谓三部。至于其淫泆②，不可胜数。

黄帝曰：余固不能数，故问先师，愿卒③闻其道。岐伯曰：风雨寒热，不得虚邪，不能独伤人。卒然逢疾风暴雨而不病者，盖无虚故邪不能独伤人，此必因虚邪之风，与其身形，两虚相得，乃客其形，两实相逢，众人肉坚。其中于虚邪也，因于天时，与其身形，参以虚实，大病乃成，气有定舍，因处为名，上下中外，分为三员，是故虚邪之中人也，始于皮肤，皮肤缓则腠理开，开则邪从毛发入，入则抵深，深则毛发立，毛发立则淅然④，故皮肤痛。留而不去，则传舍于络脉，在络之时，痛于肌肉，其痛之时息，大经乃代。留而不去，传舍于经，在经之时，洒淅喜惊。留而不去，传舍于输，在输之时，六经不通，四支则肢节痛，腰脊乃强。留而不去，传舍于伏冲之脉，在伏冲之时，体重身痛。留而不去，传舍于肠胃，在肠胃之时，贲响腹胀，多寒则肠鸣飧泄，食不化，多热则溏出糜。留而不去，传舍于肠胃之外，募原之间，留著于脉，稽留而不去，息而成积。或著孙脉，或著络脉，或著经脉，或著输脉，或著于伏冲之脉，或著于膂筋，或著于肠胃之募原，上连于缓筋，邪气淫泆，不可胜论。

黄帝曰：愿尽闻其所由然。岐伯曰：其著孙络之脉而成积者，其积往来上下，臂手孙络之居也，浮而缓，不能句积而止之，故往来移行肠胃之间，水凑渗注灌，濯濯有音，有寒则䐜满雷引，故时切痛。其著于阳明之经，则挟脐而居，饱食则益大，饥则益小，其著于缓筋也，似阳明之积，饱食则安，饥则痛。其著于肠胃之募原也，痛而外连手缓筋，饱食则痛，饥则安。其著于伏冲之脉者，揣之应手而动，发手则热气下于两股，如汤沃之状。其著于膂筋在肠后者，饥则积见，饱则积不见，按之不得。其著手输之脉者，闭塞不通，津液不下，孔窍干壅。此邪气之从外入内，从上下也。

黄帝曰：积之始生，至其已成奈何？岐伯曰：积之始生，得寒乃生，厥乃成积也。黄帝曰：其成积奈何？岐伯曰：厥气生足悗，悗生胫寒，胫寒则血脉凝涩，血脉凝涩则寒气上入于肠胃，入于肠胃则䐜胀，䐜胀则肠外之汁沫迫聚不得散，日以成积。卒然多食饮则肠满，起居不节，用力过度，则络脉伤，阳络伤则血外溢，血外溢则衄血，阴络伤则血内溢，血内溢则后血，肠胃之络伤，则血溢于肠外，肠外有寒汁沫与血相搏，则并合凝聚不得散而积成矣。卒然外中于寒，若内伤于忧怒，则气上逆，气上逆则六输[5]不通，温气不行，凝血蕴裹而不散，津液涩渗[6]，著而不去，而积皆成矣。

黄帝曰：其生于阴者奈何？岐伯曰：忧思伤心；重寒伤肺；忿怒伤肝；醉以入房，汗出当风，伤脾；用力过度，若入房汗出则伤肾。此内外三部之所生病者也。黄帝曰：善。治之奈何？岐伯答曰：察其所痛，以知其应，有余不足，当补则补，当泻则泻，毋逆天时，是谓至治。

【注释】

①会：即会通、要领的意思。②淫泆：浸淫传变。③卒：详尽之意。④淅然：怕冷的样子。⑤六输：泛指手足三阴三阳之经脉。⑥涩渗：《甲乙经》卷八第二作『凝涩』。

【译文】

黄帝问岐伯说：许多疾病都是由于风雨寒暑，凉湿喜怒等内外诸因所导致的。喜怒不知节制而过分，就会伤及内脏；外感风雨之邪，就会伤及人体的上部；感受湿冷之邪，就会伤及人体的下部。上中下三部邪气，伤害人体的部位各不相同，你可以讲讲它们的遇会聚合吗？

岐伯回答说：三部的邪气各不相同，有的病发于阴内，有的病发于阳表，让我来谈谈其中的道理。喜怒没有节制，就会伤及内脏，内脏属阴，所以伤及内脏则病发于阴；冷湿之邪乘虚侵袭人体的下部，所以病发于下；风雨之邪乘虚侵袭人体的上部，所以病发于上。这就是百病初发的三个主要部位。待到病邪蔓延传变，那就难以数计了。

黄帝问道：我确实不能计数清楚各种病症，所以问问你，希望你彻底给我讲明这里面的道理。

岐伯回答说：风雨寒热，如不得虚邪之气，是不能单独伤害人体的。有人突然遭遇到狂风暴雨而不生病的，这是因为他正气不虚，故邪气不能单独伤害人体。疾病的发生，必因虚邪之气与人体正气亏虚，两虚相互结合，外邪才能侵入人体而发病。如果四时气候正常，而且人又身体强健，皮肉坚实，就不易发生疾病。人为虚邪所伤，是由于天时不正之气与人体正气虚弱，正虚与邪实相合，才能成了大病。邪气侵犯人体，由于性质不同各有一定的留止部位，按其留止部位而给以命名，上下内外，可分为三部。

所以虚邪侵害人体，首先侵犯皮肤，使皮肤弛缓，腠理开泄，腠理开泄则邪气从毛孔而入，并渐至深部，遂使毛发竖起，寒栗，皮肤疼痛。若邪气留而不除，就会传入于络脉，邪气留止络脉时，就会使肌肉痉痛。若疼痛时作时止，是邪气将由络脉传到经脉，经脉代受邪害。邪气滞留不除，就会传入于经脉，邪气留止经脉时，常寒栗恶寒，易惊。邪气滞留不除，就会传入输脉，邪气留止输脉时，六经之气郁滞不通，四肢关节疼痛，腰脊不能屈伸。邪气滞留不除，就会传入伏冲之脉，邪气留止伏冲之脉时，则见体重身痛之症。邪气滞留不除，进一步传入于肠胃，邪气留止肠胃，则见肠鸣腹胀之症，若寒邪盛则肠鸣、泄泻，进食不能消化；热邪盛则便溏、泄痢。邪气再滞留不除，就会传入肠胃外的脂膜之间，留着于募原脉络之中，邪气滞留，就会与气血相互凝结，结聚形成积块。总之，邪气侵入人体后，或留着于孙络，或留着于络脉，或留着于经脉，或留着于输脉，或留着于伏冲之脉，或留着于脊膂之筋，或留着于肠胃之募原，或留着于腹内之筋，邪气浸淫泛滥，难以尽述。

黄帝说道：希望你将成积的原因详细地讲给我听。

岐伯回答说：邪气留着于孙络形成积症的，积块可以上下往来移动，因它聚着于孙络之处，而孙络渗浅弛缓，不能勾留固定积块，所以它往来移动，若肠胃之间有水聚渗注灌，则会有濯濯水鸣之声；有寒则腹部胀满，肠鸣如雷，并相互牵引，时常急痛。邪气留着于阳明经脉而形成积症的，积块位脐的两旁，饱食后积块显大，饥饿时积块变小。邪气留着于缓筋形成积症的，病状与阳明经的积症相似，饱食后则胀痛，饥饿时反觉舒适。邪气留着于肠胃的募原形成积症的，疼痛时向外牵连于缓筋，饱食后感觉舒适，饥饿时则感疼痛。邪气留着于伏冲之脉形成积症的，用手触按积块，积块应手而动，手离开时则觉有热气下行两股，好像热汤浇灌一样。邪气留着于膂膂之筋形成积症的，饥饿时积块可见，饱食后则积块不显，用手也触摸不到。邪气留着于输脉形成积症的，其脉道闭塞不通，津液不能布散，则孔窍干涩壅滞不通。这些都是邪气从外入内，自上而下伤害人体的情况。

黄帝问道：积症从开始发生到成形的原因是什么？

岐伯回答说：积症的开始发生，是因为感受了寒邪，寒邪由下厥逆上行，就会形成积症。

黄帝问道：积症形成的过程，是怎样的？

岐伯回答说：寒厥之气，先使足部痛滞不利，再由此引起胫部寒冷，胫部寒冷则血脉凝涩，血脉凝涩就会使寒邪进而上犯肠胃，寒邪侵入肠胃，会导致腹部胀满；腹部胀满，则使肠胃之外的水湿凝聚不能消散，日久便形成积症。又有因突然暴饮暴食，使肠内水谷过于充满，再加之起居无常，劳累过度，使络受伤。凡在上在表的阳络损伤，血液就会外溢，由此导致衄血；在下在内的阴络损伤，血液就会内溢，由此导致便血。若肠胃的络脉损伤，则血液溢出于肠外，倘使肠外适有寒气，则汁沫与外溢之血相抟聚，两者相互凝结而不消散，积症就形成了。如果突然外感寒邪，内有忧郁气怒所伤，就会使气机上逆，气逆则六经气血运行不畅，阳气不能正常运行，血液凝结不散，津液涩滞不布，留着而不能消散，于是积症也就形成了。

黄帝问道：病发于属阴的内脏的情况是怎样的？

岐伯回答说：愁思忧虑过度则伤害心脏；形体受寒，再加饮食生冷，两寒相合伤害肺脏；忿恨恼怒过度则伤害肝脏；酒醉后行房事，汗出复又当风，则伤害脾脏；用力过度，或房事后汗出洗浴，则伤害肾脏。这就是内外上下三部发病的情况。

黄帝说：讲得好。应该如何治疗这些病呢？

岐伯回答说：观察病痛所在部位，就可以测病变所在，对于邪盛有余和正虚不足之症，当补的就补，当泻的就泻，不要违反四时气候和脏腑相应的原则，这就是最好的治疗方法。

行针第六十七

【原文】

黄帝问于岐伯曰：余闻九针于夫子，而行之于百姓，百姓之血气各不同形，或神动而气先针行[1]，或气与针相逢，或针已出气独行，或数刺乃知，或发针而气逆[2]，或数刺病益剧，凡此六者，各不同形，愿闻其方。岐伯曰：重阳之人[3]，其神易动，其气易往也[4]。黄帝曰：何谓重阳之人？岐伯曰：重阳之人，熇熇高高[5]，言语善疾，举足善高，心肺之藏气有余，阳气滑盛而扬，故神动而气先行。黄帝曰：重阳之人而神不先行者，何也？岐伯曰：此人颇有阴者也。黄帝曰：何以知其颇有阴也？岐伯曰：多阳者多喜，多阴者多怒，数怒者易解，故曰颇有阴，其阴阳之离合难，故其神不能先行也。黄帝曰：其气与针相逢奈何？岐伯曰：阴阳和调而血气淖泽滑利，故针入而气出，疾而相逢也。黄帝曰：针已出而气独行者，何气使然？岐伯曰：其阴气多而阳气少，阴气沉而阳气浮。沉者内藏，故针已出，气乃随其后，故独行也。黄帝曰：数刺乃知，何气使然？岐伯曰：此人之多阴而少阳，其气沉而气往难，故数刺乃知也。黄帝曰：针入而气逆者，何气使然？岐伯曰：其气逆与其数刺病益甚者，非阴阳之气，浮沉之势也，此皆粗之所败，工之所失，其形气无过焉。

【注释】

①气先针行：气，即得气，针下的感应。意为针才刺入就有感应，指得气快。②发针而气逆：出针后有不良反应。③重阳之人：即指阳气过盛之人。④气易往：往，至也。气易往，即气易至的意思。⑤熇熇：高高，《太素》作『蒿蒿』形容阳气炽盛的样子，即性格爽朗，高昂不卑。

【译文】

黄帝向岐伯问道：我用你传授的九针，来给百姓治病，但百姓的气血盛衰都不一样，所以他们对针刺的反应也不一样。有的神气易于激动，得气反应先针而来；有的则针一刺入，立时就有得气反应；有的则在出针之后，才有得气反应；有的则经过数次针刺后，才有得气反应；有的下针后就出现气逆等不良反应；有的经过数次针刺后，病情反而加重。所有这六种情况，各具不同的情形，希望你教教我。

岐伯回答说：重阳的人，其神气易于激动，针刺时得气反应快。

黄帝问道：什么做重阳之人？

岐伯回答说：重阳之人，其阳气旺盛，说话很快，走路时脚抬得高，其心肺两脏之气有余，阳气滑利充盛而上扬升腾，所以神气易于激动，其气先于针刺而有所反应。

黄帝问道：重阳之人，有的神气不易被激动，要待针入之后才有所反应，这是怎么回事？

岐伯回答说：这种人是阳盛之中略微有阴气在内的。

黄帝又问道：如何知道他是阳盛之中略微有阴气在内呢？

岐伯回答说：多阳的人多喜，多阴的人多怒，若屡次发怒而又易于消除，这就是阳中有阴，所以说它是略微有阴气在内。这种人阳中有阴，阳被阴滞，阴阳之气的离合困难，所以其神气不能在进针之前出现反应。

黄帝问道：有的人针一刺入，立时就有得气反应，这是什么原因？

岐伯回答说：阴阳和调的人，血气运行润泽滑利，所以针一刺入，气就迅速有所反应，随着针刺立时而至。

黄帝问道：有的人在出针之后，才有得气反应，这是他们体内什么气导致这样的情况呢？岐伯回答说：这种人阴气多而阳气少，阴气沉滞，阳气浮滑，沉滞则其气潜藏，所以针刺反应缓慢，在针出后，其反应才随之出现，因此说这是独行。

黄帝问道：经过数次针刺后，才有反应，这是什么气促使这样的呢？

岐伯回答说：这种人阴气多而阳气少，其气沉滞而运行困难，所以针刺多次才出现反应。

黄帝又问道：针刺后出现气逆等反应，这是什么原因造成的？

岐伯回答说：针刺后出现气逆，或多次针刺而病情反而加重的，并不是人体阴阳之气的盛衰和浮沉之势所致，这都是水平低劣的医生所造成的不良后果，也是医术较高医生易犯的错误，和病人的形气体质无关。

上膈第六十八

【原文】

黄帝曰：气为上膈者[1]，食饮入而还出，余已知之矣。虫为下膈，下膈者，食晬时[2]乃出，余未得其意，愿卒闻之。

岐伯曰：喜怒不适，食饮不节，寒温不时，则寒汁流于肠中，流于肠中则虫寒，虫寒则积聚，守于下管，则肠胃充郭，卫气不营，邪气居之。人食则虫上食，虫上食则下管虚，下管虚则邪气胜之，积聚以留，留则痈[3]成，痈成则下管约。其痈在管内者，即而痛深；其痈在外者，则痈外而痛浮，痈上皮热。

黄帝曰：刺之奈何？岐伯曰：微按其痈，视气所行，先浅刺其傍，稍内益深，还而刺之，毋过三行，察其沉浮，以为深浅。已刺必熨[4]，令热入中，日使热内，邪气益衰，大痈乃溃。伍以参禁，以除其内，恬憺无为[5]，乃能行气，后以咸苦，化谷乃下矣。

【注释】

①上膈：隔塞于上部，而致食入即吐的一种膈证。②晬时：一周时，即二十四小时。③痈：通『壅』，即壅塞不通。④熨：即热敷。⑤恬憺无为：精神乐观，无忧无虑，思想没有杂念。

【译文】

黄帝问道：我已知道气机郁结在上形成上膈病的，进食后会马上吐出，但由于虫积在下形成下膈病的，是在进食后经过一昼夜才吐出来，我不明了其中的道理，希望详尽地告诉我。

岐伯回答说：这种病的形成，主要是由于情志不遂，饮食不节，寒温于失调摄，以致胃中阳气受损，则寒汁流注于肠中，寒汁流于肠中则肠内寄生虫感觉寒冷，虫觉寒冷则积聚盘踞在下脘，因而使肠胃充满胀大，阳气不得温通，邪气也就留止其中。人在进食的时候，虫亦向上取食，虫向上取食则下脘空虚，下脘空虚则邪气乘虚侵入，积聚滞留而不散，便形成了内痈。内痈已成，就会使下脘约束下畅，传导不利，所以食后周时乃吐出。其痈在下脘之内的，疼痛部位较深；痈在下脘之外的，疼痛部位浅在，同时，痈上的皮肤发热。

黄帝问道：如何刺治这种病症呢？

岐伯回答说：可以用手轻按痈部，观察病气发展的动向，先在痈的傍侧浅刺，慢慢进针至深部，如此反复刺治，但不能超过三次。审视痈的浅深，以确定针刺的深浅。针刺之后，一要用温熨法，使热气直达内部，每天都使热气入内，则寒邪之气就日趋衰退，大痈自然溃散。另外，饮食起居要合理调护，不要违犯各种禁忌，以消除其内伤；同时要清心寡欲，以使人体气血调畅，然后再服用咸苦之品调养，使谷物得以消化而下传，就不会再朝食暮吐，下膈病也就痊愈了。

忧恚无言第六十九

【原文】

黄帝问于少师曰：人之卒然忧恚[1]而言无音者，何道之塞，何气出行，使音不彰？愿闻其方。少师答曰：咽喉者，水谷之道也。喉咙者，气之所以上下者也。会厌者，音声之户也。口唇者，音声之扇也。舌者，音声之机也。悬雍垂者，音声之关也。颃颡者，分气之所泄也。横骨[2]者，神气所使，主发舌者也。故人之鼻洞涕出不收者，颃颡不开，分气失也。是故厌小而疾薄，则发气疾，其开阖利，其出气易；其厌大而厚，则开阖难，其气出迟，故重言[3]也。人卒然无音者，寒气客于厌，则厌不能发，发不能下至，其开阖不致，故无音。黄帝曰：刺之奈何？岐伯曰：足之少阴，上系于舌，络于横骨，终于会厌。两泻其血脉，浊气乃辟[4]。会厌之脉，上络任脉，取之天突，其厌乃发也。

【注释】

①忧恚：忧愁仇恨之意。②横骨：附于舌根部的软骨。③重言：即口吃。④辟：排除、祛除。

【译文】

黄帝问少师说：人会因突然的忧愁忿怒而发不出声音，这是哪一条通道阻塞造成的，是什么气不能畅行，导致的音声不响亮？我想听听其中的道理。

少师回答说：咽部是水谷入胃的必经通道，喉咙是呼吸之气出入的路径，会厌好象是发出声音的门户，口唇好像是发出声音的门扇，舌好像是言语音声的机关，悬雍垂好像是声音发出之道上的关隘，颃颡是口鼻之气分行的部位，横骨受神气的支配而控制着舌的运动。所以，人患鼻孔中流涕不止的，那是颃颡不利，分气失职的缘故。凡会厌小而薄，则呼气快，开阖便利，出气容易，所以言语流畅；若会厌大而厚，则开阖困难，出气迟缓，所以说话口吃。至于人突然发不出声音，是由于寒邪侵袭于会厌，使会厌不能开启，或开启后不能闭合，会厌开闭失其作用，所以就发不出声音。

黄帝问道：应如何刺治失音病呢？

岐伯回答说：足少阴肾经，上系于舌根，联络于横骨，终止于会厌。刺治失音，应取足少阴经和任脉两经穴位，以泻其血络，寒浊之邪就会排除。足少阴经在会厌的经络，向上络于任脉，因此取任脉的天突穴刺治，会厌的开阖就会恢复正常而发出声音。

寒热第七十

【原文】

黄帝问于岐伯曰：寒热瘰疬[1]在于颈腋者，皆何气使生？岐伯曰：此皆鼠瘘[2]寒热之毒气也，留于脉而不去者也。

黄帝曰：去之奈何？岐伯曰：鼠瘘之本，皆在于藏，其末上出于颈腋之间，其浮于脉中，而未内著于肌肉而外为脓血者，易去也。黄帝曰：去之奈何？岐伯曰：谓从其本引其末[3]，可使衰去而绝其寒热。审按其道以予之，徐往徐来以去之，其小如麦者，一刺知，三刺而已。黄帝曰：决其生死奈何？岐伯曰：反其目视之，其中有赤脉，上下贯瞳子，见一脉，一岁死；见一脉半，一岁半死；见二脉，二岁死；见二脉半，二岁半死；见三脉，三岁而死。见赤脉不下贯瞳子，可治也。

【注释】

①瘰疬：指生于颈项腋下的结核，其结核大如梅李，小如麦粒，数量多少不等，硬而微痛，推之不移，溃后难以收口。

②鼠瘘：瘰疬破溃后，其疮口日久不愈的，其形状如鼠穴，故称为鼠瘘。③从其本引其末：本，指内脏。末，指瘰疬之处。从其本引其末，言要针对病本（内脏）采取治疗，则病之末（外在的瘰疬）随之而消散。

【译文】

黄帝问岐伯说：时发寒热的瘰疬病，生在颈部和腋下，是什么邪气导致的呢？

岐伯回答说：这都是鼠瘘病，因寒热毒气滞留于经脉中而不能消除所致。

黄帝问道：应该怎样除去它呢？

岐伯回答说：鼠瘘的病根，都在内脏，作为其标的症状，却表现于颈部和腋下。如果毒气浅在浮于经脉之中，还未深入附着于肌肉，只是外部化为脓血的，较容易治愈。

黄帝问道：如何治疗呢？

岐伯回答说：应调治其病根内脏、从而引导滞留于标部的病邪消散，这样，可以使毒气衰退，而停止寒热的发作。治疗时要察明相关的脏腑经脉，然后循经取穴给予针刺，用缓入缓出的补泻针法，以祛除邪毒之气。若瘰疬形小如麦粒的，针刺一次见效，针刺三次就可以痊愈。

黄帝问道：如何判断这种病的生死预后呢？

岐伯回答说：翻开患者的眼皮进行观察，如果眼中有自上而下贯穿瞳子的赤脉，见有一条赤脉的，则时过一年而死；见有一条半赤脉的，则时过一年半而死；见有二条赤脉的，则时过两年而死；见有两条半赤脉的，时过两年半而死；见有三条赤脉的，则时过三年而死。如果赤脉还没有向下贯穿瞳子的，病还可以医治。

邪客第七十一

【原文】

黄帝问于伯高曰：夫邪气之客人也，或令人目不瞑[1]不卧出者，何气使然？伯高曰：五谷入于胃也，其糟粕、津液、宗气分为三隧[2]。故宗气积于胸中，出于喉咙，以贯心脉，而行呼吸焉。营气者，泌其津液，注之于脉，化以为血，以荣四末，内注五藏六府，以应刻数[3]焉。卫气者，出其悍气之慓疾，先行于四末分肉皮肤之间而不休者也。昼日行于阳，夜行于阴，常从足少阴之分间，行于五藏六府。今厥气客于五藏六府，则卫气独卫其外，行于阳，不得入于阴。行于阳则阳气盛，阳气盛则阳跻陷[4]；不得入于阴，阴虚，故目不瞑。黄帝曰：善。治之奈何？伯高曰：补其不足，泻其有余，调其虚实，以通其道而去其邪，饮以半夏汤一剂，阴阳已通，其卧立至。黄帝曰：善。此所谓决渎壅塞，经络大通，阴阳和得者也。愿闻其方。伯高曰：其汤方以流水千里以外者八升，扬之万遍，取其清五升煮之，炊以苇薪火，沸置秫米一升，治半夏五合，徐炊，令竭为一升半，去其滓，饮汁一小杯，日三稍益，以知为度。故其病新发者，复杯则卧，汗出则已矣。久者，三饮而已也。

黄帝问于伯高曰：愿闻人之肢节，以应天地奈何？伯高答曰：天圆地方，人头圆足方以应之。天有日月，人有两目。地有九州，人有九窍。天有风雨，人有喜怒。天有雷电，人有音声。天有四时，人有四支。天有五音，人有五藏。天有六律，人有六府。天有冬夏，人有寒热。天有十日，人有手十指。辰有十二，人有足十指、茎、垂以应之；女子不足二节，以抱人形。天有阴阳，人有夫妻。岁有三百六十五日，人有三百六十节。地有高山，人有肩膝。地有深谷，人有腋腘。地有十二经水，人有十二经脉。地有泉脉，人有卫气。地有草蓂[5]，人有毫毛。天有昼夜，人有卧起。天有列星，人有牙齿。地有小山，人有小节。地有山石，人有高骨。地有林木，人有募筋。地有聚邑[6]，人有腘肉⑦。岁有十二月，人有十二节。地有四时不生草，人有无子。此人与天地相应者也。

黄帝问于岐伯曰：余愿闻持针之数，内针之理，纵舍之意，扞皮开腠理，奈何？脉之屈折，出入之处，焉至而出，焉至而止，焉至而徐，焉至而疾，焉至而入？六府之输于身者，余愿尽闻。少序别离之处，离而入阴，别而入阳，此何道而从行？愿尽闻其方。岐伯曰：帝之所问，针道毕矣。黄帝曰：愿卒闻之。岐伯曰：手太阴之脉，出于大指之端，内屈循白肉际，至本节之后太渊留以澹⑧，外屈上于本节之下，内屈与阴诸络会于鱼际，数脉并注，其气滑利，伏行壅骨之下，外屈出于寸口而行，上至于肘内廉，入于大筋之下，内屈上行臑阴，入腋下，内屈走肺，此顺行逆数之屈折也。心主之脉，出于中指之端，内屈循中指内廉，以上留于掌中，伏行两骨之间，外屈出两筋之间，骨肉之际，其气滑利，上二寸，外屈出行两筋之间，上至肘内廉，入于小筋之下，留两骨之会，上入于胸中，内络于心脉。黄帝曰：手少阴之脉独无腧，何也？岐伯曰：少阴，心脉也。心者，五藏六府之大主也，精神之所舍也，其藏坚固，邪弗能容也。容之则心伤，心伤则神去，神去则死矣。故诸邪之在于心者，皆在于心之包络，包络者，心主之脉也，故独无腧焉。黄帝曰：少阴独无腧者，不病乎？岐伯曰：其外经病而藏不病，故独取其经于掌后锐骨之端。其余脉出入屈折，其行之徐疾，皆如手少阴心主之脉行也。故本腧者，皆因其气之虚实疾徐以取之，是谓因冲而泻，因衰而补，如是者，邪气得去，真气坚固，是谓因天之序。

黄帝曰：持针纵舍奈何？岐伯曰：必先明知十二经脉之本末，皮肤之寒热，脉之盛衰滑涩。其脉滑而盛者，病日进；虚而细者，久以持；大以涩者，为痛痹；阴阳如一者，病难治。其本末尚热者，病尚在；其热已衰者，其病亦去矣。持其尺，察其肉之坚脆、大小、滑涩、寒温、燥湿。因视目之五色，以知五藏而决死生。视其血脉，察其色，以知其寒热痛痹。黄帝曰：持针纵舍，余未得其意也。岐伯曰：持针之道，欲端以正，安以静，先知虚实，而行疾徐，左手执骨，右手循之，无与肉果，泻欲端以正，补必闭肤，辅针导气，邪得淫泆，真气得居。黄帝曰：扞皮开腠理奈何？

岐伯曰：因其分肉，左别其肤，微内而徐端之，适神不散，邪气得去。

黄帝问于岐伯曰：人有八虚，各何以候？岐伯答曰：以候五藏。黄帝曰：候之奈何？岐伯曰：肺心有邪，其气留于两肘；肝有邪，其气流于两腋；脾有邪，其气留于两髀；肾有邪，其气留于两腘。凡此八虚者，皆机关之室，真气之所过，血络之所游，邪气恶血，固不得住留，住留则伤筋络骨节机关⑨，不得屈伸，故痀挛也。

【注释】

①目不瞑：眼睛不能闭合，即失眠。②三隧：隧，通道。③应刻数：营气一昼夜在人身运行五十周次与漏水下百刻相应。④阳跻陷：《甲乙经》卷十二作『阳跻满』。⑤草蓂：草类植物，泛指地上的野草。⑥聚邑：指人群聚集的城镇。⑦䐃肉：人身隆起的肌肉。⑧留以澹：澹，水动貌。此指脉气流经太渊穴时，在寸口脉出现的搏动。⑨机关：在此指关节。

【译文】

黄帝问伯高说：邪气侵入人体，有时使人不能合眼安眠，这是什么气导致的？

伯高回答说：饮食物进入胃中，它所化的糟粕、津液、宗气，分别为三条道路。宗气积聚在胸中，出于喉咙，以贯通心肺，而推动呼吸运动。营气分泌津液，渗注于脉中，化为血液，外以营养四肢，内则流注脏腑，它昼夜在体内环行五十周，与昼夜百刻之数相应。卫气是水谷所化的悍气，其性慓疾滑利，首先无休止地运行于四肢分肉皮肤之间，它白天运行于阳分，夜间运行于阴分，经常从足少阴肾经的分间开始，以次行于五脏六腑。如有邪气侵入五脏六腑，就会使卫气只能护卫于肌表阳分，运行于阳分，而不能进入阴分。卫气行于阳分，则阳气亢盛，阳气亢盛就会使阳跻脉气充满；卫气不能入于阴分，则阴气虚，所以不能合眼而眠。

黄帝说道：说得好。应如何治疗这种失眠的呢？

伯高回答说：补其阴气的不足，泻其阳气的有余，调理阴阳虚实的偏差，以使卫气运行之道通畅，而祛除其邪气，再服半夏汤一剂，使阴阳之气通调，便可立即入睡。

黄帝说道：讲得好。这就是所谓疏通壅塞，使经络畅通，阴阳调和的治疗方法了。我想听一听半夏汤方的情况。

伯高回答说：半夏汤方，是用千里长流水八升，扬起搅动一万遍，待水澄清后，取清水五升，用芦苇作燃料煎煮，等水滚沸，放入秫米一升及制半夏五合，继续以慢火煎煮，使药汤浓缩到一升半时，去掉药渣，每次饮一小杯，每天服三次，根据情况可逐次加量，以见效为度。如果病是初起的，服药后很快就可入睡，汗出以后，病就好了；病程较久的，服三剂后也可痊愈。

黄帝向伯高问道：我想听你讲讲人体四肢百节，与天地自然现象相应的情况。

伯高回答说：天是圆的，地是方的，人体头圆足方，以与天地相应；天有日月，人有两目；地有九州，人有九窍；天有风雨，人有喜怒；天有雷电，人有音声；天有四时，人有四肢；天有五音，人有五脏；天有六律，人有六腑；天有冬夏，人有寒热；天有十天干，人有手十指；天有十二辰，人有足十指、阴茎、睾丸与之相应，女子没有阴茎、睾丸，但可以受孕怀胎，以补足其数；天有阴阳，人有夫妻；一年有365日，人身有365个穴位；地面上有高山，人体上有肩、膝；地面上有深谷，人体上有腋腘；地面上有十二条较大的河流，人体有十二条主要经脉；地下有潜流的泉脉，人体有运行的卫气；地面上有众草丛生，人身上有毫毛生长；天有白昼黑夜，人有动寤静寐；天有众星，人有牙齿；地上有小山包，人有小骨节；地上有耸起的山石，人有高起的骨骼；地面上有林木，人体上有膜筋；地上有人烟会聚的村镇，人体上有隆起的肌肉；一年有12个月，人体四肢有12关节，大地或有四时不生草木，人或有终身不育子女。这就是人与天地相应的情况。

黄帝问岐伯说：我想听听持针的技术，进针的道理。缓用针或不用针的意义，以及展平皮肤使腠理开张的刺法等，这都是怎样的？关于经脉循行的曲折、出入之处，脉气到哪里而出，到哪里而止，到哪里而慢，到哪里而快，到哪里而入？以及六腑经气输注于全身的情况等，我想详尽了解其次第。还有经脉的支别离合之处，或离阳而入阴，或别阴而入阳，这都是从什么通道而运行的呢？请你详细地讲讲其中的道理。

岐伯回答说：你所问的这些，针法的要理全都包括其中了。

黄帝说道：希望你详细地谈谈这个问题。

岐伯回答说：手太阴肺经，出于拇指的尖端，由此向内曲折而行，沿着内侧白肉际，至拇指本节后的太渊穴；经气汇流于此而呈搏动的现象，再向外曲折而行，上于本节的下方，又向内曲行，和诸阴络会合在鱼际部，手太阴、手少阴、手心主数条经脉合并流注，其脉气流动滑利，伏行于第一掌骨之下，再由此屈折向外，浮出于寸口，循经上行到肘内侧，进入大筋之下，又向内曲折上行，经过臂臑内侧，进入腋下，然后向内曲行走入肺中。这就是手太阴肺经由手向胸逆行曲折出入的情况。

手心主厥阴经脉，出于中指尖端，由此向内曲折而行，沿着中指内侧，上行入于掌中，伏行在两骨之间，又向外曲行出于前臂掌侧两筋之间及腕关节骨肉之际，它的气行滑利，去腕上行三寸，又曲而外行，出行于两筋之间，上行至肘内侧，进入小筋的下方，流注于两骨的会合处，然后上行入于胸中，在内连络于心的经脉。

黄帝问道：为什么手少阴经脉独无特定的腧穴？

岐伯回答说：手少阴是心脏的经脉，心是五脏六腑的大主宰，是精神藏居之处。心脏坚固，外邪不能侵入。若外邪侵入，就会损伤心脏，心脏受伤则神气就会散失，神气散失则人死亡。所以，各种外邪留滞在心脏的，实则都留滞在心包络，由于心包络是心脏所主宰的经脉，能够代心受邪，取心包络的腧穴刺治可治心病，所以手少阴经脉独无特定的腧穴。

黄帝问道：手少阴心经独无腧穴，它就不生病吗？

岐伯回答说：手少阴心经外行的经脉患病，而心脏本身不生病，因此，在其经脉有病时，可以单独取心经在掌后锐骨之端的神门穴刺治。其余各条经脉的出入曲折，脉气运行的缓急，都像手太阴经及心包经那样。所以，属于某经的腧穴，都可根据该经脉气的虚实缓急而选用它，也就是说邪气亢盛的用泻法，正气虚衰的用补法，如此，则邪气得以消除，真气得以坚固，这就叫顺应自然之规律。

黄帝问道：希望听你讲讲持针纵舍之法的道理？

岐伯回答说：一定要先知道十二经脉的起止，皮肤的或寒或热，以及脉象的盛衰滑涩。若脉滑而盛的，病将日渐严重，脉虚而细的，其病经久不愈；脉大而涩的，是痛痹；脉象阴阳如一，难以分辨的，其病难治；若胸腹四肢还有热象的，说明病变还存在；若胸腹四肢热势已经消退，说明病已痊愈。诊察病人的尺肤，可以察知其肌肉的坚实与脆软、大小、滑涩，以及寒热、燥湿。审视两目的五色，可以测知五脏的内在变化，并由此推测患者的死生。诊视患者的血脉，观察其肤色的变化，以测知寒热痛痹等病症。

黄帝说道：持针纵舍的方法，我还不是太懂。

岐伯说：针刺操作的法则是身姿要端正，心神要安静，先须诊知病症的虚实，然后再考虑施行缓急补泻的手法。在进针时，用左手握住患者的骨骼，右手循穴进针，用力不可过猛，以防止针被肌肉纤维缠裹。泻法要端正，垂直下针；补法必须按闭皮肤上的针眼，并用辅助行针手法，以导引其气，使邪气不能浸淫深入，而真气得以内守安定。

黄帝问道：请给我讲讲展平皮肤、开张腠理的刺法，是怎样的？

岐伯回答说：顺着分肉的纹理，在分开穴位皮肤的同时，轻微用力并慢慢使针垂直刺入，这种针法，可使神气不致散乱，邪气得以排出。

黄帝向岐伯问道：人身有八虚，由它们能够分别测候哪些疾病呢？

岐伯回答说：可以测候五脏的疾病。

黄帝问道：该如何诊察呢？

岐伯回答说：肺与心有了邪气，邪气留止于两肘；肝有邪气，邪气留止于两腋；脾有邪气，邪气留止于两髀；肾有邪气，邪气留止于两腘。凡此两肘、两腋、两髀、两腘称为八虚的部位，都是关节活动的枢纽，也是真气所往来经过及血络通行之要会。因此邪气和恶血不能在此滞留，若邪气与恶血滞留，就会损伤筋络，导致关节不能屈伸，进而形成拘挛。

通天第七十二

【原文】

黄帝问于少师曰：余尝闻人有阴阳，何谓阴人，何谓阳人？少师曰：天地之间，六合之内，不离于五，人亦应之，非徒一阴一阳而已也，而略言耳，口弗能遍明也。黄帝曰：愿略闻其意，有贤人圣人，心能备而行之乎？少师曰：盖有太阴之人，少阴之人，太阳之人，少阳之人，阴阳和平之人。凡五人者，其态不同，其筋骨气血各不等。黄帝曰：其不等者，可得闻乎？少师曰：太阴之人，贪而不仁，下齐湛湛①，好内而恶出，心和而不发，不务于时，动而后之，此太阴之人也。少阴之人，小贪而贼心，见人有亡，常若有得，好伤好害，见人有荣，乃反愠怒，心疾而无恩，此少阴之人也。太阳之人，居处于于②，好言大事，无能而虚说，志发于四野，举措不顾是非，为事如常自用，事虽败而常无悔，此太阳之人也。少阳之人，諟谛③好自贵，有小小官，则高自宜，好为外交而不内附，此少阳之人也。阴阳和平之人，居处安静，无为惧惧，无为欣欣，惋然从物，或与不争，与时变化，尊则谦谦，谭而不治，是谓至治。古之善用针艾者，视人五态乃治之，盛者泻之，虚者补之。

黄帝曰：治人之五态奈何？少师曰：太阴之人，多阴而无阳，其阴血浊，其卫气涩，阴阳不和，缓筋而厚皮，不之疾泻，不能移之。少阴之人，多阴少阳，小胃而大肠，六府不调，其阳明脉小而太阳脉大，必审调之，其血易脱，其气易败也。太阳之人，多阳而少阴，必谨调之，无脱其阴，而泻其阳，阳重脱者易狂；阴阳皆脱者，暴死不知人也。少阳之人，多阳少阴，经小而络大，血在中而气外，实阴而虚阳，独泻其络脉则强，气脱而疾，中气不足，病不起也。阴阳和平之人，其阴阳之气和，血脉调，谨诊其阴阳，视其邪正，安其容仪，审有余不足，盛则泻之，虚则补之，不盛不虚，以经取之。此所以调阴阳，别五态之人者也。

黄帝曰：夫五态之人者，相与毋故，卒然新会，未知其行也，何以别之？少师答曰：众人之属，不如五态之人者，故五五二十五人，而五态之人不与焉。五态之人，尤不合于众者也。黄帝曰：别五态之人奈何？少师曰：太阴之人，其状黮黮然[4]黑色，念然下意，临临然长大，腘然未偻，此太阴之人也。少阴之人，其状清然窃然，固以阴贼，立而躁崄，行而似伏，此少阴之人也。太阳之人，其状轩轩储储，反身折腘，此太阳之人也。少阳之人，其状立则好仰，行则好摇，其两臂两肘则常出于背，此少阳之人也。阴阳和平之人，其状委委然，随随然，颙颙然[5]，愉愉然，璇璇然，豆豆然[6]，众人皆曰君子，此阴阳和平之人也。

【注释】

①下齐湛湛：下齐，形容外表恭谦整齐；湛湛，深沉不可测的样子，比喻深藏险恶之心。②于于：安然自得，自鸣得意的样子。③谡谛：做事谨慎仔细，反复进行审查。④黮黮然：黮，深黑色。黮黮然，形容肤色黑暗无光泽。⑤颙颙然：形容态度严肃而又温和的样子。⑥豆豆然：形容举止大方，光明磊落的样子。

【译文】

黄帝问少师说：我听说人的体质类型有阴阳之分，请讲讲什么是阳性之人？什么是阴性之人？

少师回答说：在天地之间，上下四方之内，任何事物都离不开「五」这个数，那么，人体类型也跟「五」这个数字是相应的，不仅仅是单一的阴性之人和阳性之人。这方面的详情只能大略地谈谈，因为语言是无法全面表明这些情况的。

黄帝说：既然如此，我就大略地了解一下这方面的情况吧。另外，如果一个人具备了像圣人或贤人那样的品质，能够兼备阴阳之性而周行天下吗？

少师说：就人的类型而言，大致有「太阴之人」、「少阴之人」、「太阳之人」、「少阳之人」和「阴阳和平之人」，总共是五种类型，而他们的筋骨气血是各不相同的。

黄帝问道：这五种类型的人在心地性格方面的差异，可以给我讲讲吗？

少师回答说：所谓『太阴之人』，也就是禀赋纯阴无阳的，他们为人处事贪婪而不顾道德，外表上谦恭周正，内心里却深藏机虑，贪求获取，厌恶付出，遇到喜怒之事，心气平和而不形于色，一般不去追求时兴的事物，遇事行动迟缓，常常落后于他人。这便是『太阴之人』在心性方面的特点。

『少阴之人』指禀赋阴多阳少的人，他们为人处事喜贪小利而内心残忍狠毒，看到他人有什么损失，常常表现得像是自己得了好处一般，喜欢伤害他人，看到他人有什么荣耀，却反而心中恼恨，心性善于嫉妒，对人没有情义。这便是『少阴之人』在心性方面的特点。

『太阳之人』指为禀赋纯阳无阴的人，他们为人处事显得安然自足，喜欢谈论大事，尽管没有真才实学，却喜欢空谈空议，功名意气甚至要吞并天下四方，举止行为不顾忌是非道德，做事常常自以为是，即使事业失败了也还没有悔悟之心。这便是『太阳之人』在心性方面的特点。

『少阳之人』，指禀赋阳多阴少的人，他们为人处事谨慎小心，常要反复审察，喜欢自己抬高自己，有了小小的官职，就高傲自得，喜欢对外交际，而不善于团结内部的人。这便是『少阳之人』在心性方面的特点。

『阴阳和平之人』，指阴阳和协，无所偏颇的人，他们为人处事安和宁静，没有什么可以使他们恐惧不宁，也没有什么可以使他们欣喜难安，能够心境和顺地适应周围的事物，与人相处而不与人相争，安处人世而能依随世事的变迁，即使有了尊贵的身份，仍然非常谦逊，能够以道理说服他人，而不是依势而统治他人，这也就是治理天下的最高境界了。这便是『阴阳和平之人』在心性方面的特点。

古时候善于使用针法和艾灸的人，首先要明察病人属于这五种类型中的哪一种，而后才施行治疗，对邪气盛实的人施用泻法，对正气不足的人施用补法。

黄帝问道：五种不同类型的病人应怎样治疗呢？

少师回答说：『太阴之人』的体质阴气独盛而阳气潜藏，他们的阴血稠浊而卫气涩少，阴阳二气不能和调，筋膜弛缓，皮肤厚实。医生在治疗这种类型病人的时候，若不急用泻法，就不能使凝滞的阴邪散除。

『少阴之人』的体质阴气偏盛而阳气偏弱，胃腑较小而小肠较大，六腑的功能不易和协，而且足阳明胃的脉气弱小，手太阳小肠的脉气盛大。医生在治疗这种类型病人的时候，一定要审慎地予以调治，因为这种病人的阴血易于外脱，阳气易于耗伤。

『太阳之人』的体质阳气独盛而阴气敛藏，因而医生在治疗时必须谨慎予以调治，不可耗伤其阴血，而只能泻除其阳气，但若泻除太过也会导致阳气的严重损耗，病人就容易出现癫狂之类的病症，若是阴血阳气都被耗伤而外脱，病人就会突然昏厥，不省人事。

『少阳之人』的体质阳气偏盛而阴气偏弱，经脉较为细小，络脉相对粗大，因而阴血弱于内而阳气盛于外。医生在治疗这种类型病人的时候，应该一面补其阴血，一面泻其阳气，如果仅仅泻除络脉的阳气，就会迫使阳气很快地散越于外，内在的阴血仍然虚弱不足，疾病就不易治愈了。

『阴阳和平之人』的体质阴阳和协而无所偏颇，因而其血脉和调。医生在治疗这种类型病人的时候，首先要谨慎地诊测其阴阳的变化，了解其邪正的盛衰，观察其面容举止的特点，从而掌握病变是属邪气有余，还是属正气不足，然后再据此给予适当的治疗，若邪气盛实就用泻法，若正气不足就用补法，若既非邪实也非正虚，就取本经的腧穴予以调治。

刚才讲的便是区别五种不同类型的病人并据以调理其阴阳盛衰的方法。

黄帝问道：这五种类型的人，医生跟他们接触之前并不相识，不能马上了解他们的心性，那么医生根据什么来区别他们呢？

少师回答说：一般的众人并不适宜于用这五种类型来区分，因而才有五五二十五人的分类方法，这五种类型的人跟二十五人并没有什么关系，五种类型的分法完全不适合一般的众人。

黄帝问道：该如何从形色举止方面来区别这五种类型的人呢？

少师回答说：『太阴之人』的肤色一般呈较深的黑色，心多机谋而外表谦恭，身形比较高大，却常屈膝卑躬之态，实则并没有佝偻之病。这便是『太阴之人』在形色举止方面的特点。

『少阴之人』大多貌似公正而守身不乱，实则内心怀藏着阴险残忍的想法，站立时躁动不安，动作怪僻，行走时曲背弯腰，犹如匍匐一般。这便是『少阴之人』在形色举止方面的特点。

『太阳之人』大多昂首自大，盈盈自得，挺胸凸腹，以致膝腘弯曲。这便是『太阳之人』在形色举止方面的特点。

『少阳之人』大多站立时喜欢仰首，行走时喜欢摆身，两臂两肘常常挽在背后。这便是『少阳之人』在形色举止方面的特点。

『阴阳和平之人』大多举止安详而随和，表情温和而愉悦，目光柔和，举止有度，人们都称他为君子。这便是『阴阳和平之人』在形色举止方面的特点。

官能第七十三

【原文】

黄帝问于岐伯曰：余闻九针于夫子，众多矣，不可胜数，余推而论之，以为一纪①。余司诵之，子听其理，非则语余，请正其道，令可久传，后世无患，得其人乃传，非其人勿言。岐伯稽首再拜曰：请听圣王之道。黄帝曰：用针之理，必知形气之所在，左右上下，阴阳表里，血气多少，行之逆顺，出入之合，谋伐有过。知解结，知补虚泻实，上下气门，明通于四海，审其所在，寒热淋露，以输异处②，审于调气，明于经隧，左右支络，尽知其会。寒与热争，能合而调之，虚与实邻，知决而通之，左右不调，犯而行之，明于逆顺，乃知可治，阴阳不奇，故知起时，审于本末，察其寒热，得邪所在，万刺不殆，知官九针，刺道毕矣。明于五输，徐疾所在，屈伸出入，皆有条理，言阴与阳，合于五行，五藏六府，亦有所藏，四时八风，尽有阴阳，各得其位，合于明堂，各处色部，五藏六府，察其所痛，左右上下，知其寒温，何经所在，审皮肤之寒温滑涩，知其所苦，膈有上下，知其气所在。先得其道，稀而疏之，稍深以留，故能徐入之。大热在上，推而下之，从下上者，引而去之，视前痛者，常先取之。大寒在外，留而补之，入于中者，从合泻之。针所不为，灸之所宜，上气不足，推而扬之，下气不足，积而从之，阴阳皆虚，火自当之③，厥而寒甚，骨廉陷下，寒过于膝，下陵三里，阴络所过，得之留止，寒入于中，推而行之，经陷下者，火则当之，结络坚紧，火所治之。不知所苦，两跻之下，男阴女阳，良工所禁，针论毕矣。用针之服，必有法则，上视天光，下司八正，以辟奇邪，而观百姓，审于虚实，无犯其邪。是得天之露，遇岁之虚，救而不胜，反受其殃，故曰：必知天忌，乃言针意。法于往古，验于来今，观于窈冥④，通于无穷，粗之所不见，良工之所贵，莫知其形，若神髣髴。邪气之中人也，洒洒动形。正邪之中人也微，先见于色，不知于其身，若有若无，若亡若存，有形无形，莫知其情。

是故上工之取气，乃救其萌芽；下工守其已成，因败其形。是故工之用针也，知气之所在，而守其门户，明于调气，补泻所在，徐疾之意，所取之处。泻必用员，切而转之，其气乃行，疾而徐出，邪气乃出，伸而迎之，摇大其穴，气出乃疾。补必用方，外引其皮，令当其门，左引其枢，右推其肤，微旋而徐推之，必端以正，安以静，坚心无懈，欲微以留，气下而疾出之，推其皮，盖其外门，真气乃存。用针之要，无忘其神。

雷公问于黄帝曰：针论曰：得其人乃传，非其人勿言。何以知其可传？黄帝曰：各得其人，任之其能，故能明其事。

雷公曰：愿闻官能奈何？黄帝曰：明目者，可使视色。聪耳者，可使听音。捷疾辞语言，可使传论。语徐而安静，手巧而心审谛⑤者，可使行针艾，理血气而调诸逆顺，察阴阳而廉诸方。缓节柔筋而心和调者，可使导引行气。疾毒言语轻人者，可使唾痈呪病。爪苦手毒⑥，为事善伤人者，可使按积抑痹。各得其人，方乃可行，其名乃彰。不得其人，其功不成，其师无名。故曰：得其人乃言，非其人勿传，此之谓也。手毒者，可使试按龟，置龟于器下而按其上，五十日而死矣；手甘者，复生如故也。

【注释】

①纪：纲纪。②以输异处：指邪气侵犯的部位不同。③火自当之：此指灸法。④窈冥：指一些微妙难以察到的变化。⑤审谛：详细地诊察。⑥爪苦手毒：手势狠毒。

【译文】

黄帝问岐伯说：我从先生这里知道了不少有关九针的知识，多得不胜枚举。我推究其中的道理，经过归纳整理，成为系统的理论，并编成一篇文字，现在我读出来给先生听，如果有错误的地方，就请告诉我并加以修正，以使它得以长久流传，使后世的人们不受疾患的祸害。当然，要传给适当的人。不合适的不能传于他。

岐伯拜了两拜说：圣王请讲。

黄帝说：用针刺治病的法则，是必须知道形气所在的上下左右、阴阳表里、经脉气血的多少、经气运行的逆顺、血气出入交会的腧穴等，这样才能正确施治，攻治病邪。又要知道解除结聚的方法，懂得补虚泻实的原则、各经腧穴的主治功用，明确经脉与气海、血海、髓海、水谷之海相通相应的关系。观察疾病的所在，以及病发寒热、羸弱疲困等的虚实症状与病理机转。治疗时要依据各经荥、输诸穴的功用与部位以选取相应的穴位，并且精审地调理脉气。还要明确经气流行的通道及其散在左右的支络，全部了解它们的并合聚会之处。

对寒热交争引发的病症，要能参合各种因素加以调治；虚实疑似的病症，要能辨别清楚而通调平定；左右不协调的病症，要用左病刺右、右病刺左的缪刺法治疗；区分了疾病的属逆，属顺，就能知道可以刺治或不可刺治；辨明了脏腑阴阳已经调和，就可知病愈之时；审查清楚了疾病的标本、寒热属性，确定了邪气的所在部位，针刺治疗就不会出现差错；懂得了九针的不同性能，并可各尽其用，就可以说全面掌握了针刺治法。

要明确手足十二经五输穴的主治范围，徐疾补泻手法的施用，及针刺时患者体位屈伸的选择和进针、出针都有一定规律可循。五脏六腑合于天地阴阳五行，五脏贮藏精气，六腑传化水谷。四时之气与八节之风都有阴阳之分，伤人部位各有不同，却能集中于明堂部位而表现出相应的颜色；同时五脏六腑的病变，也分别在各自相应的颜面部位表现出病色。根据这些就可以知道病位的上下左右，探明病性的寒热，以及邪犯的所在经脉；察审皮肤的寒温滑涩状况，就可知病的阴阳虚实；膈上为心肺所居，膈下为肝脾肾所居。审察膈膜的上下，可知病气所在部位。

掌握了经脉循行的规律，然后可以用针。要根据病情及病人身体状况，正确选取穴。若正气不足的，用针宜少而进针要慢，进到一定深度后，久留其针；大热在上半身的，用高者抑之的治法，推热下行，使下和于阴；热由下而上的，当引导其上逆的邪气逐渐散去。病分先后，一般来说，先病的当先治。大寒在表的，当留针以补阳，助阳以胜寒；如寒邪入于里的，宜取合穴使寒邪泻出。至于针法不能治疗的病症，常常是灸法所适用的情况。上气不足的，可以用引导推补的方法使其气充盈；下气不足的，可用留针随气的方法以补之。阴阳两虚的病症，不能用针刺治疗，而当用艾灸治。如果经气厥逆而阴寒极甚，或骨侧的肌肉陷下，或寒冷过于膝部的，要灸足三里穴。寒邪从阴络经过，得之而停留不去，如果寒邪入于经脉，当用针行散；如果寒邪凝结而使经气下陷的，当用火灸治，以散寒邪；若络脉结而坚紧的，也用灸法治疗；如果病人苦楚莫名，难以描述，应选取阳跻脉交会的申脉穴和阴跻脉交会的照海穴。至于男子患病取阴跻而女子患病取阳跻，那是高明的医生所禁忌的。有关针灸方法的论述至此就算是全部讲完了。

用针治病必须有一定法则，还要观察日月星辰的运行变化，以及四时之气、八方之风的不同，避免不正之邪的侵袭，并且昭示百姓，注意不正之邪的侵害，随时防御，以免受邪发病。如果遇到自然界不应时令的气候变化，或遭遇当年岁气不及而见的反常气候，医者若不通晓自然变化，就不能有效求治反常气候所致的病变，那么病势就会加重。因此必须知道天时的顺逆宜忌，才可以谈及针治道理。取法古人的理论经验，验之于临床实践。还要吸取现代治疗经验，仔细观察微渺难见的形迹，才可以通达医理而治疗变化无穷的疾病。技术粗疏的医生注意不到这些方面，高明的医生却十分珍视它。如果诊察不到微小的形迹变化，那么疾病就显得神秘莫测，难以把握了。

虚邪伤害人体时，会出现恶寒战慄的症状；正邪伤犯人体，发病时面色微有改变，身上没有特殊感觉，邪气似有似无，若亡若存，症状也不明显，很难认识清楚，因而不能知道确切的病情。所以上等医生治病是根据邪气伤人的微小变化，在疾病初始时就进行治疗；下等医生不懂得这个方法，到病已成才进行施治，常会导致病情恶化而伤损身体。所以医生用针刺治病时，首先要知道脉气运行的所在，而守候其循环出入的门户；其次要明白调理气机的方法，宜补还是宜泻，进针的快慢，以及应取的穴等。

要泻除身体邪气，必须用圆活流利的针法，逼近病所捻转行针，这样，经气就能通畅；快速进针而缓慢出针，就能够引邪气外出；运用刺迎经气运行方向、出针时摇大针孔的手法，邪气就会随针而很快外散。如果补益正气，针法必须端静从容和缓，先按抚皮肤，便于确定穴位，用左手按引，使周围平展，右手推循着皮肤，轻轻地捻转，徐徐将针刺入，姿势要端正，心静安和，专心致志，不可懈怠。气至之后，要留针少时，待经气流通就快速出针，并揉按皮肤，摩闭针孔，使真气留存于内而不外泄。用针的要妙，在于调养神气，推动生机以扶正祛邪，千万不要忽略。

雷公向黄帝问道：《针论》上说：遇上合适的人才可传授，不合适的不能传于他。那么，如何辨别谁是可以传授的合适人选呢？

黄帝说：求得不同方面的适当人员，量材取用，他们就能够精通其事。

雷公说：请您讲讲量材取用的方法。

黄帝说：眼睛明亮、视力好的人，可以教他们候视颜色；听觉灵敏的人，可以教他们辨听声音；说话流利、思维敏捷的人，可以教他们传讲理论；言语缓慢、行动安静、手巧心细的人，可以教他们针灸，以理正血气、调治各种逆乱不顺的病症，并教他们观察阴阳变化以及从事处方用药的工作；肢节缓和、筋骨柔顺、心气平和的人，可以教他们导引按摩；嫉妒成性、口舌恶毒、言语轻薄的人，可以教他们唾痈咒病的祝由科工作；手重脚狠、做事经常损坏器具的人，可以教他们按摩积聚、抑制痹痛。各人的所长适得其用，各种治疗方法才可以推行，名声才可以显扬。如果传授不得其人，其功业不能成就，老师也得不到荣誉。所以说，遇到合适的人才能教他，不是合适的人选就不能教，讲得就是这个道理。辨别手狠的人，可以试让他们按压乌龟：将乌龟放在器具下面，叫他们用手从上按压，到50天乌龟就会死掉；如果手不狠而柔顺的人，则乌龟会像原来那样活着。

论疾诊尺第七十四

【原文】

黄帝问于岐伯曰：余欲无视色持脉，独调其尺[1]，以言其病。从外知内，为之奈何？岐伯曰：审其尺之缓急、小大、滑涩，肉之坚脆，而病形定矣。视人之目窠上微痈，如新卧起状，其颈脉动，时咳，按其手足上，窅而不起者，风水肤胀也。尺肤滑其淖泽者，风也。尺肉弱者，解㑊[2]，安卧脱肉者，寒热，不治。尺肤滑而泽脂者，风也。尺肤涩者，风痹也。尺肤粗如枯鱼之鳞者，水泆饮也。尺肤热甚，脉盛躁者，病温也，其脉盛而滑者，病且出也。尺肤寒，其脉小者，泄少气；尺肤炬然，先热后寒者，寒热也；尺肤先寒，久大之而热者，亦寒热也。肘所独热者，腰以上热；手所独热者，腰以下热。肘前独热者，膺[3]前热；肘后独热者，肩背热。臂中独热者，腰腹热；肘后粗之下三四寸热者，肠中有虫。掌中热者，腹中热；掌中寒者，腹中寒。鱼上白肉有青血脉者，胃中有寒。尺炬然热，人迎大者，当夺血。尺坚大，脉小甚，少气，悗有加，立死。目赤色者病在心，白在肺，青在肝，黄在脾，黑在肾。黄色不可名者，病在胸中。诊目痛，赤脉从上下者，太阳病；从下上者，阳明病；从外走内者，少阳病。诊寒热，赤脉上下至瞳子，见一脉一岁死，见一脉半一岁半死，见二脉二岁死，见二脉半二岁半死，见三脉三岁死。诊龋齿痛，按其阳之来，有过者独热，在左左热，在右右热，在上上热，在下下热。诊血脉者，多赤多热，多青多痛，多黑为久痹，多赤、多黑、多青皆见者，寒热身痛而色微黄，齿垢黄，爪甲上黄，黄疸也，安卧，小便黄赤，脉小而涩者，不嗜食。人病，其寸口之脉，与人迎之脉小大等及其浮沉等者，病难已也。女子手少阴脉动甚者，妊子。婴儿病，其头毛皆逆上者，必死。耳间青脉起者，掣痛。大便赤瓣飧泄，脉小者，手足寒，难已；飧泄，脉小，手足温，泄易已。四时之变，寒暑之胜，重阴必阳，重阳必阴，故阴主寒，阳主热，故寒甚则热，热甚则寒，故曰：寒生热，热生寒，此阴阳之变也。故曰：冬伤于寒，春生瘅热④；春伤于风，夏生飧泄肠澼；夏伤于暑，秋生痎疟；秋伤于湿，冬生咳嗽。是谓四时之序也。

【注释】

①尺：尺肤部。前臂内侧从肘至腕的皮肤。②解㑊：身体困倦，懈怠无力。③膺：胸部。④瘅热：即温热病。

【译文】

黄帝向岐伯问道：我如果既不望色，也不按脉，单凭诊测病人的尺肤，来探讨他的病情，也就是根据尺肤的外在表现来测知内脏和病变，那该怎么做呢？

岐伯回答说：审察尺肤皮肤的弛缓或紧急，尺肤肌肉的丰隆或瘦削，尺肤皮肤的滑润或干涩以及尺肤肌肉的坚实与松软，疾病的性质部位就可以确定了。如果发现病人的眼胞微微肿起，就像是刚刚睡醒起床的样子，而且他的颈脉搏动明显，时时咳嗽，接压他的手足，凹陷而不能即起，这便是风水肤胀的病症。

如果尺肤的皮肤光滑或者湿润，这是风气导致的病症；如果尺肤的肌肉柔弱无力，身体懈怠困乏，喜欢眠卧，肌肉瘦削如脱，这是寒热病症，已经不能治愈了；如果尺肤的皮肤光滑而润泽，就像油脂一般，这是风气导致的病症；如果尺肤的皮肤不光滑，这是风痹病症；如果尺肤的皮肤粗糙，就像干鱼的鳞片一般，这是水液内盛的饮症；如果尺肤的皮肤很是灼热，而且脉象盛大而躁动，这是由于患了温热病的原因，若是脉象盛大而滑利，则是疾病将要痊愈了；如果尺肤的皮肤凉冷，而且病人的脉象弱小，这是腹泄少气的病症；如果尺肤的皮肤灼热如火烧一般，先感灼热后觉凉冷，这是寒热病症；如果尺肤的皮肤刚刚触及感到凉冷，等待稍久却感觉灼热，这也是寒热病症。

若肘部单独灼热，这是腰以上的部位有热；若手部单独灼热，这是腰以下的部位有热；若肘部内侧单独灼热，这是前胸部位有热；若肘部外侧单独灼热，这是肩背部位有热；如果前臂中段单独灼热，这是腰腹部位有热。若肘部外侧皮肤粗糙，肘部以下三四寸有灼热感，这是肠中有虫的病症。若手掌中灼热，这是腹中有热的病症；如果手掌中凉冷，这是腹中有寒的病症。若手鱼际上白肉部分有青色的血脉，这是胃中有寒的病症。若尺部灼热如火烧，人迎脉盛大，必定是脱血的病症；若尺部肌肉坚满而脉搏却很是弱小，这是气虚不足的病症，若是烦闷难安说明病情加重，甚至会立即死亡。

若白睛见赤色，这是病在心脏；见白色，是病在肺脏；见青色，是病在肝脏；见黄色，是病在脾脏；见黑色，是病在肾脏。如果目色虽黄，又杂以他色，以致色泽怪异，难以名状，是病在胸中。诊得病人目睛疼痛，若有赤色脉络从上睑向下睑伸延，是太阳病；若有赤色脉络从下睑向上睑伸延，是阳明病；若有赤色脉络从外眦向内眦伸延，是少阳病。诊得病人寒热发作，并有赤色脉络从上睑向下伸延到瞳子，若发现一条赤脉，病人一年后死亡；若发现一条半赤脉，病人一年半后死亡；若发现两条赤脉，病人两年后死亡；若发现两条半赤脉，病人两年半后死亡；若发现三条赤脉，病人三年后死亡。

如果病人龋齿疼痛，便要诊按他的手足阳明脉的搏动情况，如果脉气失常，那只可能是热郁脉中。若龋齿部位在左，则为左侧阳明经有热；若龋齿部位在右，则为右侧阳明经有热；若龋齿部位在上，则为手阳明经有热；若龋齿部位在下，则为足阳明经有热。

诊察病人肤表的血络，色常赤的多属于热症，色常青的多属于痛症，色常黑的多属于经久不愈的痹症，赤黑青色并见的多属于寒热身痛的病症。如果面色微黄，牙齿色黄而污浊，爪甲之上也呈现黄色，这便是黄疸之症，病人一般身体倦怠而嗜睡，小便黄赤，脉小而涩，不欲饮食。

病人患病以后，如果寸口脉跟人迎脉的大小相同，而且浮沉类似。这种病便难以治愈。

女子的手少阴脉搏动厉害，这是怀育胎儿的症象。

婴儿患病以后，如果头发都逆而上指，这婴儿必会死亡。如果耳部有青色脉络凸起，这是抽掣疼痛一类的病症。如果大便色赤而形如瓣状，完谷不化，脉搏弱小，手足冰凉，这种病难以治愈；如果泻泄水谷不化，脉搏弱小，但手足犹然温暖，这种泻泄则容易治愈。

春夏秋冬四季气候的变化，是由于阴寒之气与阳热之气相互克制的结果，因为阴寒之气过甚，必会受到阳热之气的制约而转化为阳，而阳热之气过甚，也会受到阴寒之气的制约而转化为阴。这样说来，阴气虽然主寒，阳气虽然主热，但寒气过甚便会转化为热，而热气过甚也会转化为寒，因此也可以这样说：寒气生热，热气生寒。这便是阴阳变化的基本道理。所以，从医学的角度来说：冬季若被寒气伤害，到了春天就会发生温热病；春季若被风气伤害，到了夏天就会发生泻泄痢疾之类的病症；夏天若被暑气伤害，到了秋天就会发生痁疾之类的病症；秋季若被湿气伤害，到了冬天就会发生咳嗽之类的病症。这就是四季发病的规律。

刺节真邪第七十五

【原文】

黄帝问于岐伯曰：余闻刺有五节奈何？岐伯曰：固有五节：一曰振埃，二曰发蒙，三曰去爪，四曰彻衣，五曰解惑。

黄帝曰：夫子言五节，余未知其意。岐伯曰：振埃者，刺外经，去阳病也。发蒙者，刺府输，去府病也。去爪者，刺关节肢络也。彻衣者，尽刺诸阳之奇输也。解惑者，尽知调阴阳，补泻有余不足，相倾移也。

黄帝曰：刺节言振埃，夫子乃言刺外经①，去阳病，余不知其所谓也，愿卒闻之。岐伯曰：振埃者，阳气大逆，上满于胸中，愤䐜肩息②，大气逆上，喘喝坐伏，病恶埃烟，䭇不得息③，请言振埃，尚疾于振埃。黄帝曰：善。取之何如？岐伯曰：取之天容。黄帝曰：其咳上气穷诎④胸痛者，取之奈何？岐伯曰：取之廉泉。黄帝曰：取之有数乎？岐伯曰：取天容者，无过一里，取廉泉者，血变而止。帝曰：善哉。

黄帝曰：刺节言发蒙，余不得其意。夫发蒙者，耳无所闻，目无所见。夫子乃言刺府输，去府病，何输使然？愿闻其故。岐伯曰：妙乎哉问也！此刺之大约，针之极也，神明之类也，口说书卷，犹不能及也，请言发蒙耳，尚疾于发蒙也。黄帝曰：善。愿卒闻之。岐伯曰：刺此者，必于日中，刺其听宫，中其眸子，声闻于耳，此其输也。黄帝曰：善。何谓声闻于耳？岐伯曰：刺邪以手坚按其两鼻窍而疾偃，其声必应于针也。黄帝曰：善。此所谓弗见为之，而无目视，见而取之，神明相得者也。

黄帝曰：刺节言去爪，夫子乃言刺关节肢络，愿卒闻之。岐伯曰：腰脊者，身之大关节也。肢胫者，人之管以趋翔也。茎垂者，身中之机，阴精之候，津液之道也。故饮食不节，喜怒不时，津液内溢，乃下留于睾，血道不通，日大不休，俯仰不便，趋翔不能，此病荣然有水，不上不下，铍石所取，形不可匿，常不得蔽，故命曰去爪。帝曰：善。

黄帝曰：刺节言彻衣，夫子乃言尽刺诸阳之奇输，未有常处也，愿卒闻之。岐伯曰：是阳气有余而阴气不足，阴气不足则内热，阳气有余则外热，内热相搏，热于怀炭，外畏绵帛近，不可近身，又不可近席，腠理闭塞，则汗不出，舌焦唇槁，腊干嗌燥，饮食不让美恶。黄帝曰：善。取之奈何？岐伯曰：取之于其天府、大杼三痏，又刺中膂以去其热，补足手太阴以去其汗，热去汗稀，疾于彻衣。黄帝曰：善。

黄帝曰：刺节言解惑，夫子乃言尽知调阴阳，补泻有余不足，相倾移也，惑何以解之？岐伯曰：大风在身，血脉偏虚，虚者不足，实者有余，轻重不得，倾侧宛伏⑤，不知东西，不知南北，乍上乍下，乍反乍复，颠倒无常，甚于迷惑。黄帝曰：善。取之奈何？岐伯曰：泻其有余，补其不足，阴阳平复，用针若此，疾于解惑。黄帝曰：善。请藏之灵兰之室，不敢妄出也。

黄帝曰：余闻刺有五邪，何谓五邪？岐伯曰：病有持痈者，有容大者，有狭小者，有热者，有寒者，是谓五邪。黄帝曰：刺五邪奈何？岐伯曰：凡刺五邪之方，不过五章，瘅热消灭，肿聚散亡，寒痹益温，小者益阳，大者必去，请道其方。凡刺痈邪无迎陇，易俗移性不得脓，脆道更行去其乡，不安处所乃散亡。诸阴阳过痈者，取之其输泻之。凡刺大邪日以小，泄夺其有余，乃益虚，剽其通，针其邪肌肉亲，视之毋有反其真。刺诸阳分肉间。凡刺小邪日以大，补其不足乃无害，视其所在迎之界，远近尽至，其不得外，侵而行之乃自费⑥。刺分肉间。凡刺热邪越而苍，出游不归乃无病，为开通辟门户，使邪得出，病乃已。凡刺寒邪日以徐，徐往徐来致其神，门户已闭气不分，虚实得调其气存也。黄帝曰：官针奈何？岐伯曰：刺痈者用铍针，刺大者用锋针，刺小者用员利针，刺热者用镵针，刺寒者用毫针也。

请言解论，与天地相应，与四时相副，人参天地，故可为解。下有渐洳⑦，上生苇蒲，此所以知形气之多少也。阴阳者，寒暑也，热则滋雨而在上，根荄少汁。人气在外，皮肤缓，腠理开，血气减，汗大泄，皮淖泽。寒则地冻水冰，人气在中，皮肤致，腠理闭，汗不出，血气强，肉坚涩。当是之时，善行水者，不能往冰；善穿地者，不能凿冻；善用针者，亦不能取四厥；血脉凝结，坚搏不往来者，亦未可即柔。故行水者，必待天温冰释冻解，而水可行，地可穿也。人脉犹是也，治厥者，必先熨调和其经，掌与腋、肘与脚、项与脊以调之，火气已通，血脉乃行，然后视其病，脉淖泽者，刺而平之，坚紧者，破而散之，气下乃止，此所谓以解结者也。用针之类，在于调气，气积于胃，以通营卫，各行其道。宗气流于海，其下者注于气街，其上者走于息道。故厥在于足，宗气不下，脉中之血，凝而留止，弗之火调，弗能取之。用针者。必先察其经络之实虚，切而循之，按而弹之，视其应动者，乃后取之而下之。六经调者，谓之不病，虽病，谓之自已也。一经上实下虚而不通者，此必有横络盛加于大经，令之不通，视而泻之，此所谓解结也。上寒下热，先刺其项太阳，久留之，已刺则熨项与肩胛，令热下合乃止，此所谓推而上之者也。上热下寒，视其虚脉而陷下于经络者取之，气下乃止，此所谓引而下之者也。大热遍身，狂而妄见、妄闻、妄言，视足阳明及大络取之，虚者补之，血而实者泻之，因其偃卧，居其头前，以两手四指挟按颈动脉，久持之，卷而切之，下至缺盆中，而复止如前，热去乃止，此所谓推而散之者也。

黄帝曰：有一脉生数十病者，或痛、或痈、或热、或寒、或痒、或痹、或不仁，变化无穷，其故何也？岐伯曰：此皆邪气之所生也。黄帝曰：余闻气者，有真气，有正气，有邪气，何谓真气？岐伯曰：真气者，所受于天，与谷气并而充身者也。正气者，正风也，从一方来，非实风，又非虚风。邪气者，虚风之贼伤人也，其中人也深，不能自去。正风者，其中人也浅，合而自去，其气来柔弱，不能胜真气，故自去。虚邪之中人也，洒淅动形，起毫毛而发腠理。其入深，内搏于骨，则为骨痹。搏于筋，则为筋挛。搏于脉中，则为血闭不通，则为痈。搏于肉，与卫气相搏，阳胜者则为热，阴胜者则为寒，寒则真气去，去则虚，虚则寒。搏于皮肤之间，其气外发，腠理开，毫毛摇，淫气往来行，则为痒。留而不去，则痹。卫气不行，则为不仁。虚邪偏客于身半，其入深，内居荣卫，荣卫稍衰，则真气去，邪气独留，发为偏枯[8]其邪气浅者，脉偏痛。虚邪之入于身也深，寒与热相搏，久留而内著，寒胜其热，则骨疼肉枯，热胜其寒，则烂肉腐肌为脓，内伤骨，内伤骨为骨蚀。有所疾前筋，筋屈不得伸，邪气居其间而不反，发于筋溜。有所结，气归之，卫气留之，不得反，津液久留，合而为肠溜，久者数岁乃成，以手按之柔。已有所结，气归之，津液留之，邪气中之，凝结日以易甚，连以聚居，为昔瘤，以手按之坚。有所结，深中骨，气因于骨，骨与气并，日以益大，则为骨疽。有所结，中于肉，宗气归之，邪留而不去，有热则化而为脓，无热则为肉疽。凡此数气[9]者，其发无常处，而有常名也。

【注释】

①外经：指行于四肢及浅表部位的经脉。②愤䐜肩息：胸部胀满，抬肩呼吸。③饲不得息：饲，即古噎字，饲不得息，咽部阻塞，难以呼吸。④穹诎：形容呼吸不畅，语言不利。⑤宛伏：宛，屈曲。指病人的身体屈曲前倾。⑥自费：邪气自行消散。⑦渐洳：低洼潮湿之处。⑧偏枯：半身不遂。⑨数气：指各种邪气。

【译文】

黄帝向岐伯问道：刺法的『五节』，讲的是什么？

岐伯回答说：刺法中的确有『五节』，第一叫『振埃』，第二叫『发蒙』，第三叫『去爪』，第四叫『彻衣』，第五叫『解惑』。

黄帝说道：先生只是说了『五节』的名称，我还不知道它们分别是什么意思。

岐伯回答说：所谓『振埃』，就是针刺四肢及体表的脉络，来治疗病位表浅病变的方法。所谓『发蒙』，就是针刺六腑的五输穴等，来治疗六腑病变的方法。所谓『去爪』，就是针刺四肢关节络脉的方法。所谓『彻衣』，就是遍刺各条阳经别络的方法。所谓『解惑』，就是彻底洞察阴阳的变化并予以调理，补其不足，泻其有余，使不足者充溢，有余者散除，两相变易而恢复正常的针刺方法。

黄帝说道：刺节上说的是振去尘埃，您却说的是针刺四肢及体表的脉络，来治疗病位表浅的病变，我不明白这两者之间的关系，希望您详细讲讲以使我彻底了解。

岐伯回答说：所谓振去尘埃，是用来比喻针刺方法的。如果病人的阳气亢盛，上逆并壅滞于胸中，便会表现为胸中气郁而支撑胀满，宗气向上冲逆，便会表现为气喘喝喝，喜坐喜伏，厌恶尘埃和烟气，喉咙噎阻，呼吸不利。当此之时，就要用『振埃』的方法来治疗。我只是用振去尘埃来做个比喻，它的实际疗效比振去尘埃还要迅捷呢。

黄帝说道：先生讲得真好！那么，具体来说该怎样取穴治疗呢？

岐伯回答说：应该取天容穴来治疗。

黄帝问道：如果病人咳嗽上气，胸部痛痹，以致身体屈曲，如何来取穴治疗呢？

岐伯回答说：应该取廉泉穴来治疗。

黄帝问道：那么，在选用这些穴位治疗时有什么法度吗？

岐伯回答说：如果针刺天容穴，不能深过一寸；如果针刺廉泉穴，血色变浅而脉络通畅就要止针。

黄帝说：讲得好！

黄帝又问道：尽管刺节中讲去除翳障，我却不太明白它的含义。我认为『发蒙』应该是针对耳聋无所闻，目盲无所见之类的病变而言的，先生却说是针刺六腑的五输穴等，来治疗六腑的病变，那么，哪些腧穴能有如此的疗效呢？

我想听听其中的情由。

岐伯回答说：您问得真是妙呀！这个问题正是刺法的大纲，针术的极致，甚至是与神明相通的事情，它的内容即使是口授书载，也还不能表达清楚。我只是用去除翳障来做个比喻，它的实际疗效比去除翳障还要迅捷呢！

黄帝说：讲得好！那么，我想要彻底了解这方面的内容。

岐伯说道：若想要验证这种刺法，必须是在日中时分，针刺病人的听宫穴，并让针感传导到眼珠，与此同时，就有声音回传到耳中。这说明所刺的穴便是当取的穴。

黄帝说道：讲得好！那么，该如何使声音回传到耳中呢？

岐伯回答说：进针时稍向前斜，让病人用手紧紧地按压两侧鼻孔，并且迅速闭口鼓气而不出声，这时，必定会在针刺部位有所反应。

黄帝说道：先生讲得真好！这大概就是人们常说的，不必视见其形迹便可施行正确的治法，不须用眼睛去诊视就可去除病气，犹若神明在暗中控制一般。

黄帝又问道：刺节上说的是剪去爪甲，您却说的是针刺四肢关节的络脉，希望您详细讲讲以使我彻底了解这里面的情况。

岐伯回答说：腰脊是人体的主要关节所在，下肢胫骨是人体主管行走的器官，而阴茎和睾丸则是人体的枢要，阴精的外候，津液的通道。因此，如果饮食没有节制，喜怒不合时宜，便会导致水湿内盛而流溢，向下流注于阴部，由于水道不通，阴囊便一天天地无休无止地肿大起来，致使病人俯仰不便，行走困难。这种病变是由于水液聚积，以致在上气息不利，在下小便不通，应该用铍针、砭石来进行治疗。由于这种病人阴部肿大的形状显露难藏，即使是宽松的下衣也不易遮掩，所以把治疗这种病的方法称为『去爪』，就像是剪去多余的爪甲一样。

黄帝说：您说得真好！

黄帝又问道：刺节上说的是脱去外衣，您却说的是遍刺各条阳经的别络，可是，别络并没有固定的部位，我想要彻底了解这方面的情况。

岐伯回答说：『彻衣』这种方法是针对阳气亢盛有余而阴气虚弱不足的病症而言的。如果阴气虚弱不足，便内生虚热；如果阳气亢盛有余，便外见实热。若是内外两热相互抟聚，病人便会热势鸱张，比怀抱炭火还要厉害，在外害怕接触绵帛衣被之类，不愿挨近他人身体，也不愿贴近床褥，由于腠理闭塞，病人也不见汗出，在内感到口舌焦渴。嘴唇干燥，皮肤枯裂，咽喉干涩，而且不能辨别饮食的滋味。

黄帝说：先生讲得真好！那么，该如何取穴治疗呢？

岐伯说：首先取天府、大杼二穴，各针刺三次；然后针刺中膂穴，来泻除体中的邪热；最后取手足太阴经的穴施行补法，来使病人出汗。等到热势退去，汗出清稀，疾病就痊愈了。我只是用脱去外衣来做个比喻，它的实际疗效比脱去外衣还要迅捷呢！

黄帝说：先生讲得真好！

黄帝又问道：刺节上说的是解除疑惑，您却说的是彻底洞察阴阳的变化并予以调理，补其不足，泻其有余，使不足者充溢，有余者散除，两相变易而恢复正常。那么，到底是怎样来解除疑惑的呢？

岐伯回答说：大风之邪侵入人体，会导致人体的血脉一侧偏实，一侧偏虚，偏虚的一侧血气不足，偏实的一侧血气有余，因此病人的举止动作轻重失宜，或歪向一侧，或屈身俯卧，或者不知东西，难辨南北，忽起忽坐，时仰时伏，心神错乱，喜怒无常，甚至神志不清，不省人事。

黄帝说：先生讲得很好！请告诉我该如何取穴治疗？

岐伯说：泻除有余的邪气，补益虚弱的气血，使人身的阴阳恢复正常。如果医生能根据这样的原则取穴施治，取得疗效比解除疑惑还要迅捷呢！

黄帝说：先生讲得真是太好了！请让我把这些内容记录下来，并收藏在灵兰之室内。如果不是遇到合适的人，绝对不敢随便出示。

黄帝又问道：我听说在刺法中有『五邪』的说法，请问什么是『五邪』呢？

岐伯回答说：在各种病变中，有缠绵持久的痈邪，有邪盛正强的实邪，有邪弱正亏的虚邪，有痹阻的寒邪，有鸱张的热邪，这便是常说的『五邪』。

黄帝问道：如何用针法治疗这五种邪气导致的病变呢？

岐伯回答说：通过针刺治疗五邪之病的方法，不过是如下的五条：凡属热邪鸱张者必须消灭热邪，凡属痈邪凝滞者必须消散痈邪，凡属寒邪痹阻者必须祛散寒邪，凡属邪弱正亏者必须温养正气，凡属邪盛正强者必须攻除邪气。请允许我来详细说明这些方法。

凡是针刺痈邪凝滞的病变，重点在于不可迎着邪气的亢盛之势使用泻法，因此要改变常规的治法，转换治疗的思路。痈邪若还没有成脓，就必须变易常规，另出新法，使痈邪离开所趋之处，不能留滞于患部，便可散去消亡。如果阴阳各经通过痈邪所在之处，就要选取该经的腧穴来施行泻法。

凡是针刺邪盛正强的病变，重点在于使邪气一天天地逐渐消散，因此首先要泻除其有余的实邪，然后才可以调补被邪气伤损的正气。在邪气往来的通道上用针法攻散盛实有余的邪气，肌肉就会亲和而致密，经过诊察邪气已经消散无存，再转而调补受伤的正气。这种方法应该在各阳经的分肉之间取穴针刺。

凡是针刺邪弱正亏的病变，重点在于使正气一天天地逐渐充盛，因此首先要补益其不足的正气，才不会有大的妨害。察明邪气所在的部位，并向此范围内招聚正气，这样，远近的正气都会聚在病部，使邪气不得向外侵扰而转行他处，从而就自行消散。这种方法应该在分肉之间取穴针刺。

凡是针刺热邪鸱张的病变，重点在于使热邪散越于外而使体中转凉，只有热邪外散而不再壅滞，才不会有大的妨害。通过施行针法为热邪畅通去路，开辟门户，使热邪能够外出而散越，病变就可以痊愈了。

凡是针刺寒邪痹阻的病变，重点在于使阳气一天天地逐渐充盛，因此在针刺时要用徐来徐往的手法招引阳气，出针后要闭合针孔，使阳气不会从针孔外散，这样，阳气得以温散寒邪，而且自身内守不虚。

黄帝问道：要针刺这五邪之病，该如何来选用针具呢？

岐伯回答说：针刺痈邪凝滞的病变，要用宽身似剑的铍针；针刺邪盛正强的病变，要用圆身锐尖的锋针；针刺邪弱正亏的病变，要用细身圆尖的员利针；针刺热邪鸱张的病变，要用大头锐末的镵针；针刺寒邪痹阻的病变，要用细如蚊喙的毫针。

请允许我再来谈谈关于解结的理论。人体与天地是相配合的，跟四季是相称应的。既然人体跟天地自然相参应，所以就可以用天地自然采解说人体。比如说在自然之中，在下若有湿润的泥土，在上就会长出茂盛的苇蒲，这也正是依照外在症象就可以了解内在血气的原因。阴阳二气的运动变化，导致了冬寒夏暑的气候变迁。若是天气炎热，就会蒸发水湿向上升腾，草木的根茎自然也就缺少汁液，而此时人体的阳气也浮而在表，因而皮肤弛缓，腠理开疏，血气消减，汗液大泄，肤表湿滑；若是天气寒冷，就会使土地冻结，水凝成冰，而此时人体的阳气也沉而在里，因而皮肤致密，腠理闭合，汗液不出，血气充盈，肌肉坚紧。在这寒冷的季节里，即使是善于游水的人也不能在冰中往来，即使是善于掘地的人也不会去开凿冻土。那么，同样的道理，在阴寒内盛的情况下，即使是善于用针的人也不能直接治疗四肢厥冷的病症，因为此时血脉凝滞坚聚，血气不能流畅地运行，即使施行针法也不能使之即刻畅通。所以，游水的人必须等到天气温暖，河冰消融，然后才可以在水中游行；掘地的人也必须等到天气温暖，冻土松解，然后才可以去挖掘土地。那么，人的血脉也是如此，要想治疗四肢厥冷的病症，必须先用温熨的方法调和病人的经气，在手掌、腋下、肘部、脚部、项部以及脊背施用熨法，等到温热之气通达各处，血脉就流畅无阻了，然后再根据不同的病情施用不同的针法。如果脉搏濡软弱小，犹若潭中软泥，就用针刺的方法使之恢复；如果脉搏坚实紧急，就用破除的方法使之消散，直到厥逆之气下行才可停针。这便是所谓解结的方法。

凡属用针法来治病，重点在于调理气机。水谷软食所化的精微之气积贮于胃腑之中，补充营卫并使之流畅通达，各行其道。至于宗气，则贮积在气海之中，其中下行的部分流注到气街，其中上行的部分贯行于息道。因此，若是厥冷之病发生在足部，宗气就不能正常地下行，脉络中的血液就会凝结留滞，像这样的病变如果不先用温熨的方法来温通气血，就不能取穴治疗。因而在用针法治病之前，一定要首先诊察病人经络的虚实通塞，或触摸，或抚摩，或按压，或弹动，分别观察经络的反应，然后取穴施治而散除病气。若是手足六经均和调通达，一般而言就没有什么病患，即使有病也会自行痊愈。若是某一经脉上部盈满而下部瘪凹，而且流通不利，这必定是有一条横络盛满而且阻滞了这条经脉，使之流通不利，对此，医生应该详加诊视并泻除横络中的实邪。这也是所谓解结的方法。

如果腰以上部位有寒，腰以下部位有热，就要首先针刺足太阳膀胱经，而且要较长时间留针，针刺过后再温熨项部和肩胛部，务必要使熨贴的温热下行，上寒下热交合而平复，才可以停用熨法。这便是所谓『推而上之』的治法。

如果腰以上部位有热，腰以下部位有寒，就要察明病人的虚脉，也就是较其他经络凹陷的脉，并且取穴针刺，等到在上的热气下行，才可以停用针法。这就是所说的『引而下之』的治法。

如果亢盛的邪热充斥全身，病人的神志狂乱而出现妄见、妄闻、妄言，就要察明足阳明经及其大络的情况，然后取穴针刺，若属虚症便用补益的方法，若有瘀血而属实症便用攻邪的方法。或者是让病人仰卧，医生坐在病人的头顶之前，用两手的拇指和食指从两边抚按他的颈动脉，先是较长时间地按压，然后弯曲手指进行抚摩，向下按到缺盆部就停止，而后重复上述动作，等到热邪散去，才可以停止按抚。这便是所谓『推而散之』的治法。

黄帝问道：有时候病位在同一经，却会发生几十种病变，或是疼痛，或是痈疽，或是发热，或是恶寒，或是瘙痒，或是痹痛，或是不知痛痒，不能活动，而且变化多端，发生这些情况的原因是什么？

岐伯回答说：这些病变都是由于邪气的侵害而产生的。

黄帝问道：我听说所谓的『气』有真气，有正气，还有邪气，那么，什么叫真气呢？

岐伯回答说：所谓真气，是禀受于先天之精气，与水谷精微之气相合而充养于周身的一种气。而正气，则指的是四时正常气候，它从正方正时而来，既不是过于剧烈的实风，也不是非时而来的虚风。至于邪气，就是非时而来，易伤人体的虚风。虚风伤害人体的部位比较深入，因而不能自行散除；正风伤害人体的部位比较表浅，与真气相遇便自行散去，这是由于正风的来势相对柔弱，不能战胜人体的真气，所以才会自行散去。

四时邪气伤害人体，会使人身感恶寒而战栗不止，毫毛竖立而腠理开泄。如果它侵害的部位较深并向内凝滞于骨骼，就发为骨骼痹痛；如果凝滞于筋膜，就发为筋膜挛缩；如果凝滞于经脉之中，就会造成气血闭阻不通，进而引发痈疽；如果凝滞于肌肉并与卫气相抟，阳邪偏胜的就出现热象，阴邪偏胜的就出现寒象，因为阴寒偏胜会使真气退却，真气退却就等于正气亏虚，而正气亏虚就会出现寒象；如果凝滞于皮肤之间，人体的卫气就向外发泄，导致腠理开疏，毫毛摇动，邪气往来游行于皮肤之中，就会发为瘙痒，留止而不动，就会发为痹痛，而卫气若凝滞不行，就会发生不知痛痒，不能活动。

四时邪气若是偏伤于半身，由于它具有伤害部位深的特性，就会向内侵入营卫二气的分部，致使营卫二气日渐虚衰，真气也随之而退却，邪气单独停留于半身，就发为半身偏枯不遂的病症。若是邪气较为轻微，也会导致脉气不通，半身偏痛。

四时邪气侵害人体的部位比较深，而寒邪与热邪相互抟结，郁久不解，自会停着于内。若寒邪胜过热邪，就会出现骨骼疼痛，肌肉枯萎；若热邪胜过寒邪，就会出现肌肉腐烂，化而成脓，再进一步还会内伤骨骼，骨骼内伤便发为骨质侵蚀的『骨蚀』症。若四时邪气伤损到人体的筋膜，就会出现筋膜挛缩，不能伸展，邪气单独留滞在筋膜之间而不外散，就会发为筋膜的赘瘤之病。四时邪气凝滞于体内，真气随之而归趋于内，卫气也留滞局部，不能宣散，津液留聚日久，与邪气相合而发为肠间的赘瘤之病，病势发展较慢的几年后才可以长成，用手按压质软而较柔。四时邪气凝滞在体内，真气随之而归趋于内，津液也留聚不行，若此时再次感受邪气，便会凝滞阻结，一天天地变得更为严重，赘瘤相连而呈群居之势，这便是那种起病缓慢，病程较久的赘瘤，用手按压质硬而较坚。四时邪气凝滞在体内较深的骨骼，邪气滞留在骨中，骨中的真气与邪气相结相聚，病变部位一天天地增大，就会发展成骨疽。四时邪气凝滞在体内的肌肉，宗气随之而趋于肌肉，邪气留滞而不散，若有热邪便化而为脓，若无热邪便发为肉疽。所有这些由四时邪气导致的病变，其发病没有固定的部位，但各部之病却都有固定的病名。

卫气行第七十六

【原文】

黄帝问于岐伯曰：愿闻卫气之行，出入之合[1]，何如？岐伯曰：岁有十二月，日有十二辰，子午为经，卯酉为纬[2]。天周二十八宿，而一面七星，四七二十八星，房昴为纬，虚张为经。是故房至毕为阳，昴至心为阴，阳主昼，阴主夜。故卫气之行，一日一夜五十周于身，昼日行于阳二十五周，夜行于阴二十五周，周于五藏。是故平旦阴尽，阳气出于目，目张则气上行于头，循项下足太阳，循背下至小指之端。其散者，别于目锐眦，下手太阳，下至手小指之间外侧。其散者，别于目锐眦，下足少阳，注小指次指之间。以上循手少阳之分侧，下至小指之间。别者以上至耳前，合于颔脉[3]，注足阳明，以下行至跗上，入五指之间。其散者，从耳下下手阳明，入大指之间，入掌中。其至于足也，入足心，出内踝行，下阴分，复合于目，故为一周。是故日行一舍[4]，人气行一周与十分身之八；日行二舍，人气行三周于身与十分身之六；日行三舍，人气行于身五周与十分身之四；日行四舍，人气行于身七周与十分身之二；日行五舍，人气行于身九周；日行六舍，人气行于身十周与十分身之八；日行七舍，人气行于身十二周在身与十分身之六；日行十四舍，人气二十五周于身有奇分与十分身之二，阳尽于阴，阴受气矣。其始入于阴，常从足少阴注于肾，肾注于心，心注于肺，肺注于肝，肝注于脾，脾复注于肾为周。是故夜行一舍，人气行于阴藏一周与十分藏之八，亦如阳行之二十五周，而复合于目。阴阳一日一夜，合有奇分十分身之四，与十分藏之二，是故人之所以卧起之时有早晏者，奇分不尽故也。

黄帝曰：卫气之在于身也，上下往来不以期，候气而刺之奈何？伯高曰：分有多少[5]，日有长短，春秋冬夏，各有分理，然后常以平旦为纪，以夜尽为始。是故一日一夜，水下百刻，二十五刻者，半日之度也，常如是毋已，日入而止，随日之长短，各以为纪而刺之。谨候其时，病可与期，失时反候者，百病不治。故曰：刺实者，刺其来也；刺虚者，刺其去也。此言气存亡之时，以候虚实而刺之。是故谨候气之所在而刺之，是谓逢时。在于三阳[6]，必候其气在于阳而刺之；病在于三阴，必候其气在阴分而刺之。水下一刻，人气在太阳；水下二刻，人气在少阳；水下三刻，人气在阳明；水下四刻，人气在阴分。水下五刻，人气在太阳；水下六刻，人气在少阳；水下七刻，人气在阳明；水下八刻，人气在阴分。水下九刻，人气在太阳；水下十刻，人气在少阳；水下十一刻，人气在阳明；水下十二刻，人气在阴分。水下十三刻，人气在太阳；水下十四刻，人气在少阳；水下十五刻，人气在阳明；水下十六刻，人气在阴分。水下十七刻，人气在太阳；水下十八刻，人气在少阳；水下十九刻，人气在阳明；水下二十刻，人气在阴分。水下二十一刻，人气在太阳；水下二十二刻，人气在少阳；水下二十三刻，人气在阳明；水下二十四刻，人气在阴分。水下二十五刻，人气在太阳，此半日之度也。从房至毕一十四舍，水下五十刻，日行半度，回行一舍，水下三刻与七分刻之四。大要曰：常以日之加于宿上也，人气在太阳。是故日行一舍，人气行三阳行与阴分，常如是无已，天与[7]地同纪，纷纷盼盼[8]，终而复始，一日一夜，水下百刻得而尽矣。

【注释】

①出入之合：《甲乙》作『会』。『会』、『合』，义同。本句指卫气出入及会合的情况。②子午为经，卯酉为纬：子为北，午为南，从北到南的连线称为经线；卯为东，酉为西，从东到西的连线称为纬线。③颔脉：循行于颔部的经脉。颔，指腮下。④日行一舍：按，古人指太阳运转为『日行』。『舍』犹『宿』也。『一舍』指又十八宿之一宿。⑤分有多少：分，指昼、夜之分。分有多少，即四季昼、夜阴阳多少各不同。⑥在于三阳：《甲乙经》『在』字前有一『病』字。⑦天与：《甲乙经》卷一第九及《太事》卷十二作『与天』。⑧纷纷盼盼：纷纷，指事物纷繁复杂；盼盼，整齐不乱。本句指卫气的运行看起来紊乱，实质上是有条理的。

【译文】

黄帝向岐伯问道：希望听你讲讲卫气的运行及其出入的会合之处的情况。

岐伯回答说：一年有十二个月，一天有十二个时辰。在十二支中，子位为北，午位为南，相对而成纵向之经线；卯位为东，酉位为西，相对而成横向之纬线。在一周天共有二十八个星座，东南西北每一方各为七星，四七共二十八星。在二十八星之中，房宿居东，昴宿居西，相对而成横向之纬线；虚宿居北，张宿居南，相对而成纵向之经线。因此，有房宿至毕宿凡十四宿均位在南方，时应白昼，为阳；自昴宿至心宿凡十四宿均位在北方，时应黑夜，为阴。由于阳主白昼，阴主黑夜，所以卫气的运行，在一个昼夜间循环全身五十周，其中白昼循行在阳分二十五周，夜间循行在阴分二十五周，也就是在五脏间循行二十五周。因此，在清晨之时，卫气循行于阴分已经终结，于是，卫气出于目内眦的睛明穴，并从此处开始在阳分的循行。每当清晨之时人刚刚睁开眼睛，卫气就由目内眦向上循行到头部，再经项部沿着足太阳经下行，经过背部向下到达足小趾的顶端，这其中散行的部分则从目外眦分出，向下沿着手太阳经循行，最终到达手小指的外侧端。另一部分散行的卫气也是从目外眦分出，一面向下沿着足少阳经循行，注入足小指和足第四趾之间，一面向上沿着手少阳经的分部循行，向下到达手小指和手第四指之间。更有别行的卫气向上到达耳前，与颔部的经脉相会合，注入足阳明经，然后沿经下行，到达足背，再循行到足第二趾和足第三趾之间，其中散行的部分则从耳部下行，沿手阳明经循行到手大指和食指之间。一般卫气循行到手部的都由掌中入于阴分，循行到足部的都入于足心，再出内踝，然后入于阴分，最后再由阴分上合于目，所以说卫气循行是一次循行的周次。

太阳运行一星宿的时间称为一舍，此时人体的卫气在体中循行一周零十分之八周；太阳运行二宿，人体的卫气在体中循行三周零十分之六周；太阳运行三宿，人体的卫气在体中循行五周十分之四周；太阳运行四宿，人体的卫气在体中循行七周零十分之二周；太阳运行五宿，人体的卫气在体中循行九周；太阳运行六宿，人体的卫气在体中循行十周零十分之八周；太阳运行七宿，人体的卫气在体中循行十二周零十分之六周；太阳运行十四宿，人体的卫气在体中循行二十五周。但是，卫气每循行二十五周，就有大约人身一周十分之二的余数。当卫气在阳分的循行终结，便入于阴分，而五脏则开始容受卫气。卫气最初进入阴分，一般是从足少阴经注入肾脏，再由肾脏注入心脏。再由心脏注入肺脏，再由肺脏注入肝脏，再由肝脏注入脾脏，再由脾脏回注到肾脏，这便是卫气在阴分循行的一周。因而，夜间经过太阳运行一宿的时间，人体的卫气就在五脏循行一周零十分之八周，也跟其在阳分循行的情况相同，循行二十五周以后又归到目内眦。但是，卫气在阴分和阳分循行一昼夜，共计余数是人身一周的十分之二和五脏一周的十分之二。据此，人们眠卧劳作之所以有早有晚，正是由于卫气循行有余数未尽的原因。

黄帝问道：卫气在人体之中上下往来地循环运行而且极有时间规律，那么，医生若不依照卫气循环的规律去诊察病情并进行针刺，会出现什么情况？

伯高回答说：在不同的季节里，昼夜时分的多少并不相等，白昼黑夜的长短各不相同，因而春夏秋冬四季各有划分时分和昼夜的标准。通常是平旦来做为一天起始的标记，而以夜尽昼来做为新的一天的开始。在一日一夜之间，漏壶的水下落一百个刻度，那么二十五刻恰好是半个白昼的度数。漏壶的水就这样有规律的下落而不停止，到了日落时分就算是白昼终结了。医生要根据白昼在四季中长短不同的情况，分别以四季日落的时间为标准来取穴针刺。如果能够谨密地诊候卫气循行的时间并据以针刺，疾病的痊愈便可以计以时日；如果违背卫气循行的时间而妄施针法，任何疾病都不可能治愈。因此有这样的说法：针刺邪气盛实的病症，要等到卫气来至之时施行针法；针刺正气亏虚的病症，要等到卫气离去之时施行针法。这说的就是要根据卫气来至或离去的情况，诊察病情的虚实，而后再施行针法。所以，谨密地诊候卫气循行的部位而后施行针法，这才称得上是迎合了卫气循行的时间规律。如果病变发生在三阳经，就必须等到卫气循行于阳分的时候再施行针法；如果病变发生在三阴经，就必须等到卫气循行于阴分的时候再施行针法。

在漏壶的水下落第一刻的时间中，人体的卫气循行在太阳经；在漏壶的水下落第二刻的时间中，人体的卫气循行在少阳经；在漏壶的水下落第三刻的时间中，人体的卫气循行在阳明经；在漏壶的水下落第四刻的时间中，人体的卫气循行在属于阴分的足少阴肾经，这便完成了一次循环。在漏壶的水下落第五刻的时间中，人体的卫气又循行在太阳经；在漏壶的水下落第六刻的时间中，人体的卫气又循行在少阳经；在漏壶的水下落第七刻的时间中，人体的卫气又循行在阳明经；在漏壶的水下落第八刻的时间中，人体的卫气又循行在属于阴分的足少阴肾经，这又完成了一次循环。在漏壶的水下落第九刻的时间中，人体的卫气又循行在太阳经；在漏壶的水下落第十刻的时间中，人体的卫气又循行在少阳经；在漏壶的水下落第十一刻的时间中，人体的卫气又循行在阳明经；在漏壶的水下落第十二刻的时间中，人体的卫气又循行在属于阴分的足少阴肾经，这又完成了一次循环。在漏壶的水下落第十三刻的时间中，人体的卫气又循行在太阳经；在漏壶的水下落第十四刻的时间中，人体的卫气又循行在少阳经；在漏壶的水下落第十五刻的时间中，人体的卫气又循行在阳明经；在漏壶的水下落第十六刻的时间中，人体的卫气又循行在属于阴分的足少阴肾经，这又完成了一次循环。在漏壶的水下落第十七刻的时间中，人体的卫气又循行在太阳经；在漏壶的水下落第十八刻的时间中，人体的卫气又循行在少阳经；在漏壶的水下落第十九刻的时间中，人体的卫气又循行在阳明经；在漏壶的水下落第二十刻的时间中，人体的卫气又循行在属于阴分的足少阴肾经，这又完成了一次循环。在漏壶的水下落第二十一刻的时间中，人体的卫气又循行在太阳经；在漏壶的水下落第二十二刻的时间中，人体的卫气又循行在少阳经；在漏壶的水下落第二十三刻的时间中，人体的卫气又循行在阳明经；在漏壶的水下落第二十四刻的时间中，人体的卫气又循行在属于阴分的足少阴肾经，这又完成了一次循环。在漏壶的水下落第二十五刻的时间中，人体的卫气又循行到了太阳经，这便是卫气在半天之中循行的规律。从房宿到毕宿共十四宿，漏壶的水下落五十刻度，太阳运行了半个周天。

太阳每运行一宿，漏壶的水要下落三刻零七分之四刻。《大要》上说：通常在太阳运行到星宿所在位置时，人体的卫气也循行到太阳经。因此太阳每运行一宿，人体的卫气要在太阳、少阳、阳明三经和阴分循环一个周次。卫气就是这样与日相应而循环不休，就像天和地纲纪相同一样，尽管看似纷乱，但实际上有纲有序，终而复始。一昼夜水下一百刻的时间，卫气在人体中循环运行五十周。

九宫八风第七十七

【原文】

太一[1]常以冬至之日，居[2]叶蛰之宫四十六日，明日[3]居天留四十六日，明日居仓门四十六日，明日居阴洛四十五日，明日居天宫[4]四十六日，明日居玄委四十六日，明日居仓果四十六日，明日居新洛四十五日，明日复居叶蛰之宫，曰冬至矣。太一日游，以冬至之日，居叶蛰之宫，数所在，日从一处，至九日[5]，复反于一，常如是无已，终而复始。

太一移日，天必应之以风雨，以其日无雨则吉，岁美民安少病矣，先之则多雨，后之则多汗[6]。太一在冬至之日有变，占[7]在君；太一在春分之日有变，占在相；太一在中宫之日有变，占在吏；太一在秋分之日有变，占在将；太一在夏至之日有变，占在百姓。所谓有变者，太一居五宫之日，病风折树木，扬沙石。各以其所主占贵贱，因视风所从来而占之。风从其所居之乡来为实风，主生长，养万物。从其冲后来为虚风，伤人者也，主杀主害者。谨候虚风而避之，故圣人曰：避虚邪之道，如避矢石然，邪弗能害，此之谓也。

是故太一徙立于中宫，乃朝八风，以占吉凶也。风从南方来，名曰大弱风，其伤人也，内舍于心，外在于脉，气主热。风从西南方来，名曰谋风，其伤人也，内舍于脾，外在于肌，其气主为弱。风从西方来，名曰刚风，其伤人也，内舍于肺，外在于皮肤，其气主为燥。风从西北方来，名曰折风，其伤人也，内舍于小肠，外在于手太阳脉，脉绝则溢，脉闭则结不通，善暴死。风从北方来，名曰大刚风，其伤人也，内舍于肾，外在于骨与肩背之膂筋，其气主为寒也。风从东北方来，名曰凶风，其伤人也，内舍于大肠，外在于两胁腋骨下及肢节。风从东方来，名曰婴儿风，其伤人也，内舍于肝，外在于筋纽，其气主为身湿。风从东南方来，名曰弱风，其伤人也，内舍于胃，外在肌肉，其气主体重。此八风皆从其虚之乡来，乃能病人。三虚相搏[8]，则为暴病卒死。两实一虚，病则为淋露寒热。犯其雨湿之地，则为痿。

故圣人避风，如避矢石焉。其有三虚而偏中于邪风，则为击仆偏枯矣。

【注释】

①太一：指北极星，也叫北辰。张景岳注：“太一，北辰也。”②居：当理解为所指向的位置。③明日：指太一游尽一宫的次日。④天宫：《太素》作“上天”。⑤九日：不指时日，应当理解为九步。⑥多汗：汗，原为“旱”，据《太素·九宫八风》改。⑦占：应象、推测的意思。古人常以星象的变化，来推测自然万物吉凶的变化。⑧三虚相搏：三虚，乘年之衰，逢月之虚，失时之和，三虚相搏，指上述三种情况相互作用，使人发病。

【译文】

太一（北极星）常居中央招摇宫，因此把它作为测定方位的中心。一年三百六十六天中，北斗星围绕北极星有规律地不停运转。北斗星的转动一般从冬至这一天开始，指向北方的坎位时叶蛰宫四十六天，历经冬至、小寒、大寒三个节气。到了期满后的第二天，即从立春这一天开始，又指向东北方的艮位天留宫四十六天，历经立春、雨水、惊蛰三个节气。到了期满后的第二天，即从春分这一天开始，又指向东方的震位仓门宫四十六天，历经春分、清明、谷雨三个节气。到了期满后的第三天，即从立夏这天开始，又指向东南方的巽位阴洛宫四十五天，历经立夏、小满、芒种三个节气。到了期满后的第二天，即从夏至这一天开始，又指向南方的离位上天宫四十六天，历经夏至、小暑、大暑三个节气。到了期满后的第二天，即从立秋这一天开始，又指向西南方的坤位玄委宫四十六日，历经立秋、处暑、白露三个节气。到了期满后的第二天，即从秋分这一天开始，又指向西方的兑位仓果宫四十六天，历经秋分、寒露、霜降三个节气。到了期满后的第二天，即从立冬这一天开始，又指向西北方的乾位新洛宫四十五天，历经立冬、小雪、大雪三个节气。到了期满后的第二天，又开始指向北方的坎位叶蛰宫，而这天恰好是冬至之日。

太一日日不息地以北斗旋指八方的八宫。太一是冬至这一天开始指向北方坎位叶蛰宫的，如果从这一天开始计算太一旋指八宫的日子，等到太一遍游八宫后的第二天，它就又回到了当初所指的位置。太一的运行就是这样永无休止，终而复始的。在太一自上一宫移指下一宫的这一天，天象必定有风雨与之相应。如果在这一天风雨应时而至，那便是吉祥的征兆，预示着收成丰足，百姓安康无病；如果风雨不能应时而至，先期而来则当年多雨，后期而来则当年多旱。

如果在太一指向冬至这一天出现灾异，那么可以预测这灾异跟国君有关；如果在太一指向春分这一天出现灾异，那么可以预测这灾异跟宰相有关；如果在太一指向立春、立夏、立秋、立冬这四天出现灾异，那么这灾异跟官吏有关；如果在太一指向夏至这一天出现灾异，那么这灾异跟将军有关；如果在太一指向秋分这一天出现灾异，那么这灾异跟百姓有关。所谓出现灾异，就是在太一指向四方及中宫所应的四隅时出现大风，折断树木，飞扬沙石。所以，要分别根据各方之风所对应的情况，来推测不同等级的人物吉凶顺逆；关键还在于从风所来的方向和时间上来进行推测。

凡是风从当时令的方位而来，则称作实风，实风有生长之机，能养育万物；凡是风从不当时令的方位而来，则叫作虚风，虚风是对人体有伤害作用的风，能侵害万物。因此，要谨慎地诊候虚风之所来并且适时地躲避，圣人说：若躲避虚风，就像躲避箭矢擂石一样，那么邪风之气就能不伤害人体。讲的就是这个意思。所以，将太一所在之位定在中宫，八方之风就都朝向中宫，也就可以据此来判定方位，推测吉凶了。

如果不当时令而风从南方来，叫作大弱风。大弱风伤害人体时，一般是向内侵入心脏，在外伤于经脉，其性质是引起人体的热症。

如果不当时令而风从西南方来，叫作谋风。谋风伤害人体时，一般是向内侵入脾脏，在外伤于肌肉，其性质是引起人体虚症。

如果不当时令而风从西方来，叫作刚风。刚风伤害人体时，一般是向内侵入肺脏，在外伤于皮肤，其性质是引起人体的燥症。

如果不当时令而风从西北方来，叫作折风。折风伤害人体时，一般是向内侵入小肠，在外伤于手太阳的经络，若是脉气竭绝则邪气蔓延扩散，若是脉道阻闭则正气郁结不通，病人常会突然死亡。

如果不当时令而风从北方来，叫作大刚风。大刚风伤害人体时，一般是向内侵入肾脏，在外伤于骨骼和肩部、脊背旁侧的筋膜，其性质是引起人体的寒症。

如果不当时令而风从东北方来，叫作凶风。凶风伤害人体时，一般是向内侵入大肠，在外伤于两胁两腋的骨下以及四肢关节。

如果不当时令而风从东方来，叫作婴儿风。婴儿风伤害人体时，一般是向内侵入肝脏，在外伤于筋膜的会聚之处，其性质是引起人体的湿症。

如果不当时令而风从东南方来，叫作弱风，弱风伤害人体时，一般是向内侵入胃腑，在外伤于肌肉，其性质是引起身体沉重。

这八种风因都来自与当令季节相反的方位，所以才能伤害人体而致病。如果风气与所当的年、月、时节均相冲逆，就可能突然发病而死亡。如果风气跟当令的年、月、时节中的两个相应而一个不相应，就会因淋雨、露风、感寒、受热而发病。如果触犯了雨湿之邪，就会发生痿症。所以，圣人躲避虚风之邪，就像躲避箭矢擂石一样。假如风气与当令的年、月、时节均相冲逆，而身体被邪风之气侵袭到一侧，就会像被击打一样昏厥于地，或者发生半身不遂的病症。

九针论第七十八

【原文】

黄帝曰：余闻九针于夫子，众多博大矣，余犹不能寤[1]，敢问九针焉生？何因而有名？岐伯曰：九针者，天地之大数[2]也，始于一而终于九。故曰：一以法天，二以法地，三以法人，四以法时，五以法音，六以法律，七以法星，八以法风，九以法野。黄帝曰：以针应九之数奈何？岐伯曰：夫圣人之起天地之数也，一而九之，故以立九野，九而九之，九九八十一，以起黄钟数焉，以针应数也。一者天也，天者阳也，五藏之应天者肺，肺者五藏六府之盖也，皮者肺之合也，人之阳也。故为之治针，必以大其头而锐其末，令无得深入而阳气出。二者地也，人之所以应土者肉也。故为之治针，必筩其身而员其末，令无得伤肉分，伤则气得竭。三者人也，人之所以成生者血脉也。故为之治针，必大其身而员其末，令可以按脉勿陷，以致其气，令邪气独出。四者时也，时者四时八风之客于经络之中，为瘤病者也。故为之治针，必筩其身而锋其末，令可以泻热出血，而痼病竭。五者音也，音者冬夏之分，分于子午，阴与阳别，寒与热争，两气相搏，合为痈脓者也。故为之治针，必令其末如剑锋，可以取大脓。六者律也，律者调阴阳四时而合十二经脉，虚邪客于经络而为暴痹者也。故为之治针，必令尖如氂，且员且锐，中身微大，以取暴气。七星者也，星者人之七窍，邪之所客于经，而痛痹，舍于经络者也。故为之治针，令尖如蚊虻喙，静以徐往，微以久留，正气因之，真邪俱往，出针而养者也。八者风也，风者人之股肱八节也，八正之虚风，八风伤人，内舍于骨解腰脊节腠理之间，为深痹也。故为之治针，必长其身，锋其末，可以取深邪远痹。九者野也，野者人之节解皮肤之间也，淫邪流溢于身，如风水之状，而溜不能过于机关大节者也。故为之治针，令小大如挺，其锋微员，以取大气之不能过于关节者也。

黄帝曰：针之长短有数乎？岐伯曰：一曰镵针者，取法于巾针，去末寸半，卒锐之，长一寸六分，主热在头身也。二曰员针，取法于絮针，筩其身而卵其锋，长一寸六分，主治分肉间气。三曰鍉针，取法于黍粟之锐，长三寸半，主按脉取气，令邪出。四曰锋针，取法于絮针，筩其身，锋其末，长一寸六分，主痈热出血。五曰铍针，取法于剑锋，广二分半，长四寸，主大痈脓，两热争者也。六曰员利针，取法于氂，针微大其末，反小其身，令可深内也，长一寸六分，主取痈痹者也。七曰毫针，取法于毫毛，长一寸六分，主寒热痛痹在络者也。八曰长针，取法于綦③针，长七寸，主取深邪远痹者也。九曰大针，取法于锋针，其锋微员，长四寸，主取大气不出关节者也。针形毕矣，此九针大小长短法也。

黄帝曰：愿闻身形应九野奈何？岐伯曰：请言身形之应九野也，左足应立春，其日戊寅己丑。左胁应春分，其日乙卯。左手应立夏，其日戊辰己巳。膺喉首头应夏至，其日丙午。右手应立秋，其日戊申己未。右胁应秋分，其日辛酉。右足应立冬，其日戊戌己亥。腰尻下窍应冬至，其日壬子。六府膈下三藏应中州，其大禁，大禁太一所在之日及诸戊己。凡此九者，善候八正所在之处，所主左右上下身体有痈肿者，欲治之，无以其所直之日溃治之，是谓天忌日也。

形乐志苦，病生于脉，治之以灸刺。形苦志乐，病生于筋，治之以熨引。形乐志乐，病生于肉，治之以针石。形苦志苦，病生于咽喝④，治之以甘药。形数惊恐，筋脉不通，病生于不仁，治之以按摩醪药。是谓形⑤。五藏气：心主噫，肺主咳，肝主语，脾主吞，肾主欠。六府气：胆为怒，胃为气逆哕，大肠小肠为泄，膀胱不约为遗溺，下焦溢为水。五味：酸入肝，辛入肺，苦入心，甘入脾，咸入肾，淡入胃，是谓五味。五并：精气并肝则忧，并心则喜，并肺则悲，并肾则恐，并脾则畏，是谓五精之气并于藏也。五恶：肝恶风，心恶热，肺恶寒，肾恶燥，脾恶湿，此五藏气所恶也。五液：心主汗，肝主泣⑥，肺主涕，肾主唾，脾主涎，此五液所出也。五劳：久视伤血，久卧伤气，久坐伤肉，久立伤骨，久行伤筋，此五久劳所病也。五走：酸走筋，辛走气，苦走血，咸走骨，甘走肉，是谓五走也。

五裁⑦：病在筋，无食酸；病在气，无食辛；病在骨，无食咸；病在血，无食苦；病在肉，无食甘。口嗜而欲食之，不可多者，必自裁也，命曰五裁。五发：阴病发于骨，阳病发于血，阴病发于肉，阳病发于冬，阴病发于夏。五邪：邪入于阳，则为狂；邪入于阴，则为血痹；邪入于阳，转则为癫疾；邪入于阴，转则为喑；阳入之于阴，病静；阴出之于阳，病喜怒。五藏：心藏神，肺藏魄，肝藏魂，脾藏意，肾藏志也。五主：心主脉，肺主皮，肝主筋，脾主肌，肾主骨。阳明多血多气，太阳多血少气，少阳多气少血，太阴多血少气，厥阴多血少气，少阴多气少血。故曰刺阳明出血气，刺太阳出血恶气，刺少阳出气恶血，刺太阴出血恶气⑧，刺厥阴出血恶气，刺少阴出气恶血也。足阳明太阴为表里，少阳厥阴为表里，太阳少阴为表里，是谓足之阴阳也。手阳明太阴为表里，少阳心主为表里，太阳少阴为表里，是谓手之阴阳也。

【注释】

①寤：通『悟』，即领悟、明白的意思。②大数：指自然界的变化规律。③綦：指长针。④咽喝：《素问》『喝』作『嗌』字。⑤是谓形：《甲乙经》、《太素》均作『是谓五形志也』。⑥泣：《素问·宣明五气篇》、《太素》卷六均作『泪』。当从。⑦裁：节制的意思。⑧刺太阴出血恶气：《素问·血气形表》作『刺太阴出气恶血』。

【译文】

黄帝说道：我听你讲了九针的刺法，内容真是丰富，道理真是精深啊！可是我还没能够完全地领悟。想问问你九针的刺法是怎样发明的？又是怎样命名的？

岐伯回答说：九针是取法于『九』这个天地之间的最大之数，而天地间的数理从一开始，到九终结。因此说，一是取法于天，二是取法于地，三是取法于人，四是取法于四季，五是取法于五音，六是取法于六律，七是取法于七星，八是取法于八风，九是取法于九野。

黄帝问道：针法是如何跟『九』这个数相应的呢？

岐伯回答说：圣人创立天地之间的数理，从一开始到九结束，因而就以天、地、人、四季、五音、六律、七星、八风和九野来对应。从九开始再到九结束，九九八十一，因而就跟黄钟八十一黍的数来对应。因此，九针是与『九』这个天地之间的最大之数相对应的。

一是比象于天的数。天是属阳的，而人体五脏中跟天相应的是肺脏，因为肺脏居于最上，好像是五脏六腑的顶盖一样。皮肤是肺脏的外合，在人体之中也属于阳。因此，为治疗肺脏和皮肤的病变而制造针具，一定使针头较大而使针尖锐利，这样便使得针具在使用时不会进得很深而导致阳气外泄。

二是比象于地的数。人体之中跟地相应的是肌肉。因此，为治疗肌肉病变而制造针具，一定要使针身呈圆柱状而使针尖圆滑，这样便使得针具在使用时不会伤及肌肉的分理，若是肌肉的分理被针具刺伤，会导致阳气衰竭。

三是比象于人的数。人体之所以能生长发育，完全是依赖血脉的充养。因此，为治疗血脉病变而制造针具，一定要使针身粗大而使针尖圆滑，这样便使得针具在使用时可以用来在血脉上按压而使邪气不能内陷，来招聚正气，使邪气外出而消散。

四是比象于四季的数。四季之病，一般是四季的八方之风侵入经络而导致经久不愈的痼疾。因此，为治疗四季痼疾而制造针具，一定要使针身呈圆柱状而使针尖锋利，这样便使得针具在使用时可以用来泻除热邪，刺破血络，从而使邪气散尽，痼疾痊愈。

五是比象于五音的数。寒极的冬至和热极的夏至分居正北的子位坎宫和正南的午位离宫，而音之数为五，居于中宫，正在离、坎二宫之间，因而是阴阳分界之处，若寒热相争，两气相抟，会使血气壅滞而发生痈脓。因此，为治疗痈脓之病而制造针具，一定要使针尖像剑锋一样，这样便使得针具在使用时可以用来割破痈脓放脓。

六是比象于六律的数。音律可用以调适阴阳，并与四季相应，在人体之中跟十二经脉相合。若四时不正之气侵入十二经脉，便会导致突发邪气痹阻的病症。因此，为治疗实发邪气痹阻之病而制造针具，一定要使针尖像长毛一样，又长又锐，针身的中部略微粗大，这样便可以用来取穴治疗突发邪气痹阻的病症。

七是比象于七星的数。木、火、土、金、水、日、月七星，跟人体的七窍是相应的。七窍是邪气侵入经脉而导致疼痛痹阻之症的途径，而邪气往往是通过七窍侵入经络的。因此，为治疗疼痛痹阻之症而制造针具，一定要使针尖像蚊虻之类的嘴一样尖细，这样便于静候经气而徐徐入针，微微捻转而久留其针，从而使正气来聚，邪气消散，并可用以补养正气。

八是比象于八风的数。四季八方的正风，跟人体上下肢的八个骨节是相应的。若是八方的非时不正之风侵害人体，常会向内侵入骨缝腰脊关节腠理之间，从而导致邪气深入而痹阻之症。因此，为治疗邪气深入痹阻的病症而制造针具，一定要使针身较长而使针尖锋利，这样便使得针具在使用时可以用来刺疗邪气深入而痹阻的病症。

九是比象于九野的数。九州的分野，跟人体的关节皮肤是相应的。若是亢盛的邪气流溢于周身，病状就像风水一样，水液下流却不能通过大的关节。因此，为治疗邪气流溢之症而制造针具，一定要使针尖像草茎一样柔细，针的尖端微微圆滑，这样便使得针具在使用时可以用来刺疗不能通过关节的亢盛之邪。

黄帝问道：给我讲讲不同针具的尺寸长短情况？

岐伯回答说：第一种针名叫镵针。镵针是取法于巾针，在离尖端半寸的位置突然变得细锐，针长一寸六分，主治热在头身的病变。

第二种针名叫员针。员针是取法于絮针，针身呈圆柱状，针尖呈卵圆形，针长一寸六分，主治分肉之间的邪气。

第三种针名叫锓针。锓针是取法于黍粟的圆锐形状，针长三寸半，主要用来按压经脉，以招聚正气，并使邪气外出而消散。

第四种针名叫锋针。锋针也是取法于絮针，针身呈圆柱状，但针尖较为锐利，针长一寸六分，主治邪热壅滞之病，还可以用于刺络放血。

第五种针名叫铍针。铍针是取法于剑的尖锋形状，针身宽二分半，长四寸，主治大痈脓肿等内外邪热传结的病症。

第六种针名叫员利针。员利针是取法于长毛的形状，针的尖端略大，针身反而较小，以便使针具易于深入，针长一寸六分，主治邪气壅滞痹阻的病症。

第七种针名叫毫针。毫针是取法于毫毛的形状，针长一寸六分，主治邪气在络而致的寒热及疼痛痹阻的病症。

第八种针名叫长针。长针是取法于綦针，针长七寸，主要用于刺疗邪气深入痹阻的病症。

第九种针名叫大针。大针是取法于锋针，针的尖端略圆，针长四寸，主要用来刺疗不能通过关节的亢盛之邪。

针具的形状我已讲解完毕，这些就是九针大小长短的法式。

黄帝说道：希望你讲一下人的形体与九野相应的情况。

岐伯回答说：那就让我来为您讲解一下人的形体跟九野相应的情况吧。如果把人体跟九宫相对应，大致是这样的情况，左足在东北方艮宫，跟立春日相应，所值之日是戊寅、己丑二日；左胁在东方震宫，跟春分日相应，所值之日是乙卯；左手在东南方巽宫，跟立夏日相应，所值之日是戊辰、己巳二日；胸膺咽喉头面在南方离宫，跟夏至日相应，所值之日是丙午；右手在西南方坤宫，跟立秋日相应，所值之日是戊申、己未二日；右胁在西方兑宫，跟秋分日相应，所值之日是辛酉；右足在西北方乾宫，跟立冬日相应，所值之日是戊戌、己亥二日；腰臀和下窍在北方坎宫，跟冬至日相应，所值之日是壬子；六腑和胸隔以下的肝、脾、肾三脏位居中宫，属于针法的根本禁忌。一般针法的根本禁忌是指太一自上一宫移指下一宫，也就是八节移交的日子，以及各戊和己日。所有这九种情况，医生要详知明察，并善于诊候八方正风所来的方位及其跟人体左右上下的关系。如果身体患了痈疮脓肿之类的疾病，医生想要治疗，也不能在病处的所值之日来溃破放脓，这也就是所谓的天时禁忌。

病人形体安逸，心志劳苦，病变会发生在经脉，应该用艾灸和针刺来治疗；病人形体劳苦，心志愉悦，病变会发生在筋膜，应该用熨法和导引来治疗；病人形体安逸，心志愉悦，病变会发生在肌肉，应该用针法和砭石来治疗；病人形体劳苦，心志也劳苦，病变会发生在咽部，出现气喘吁吁，应该用甘和的药物来治疗；病人多次遇到惊恐，会使筋膜不利，从而出现肌肤不仁的病症，应该用按摩和酒剂来治疗。这便是五种形志病变及其对应的治法。

五脏功能失调引起的气机病变分别是：心气失调表现为嗳气，肺气失调表现为咳嗽，肝气失调表现为语言错乱，脾气失调表现为吞酸，肾气失调表现为呵欠。六腑功能失调引起的气机病变分别是：胆气失调表现为多怒，胃气失调表现为气逆呃逆，大肠和小肠失调表现为泄泻，膀胱不能约束表现为遗尿，或下焦水溢，发为肿胀。

五味跟五脏的关系是：酸味入于肝脏，辛味入于肺脏，苦味入于心脏，甘味入于脾脏，咸味入于肾脏。此外，淡味入于胃腑。这便是五味跟五脏的应合关系。

五脏精气偏聚而导致的病变分别是：精气偏聚于肝脏就表现为多忧，精气偏聚于心脏就表现为多喜，精气偏聚于肺脏就表现为多悲，精气偏聚于肾脏就表现为多恐，精气偏聚于脾脏就表现为多畏。这便是五脏精气偏聚于某一脏所导致的病变。

五脏所憎恶的五气分别是：肝脏憎恶风气，心脏憎恶热气，肺脏憎恶寒气，肾脏憎恶燥气，脾脏憎恶湿气。这便是五脏所憎恶的五气的情况。

五脏所分主的体液分别是：心脏主汗液，肝脏主泪液，肺脏主鼻涕，肾脏主唾液，脾脏主涎液。这便是五液跟所主之脏的关系。

五种劳逸失调所损伤人体的情况分别是：久视会伤血，病在心；久卧会伤气，病在肺；久坐会伤肉，病在脾；久立会伤骨，病在肾；久行会伤筋，病在肝。这便是五种劳逸失调所导致的病变。

五味趋向人体组织的情况分别是：酸味趋向筋膜，辛味趋向卫气，苦味趋向血液，咸味趋向骨骼，甘味趋向肌肉。这便是五味趋向人体组织的不同情况。

五种患病后须减裁饮食的情况分别是：病变若在筋膜，不可食用酸味的食物；病变若在卫表，不可食用辛味的食物：病变若在骨骼，不可食用咸味的食物；病变若在血液，不可食用苦味的食物；病变若在肌肉，不可食用甘味的食物。如果酷嗜某味的食物而想要进食，也不可过量，必须要自我节制，这就叫作『五裁』。

五脏容易发生病变的部位和季节分别是：肾脏病变多发生在骨骼，心脏病变多发生在血液，脾脏病变多由饮食所伤而发生在肌肉，肝脏病变多发生在冬季，肺脏病变多发生在夏季。

五种邪气侵扰的病变分别是：邪气入于阳分，就表现为神志狂乱；邪气入于阴分，就表现为血脉痹阻；邪气入阳分而抟结不散，就表现为头部的疾患；邪气入阴分而抟结不散，就表现为失音不语；邪气由阳分转入阴分，病人多静默少言；邪气由阴分出于阳分，病人多烦躁喜怒。

五脏藏神的情况分别是：心脏藏神，肺脏藏魄，肝脏藏魂，脾脏藏意，肾脏藏志。

五脏所主的情况分别是：心脏主血脉，肺脏主皮肤，肝脏主筋膜，脾脏主肌肉，肾脏主骨骼。

阳明经血多而气多，太阳经血多而气少，少阳经气多而血少，太阴经血多而气少，厥阴经血多而气少，少阴经气多而血少。因此说，在针刺阳明经时可以放血散气，针刺太阳经时可以放血而不宜散气，针刺少阳经时可以散气而不宜放血，针刺太阴经时可以放血而不宜散气，针刺厥阴经时可以放血而不宜散气，针刺少阴经时可以散气而不宜放血。

足阳明经跟足太阴经为表里，足少阳经跟足厥阴经为表里，足太阳经跟足少阴经为表里，这是足经的阴阳配合；手阳明经跟手太阴经为表里，手少阳经跟手厥阴经为表里，手太阳经跟手少阴经相表里，这是手三阴经与手三阳经的表里配合关系。

岁露论第七十九

【原文】

黄帝问于岐伯曰：经言夏日伤暑，秋病疟，疟之发以时，其故何也？岐伯对曰：邪客于风府，病循膂而下，卫气一日一夜，常大会于风府，其明日日下一节①，故其日作晏②，此其先客于脊背也，故每至于风府则腠理开，腠理开则邪气入，邪气入则病作，此所以日作尚晏也。卫气之行风府，日下一节，二十一日下至尾骶，二十二日入脊内，注于伏冲之脉③，其行九日，出于缺盆之中，其气上行，故其病稍益至④。其内搏于五藏，横连募原，其道远，其气深，其行迟，不能日作，故次日乃蓄积而作焉。黄帝曰：卫气每至于风府，腠理乃发，发则邪入焉。其卫气日下一节，则不当风府奈何？岐伯曰：风府无常，卫气之所应，必开其腠理，气之所舍节，则其府也。黄帝曰：善。夫风之与疟也，相与同类，而风常在，而疟特以时休何也？岐伯曰：风气留其处，疟气随经络沉以内搏，故卫气应乃作也。帝曰：善。

黄帝问于少师曰：余闻四时八风之中人也，故有寒暑，寒则皮肤急而腠理闭，暑则皮肤缓而腠理开。贼风邪气，因得以入乎？将必须八正虚邪，乃能伤人乎？少师答曰：不然。贼风邪气之中人也，不得以时。然必因其开也，其入深，其内极病，其病人也卒暴；因其闭也，其入浅以留，其病也徐以迟。黄帝曰：有寒温和适，腠理不开，然有卒病者，其故何也？少师答曰：帝弗知邪入乎？虽平居，其腠理开闭缓急，其故常有时也。黄帝曰：可得闻乎？少师曰：人与天地相参也，与日月相应也。故月满则海水西盛，人血气积，肌肉充，皮肤致，毛发坚，腠理郄，烟垢⑤著。当是之时，虽遇贼风，其入浅不深。至其月郭空，则海水东盛，人气血虚，其卫气去，形独居，肌肉减，皮肤纵，腠理开，毛发残，焦理⑥薄，烟垢落。当是之时，遇贼风则其入深，其病人也卒暴。黄帝曰：其有卒然暴死暴病者何也？少师答曰：三虚者，其死暴疾也；得三实者，邪不能伤人也。黄帝曰：愿闻三虚。少师曰：乘年之衰，逢月之空，失时之和，因为贼风所伤，是谓三虚。故论不知三虚，工反为粗。帝曰：愿闻三实。少师曰：逢年之盛，遇月之满，得时之和，虽有贼风邪气，不能危之也。黄帝曰：善乎哉论！明乎哉道！请藏之金匮，然此一夫之论也。

黄帝曰：愿闻岁之所以皆同病者，何因而然？少师曰：此八正之候也。黄帝曰：候之奈何？少师曰：候此者，常以冬至之日，太一立于叶蛰之宫，其至也，天必应之以风雨者矣。风雨从南方来者，为虚风，贼伤人者也。其以夜半至者，万民皆卧而弗犯也，故其岁民少病。其以昼至者，万民懈惰，而皆中于虚风，故万民多病。虚邪入客于骨而不发于外，至其立春，阳气大发，腠理开，因立春之日，风从西方来，万民又皆中于虚风，此两邪相搏，经气结代者矣。故诸逢其风而遇其雨者，命曰遇岁露焉。因岁之和，而少贼风者，民少病而少死；岁多贼风邪气，寒温不和，则民多病而死矣。黄帝曰：虚邪之风，其所伤贵贱何如？候之奈何？少师答曰：正月朔日，太一居天留之宫，其日西北风，不雨，人多死矣。正月朔日，平旦北风，春，民多死。正月朔日，平旦北风行，民病死者十有三也。正月朔日，日中北风，夏，民多死。正月朔日，夕时北风，秋，民多死。终日北风，大病死者十有六。正月朔日，风从南方来，命曰旱乡，从西方来，命曰白骨，将国有殃，人多死亡。正月朔日，风从东方来，发屋，扬沙石，国有大灾也。正月朔日，风从东南方行，春有死亡。正月朔日，天和温不风，籴贱[7]，民不病；天寒而风，籴贵，民多病。此所谓候岁之风[8]，𧉨务伤人者也。二月丑不风，民多心腹病。三月戌不温，民多寒热。四月巳不暑，民多瘅病。十月申不寒，民多暴死。诸所谓风者，皆发屋，折树木，扬沙石，起毫毛，发腠理者也。

【注释】

①节：王冰注：『谓脊骨之节。』②日作晏：晏，晚也。指疟疾发作的时间每日向后延迟。③伏冲之脉：即冲脉伏行于脊背中的一条分支。④故其病稍益至：《甲乙经》至，作『早』。⑤烟垢：指人皮肤表面产生的油脂。⑥焦理：

指肌肤肌肉上的纹理。⑦籴贱：籴，买谷米的意思。贱，指谷米的价格较低。本句的意思是指没有贼风的丰收年。⑧风：《太素》卷二十八作『虚风』。

【译文】

黄帝问岐伯说：医经中说：假如夏季被暑气伤害，秋季就会得疟疾，疟疾的发作是有时间规律的，这是什么原因呢？

岐伯回答说：疟邪侵入风府以后，会沿着脊椎下行，而卫气一昼夜之间循行人体五十周，也常常在风府会合。因为从卫气会于风府的第二天起，卫气的会合之处每天要下移一个椎节，所以疟邪发作的时间一天迟于一天，这是由于疟邪已经先侵入脊背的原因。每当卫气在风府会合时，都会出现腠理开泄的生理现象，而腠理开泄时疟邪会乘隙侵入，疟邪侵入则会导致疟疾发作，这也正是疟疾发作一天迟于一天的原因。人体的卫气在风府会合，每天要下移一个椎节，到了第二十一天，就下移到了尾骶部，第二十二天时卫气的会合处便转入脊椎之内，注入伏行的冲脉，而后沿脊椎上移九天，就转出缺盆之中。在这段时间内卫气循行中的会合之处逐日上移，所以疟疾发作的时间就一天早于一天。至于疟邪向内侵入五脏，横向牵累募原以后的发作情况，由于侵害的部位比较远，疟邪的位置比较深，而且往来迟缓，所以当疟邪侵入五脏，横连募原以后，疟疾便不再是每天发作，到了第二天等疟邪蓄积已足，才可能发作。

黄帝问道：每当卫气循行到风府并在风府会合时，就会出现腠理开泄的生理现象，而腠理开泄时疟邪就乘隙侵入，从而发生疟疾。但是，卫气在风府会合，每天要下移一个椎节，这时卫气的会合之处就不再正当风府，这又是怎么一回事呢？

岐伯回答说：所谓风府，并没有固定的位置。当卫气在循行中会合于某个椎节，必定会导致这个椎节部位的腠理开泄，而疟邪恰好就侵入这个部位，因此，卫气所会的椎节，就是疟邪所伤的椎节，而这个椎节就是风府。

黄帝说：好。风邪和疟邪性质相似而同属外邪，可是风病的临床表现一般持续存在，而疟疾的临床表现却休作有时，给我讲讲这里面的原因。

岐伯说：风邪一般滞留在它所侵入的体表部位并与卫气抟结，所以症状持续存在；而疟邪则一般沿着经络浑入而内抟于脏腑，所以只是当与卫气抟结的时候才有症状发作。

黄帝说：不错。

黄帝向少师问道：我所说四季中八方正风侵害人体时，一定要以过寒或过热气候变化为其侵入人体的条件。若是过于寒冷，皮肤就紧急，腠理就闭塞，若是过于炎热，皮肤就弛缓，腠理就开泄。那么，是四时八方的实邪凭借这些气候条件而侵入人体呢？还是一定要有八方的虚邪，也就是不当时令的不正之气，才能伤害人体而致病呢？

少师回答说：不完全是如此。八方的实邪侵害人体，跟寒暑时节并没有关系。但是，如果当时病人的腠理开泄，实邪侵入的部位就较深，因而内脏的病变较为深重，而且此时实邪伤人致病也比较急暴；如果当时病人的腠理闭塞，实邪侵入的部位就较浅并且只是留滞在局部，而且此时实邪伤人致病也比较徐缓。

黄帝问道：有时候气候的寒温适宜，人们的腠理也并非开泄，却仍然有人突发病患，这其中的原故又是什么呢？

少师回答说：陛下不知道邪气侵害人体的原因吗？人们即使是起居劳逸调适无偏，腠理的开闭缓急也是有时间规律的。

黄帝说：希望您给我讲一讲。

少师说：人体跟天地是相参合的，跟日月是相称应的。当月轮圆满的时候，海水盈盛于西方，人体的血气充盈，肌肉丰满，皮肤致密，毛发柔韧，腠理周密，肤色较深，犹如烟熏垢腻一般，在这个时候，即使遭逢伤残人体的邪风之气，侵害的部位也浅在而不深；至于月轮残亏的时候，海水盈盛于东方，人体的血气衰减，卫气消散而身形独挡邪风，肌肉瘦弱，皮肤松弛，腠理开泄，毛发枯悴，皮肤肌肉的纹理疏浅，肤色较浅，犹如烟垢退去一般，在这个时候，如果遭逢伤残人体的邪风之气，侵害的部位就较深，而且伤人致病也比较急暴。

黄帝问道：如果有人猝然发病并突然死亡，这是怎么回事？

少师回答说：如要遭逢『三虚』，病人就会猝然发病并突然死亡；如果得遇『三实』，邪气并不能侵害人体。

黄帝说：那么，我想听听什么是『三虚』。

少师说：遭逢当年的岁气不足，当月的月轮亏空，当季的气候失常，因而被邪风之气所侵害，这便是所谓的『三虚』。因此，论说病情而不懂得『三虚』的道理，即使在理论上再精深也反而成为拙劣的医生。

黄帝说：我再听听什么是『三实。』

少师说：得遇当年的岁气盈盛，当月的月轮圆满，当季的气候和调，即使有邪风之气也不能侵害人体，这便是所谓的『三实』。

黄帝说：先生讲得真是太好了！道理论述得太透彻了！请让我把它记录下来并藏在金匮之中。但是，这只是关于一人发病的理论。

黄帝又说：我还想了解在一年之中许多人同时发病的情况，那又是什么原因导致的呢？

少师说：这乃是八方虚邪导致的病候。

黄帝问道：如何诊察此类病候呢？

少师回答说：诊察这一类病候，一般要根据冬至这一天的情况。在冬至这一天，太一指向北方坎位叶蛰宫，当时分来临之际，天象必定会以风雨来与之相应。如果这一天的风雨从南方而来，那便是不当时令的虚邪，也就是伤害人体的不正之气。如果这风雨在半夜时分来临，百姓们大都眠睡在室内而没有触犯到邪气，故而在这年百姓们只有少数发病；如果这风雨在白昼时分来临，百姓们大都身处室外且懈怠无备，被邪气所侵害，故而在这年百姓们就会多数患病。如果冬至这天不当时令虚邪侵入骨骼而不向外发作，到了立春的时节，阳气大盛，腠理开泄，而且立春这一天风雨从西方而来，百姓们又被立春这天不当时令的虚邪所侵害，这样，两次的虚邪相互搏结，经脉之中邪气郁滞并交替为病。因此，凡在冬至、立春、春分、立夏、夏至、立秋、秋分、立冬八节遭逢不当时令的风雨，都可以称为遇『岁露』，亦即遭受非时不正之气。如果当年气候和调，少有贼风邪气，百姓们就很少发病，很少死亡；如果当年多有贼风邪气，气候寒温不调，百姓们就多有疾病，多有死亡。

黄帝问道：给我讲讲八方的不正之气伤害人体的情况？

少师回答说：每年的正月初一日，太一指向东北方艮位天留宫。如果在这一天风从西北方而来，并且无雨，当天就会有许多人发病而死。如果当年正月初一日平旦时分风从北方而来，到春天就会有许多人发病而死。如果当年正月初一日平旦时分风从北方来，百姓们患病的会多达十分之三。如果当年正月初一日中午时分风从北方来，到夏天就会有许多人发病而死。如果当年正月初一日傍晚时分风从北方来，到秋天就会有许多人发病而死。如果当年正月初一日全天都是风从北方来，年内百姓们就会普遍患病，而且病死的人会占到病人的十分之六。如果正月初一日风从南方而来，称之为『旱乡』，因为南方属火而炎热；如果正月初一日风从西方来，称之为『白骨』，因为西方属金色白而主肃杀。上述两种情况预示国家将有灾祸，百姓多病死亡。如果正月初一日风从东方而来，掀起屋顶，飞扬沙石，预示国家将会有大的灾祸。如果正月初一日风从东南方而来，到春天就会有人发病而死。如果正月初一日气候温和，预示当年收成丰足而粮价廉平，百姓们也会健康无病；如果正月初一日天气寒冷而多风，预示当年收成不足而粮价昂贵，百姓们也会体弱多病。以上这些便是诊察八方虚风如何伤人致病的大概情况。

如果二月的丑日无风，预示当年百姓们多患心腹之病；如果三月的戌日不暖，预示当年百姓们多患寒热之病；如果四月的巳日不热，预示当年百姓们多患黄疸之病；如果十月的申日不冷，预示当年百姓们多患暴死之病。

另外，刚才所说的风，指的都是那些能够掀起屋顶，折断树木，飞沙走石，使人毫毛竖立，腠理开泄的暴烈之风。

大惑论第八十

【原文】

黄帝问于岐伯曰：余尝上于清冷之台[1]，中阶而顾，匍匐而前[2]则惑[3]。余私异之，窃内怪之，独瞑独视，安心定气，久而不解。独转独眩，披发长跪，俯而视之，后久之不已也。卒然自上，何气使然？岐伯对曰：五藏六府之精气，皆上注于目而为之精。精之窠为眼，骨之精为瞳子，筋之精为黑眼，血之精为络，其窠气之精为白眼，肌肉之精为约束，裹撷筋骨血气之精而与脉并为系[4]，上属于脑，后出于项中。故邪中于项，因逢其身之虚，其入深，则随眼系以入于脑，入于脑则脑转，脑转则引目系急，目系急则目眩以转矣。邪其精，其精所中不相比也则精散，精散则视歧，视歧见两物。目者，五藏六府之精也，营卫魂魄之所常营也，神气之所生也。故神劳则魂魄散，志意乱。是故瞳子黑眼法于阴，白眼赤脉法于阳也，故阴阳合传而精明也。目者，心使也，心者，神之舍也，故神精乱而不转，卒然见非常处，精神魂魄，散不相得，故曰惑也。黄帝曰：余疑其然。余每之东苑，未曾不惑，去之则复，余唯独为东苑劳神乎？何其异也？岐伯曰：不然也。心有所喜，神有所恶，卒然相惑，则精气乱，视误故惑，神移乃复。是故间者[5]为迷，甚者为惑。

黄帝曰：人之善忘者，何气使然？岐伯曰：上气不足，下气有余，肠胃实而心肺虚，虚则营卫留于下，久之不以时上，故善忘也。黄帝曰：人之善饥而不嗜食者，何气使然？岐伯曰：精气并于脾，热气留于胃，胃热则消谷，谷消故善饥。胃气逆于上，则胃脘寒，故不嗜食也。黄帝曰：病而不得卧者，何气使然？岐伯曰：卫气不得入于阴，常留于阳。留于阳则阳气满，阳气满则阳跻盛，不得入于阴则阴气虚，故目不瞑矣。黄帝曰：病目而不得视者，何气使然？岐伯曰：卫气留于阴，不得行于阳。留于阴则阴气盛，阴气盛则阴跻满，不得入于阳则阳气虚，故目闭也。

黄帝曰：人之多卧者，何气使然？岐伯曰：此人肠胃大而皮肤涩，而分肉不解焉。肠胃大则卫气留之，皮肤涩则分肉不解，其行迟。夫卫气者，昼日常行于阳，夜行于阴，故阳气尽则卧，阴气尽则寤。故肠胃大，则卫气行留久；皮肤涩，分肉不解，则行迟。留于阴也久，其气不清，则欲瞑，故多卧矣。其肠胃小，皮肤滑以缓，分肉解利。卫气之留于阳也久，故少瞑焉。黄帝曰：其非常经也，卒然多卧者，何气使然？岐伯曰：邪气留于上焦，上焦闭而不通，已食若饮汤，卫气久留于阴而不行，故卒然多卧焉。黄帝曰：善。治此诸邪奈何？岐伯曰：先其藏府，诛⑥其小过，后调其气，盛者泻之，虚者补之，必先明知其形志之苦乐，定乃取之。

【注释】

①清冷之台：指很高的台阶。《灵枢集注》卷九注：『清冷之台，东苑之台名也。』可从。②匍匐而前：即爬行。③惑：眩晕而心中烦乱的病症。④系：即目系。连于眼球，通于脑的脉络。⑤间者：指病情轻的。⑥诛：伐也。驱除的意思。

【译文】

黄帝问岐伯说：我曾经登过清冷的高台，上到一半时向下看，感到眩晕所以匍匐向上攀行，当时心中十分烦躁不安。我心中暗自诧异不已，就独自一人时而闭上眼睛，时而张目审视，同时尽力地安定心神，摄定气息，但久久不能缓解，只是感到一阵阵的昏眩，于是我就散开头发，直身而跪，俯首直视地面，但仍然不能缓解。可是，在突然之间，所有的不适感觉就又全部自然消失了。这是什么原因造成的呢？

岐伯回答说：人体五脏六腑的精气都向上输注于目而使目能明察，所以说人体精气的会聚之处就是眼睛。肾脏的精气会聚于瞳子，肝脏的精气会聚于黑睛，心脏的精气会聚于目眦的血络，肺脏的精气会聚于白睛，脾脏的精气会聚于眼胞。眼睛包裹网罗了肝肾心肺等脏的精气，与脉络合并而成为目系。目系向上跟脑相连属，向后又出于项部，所以邪气侵害到项部，又适逢此人身体虚弱，邪气侵入的部位就较深，并随着目系侵入脑中。邪气侵入脑部则会使髓海动荡，髓海动荡则会牵引目系而使目系紧急，目系紧急就会出现头目昏眩而视物旋转。如果邪气侵害目睛，目睛的精气被邪气所伤动而不能周密内蓄，于是精气离散于外，而精气离散就会出现『视歧』，『视歧』指的是把一件物品看成两件。

眼睛是五脏六腑精气的会聚之处，受营卫二气的营养和魂魄两神的支使，因而也是人体神气的外应。因此，若神气过劳，就会使魂魄离散，志意错乱。因为瞳子和黑睛取法于阴，白睛和目眦血络取法于阳，所以阴阳和调而会聚，才会使目睛明亮。眼睛是心神所支使的器官，而心脏是心神的所藏之处，因此，当精神离散，以致精气紊乱而不能会聚于目睛的时候，突然遭逢非常之处，就会使精神魂魄离散而不能和调，从而出现心神不定烦躁不安的感觉。

黄帝问道：我怀疑您说得不对。我每次前往东苑，没有一次不出现心神不定的，等到离开那里以后就又恢复正常。难道我仅仅是因为前往东苑而劳神吗？怎么会有如此怪异的事情呢？

岐伯回答：不是这样的。人心既有所喜好，也有所厌恶！若是喜恶之情突然触动心神，便会使精气逆乱，并且影响眼睛的功能而出现视觉错乱，因而出现心神不定的感觉，等到情绪转移后就会恢复正常。这种情况中较轻的称为『迷』，较重的称为『惑』。

黄帝问道：有的人容易忘事，是什么原因造成的呢？

岐伯回答说：这是由于上部之气不足，下部之气有余，也就是肠胃壅实而心肺亏虚。因为下实而上虚，营卫二气就久久滞留于肠胃而不能依时上输于心肺，从而使心神失养而容易忘事。

黄帝问道：有人常感饥饿却不想吃饭，这又是怎么回事呢？

岐伯回答说：这是由于胃腑之阴气离聚于脾脏，而阳热之气独留于胃腑。因为胃腑有热，过度地消克水谷，而水谷过度地消克就会常感饥饿；因为胃气上逆，就会使胃脘滞塞，故而不思饮食。

黄帝问道：有人患病而不能合目入眠，这是什么原因造成的呢？

岐伯回答说：这是由于卫气不能入于阴分，时常滞留在阳分。因为卫气滞留在阳分，就使阳气盈满，而阳气盈满会使阳跻脉盛实有余，同时，卫气不能入于阴分又使阴气亏虚，故而不能合目入眠。

黄帝问道：有人患病而不想张目视物，这是怎么回事呢？

岐伯回答说：这是由于卫气滞留在阴分，不能出而循行于阳分。因为卫气滞留在阴分，就使阴气盛实，而阴气盛实会使阴跻脉盈满有余，同时，卫气不能出行阳分又使阳气亏虚，故而闭目不欲视物。

黄帝问道：有的人时时困倦思卧，这是什么原因造成的呢？

岐伯回答说：这类人一般肠胃宽大，皮肤涩滞，分肉不够滑利。由于肠胃宽大，卫气就久久滞溜于肠胃之中；由于皮肤涩滞，分肉自然不够滑利。这样，卫气的循行就迟滞不畅。卫气一般在白昼时循行于阳分，夜晚间循行于阴分，故而卫气在阳分循行终结，人便困倦思睡，在阴分循行终结，人便睡醒神清。如果肠胃宽大，卫气便会久久滞留于肠胃之中，同时，皮肤涩滞，分肉不够滑利，也会使卫气的循行迟滞不畅。由于卫气久久滞留于阴分，不能使精神清爽，所以病人就老想闭目而困倦思卧。如果肠胃窄小，皮肤滑润而舒缓，分肉滑利流畅，卫气便会久久循行在阳分，此人就很少闭目而精神清爽。

黄帝问道：如果此人往日并非时时好睡，却突然出现困倦多眠，这又是怎么回事？

岐伯回答说：这是由于邪气滞留在上焦，上焦之气闭塞不通，同时，又刚刚用过饭食或汤饮，卫气久久滞留于阴分而不能外出于阳分，所以突然出现困倦多眠的现象。

黄帝说：讲得好！那么，该如何治疗这些病变呢？

岐伯说：先要诊视五脏六腑，去除其间的微邪，然后再调理卫气，如果邪气亢盛就使用泻法，如果正气不足就使用补法。但一定要先审查病人形体情志的苦乐，确定之后才可以着手施治。

痈疽第八十一

【原文】

黄帝曰：余闻肠胃受谷，上焦出气，以温分肉，而养骨节，通腠理。中焦出气如露，上注溪谷，而渗孙脉，津液和调，变化而赤为血，血和则孙脉先满溢，乃注于络脉，皆盈，乃注于经脉。阴阳已张，因息乃行[1]，行有经纪，周有道理，与天合同，不得休止。切而调之，从虚去实，泻则不足，疾则气减，留[2]则先后。从实去虚，补则有余。血气已调，形气乃持。余已知血气之平与不平，未知痈疽之所从生，成败之时，死生之期，有远近，何以度之，可得闻乎？岐伯曰：经脉流行不止，与天同度，与地合纪。故天宿失度，日月薄蚀，地经失纪，水道流溢，草萓不成，五谷不殖，径路不通，民不往采，巷聚邑居，则别离异处，血气犹然，请言其故。夫血脉营卫，周流不休，上应星宿，下应经数。寒邪客于经络之中则血泣，血泣则不通，不通则卫气归之，不得复反，故痈肿。寒气化为热，热胜则腐肉，肉腐则为脓，脓不泻则烂筋，筋烂则伤骨，骨伤则髓消，不当骨空[3]，不得泄泻，血枯空虚，则筋骨肌肉不相荣，经脉败漏，熏于五脏，脏伤故死矣。

黄帝曰：愿尽闻痈疽之形，与忌曰名。岐伯曰：痈发于嗌中，名曰猛疽，猛疽不治，化为脓，脓不泻，塞咽，半日死；其化为脓者，泻则合豕膏，冷食，三日而已。发于颈，名曰夭疽，其痈大以赤黑，不急治，则热气下入渊腋，前伤任脉，内熏肝肺，熏肝肺十余日而死矣。阳气大发，消脑留项，名曰脑烁，其色不乐，项痛而如刺以针，烦心者死不可治。发于肩及臑，名曰疵痈，其状赤黑，急治之，此令人汗出至足，不害五藏，痈发四五日，逞焫之。发于腋下赤坚者，名曰米疽，治之以砭石，欲细而长，疏砭之，涂之豕膏，六日已，勿裹之。其痈坚而不溃者，为马刀挟瘿，急治之。发于胸，名曰井疽，其状如大豆，三四日起，不早治，下入腹，不治，七日死矣。发于膺，名曰甘疽，色青，其状如榖实菰蓏，常苦寒热，急治之，去其寒热，十岁死，死后出脓。发于胁，名曰败疵，败疵者女子之病也，灸之，其病大痈脓，治之，其中乃有生肉，大如赤小豆，锉蔆翘草根各一升，以水一斗六升煮之，竭为取三升，则强饮厚衣，坐于釜上，令汗出至足已。发于股胫，名曰股胫疽，其状不甚变，而痈脓搏骨，不急治，三十日死矣。发于尻，名曰锐疽，其状赤坚大，急治之，不治，三十日死矣。发于股阴，名曰赤施，不急治，六十日死，在两股之内，不治，十日而当死。发于膝，名曰疵痈，其状大痈，色不变，寒热，如坚石，勿石，石之者死，须其柔，乃石之者生。诸痈疽之发于节而相应者，不可治也。发于阳者，百日死；发于阴者，三十日死。发于胫，名曰兔啮，其状赤至骨，急治之，不治，害人也。发于内踝，名曰走缓，其状痈也，色不变，数石其输，而止其寒热，不死。发于足上下，名曰四淫，其状大痈，急治之，百日死。发于足傍，名曰厉痈，其状不大，初如小指发，急治之，去其黑者，不消辄益，不治，百日死。发于足指，名曰脱痈，其状赤黑，死不治；不赤黑，不死。不衰，急斩之，不则死矣。

黄帝曰：夫子言痈疽，何以别之？岐伯曰：营卫稽留于经脉之中，则血泣而不行，不行则卫气从之而不通，壅遏而不得行，故热。大热不止，热胜则肉腐，肉腐则为脓。然不能陷，骨髓不为焦枯，五藏不为伤，故命曰痈。黄帝曰：何谓疽？岐伯曰：热气淳盛，下陷肌肤，筋髓枯，内连五藏，血气竭，当其痈下，筋骨良肉皆无余，故命曰疽。疽者，上之皮夭[4]以坚，上如牛领之皮[5]。痈者，其皮上薄以泽。此其候也。

【注释】

①因息乃行：息，指呼吸。指经气随着呼吸有规律地进行着。②留：《甲乙经》卷十一第九作『流』。可从。

③不当骨空：当，作『在』字解。骨空，骨节交会之处的空隙。句意为不在骨节交会处的空隙处。④夭：色灰暗不泽。

⑤牛领之皮：指皮肤较厚，如牛的颈部之皮。

【译文】

黄帝说：我听说肠胃受纳水谷后，所化生的精气分道而行，其中的卫气宣发于上焦，能够温养分肉，荣养骨节，开通腠理，其中的营气化生于中焦，像雨露一样，有滋养灌溉周身的作用，向上灌注于肌肉的会合处，并渗泄到细小的孙络中，跟津液相并而调和，变化而成为赤色的血液。假如血液和调，孙络就首先盈满，孙络盈满而溢泄，才输注到络脉，络脉全都盈满并溢泄，才输注到经脉。当阴阳诸经被血液充盈之后，随着呼吸运动才得以流畅地循行。血脉的循行有一定的度数，周流于全身也有一定的规则，并且跟天地自然相合协同，永无休止。医生诊按脉息并据以调理虚实时，或是依照病人的虚实情况而先除去实邪，使用攻邪的泻法之后则仅余正虚，再施用补法，比如先用急刺之法祛邪则邪气消减，然后用留针之法扶正则须守持始终，以聚正气；或是依照病人正虚的情况而迳补其正气，使用扶正的补法之后则正气盈满。当血气和调以后，形体与神气才能安宁。我已经知道关于血气平和跟不平和的道理了，却还不明白痈疽发生的原因、痈疽成形和败坏的时间以及病人的死生期限的长短，像这些情况应该怎样来诊测呢？我希望听听您的高论。

岐伯说：经脉流行于周身而从不止息，跟天象是同一法度，跟地理是同一规则。因此，在天之星宿的运行失去常度，日月晦暗无光或亏蚀不圆，在地之江河的流动就会失去常规，出现横流溢泄而泛滥成灾，于是草木不能正常地生长，五谷不能正常地繁育，同时，由于道路阻塞不通，百姓们也互不来往，或在巷陌聚集，或在城镇居住，彼此隔绝，异地而处。那么，血气的情况也就跟上述的情况一样，请让我来谈谈其中的原故吧。人体的血脉营卫周流于全身而从不止息，在上跟星宿日月相应，在下跟山川流水相合。如果寒邪侵入经脉之中，血液就涩滞不畅，血液涩滞不畅则气机不通，气机不通则卫气留滞于局部，不能正常地循环往复，因此就壅滞于局部而成肿。若是寒邪郁而化热，热气炽盛会导致肌肉腐坏，肌肉腐坏就化为脓液，脓液不能外泻就使筋膜败坏，筋膜败坏就会内伤骨骼，骨骼受伤就会使骨髓消损，不能充盈于骨腔，也不能输泄于骨骼。如果同时血液亏虚不足，筋骨肌肉都得不到血液的营养，便会出现经脉败坏而渗漏。若是热气进一步熏灼五脏，使五脏伤损，病人就会死亡。

黄帝说：希望听你讲一下痈疽的病状、忌日和病名。

岐伯说：痈疽发生在咽喉之中，称作猛疽。猛疽初起而未能及时治疗，就会化而成脓，脓液不能外泻而阻塞喉中，半天之内就可能死亡。猛疽若已化而成脓，在泻其脓液之后则应口含炼过的凉猪油以润护咽喉，3天之后就可以痊愈。

痈疽发生在颈部，称作夭疽。夭疽的疮形较大而颜色赤黑，如果未能抓紧治疗，热毒就会向下侵入渊腋穴的部位，向前伤及任脉，向内熏灼肝肺，十几天后就可能死亡。

若是阳热之气大盛，消铄脑髓，流注颈项而发为痈疽，名叫脑烁。患脑烁的病人时常神情凄惨，颈项疼痛，就像用针刺一样。若兼见心中烦躁，便是不可治愈的死症。

痈疽若发生在肩部及臂膊，称作疵痈。疵痈的疮色赤黑，应该抓紧治疗。这种痈疮会使患者出汗，直至足部，但不会伤及五脏，可以在痈发四五天以内赶快用艾灸之法治疗。

痈疽若发生在腋下，色赤而质坚，称作米疽。米疽在治疗方面应该使用砭石，但砭石的制形要细长，并且稀疏地砭刺，刺过以后用炼过的猪油涂敷，6天之内便可以痊愈，但应注意不要包裹。若是米疽的质地坚硬而不易溃破，名叫马刀挟瘿，应该抓紧治疗。

痈疽若发生在胸部，称作井疽。井疽初起的疮形像大豆一样，三四天后便会肿大高起，若不及早治疗，疮毒会下入腹中，若再不治疗，患者7天以后就会死亡。

痈疽若发生在胸部两侧，称作甘疽。甘疽的疮色发青，形状像楮实或瓜蒌一样，患者常常苦于恶寒发热。对甘疽应该抓紧治疗，去除恶寒发热的症状，但10年以后患者仍会死亡，死后疮口仍有脓液流出。

痈疽若发生在胁部，称作败疵。败疵乃是女子易患的病候，应该用艾灸的方法予以治疗。若是疮肿形大而脓多，则应刺破排脓，可以看到疮中有新生的肉芽，就像赤小豆大小，随之将连翘的茎叶和根各一升切碎，用一斗六升水煎煮，浓缩为三升后取汁，让患者尽力一次服完，穿上暖厚的衣服，坐在热水锅之上，使全身出汗以至于足部，此病便可痊愈。

痈疽若发生在股胫部，称作股胫疽。股胫疽在局部形色上并无明显变化，但痈脓内聚于骨骼；若不抓紧治疗，30天以后就会死亡。

痈疽若发生在尾骶部，称作锐疽。锐疽的形大而质硬，颜色红赤，应该抓紧治疗，若不能及时治疗，30天以后就会死亡。

痈疽若发生在大腿内侧，称作赤施。赤施这种病候若不抓紧治疗，60天以后就会死亡。若是发生在两侧大腿的内侧而未能及时治疗，10天以后就可能死亡。

痈疽若发生在膝部，称作疵疽。疵疽的疮形较大，但肤色不变，兼见恶寒发热。若疵痈质硬如石，切不可用砭石刺疗，如用砭石刺疗，必死无疑，一定要等到质地变软以后才可以用砭石刺疗，才可能治愈。

各种痈疽若是发生在关节部位并左右相应，就不能治愈了。发生在关节阳面的，100天后便会死亡；发生在关节阴面的，30天后便会死亡。

痈疽若发生在胫部，称作兔啮。兔啮的疮色红赤，深入至骨，应该抓紧治疗，若不能及时治疗，便会危及生命。

痈疽若发生在内踝，称作走缓。走缓的疮形肿大，但肤色不变。若能多次用石针在患处砭刺而使寒热的症状消退，患者便不至于死亡。

痈疽若发生在足部的上下，称作四淫。四淫的疮形肿大，应该抓紧治疗，若不能及时治疗，100天以后就会死亡。

痈疽若发生在足旁，称作厉痈。厉痈的疮形不大，初起时就像小指一般大小，应该抓紧治疗，去除疮面上的黑色，如果黑色不消，病情就会加重，以至于不能治愈，100天以后就可能死亡。

痈疽若发生在足趾，称作脱痈。脱痈的疮色若见赤黑，便是不能治愈的死症；若不见赤黑色，便是可以治愈的生症。如果经过治疗仍不能缓解，就要赶快切除病趾，不然就会死亡。

黄帝问道：先生讲述了各种痈疽的情况，请告诉我如何鉴别痈和疽。

岐伯回答说：营气滞留在经脉之中，血液也就因之而涩滞不畅，而血行不畅，卫气也随之而不能畅达。由于营卫二气壅遏于局部而不能流行，因此便郁而化热，甚至大热不止。由于热邪炽盛，导致肌肉腐坏，而肌肉腐坏就会化而成脓。但是，这种热邪不能内陷于骨髓而使之消铄枯竭，五脏也不会为其所伤，因此就命名为痈。

黄帝问道：疽指的是什么呢？

岐伯回答说：热毒非常亢盛，深陷于肤肉之中，并使筋脉骨髓消铄枯竭，又向内伤及五脏，血气因之而枯竭，以致在患处的皮肤之下，筋骨肌肉都已败坏无余，所以称作疽。就患处的皮色来看，疽的疮面皮色晦暗而发硬，就像牛颈部的厚皮一样，痈的疮面皮色润泽而较薄，这是区别两者的要点。